中华足踝医学培训工程推荐教材

足踝及小腿皮肤和软组织整形外科学

Lower Extremity Soft Tissue & Cutaneous Plastic Surgery

（第 2 版）

原　著　G. Dock Dockery | Mary E. Crawford
主　译　张建中　梁晓军　苗旭东　张明珠

北京大学医学出版社

ZUHUAI JI XIAOTUI PIFU HE RUANZUZHI ZHENGXING WAIKEXUE (DI 2 BAN)

图书在版编目（CIP）数据

足踝及小腿皮肤和软组织整形外科学：第2版 /(美)
多克·多克里 (G. Dock Dockery)，(美) 玛利亚·克劳福德
(Mary E. Crawford) 原著；张建中等主译. – 北京：北京大
学医学出版社，2023.7
书名原文：Lower Extremity Soft Tissue & Cutaneous
Plastic Surgery, Second edition
ISBN 978-7-5659-2804-8

Ⅰ.①足… Ⅱ.①多… ②玛… ③张… Ⅲ.①下肢—
整形外科学 Ⅳ.①R658.3

中国国家版本馆CIP数据核字(2023)第007309号

北京市版权局著作权合同登记号：图字：01-2022-4890

Elsevier (Singapore) Pte Ltd.
3 Killiney Road, #08-01 Winsland House I, Singapore 239519
Tel: (65) 6349-0200; Fax: (65) 6733-1817

注　意

本译本由Elsevier (Singapore) Pte Ltd. 和北京大学医学出版社完成。相关从业及研究人员必须凭借其自身经验和知识对文中描述的信息数据、方法策略、搭配组合、实验操作进行评估和使用。由于医学科学发展迅速，临床诊断和给药剂量尤其需要经过独立验证。在法律允许的最大范围内，爱思唯尔、译文的原文作者、原文编辑及原文内容提供者均不对译文或因产品责任、疏忽或其他操作造成的人身及（或）财产伤害及（或）损失承担责任，亦不对由于使用文中提到的方法、产品、说明或思想而导致的人身及（或）财产伤害及（或）损失承担责任。

足踝及小腿皮肤和软组织整形外科学（第2版）

主　　译：张建中　梁晓军　苗旭东　张明珠
出版发行：北京大学医学出版社
地　　址：（100191）北京市海淀区学院路38号　北京大学医学部院内
电　　话：发行部 010-82802230；图书邮购 010-82802495
网　　址：http：//www.pumpress.com.cn
E－mail：booksale@bjmu.edu.cn
印　　刷：北京信彩瑞禾印刷厂
经　　销：新华书店
责任编辑：冯智勇　　责任校对：靳新强　　责任印制：李　啸
开　　本：889 mm×1194 mm　1/16　印张：28.5　字数：960千字
版　　次：2023年7月第1版　2023年7月第1次印刷
书　　号：ISBN 978-7-5659-2804-8
定　　价：298.00元
版权所有，违者必究
（凡属质量问题请与本社发行部联系退换）

译审校者名单
（按姓氏汉语拼音排序）

曹 乐	浙江大学医学院附属第二医院	孙 超	首都医科大学附属北京同仁医院
常 非	吉林大学第二医院	王书亮	山东兖矿新里程总医院
陈兆军	北京中医药大学第三附属医院	王显军	首都医科大学附属北京同仁医院
程 宇	苏州大学附属第一医院	王欣文	西安市红会医院
崔 军	沈阳医学院附属中心医院	王 智	首都医科大学附属北京同仁医院
崔 旭	首都医科大学附属北京同仁医院	魏宝富	临沂市人民医院
杜俊峰	华中科技大学同济医学院附属梨园医院	魏芳远	首都医科大学附属北京同仁医院
丰 波	航天医科内蒙古包钢医院	温晓东	西安市红会医院
顾晓晖	浙江省人民医院	徐军奎	西安市红会医院
郭 浩	南方医科大学第三附属医院	徐杨博	西南医科大学附属医院
胡 勇	山东大学第二医院	杨 杰	西安市红会医院
李国良	沈阳医学院附属中心医院	姚陆峰	宁波市第六医院
李海涛	首都医科大学附属北京同仁医院	游木荣	江西省人民医院
李荣俊	大连市第二人民医院	于 鹤	大连市第二人民医院
李 毅	西安市红会医院	于 宁	威海卫人民医院
梁家宝	西安医学院	曾参军	南方医科大学第三附属医院
梁景棋	西安市红会医院	曾宪铁	天津大学天津医院
梁晓军	西安市红会医院	张 树	首都医科大学附属北京同仁医院
梁晓南	广西医科大学第一附属医院	张 言	西安市红会医院
刘得恒	山东大学齐鲁医院（青岛）	张奉琪	河北医科大学第三医院
刘路平	昆明医科大学附属第二医院	张洪涛	苏州大学附属第一医院
鹿 军	西安市红会医院	张建中	首都医科大学附属北京同仁医院
苗旭东	浙江大学医学院附属第二医院	张明珠	首都医科大学附属北京同仁医院
聂光华	西安市红会医院	赵国志	唐山市第二医院
曲 峰	首都医科大学附属北京同仁医院	赵宏谋	西安市红会医院
宋秀锋	大连市第二人民医院	朱 磊	山东大学齐鲁医院

原著者名单

Christopher E. Attinger, MD, FACS
Professor
Department of Plastic Surgery
Georgetown University;
Director
Wound Healing Center
Georgetown University Hospital
Washington, District of Columbia

Bradley W. Bakotic, DPM, DO, FCAP
Assistant Clinical Professor
Barry University School of Podiatric Medicine
Departments of Dermatology and Pathology
Miami Shores, Florida;
Chief Dermatopathologist
Bako Pathology Services
Alpharetta, Georgia

Neal M. Blitz, DPM, FACFAS, ABPS
Chief of Foot Surgery
Department of Orthopedic Surgery
Bronx-Lebanon Hospital Center
Bronx, New York

Peter A. Blume, DPM, FACFAS, ABPS
Assistant Clinical Professor
Department of Orthopedics and Rehabilitation
Yale School of Medicine
New Haven, Connecticut

Carlos A. Charles, MD
Department of Dermatology and Cutaneous Surgery
University of Miami School of Medicine
Miami, Florida

Mark W. Clemens, MD
Assistant Professor
Department of Plastic Surgery
MD Anderson Cancer Center
University of Texas
Houston, Texas

Lawrence B. Colen, MD, FACS
Professor of Surgery
Department of Plastic and Reconstructive Surgery
Eastern Virginia Medical School;
Attending Surgeon
Norfolk Plastic Surgery
Norfolk, Virginia

Mary E. Crawford, DPM, FACFAS, ABPS
Instructor in Foot and Ankle Surgery
Swedish Medical Center
Seattle, WA;
Chair
Board of Medical Advisors
International Foot & Ankle Foundation
Edmonds, Washington;
Private Practice, Ankle and Foot Clinic
Everett, Washington

G. Dock Dockery, DPM, FACFAS, ABPS
Chairman of the Board and Director of Scientific Affairs
International Foot & Ankle Foundation
Edmonds, Washington

Ivica Ducic, MD, PhD, FACS
Professor
Division of Plastic Surgery;
Research Associate
Department of Surgery;
Director
Peripheral Nerve Surgery Institute
Georgetown University Medical Center
Washington, District of Columbia

Anna F. Falabella, MD, CWS
Department of Dermatology and Cutaneous Surgery
University of Miami School of Medicine
VA Medical Center
Miami, Florida

Adolfo C. Fernandez-Obregon, MD
Assistant Clinical Professor
Department of Dermatology
New York Medical College
Valhalla, New York

Dennis N. Gusman, DPM, FACFAS, ABPS
Instructor in Foot and Ankle Surgery
Swedish Medical Center
Seattle, WA;
Private Practice, Auburn Ankle and Foot Clinic
Auburn, Washington

Gary P. Jolly, DPM, FACFAS, ABPS (Deceased 2010)
Director
Graduate Podiatric Medical Education
Director
Fellowship Program in Reconstructive Foot Surgery (PGY-IV)
New Britain General Hospital
New Britain, Connecticut

Christopher J. Lamy, DPM, FACFAS, ABPS
Assistant Clinical Professor
Oregon Health Sciences University
Portland, Oregon

Mark M. Levin, MD
Department of Plastic Surgery
Georgetown University Medical Center
Washington, District of Columbia

May Leveriza-Oh, MD
Dermatology Fellow, Wound Healing
Department of Dermatology
Boston University School of Medicine
Boston, Massachusetts

Andrew J. Meyr, DPM, AACFAS
Assistant Professor
Department of Podiatric Surgery
Temple University School of Podiatric Medicine
Philadelphia, Pennsylvania

Tania J. Phillips, MD, FRCPC
Professor of Dermatology
Department of Dermatology
Boston University School of Medicine;
Director
Wound Healing Clinic
Boston Medical Center
Boston, Massachusetts

John S. Steinberg, DPM, FACFAS, ABPS
Associate Professor
Department of Plastic Surgery
Georgetown University School of Medicine
Georgetown University Hospital
Washington, District of Columbia

Eric B. Unger, MD
Department of Plastic Surgery
Georgetown University Medical Center
Washington, District of Columbia

Charles Zelen, DPM, FACFAS, ABPS
Assistant Clinical Professor of Medicine
University of Virginia School of Medicine
Staff Physician
Department of Podiatry and Foot Surgery
Lewis-Gale Clinic
Roanoke, Virginia

Thomas Zgonis, DPM, FACFAS, ABPS
Associate Professor
Department of Orthopedic Surgery
Director
Reconstructive Foot and Ankle Fellowship
University of Texas Health Science Center
San Antonio, Texas

中文版序言

足踝外科是骨科中一门新兴的分支学科。与西方发达国家相比，我国足踝外科虽然起步较晚，但发展迅速，取得了举世瞩目的成就。足踝外科领域的新技术、新成果不断涌现；新理论、新著作层出不穷。由张建中等教授主译的《足踝及小腿皮肤和软组织整形外科学》（第2版）经过严谨、认真的翻译与审校，现由北京大学医学出版社出版，为我国足踝外科领域增添了一部学术价值很高的参考书。

这本书全面讲述了足踝部皮肤和软组织外科的相关知识。从足踝部皮肤和血管的解剖、伤口愈合和凝血的机制、围手术期的各种技术、术中切口的设计制作与伤口闭合的基本技术，到足踝部各种皮瓣的应用技术、溃疡和瘢痕的处理、常见前足疾病的外科治疗与各种伤口敷料和包扎的知识等，本书都做了全面的介绍。对年轻的骨科医师，尤其足踝外科医师，是一部难得的基础教育的好教程。九层之台，起于累土。扎扎实实地打好基础，练好基本功，对成就自己的医学职业生涯是非常重要的。

张建中教授2000年去美国跟随Myerson教授学成回国后，努力实践，潜心研究足踝外科，在医、教、研各个方面取得了骄人的成就。尤其在他担任中华足踝医学培训工程主任后，呕心沥血、尽心尽力，为我国广大的骨科和足踝外科同仁们编写培训教材，主编和主译了十余部足踝外科专著。他通过讲授课程、病例讨论、模拟操作、手术演示、临床实践等培训活动，培训了大量的足踝专科和骨科医生，为我国足踝外科事业的发展做出了巨大的贡献。我国足踝外科持续发展壮大过程中需要这样的领军人物带领大家继续努力，张建中教授和他的团队正是这样跃马扬鞭的先驱者。

在此衷心祝贺本书的出版，并借此机会向致力于我国足踝外科事业发展的同道们致以崇高的敬意。

王正义

中华医学会骨科学分会足踝外科学组前任组长

译者前言

35 年前，在经过几年的基本外科培训后，我作为骨科住院医师参加临床工作，能独立诊治比较简单的外伤和疾病。在急诊值班时，处理最多的是手外伤。有简单的清创缝合，也有比较复杂的伤口处理。除了向上级医生学习外，我还会经常去图书馆寻求帮助。在那里我惊喜地发现一本讲述手部创伤的教科书——《手部创伤的整形外科治疗》。这本书是由中国整形外科之父宋儒耀先生编著的，1962 年出版。当时虽然这本书已出版 20 余年了，但仍是那个年代为数不多的几本手部创伤整形外科处理的教科书之一。这本书教给我很多手部创伤处理的方法，也使我认识到整形外科知识对一个骨科医生的重要性。它也成为我职业生涯中非常重要的一本参考书。

2006 年我去美国参加足踝外科学术会议，看到了一本整形外科在足踝部应用的教科书 *Lower Extremity Soft Tissue & Cutaneous Plastic Surgery*，顿时眼前一亮，毫不犹豫地买下它，通读全书，受益很大。如今，这本书已出版了第 2 版，内容增加，更加精彩。其中很多知识已成为我指导年轻医生的内容。

在我担任中华足踝医学培训工程主任后，有更大的责任去培养更多的足踝外科医生。培训工程已在全国各地建立了 50 余家培训基地和专家工作站。在大家积极努力工作下，培训了大量的足踝专科和骨科医生。通过讲授课程、病例讨论、模拟操作、手术演示、临床实践等培训活动，让学员不断提高业务水平。我们也组织专家编写培训教材，并将优秀的国外专业教材或参考书推荐给学员，让他们在工作岗位上继续不断地学习。

在我自己带教的学生中，我看到一些医生虽然已经工作多年，但基础知识和技能不够扎实，影响了自身的发展。在外科医生的工作中，伤口的处理几乎是我们每天都要面对的工作。一个不好的切开和缝合可能引起伤口明显的瘢痕，患者不满意；一个处理不规范的伤口和组织操作可能会引起组织的坏死，甚至感染。作为外科医生需要处理好每一个细节，避免并发症的发生，才能达到满意的治疗效果。

《足踝及小腿皮肤和软组织整形外科学》（第 2 版）一书中描述的皮肤和软组织疾病处理的理念和技术很多是我们需要学习的知识。这也是我们要把它翻译成中文的初衷。纵观国内外，有一个普遍的现象，一些足踝外科专科医生更喜欢做大手术，愿意做骨与关节的重建手术，不太重视足踝部一些皮肤与软组织的"小"的病变。但这些"小"病变同样会给患者带来很大的痛苦。因此，无论病变大小，医生都应该认真对待，规范处理。

这本书全面讲述了足踝部皮肤和软组织外科的相关知识。内容详细，插图丰富。这些精美的插图使读者对所描述的各种治疗技术更加容易理解。在翻译的过程中，我感觉到书中介绍的一些知识也是我多年经验的总结，更是年轻医生在处理足踝部疾病时所需要的基本知识。从足踝部皮肤和血管的解剖、伤口愈合和凝血的机制、术前检查以及和患者沟通的技巧、手术器械和术中手语的使用、无菌观念和消毒、制作切口和伤口闭合的基本技术，到足踝部各种皮瓣的应用技术、趾甲和足趾病变的处理、溃疡和瘢痕的处理、各种伤口敷料和伤口包扎的知识，包罗万象，异彩纷呈。

尽管本书的一些章节是由整形外科医生撰写的，也涉及很多整形外科内容，但它的内容涵盖了皮肤和软组织外科的各个方面。对于足踝外科医生，需要掌握一些整形外科技术。对于整形外科医生，需要学习足踝部的皮肤和软组织疾病处理的特殊性。而对于所有的外科医生，伤口的正确处理是必须掌握的基本功。我强烈推荐将本书作为足踝外科医生培训的教材之一，也推荐所有需要处理皮肤伤口的年轻外科医生将其作为参考书。我相信不管是年轻医生，还是高年资医生，都可以从本书介绍的知识和技术中获益。

在本书的翻译过程中，我们邀请了足踝外科、骨科、整形外科、麻醉科等多名医生参与了翻译和审校工作。为了使读者更加准确地理解原著介绍的知识和技术，在一些内容比较复杂的章节，多位医生反复阅读修改；对一些较难理解的内容加以注释；对于不确定的词汇，反复讨论，并查找相关专著和文献，力图使译文更加通顺、准确，便于理解学习。各位医生工作繁忙，但仍抽出大量业余时间参加翻译工作，在这里对大家的辛勤付出表示衷心的感谢。我们还要感谢北京大学医学出版社冯智勇总编的大力支持，使这本独具特色的教科书能够顺利出版，并成为中国足踝外科医生继续教育的教科书。由于我们水平有限，虽然竭尽全力，但不足之处仍在所难免。希望大家批评指正。

张建中
中华足踝医学培训工程主任

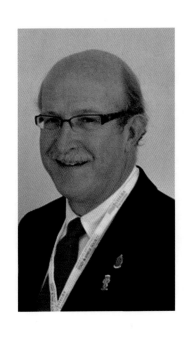

《足踝及小腿皮肤和软组织整形外科学》（第2版）对下肢皮肤和软组织外科的基本原则进行了全面总结。主编 G. Dock Dockery 和 Mary E. Crawford 医生对这本教科书进行了全面的更新，同时保留了上一版中成熟的知识。如对患者进行评估和治疗时，特别强调足踝部解剖结构，以及用于皮肤移植、皮瓣和软组织覆盖的特殊手术技术。这些技术无论是在初次手术，还是在翻修手术中的使用，都用精美的绘图和术中照片以非常易于理解的方式进行了解释。

对于接受基础培训的学生和住院医师，需要学习手术器械、敷料及其使用技术的基本原则；而皮瓣和软组织覆盖的理论和技术，对高年资外科医生也是有用的。但在许多情况下，这些技术在常规足科和骨科培训中很少受到关注，而这本教科书恰恰填补了这一空白。

本书所描述的这些技术都以简单明了的方式进行了讨论、说明和解释，也介绍了复杂手术创面覆盖问题的处理。这本书不仅适用于足踝外科医生，对其他相关科室的医生也是一本极好的教学参考书。

本书为足踝外科医生提供了重要的参考资料，它循序渐进地描述各种手术的方式使读者非常容易阅读和理解。我强烈推荐它作为所有足踝外科医生的重要参考书籍。

Michael J. Coughlin, MD

原著序二

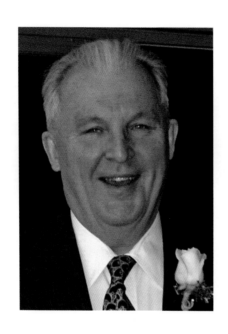

我很高兴被邀请为 Dockery 和 Crawford 医生主编的《足踝及小腿皮肤和软组织整形外科学》(第 2 版)写序。我曾与这些作者在同一个领域从事足踝外科工作,并且很早就认识到他们在该领域和这些工作中具有的浓厚兴趣和卓越技能。

大多数足踝外科医生,尤其是那些受过骨科培训的外科医生,对皮肤疾病的诊断和治疗的细节并不了解,我们的技能更侧重于肌肉骨骼结构。在过去的 30 年里,骨科和足科团队对足踝部的知识以及处理复杂问题所需的技能水平有了很大的提高。这两个群体之间增加的互动有助于推动这种提高,因为每个群体都可以为对方提供很多知识。

长期以来,足病学对治疗皮肤相关问题所需的技能更为关注,这是足踝疾病诊治的重要部分。正如本书所指出的,糖尿病患者的数量预计在不久的将来会显著增加。这些技能将会变得更加重要,因为有大量皮肤和足趾相关问题的患者需要接受治疗。

骨科和足科医生的一个潜在问题是,他们热衷于大的重建手术和植入物固定,而从未真正深入学习或者说忽视了管理皮肤伤口的非常重要的基本原则和技术。这本书有助于解决这个问题。第 2 版比第 1 版有了很多改进,增加了更多的插图、参考资料和技术细节。有些章节是由整形外科医生和皮肤科医生撰写的,扩大了本书的范围和深度。

我建议所有和足踝部疾病诊疗相关的外科医生都应该阅读此书,也推荐其作为足踝疾病诊疗课程甚至整形外科培训课程的教学参考书。

Sigvard T. Hansen, Jr. MD

原著前言

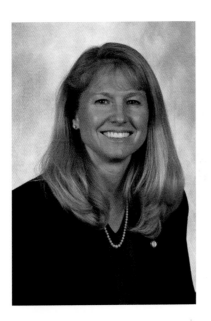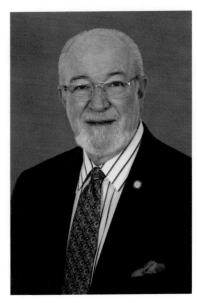

与第 1 版一样，第 2 版《足踝及小腿皮肤和软组织整形外科学》是一本讲述常用的下肢皮肤和软组织外科手术的综合实用参考书。本书内容既包括那些最基本的，但又非常重要的知识，又包括一些非常复杂的皮肤外科技术和重建手术。全书的内容编排从术前考虑、皮肤和微血管解剖、器械使用和组织处理开始，过渡到麻醉、止血和缝合材料、伤口愈合特性和各种手术技术，然后是如何理解和利用医学摄影，最后是一些核心手术技术的详细介绍。每一个章节都用大量的彩色照片和精美的绘图进行说明。

在过去的 20 年里，下肢外科医生进行的皮肤外科手术的范围和复杂性都有了显著增加。其中部分原因是患者对门诊皮肤手术的接受度增加，以及专科医生在重建和整形外科技术方面的知识和技能不断提高。此外，整形外科医生、皮肤科医生、足踝外科医生、肿瘤外科医生、血管外科医生和全科医生之间的合作关系和转诊模式也有所改变。这一变化有助于促进下肢简单和复杂皮肤及软组织手术的知识、培训和信息的共享。

本书最终想要达到的目的是让读者能够在处理下肢皮肤及软组织问题时增强自信心，并能为年轻的足踝外科、整形外科及皮肤外科医生和高年资医生提供具体和全面实用的知识。

G. Dock Dockery, DPM FACFAS
Mary E. Crawford, DPM FACFAS

基本介绍

这本书是写给谁看的?

编写这本教科书时首先考虑的问题是:这本书是写给谁看的?是给医学生看的吗?它是更适合外科住院医师,还是年轻的医生?它是否适合已经非常繁忙并已成功执业的高年资外科医生学习呢?答案是这本书是为所有这些医生设计的。它适合于皮肤科医生、足踝外科医生、骨科医生、全科医生,甚至是高年资整形外科医生。特别需要强调的是,这些医生必须经过大学教育、临床培训,获得执照和执业许可,同时从事下肢软组织及皮肤重建和整形外科手术。

这些手术在哪里进行?

本书中所描述的一些非常简单的手术可以在常规临床环境中轻松完成。在这种情况下,皮肤和周围区域的术前准备工作不是很正式。可以清洗皮肤,然后用速干消毒剂(如乙醇)清洁皮肤,除非进行电灼手术。然后可以用简单的无菌布巾包围手术区域(一次性或可重复使用),为手术提供无菌区域。对于所讨论的一些更为复杂的技术,让患者入住手术中心或医院的一日病房可能更合适。这种情况下使用麻醉、设备更完善的手术室、无菌环境和其他辅助设施,可能对患者和外科医生都极为有益。显然,更复杂的重建手术需要准备完善的设施和设备。当然,围手术期的准备、手术方式选择和潜在并发症的预防比手术在哪里完成更为重要。

皮肤外科的原则

皮肤外科的主要原则之一是医生在诊疗中应全程关爱患者,以使其免受任何伤害。无论这种伤害是来自临床或手术环境,还是来自外部或内部化学物质和药物。这一原则与其他临床实践中运行良好的原则没有什么不同。外科医生和外科工作人员在处理患者的组织、体液或血液以及与这些实体接触的器械时应始终保持警惕。与任何其他疾病相比,HIV感染患者或肝炎患者的组织处理应该没有区别。

无论计划要做的手术多么简单或多么复杂,都应重视并尽可能轻柔地处理皮肤,应该尽量减少对皮肤的创伤。早期吸取的教训之一是活组织很容易因操作技术不当而受损。尽管正常健康的皮肤可以从大多数损伤中快速恢复,但没有必要用组织钳强力操作或用组织牵开器施加不适当的压力来对组织造成额外的损伤。事实上,只要可行,就应该避免长时间牵拉、电灼和过度擦拭手术伤口。应尽可能少使用缝线,妥善地关闭死腔。切口应分层闭合,切勿在张力下闭合。在所有情况下,应避免过度压迫伤口或使用限制性绷带。

通过仔细阅读本书中描述的手术原则和技术,医生应该能够加深对手术的认识和理解,这将提高手术的精确性并改善最终治疗结果,把并发症风险降至最低,同时显著提高治疗的质量。这些应该始终是我们为患者提供治疗的首要和最终目标。

G. Dock Dockery

目 录

第1章 术前患者评估

引言

外科疾病患者的术前管理包括三个部分：诊断性检查、术前评估和术前准备。诊断性检查确定病因和疾病严重程度。术前评估是对患者健康的总体评估，以确定可能影响恢复期或最终改变手术计划的手术风险。该评估包括需要考虑患者的整体医疗状况、术式的要求以及患者喜好的麻醉计划。

所计划的皮肤手术无论简单的还是非常复杂的，每一个病例都同等重要。因为严重的并发症可能随时发生。在开始治疗前，需要充分了解患者的确切病情、一般健康状况、精神状态和有无过敏。为了做好准备，术前一定要进行全面的评估。一些从业者认为这一步并不必要，但是我敢保证，如果出现问题，尽早获得这些信息将是非常重要的。

手术前的其他必要考虑包括确定患者是否完全理解以下内容：建议的术式，与手术有关的危险因素，手术后的必要措施以及长期的预期结果。在开始手术之前，需要确定两项重点内容：一是患者是否计划了适当的护理和恢复时间，是否计划长途旅行或尽早返回工作岗位；二是在手术后的早期恢复期，术者可以随时与患者接触，或是有一位熟悉手术类型的主治医生可以接触到患者。最后，术者可以根据自己以往的手术经验、患者术后所需处理、术后即刻的预期结果，为患者手术做好准备。

如果患者既往有过就医，多数情况下会有完整的建档并且填写过患者一般信息表。但是，如果是新患者，需要首诊时就要进行初次手术治疗（通常不建议这样做，除非该患者由另一位医师专门针对该手术进行转诊，或者是紧急病情），患者在被外科医生诊治之前应该填写完整的患者信息表。此表单通常包含有关患者姓名、地址和联系电话以及总体健康状况的所有必要信息。如果出现任何问题或紧急情况，还应该有联系人名单。

儿科患者，父母或法定监护人必须陪伴孩子，并且在会诊和知情同意期间应始终在场。如果孩子的年龄相对较大，则应将其纳入病情讨论范围。应该始终以较为恰当的方式直接解决孩子的担忧和愿望。对于小患者，使用玩具创造一个儿童友好的环境并提供贴纸或其他奖励会很有帮助。鼓励孩子将最喜欢的玩具或个人小音响带到手术中。

二次补充诊疗

一旦初步的讨论和治疗建议已经完成，给患者提供另一种意见的选择可能是明智的。如果他们的保险需要，或者他们对提议的手术有任何疑问或担忧，我们鼓励他们去寻求其他医生的手术意见。我们发现，通过给患者提供这种选择，可以减轻患者对于自己是否做出了正确决定的焦虑。当患者确实寻求过其他医生的意见，我们发现几乎所有的其他医生都同意我们的诊断和计划的治疗。在手术前，这些信息必须记录到患者的病历中。

建议患者获得第二意见的最简单方法是准备好预印表格。该表格应列出您所熟悉的这一领域中的几位外科医生，这些外科医生有能力完成相似的手术。在此表格上圈出一两位医生，建议患者去寻求其手术治疗意见。

应该列出医生的全名、医学学位、诊所的地址和电话号码。还建议列出当地医疗协会的地址和电话号码。对于大多数患者而言，这再一次的意见使其放心，因为它是预先提供的，其他医生的意见可为主诊医生的手术方案提供补充或增加患者的信任。

知情同意

一旦决定进行手术，有必要获得全面的知情同意。知情同意书不仅仅是说明手术名称并让患者在术前表格签字，还需要说明有关疾病性质、可能的潜在治疗选择或替代治疗形式、可能的风险或并发症以及治疗益处等相关信息。此信息需要以非专业术语来编写，并且其表达方式应清晰、诚实。讨论的所有内容也必须写入打印的知情同意书内。

接受口头告知的患者通常很少能回忆告知的内容，书面告知患者会更好。此外，外科医生应与患者一起阅读同意书，而不是将此项职责委托给另一名工作人员。如果有家庭成员在场见证同意书，将很有帮助。最后，应在签署同意书之前为患者提供提问或表达任何疑虑的机会。

在与患者讨论治疗选项中，很重要的一项是向患者解释他们有三种选择：①不考虑进一步的治疗；②尝试保守治疗，包括物理治疗、药物治疗、注射治疗或其他非手术治疗；③同意知情同意书中所述的手术选择。这些选项中的每一个都有潜在的风险，可以对这些风险进行简要的讨论。不进一步治疗的风险是，病情可能会恶化，或者至少不会消失。保守治疗的风险可能包括问题继续存在、对治疗或药物的反应或病情恶化。外科手术的风险应该更具体，应该包括该手术可直接导致的常见并发症。

此时应提及任何手术的一般风险，例如瘢痕、神经损伤（疼痛或麻木）、感染、复发或病情恶化。也可以对正在考虑的麻醉及其最常见的风险进行简短的讨论。在考虑局部麻醉或全身麻醉的情况下，最好向患者解释，注册麻醉师或麻醉护士将在手术前对麻醉进行详细检查。对该围手术期进行非常详细的说明不会增加患者的焦虑感，反而利于患者在签署手术同意书之前被充分告知，完成知情选择。

与患者讨论知情同意书之后，患者没有其他问题或顾虑，明智的做法是在患者的病历中填写一份详细的病程记录，清楚地概述已提供给患者的信息。任何时候都不应该有任何关于结果的保证，因为如果结果不令人满意，这无疑会导致以后的困境。

该知情同意书可能非常笼统（图 1.1），可能仅针对一种手术类型专门制作模板。换句话说，可以为每个独立的手术，比如旋转皮瓣，制作一个表格模板，展示如何进行旋转皮瓣的细节，并用图纸或插图概述细节。利用代表足部或下肢的线条图，外科医生可以在图上绘制手术过程，这对于向患者展示计划的手术过程和提供对拟行手术的完整理解非常有帮助（图 1.2）。

由于治疗选择的多样性和患者的多样性，没有可以遵循的严格大纲。例如，美容手术、皮肤损伤切除和大型软组织重建手术，在患者的期望、术前评估和术后随访方面都有所不同。手术越紧急，所需的信息越少。相反，手术涉及美观美容，有关可能的风险和预期结果的必要信息量就越需要详细列出。然而，尽早列出治疗细节纲要并进行说明，是所有术前知情同意的基础，旨在增加患者对预期的理解，并知晓其中的风险。

术前照片对于提供当时的病理状况和手术计划的相关文档非常有帮助。每张照片都要清楚地标明拍摄日期和患者的信息。如果患者在照片上签名并注明日期，或者填写表格表明照片已经拍摄，这是较好的证据。患者经常会忘记原来的情况或问题，术前的照片对他们来说是一个很好的提醒。此外，组织病变的术前照片可能对皮肤病理学家在检查活检标本时非常有帮助。关于临床摄影的其他信息将在第 9 章中介绍。

患者检查

当患者出现一般健康问题和医学相关法律问题时，患者信息会为术者提供最大的帮助。因此，必须特别注意获得所有必要的信息以准确完成此部分。病史和体格检查的相关信息应在图表中轻松找到，并且最重要的是要清晰易读。

病史

患者检查的最基本内容就是既往病史。健康状况和患者病史的一般信息通常会填写问卷或病史表格。此时应明确皮肤或软组织问题、持续时间、症状和确切位置，以及任何先前的治疗。需要确定对局部、全身或其他环境的过敏因素。具体问题应包括是否对抗生素、阿司匹林、乳胶、碘、局部麻醉剂、胶带或黏合剂过敏。如果患者存在过敏史，这些信息应当清晰打印并放在病历夹最前方，并把详细信息纳入病历。

同样重要的是患者是否正在服用任何可能阻碍正常

凝血和愈合的抗凝剂或药物，例如阿司匹林、非甾体抗炎药、免疫抑制剂、β受体阻滞剂或维生素 E。其他相关药物应包括患者可能正在服用的所有药物，包括那些非处方购买的药物，例如维生素、矿物质、感冒药和草药补品。具体应询问是否有伤口愈合的困难、出血问题、轻伤或手术后的过度淤青、既往深静脉血栓形成、其他手术后的并发症以及过去是否有麻醉引起的问题。

确定诸如糖尿病、高血压、心脏或血管疾病、肾脏疾病、胃肠道疾病、肝脏疾病（如肝炎、肝硬化）和青光眼之类的疾病至关重要。进一步的信息应包括烟酒产品的使用情况以及每天使用这些产品的确切情况。患者会故意回避这些信息，所以最好在询问时非常具体，以及告知患者这些信息对健康很重要的原因。

体格检查

体格检查包括生命体征：静息血压、脉搏频率、口腔温度和呼吸频率。血管状况和神经系统评估同样重要，在手术前应仔细测量。所有接受手术的患者均应常规进行此项检查。该信息对于确定当前患者的健康状况至关重要，并且还可能暴露某些未知的基础病，需要转诊至相关基础病诊疗科室。

在体格检查时应重新检查皮肤状况，进行测量、

日期 _____ 时间：_____ 上午 / 下午

手术特别同意书

患者：_____

本人授权 _____ 医生和由他选定的同事或助手为我进行以下手术：_____
_____
_____

该手术的目的是治疗以下情况：
_____
_____

我同意授权医生和助手进行附加手术或不同于以上计划的手术方式。无论是否起源于无法预见的状态，当上述医生或其助手认为在手术过程中有必要附加或可取时都可进行。

我同意我的医生、麻醉师或其他在医生指导下的授权医务人员使用必要或可用的麻醉剂。

为促进医学教育之目的，本人同意参观者进入手术室和（或）在手术室使用医疗摄影设备。

我同意对于任何切除的组织或器官进行处置或病理学检查。
除以下药物，本人对任何药物均无过敏反应：
_____ 签名 _____

我理解并承担因我没有向上述医生披露任何医疗状况和（或）以前或现在使用或滥用酒精或药物而可能存在的所有风险，并意识到这种遗漏可能会影响本治疗计划。

我认识到在我的病情的整个治疗过程中，我有责任遵循和遵守我的医生的指示。
签名 _____

Ⓐ

图 1.1　标准的两页同意书

手术特别同意书

替代疗法：

___ 1. 没有进一步的治疗 / 观察　　　___ 5. 药物

___ 2. 改变职业或活动　　　　　　　___ 6. 衬垫 / 捆扎

___ 3. 更换鞋子 / 使用鞋垫　　　　　___ 7. 注射

___ 4. 定期护理 / 物理治疗　　　　　___ 8. 其他：_____

任何手术可能固有的风险：

1. 组织感染和（或）炎症性疼痛

2. 切口和（或）手术部位的延迟或不愈合

3. 过度出血、肿胀和（或）疼痛（复杂区域疼痛综合征）

4. 对缝合线或其他植入物的过敏反应

5. 神经或血管并发症（麻木、神经疼痛、血凝块）

6. 矫形过度或矫形不足

7. 血供不足导致截肢

8. 未来需要进一步的手术或治疗

9. 常见的内科并发症（麻醉反应、死亡、肺栓塞）

10. 恢复原状或出现新问题

这种手术可能存在的风险：

1._____　　　签名 _____

2._____　　　签名 _____

3._____　　　签名 _____

4._____　　　签名 _____

预后：_____

已用我能理解的语言向我充分解释了手术的性质和目的、可能的替代治疗方法、涉及的风险和各种复杂情况出现的可能性。**我承认不能对可能获得的最终结果作出保证。**

签名 _____

除非你完全明白表格上的内容，否则请勿签署。

患者姓名（打印）：_____

签名：_____　　　日期：_____

　　（患者或患者授权人）

关系：_____

见证人：_____　　　日期：_____

医生：_____　　　日期：_____

Ⓑ

图 1.1（续）

拍照并在图表中记录。手术范围的扩大可能意味着需要进一步的诊断或术前实验室评估、X 线片、磁共振成像（MRI）扫描或特殊检查。如果术前已知疾病或有出血病史，建议进行完整的血液学检查，包括血小板计数、凝血酶原时间、INR（国际标准化比值）和部分凝血活酶时间。对于感染或溃疡的病灶，术前的伤口培养可能

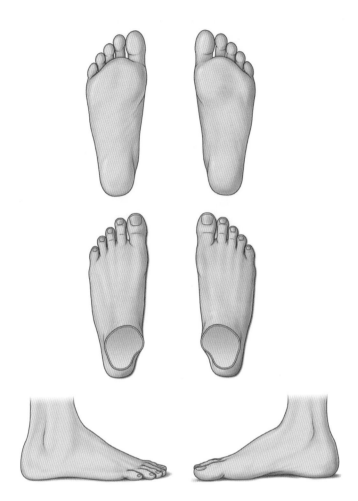

图 1.2　足部绘图。可以在绘图上圈出需要关注的区域，或者画出建议的外科手术步骤。这将帮助患者看到切口的位置和最终的瘢痕

有助于确定感染的来源。在皮肤手术前，通常没有必要进行其他的实验室评估。

患者准备

　　全面的术前评估，包括获得病史、进行体格检查并完成对知情同意书的讨论。这个过程中医生有机会认识到患者可能存在的精神异常和其他疾病。这些问题要在手术前解决，而不是在邻近手术的最后一刻解决。这一过程，同时还可以进一步确定诊断，以及全面地审查治疗方式，并进一步地教育患者。这些都将有助于获得患者的信任，建立融洽的医患关系，以获得更好的预后效果。

　　很多较小的手术和很多皮肤手术都可以在门诊进行。较复杂的病例将转诊至门诊手术室或住院手术室。在手术过程中，患者以舒适的姿势安置在手术椅或手术台上。手术部位用洗涤剂清洗任何可见的污垢。然后用快干的抗菌溶液清洗皮肤，皮损处用无菌单覆盖。除非绝对必要，否则不应刮除手术部位毛发，因为这会增加浅表皮肤表面的细菌数量。如果只是毛发妨碍，则可以在准备皮肤之前将其剪掉。皮肤可用洗必泰或 10% 聚维酮碘手术擦洗液消毒。预包装的无菌有孔手术单较好用，还可以在无菌一次性铺单的中心剪出合适尺寸作为孔巾使用，效果相同。备皮和消毒、铺巾范围应当适应手术需要区域，并适合手术的复杂程度（见第 7 章）。

患者的期望

　　患者的期望可能会根据他们所面对疾病不同有很大差异。例如，如果患者只是由于轻微的美观问题来就诊，可能对治疗的复杂性有不切实际的理解，并无法理解随时都可能发生的并发症。处理患者因非常微不足道的皮肤问题而忧虑时，一定要特别关注患者的心理状态。同样，面对患者对先前的手术治疗不满意，或是有完美主义倾向或是有强迫症倾向，务必要谨慎对待。这些患者常抱有不切实际的期望，更易于对手术的最终结果感到不满意。面对此类患者，明智的做法是确保获取先前的病历记录，让患者到其他医生处咨询，进行手术计划之前详细讨论潜在的风险和并发症。

（G. Dock Dockery 著　游木荣　王　智 译
于　宁　张明珠　张建中 审校）

延伸阅读

扫描书末二维码获取。

引言

皮肤的复杂性常被外科医生忽略，无论是术后伤口愈合或是不愈合，皮肤都会起到不可或缺的作用。皮肤各层次之间的相互复杂作用，及其与真皮的关系形成了一个复杂的生理、生化器官系统，完成了多种人体功能。最为显著的作用就是充当保护屏障，防止微生物和环境中有害物质进入较脆弱的内部系统。

皮肤组织可以进行水分平衡、热调节、防止紫外线辐射、排泄、分泌、感受温度和压力以及疼痛，此外还具有内分泌和免疫功能。如果要理解为何皮肤能够具有这么多的功能，就必须更加仔细地观察组成皮肤的表皮、真皮和真皮下组织所形成的支持系统。

表皮

表皮是一层连续、具有自我再生能力的复层鳞状上皮。厚度从眼睑的 0.4 mm 到手掌和足底的 1.5 mm 不等。根据不同的结构特征和独特的功能活动，表皮可分为四层。从最深层上升到最浅层，每一层都更加特异性分化。表皮层从深到浅依次为基底层（也称为生发层）、有棘层、颗粒层和角质层（图 2.1）。角质层的最上层是由无活性的、终末分化的角化细胞组成，由质膜、膜层蛋白、基质蛋白和脂质组成。

基底层或生发层、基底细胞层，正如其命名，是一种有丝分裂活跃、自我再生的祖细胞，存在于表皮的最深处，并附着于真皮的基底膜水平上。它们是分化最少的细胞，能够迅速分裂，当它们向皮肤表面前进时，就开始角质化的过程。细胞以柱状排列的半桥体附着在基底膜上，细胞由卵圆形、深嗜碱性的细胞核所控制。

当细胞从基底细胞层向上推进到有棘层时，这些细胞承担了被称为角化的特殊任务。这是细胞致力于蛋白质合成形成角蛋白的过程。细胞形态发生改变，由基底层的柱状细胞变为有棘层的刺状细胞。随着细胞的成熟和向外推进，细胞变得更扁平，更呈卵圆形，并开始与最表层平行。除了角质化特异性外，棘状角质形成细胞还具有一个强大的溶酶体系统，可以降解任何可能穿透外层的外来物质。新生儿的溶菌酶浓度是成人的 5 倍，这可能有助于新生儿抵御侵入性细菌和其他感染。

向皮肤表面推进的最后一层有活性细胞层是颗粒层。这一层，连同有棘层和生发层，构成表皮的活性层，称为马氏层（Malpighii 层）。颗粒层内的细胞甚至比它们的前体细胞更加特化，细胞中含有大量充满角质透明蛋白的颗粒。角质透明蛋白是丝聚蛋白的前体蛋白。丝聚蛋白通过在角质形成细胞之间起到胶水或水泥的作用来稳定表皮结构。先前所见的细胞核、线粒体、高尔基体、核糖体和内质网等细胞组成都经历了解离，形成均一的无定形物质。当这些细胞向表面推进时，开始脱水并形成角质层。

如前所述，角质层是由死亡的、终末分化的角质形成细胞组成，角质形成细胞是多角体细胞，细胞核缺失。这些细胞呈篮状交织，有助于防止有害物质的入侵，同时也有助于抵抗水分流失。细胞的这种排列允许每 14 天进行一次有秩序的脱皮过程。角质层的最底层可分为一个亚层，称为结合层或透明层。这一层在皮肤最厚的手掌和足底最为明显。由于细胞内存在角质小体（Odland 小体），这个细胞层与最上层的角质层分离。角质小体含有大量蛋白质结合的脂质。然而，大多数角

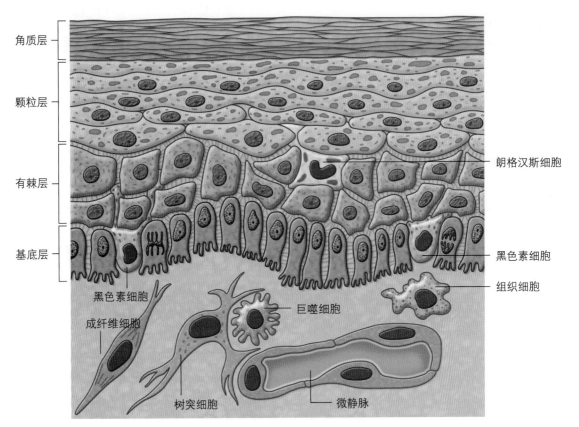

图 2.1　表皮及其组成层的剖面图

角质层

颗粒层

有棘层

基底层

朗格汉斯细胞

黑色素细胞

组织细胞

黑色素细胞

成纤维细胞

巨噬细胞

树突细胞

微静脉

质层的特征是细胞的内容物是无定形的。

表皮的特化细胞和附属物

　　在我们进一步关注真皮层及其功能之前，讨论表皮中的特化细胞和附属器是很重要的。神经外胚层来源的三种特化细胞在皮肤的日常功能中起重要作用，它们是黑色素细胞、朗格汉斯细胞和未定型细胞。黑色素细胞含有负责角质形成细胞和毛发颜色的黑色素颗粒。朗格汉斯细胞不含黑色素，被认为与具有吞噬功能的单核细胞有关。第三种细胞类型为未定型细胞，既不具有黑素小体，也不具有朗格汉斯颗粒。其功能尚不完全清楚，但它可能代表了一群能够分化多种谱系的干细胞。

　　附件或者说是表皮的特殊附属物，在日常的内环境稳定中起着至关重要的作用。这些高度特化的结构提供调节温度、蒸发和触摸或疼痛刺激。表皮附件起源于表皮下，但穿过表皮到达表皮表面，包括毛囊、大汗腺和小汗腺、皮脂腺和表皮神经。毛囊通过表皮和真皮之间的相互作用而形成，对轻触高度敏感。

　　汗腺包括大汗腺和小汗腺，主要负责体温调节和蒸发散热，同时具有真皮内和表皮内成分。大汗腺多集中在腋窝、肛门和乳晕区，也分泌信息素。小汗腺总体数量较多，多分布于腋下、手掌和足底，在体温调节方面比大汗腺发挥更大的作用。皮脂腺除手掌和足底外，到处都有，而且在面部和头皮上的密度非常高。皮脂是皮脂腺的分泌物，它起到皮肤润滑剂的作用，含有脂滴和分解细胞碎片。这种腺体可以是独立的，也可以伴随毛囊出现。

　　如前所述，毛囊可以帮助轻触感知，但需要来自环境的额外感觉输入来调整以适应不断变化的外部刺激。表皮中没有游离神经末梢，但表皮内神经末梢确实以 Merkel 细胞轴突复合体的形式存在。这些复合体是来自真皮的终末神经分支，驻留在无髓轴突终末端上的基底膜正上方，起到终末神经分支的受体细胞的作用（图 2.2）。

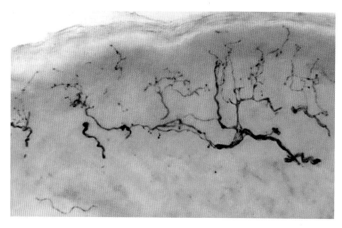

图2.2　表皮神经终末支的放大图（Bradley Bakotic 医生提供）

真皮层

表皮和真皮具有功能和形态的联系，并在所发生的生化关系中相互作用。这种相互作用是通过表皮 - 真皮连接或基底膜介导的。基底膜是一个复杂的多层结构，由来自皮肤两部分的物质衍生而来。表皮来源于胚胎外胚层，真皮来源于胚胎中胚层。中胚层产生真皮细胞、血管成分、结缔组织基质和皮下组织。真皮是一个复杂的结缔组织网络，由胶原蛋白和弹性纤维组成，并嵌入基质中，以容纳神经束、感觉感受器、淋巴管和血管元件。这种结构组成有助于感觉知觉、水稳态、温度调节和对机械创伤的保护。整体上看，真皮由75%的胶原蛋白组成。真皮的两层，乳头状真皮和网状真皮，形成的胶原基质不同。真皮乳头状胶原松散地排列成网状结构，而真皮网状胶原则呈粗大的束状排列。

弹力纤维围绕胶原纤维束，并分布于真皮、皮肤血管壁、毛囊鞘、小汗腺和大汗腺。弹性纤维组织赋予这些结构弹性，使它们能够承受变形力而不会造成不可修复的伤害。除了胶原和弹性组织外，结缔组织网络由基质组成并支撑真皮结构。基质是由糖胺聚糖（如透明质酸）和糖蛋白（如纤连蛋白）组成，由成纤维细胞产生。纤连蛋白在伤口愈合，以及胶原和弹性蛋白束之间、角质形成细胞和基底膜之间形成基质黏附中起到重要作用。

真皮的组织结构在细胞类型或数量方面均有不同，乳头状真皮或网状真皮各有其特点。真皮乳头层是真皮网状层中位于基底膜和乳头下神经丛之间的区域。它主要由Ⅲ型胶原在一个松散的网络中组成，其中有大量的成纤维细胞。与网状真皮的成纤维细胞相比，成纤维细胞具有更强的增殖和合成能力。乳头状真皮通过基底层与乳头交错相连，并通过基底膜与表皮相连。乳头状真皮的血运比网状真皮的血运丰富，从乳头下神经丛向每个乳头延伸一个毛细血管环。网状真皮占据真皮厚度的大部分，从乳头下神经丛延伸到真皮下或皮下组织。其主要由Ⅰ型胶原蛋白组成，胶原纤维呈大束状交织排列，并由弹性纤维围绕，形成巨大的网状结构。静脉、动脉和神经在网状真皮中呈三位一体的单元走行。

真皮中存在着固有特化细胞，包括成纤维细胞、巨噬细胞和肥大细胞，而淋巴细胞、浆细胞和白细胞只在化学或机械刺激时迁移进入。虽然在乳头层和网状层中发现的细胞类型相似，但在网状层中发现的细胞数量更少。成纤维细胞是真皮中的主要细胞类型，负责维持真皮结构的完整性，对伤口愈合和瘢痕形成至关重要。成纤维细胞在真皮中合成结缔组织蛋白，形成胶原蛋白和弹性蛋白，以及基质蛋白、糖胺聚糖和糖蛋白。

巨噬细胞是血源性单核细胞，吞噬异物或抗原，在伤口愈合中也起着至关重要的作用。肥大细胞是一种特化的分泌细胞，主要位于乳头下神经丛周围，也位于皮下脂肪中。肥大细胞分泌导致组胺释放和血管扩张的物质。这吸引了具有趋化性的白细胞。肥大细胞的溶酶体颗粒也可由于酸性水解酶和其他酶的存在而降解。

最后一个真皮结构是乳头状真皮和网状真皮中的神经和血管成分。神经成分包括感觉和自主神经结构。自主神经形成并分布于血管、立毛肌单位以及大汗腺和小汗腺。感觉神经单位支配毛囊、黏膜皮肤末梢器官、Meissner 触觉小体和 Vater-Pacini 触觉小体。淋巴管也是这个系统的重要组成部分。

皮肤循环是由复杂的皮下和真皮血管通道所组成，为表皮和真皮提供营养和氧气。循环系统产生于皮下，由小动脉和静脉组成血管丛。小动脉束经血管丛上升至真皮。这些小动脉与动脉和静脉毛细血管相连，以及与毛细血管后静脉相连，组成血管网，包绕于小汗腺和大汗腺以及毛囊和乳头下真皮周边。然后毛细血管环从乳头下血管丛上升供应每个真皮乳头，真皮乳头再供应上覆的表皮（图 2.3）。

皮下层

皮肤的结构和血管支持来源于下面的皮下层。这一层由脂肪细胞组成，每个脂肪细胞内合成大量脂肪。这些细胞聚集形成初级微小叶，然后再聚集形成直径约 1.0 cm 的次级微小叶。皮下的血管包括一系列血管

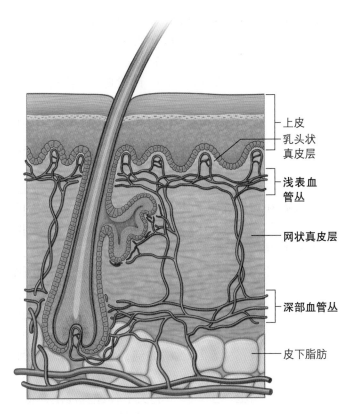

图 2.3 皮肤血管网示意图。显示深部和浅部血管丛的关系和联系

上皮
乳头状真皮层

浅表血管丛

网状真皮层

深部血管丛

皮下脂肪

分支，供应覆盖的真皮和每一个次级和初级微小叶。

较大的血管多见于皮下组织的主纤维隔板层，向上发出分支营养真皮。但真皮和下面的皮下脂肪之间没有毛细血管连接。皮下脂肪由隔内较小的血管滋养，来源于围绕每个小叶的小动脉和小静脉之间形成的复杂的毛细血管网络。

皮下组织在日常生活中起着至关重要的作用。脂肪的沉积起到减震器的作用，保护和支持重要的器官。脂肪组织也扮演着隔热层的角色，其储存的甘油三酯的代谢燃烧是产生热能的燃料。能量以甘油三酯的形式有效储存，必要时以脂肪酸的形式释放出来。

外科手术应用

了解表皮和真皮的复杂形态和生化组成可以使外科医生获得更好的治疗效果，减少伤口并发症的发生。第10 章将重点介绍伤口愈合，以阐述皮肤在术中和术后管理中的重要作用。皮肤自我再生的能力是惊人的。伤口愈合的起始过程是出血，然后是血纤蛋白网凝结以止血。创面细胞有丝分裂的暴发发生在伤口的周围，并随着有丝分裂的增加而迁移。细胞可正常迁移，多形核白细胞和淋巴细胞按可预测的时序侵入伤口，并吞噬和清除伤口内的各种细胞碎片。

生发层的细胞继续向血凝块迁移，直到遇到类似的细胞并联合闭合缺损。真皮中的成纤维细胞与胶原一起合成一种新的基质，弹性蛋白纤维和血管通过芽生进入真皮来重建自身。这一系列过程如果被打断，无论是机械破坏还是化学破坏，都将导致伤口的延迟愈合或不愈合，增加手术并发症。

真皮的血管供应对外科医生制订术前计划非常重要。皮肤血管最终起源于其下方命名的来源血管。每个来源血管提供从骨到皮肤的三维血管区域，称为血管体区。相邻的血管体区通过不断缩小管径血管（choke 血管）或相同管径（真）血管的方式在相互之间形成血管网。皮肤血管或直接起源于动脉，或作为肌肉血管的终末分支。当这些血管横穿皮肤时，它们形成广泛的真皮下和真皮丛血管网。真皮含有水平排列的浅与深血管丛，它们与垂直于皮肤表面的交通血管相互连接。皮肤血管最终与其他皮肤血管吻合，在皮肤内形成连续的血管网。这种广泛的水平血管网络为各种形态皮瓣的存活提供了保障。各种血管体区在足与小腿的分布将在后续的章节中与多种皮瓣设计一同讲解。

总结

随着外科医生对皮肤的复杂性及其外科意义的认识，许多皮肤外科手术可以改善结果和减少并发症的发生。外科医生在进行任何手术时，尤其是在进行皮瓣和组织移植时，都应该考虑到皮肤及其组成部分之间错综复杂的关系。评估皮肤的质量、确定松弛皮肤张力线和血供区域的位置将帮助外科医生制订最佳的手术方案。

（Mary E. Crawford 著　游木荣　王　智 译
魏宝富　张建中 审校）

延伸阅读

扫描书末二维码获取。

血管解剖及其在外科手术中的应用

引言

本书第 2 章全面描述了下肢皮肤和浅筋膜的解剖结构。本章的重点是介绍这些结构的组成，并进一步描述这些结构的血管解剖。

从功能角度看，皮肤的血管成分系统在温度维持、血压调节和免疫功能等方面起着重要的作用。此外，作为较大伤口愈合过程的一部分，其所发挥的作用是显而易见的。所有外科医生都应该充分认识到这一点 [1-15]。虽然皮肤的基本代谢功能也需要血管部分，但这种需求实际上只占全部皮肤循环的一小部分 [1]。

从临床解剖的角度来看，下肢的大血管供血最好按照血管体区和皮肤循环来理解。血管循环可以被认为是知名动脉将血液运输到足部并到达深筋膜的水平。皮肤循环由无名的穿支和浅筋膜及皮肤内的小动脉组成。这些分支起源于血管循环的底层同名动脉。因此，这种皮肤循环被认为是从血管体区至毛细血管和微循环生理性弥散的转变。

所有的手术医生都需要对围手术期特定目标组织的血管供应有清楚的了解。血管体和皮肤循环的生理和病理生理对于术式的选择、切口的规划和术后处理有重要影响。

足踝部血液循环

G. Ian Taylor 最早在人体解剖学中提出了血管体区的概念，用于描述由单一来源动脉供血的三维复合组织块，包含所有手术结构，如骨、肌肉、筋膜、皮下组织和皮肤 [1, 2, 16-19]。Attinger 等 [20-22] 通过足踝部特殊的检查进一步发展了这个原理，最终勾勒出源自三个主要动脉来源的 6 个足部血管体供血区（表 3.1）。当考虑下肢血管体供血原理时，单一来源动脉供应一个组织单元的概念是重要的，因为这个区域代表一个半岛状终末器官。足踝部所有血管穿过腘窝，腘动脉的终末分支包括胫前动脉、胫后动脉和腓动脉。此外，在足踝部三个终末支之间有交通支，如果一个知名动脉损伤或栓塞，这些交通支可提供充足的血液供应。

胫后动脉血管体区

胫后动脉通过其分支和终末支供养足部的三个血管体区：跟内侧动脉、足底内侧动脉和足底外侧动脉。在终末分支之前，胫后动脉直接供应从胫骨前嵴到小腿中线的小腿内侧区域。该区域具体的后侧边界为跟腱中线。5~6 个穿支动脉穿过踇长屈肌、比目鱼肌或小腿浅、深筋膜室间的肌间隔后分支为前支和后支（图 3.1）。

此外，胫后动脉在发出终末支之前有两个重要的血管连接。第一个是位于内踝水平的内踝后动脉。此分支直接与胫前动脉的分支内踝前动脉相吻合，除了供给内踝上的组织外，它还提供胫后动脉和胫前动脉之间的直接连通。第二个重要的血管连接是在踝关节近端发出的一系列交通支，位于踇长屈肌深层，与腓动脉发出的类似的交通支吻合。除供应后踝区域的组织外，还提供胫后动脉和腓动脉的直接连通。

表 3.1	足踝部血管体区					
血管体区	跟内侧	足底内侧	足底外侧	足背	跟外侧	前穿支
供血动脉	胫后动脉	胫后动脉	胫后动脉	胫前动脉	腓动脉	腓动脉
界限	足跟后侧覆盖跟腱止点区域	近端至足跟与内侧足背的交界处	近端至足跟和外侧中足跖侧的交界处	包括从踝关节到前足的整个足背	足跟后侧覆盖跟腱止点区域	包括远侧骨间膜和踝前外侧的广泛区域
	内侧足跟覆盖跗管区域	内侧至内侧有 / 无毛发交界上方 2~3 cm 处的弧形区域	内侧至足底中线	内侧至内侧有 / 无毛发交界上方 2~3 cm 处的弧形区域	整个足跟跖侧至内侧有 / 无毛发交界处	
	整个足跟跖侧至外侧有 / 无毛发交界处	外侧至足底中线	外侧至外侧有 / 无毛发交界处	外侧至足底外侧有 / 无毛发交界处	外侧足跟至第五跖骨基底区域	
	远端至足跟与内侧足背的交界处	远端至前足足底边缘	远端包括整个前足足底			

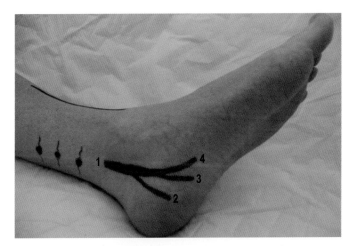

图 3.1 胫后动脉血管体区。胫后动脉①通过其分支和终末分支，成为足部三支血供的主要动脉：跟骨内侧动脉②、足底外侧动脉③和足底内侧动脉④。在终末分支前，胫后动脉直接供应从胫骨前嵴到小腿中线的小腿内侧区域。5~6 条穿支动脉（＊）从小腿浅、深筋膜室穿出分支为前支和后支

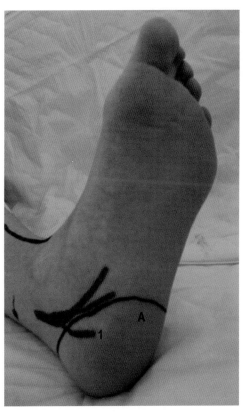

图 3.2 跟内侧动脉血管体区。跟内侧动脉血管体区（A）的主要源动脉是胫后动脉分出的跟内侧动脉支①。血管体区的边界是足跟后侧和内侧（覆盖跟腱止点和跗管区域），整个足跟跖侧部分至外侧有 / 无毛发交界处，远端至足跟与内侧足背的交界处

跟内侧动脉血管体区

跟内侧动脉于屈肌支持带近端发自胫后动脉，供应整个足跟跖侧区域（图 3.2）。为了充分评估这一区域，可将足跟分为内侧、后侧、外侧和跖侧部分。该血管供血区域的具体界限从足跟后内侧（覆盖跟腱止点和跗管区域），越过整个足跟跖侧部分至外侧有 / 无毛发交界处。

足底内侧动脉血管体区

腔后动脉在屈肌支持带深层分为足底内侧动脉和足底外侧动脉。足底内侧动脉血管体区通过浅支和终末深支供应足背内侧区域。血管体区供应区域界限的近端至足跟与内侧足弓近端交界处，外侧至足底中线，内侧至跖背皮肤交界处上方2~3 cm弧形区域，远端至前足底近侧缘（图3.3）。虽然该血管体区供应包括蹑趾，但该区域通常主要由足底外侧血管体区供血。

足底内侧动脉浅支通过皮支与足背动脉、第一跖背动脉形成背侧血管吻合，通过深支与第一跖底动脉形成外侧血管吻合。足底内侧动脉深支与第一跖底动脉和足底外侧动脉的远端在第一跖骨颈处形成外侧血管吻合。

足底外侧动脉血管体区

足底外侧动脉在分叉后穿过足底中央筋膜层，形成了足底深动脉弓。发出4条跖底动脉向远端延伸至足趾。足底外侧动脉血管体区的边界是足跟与中足外侧足底交界处近端，外侧缘为跖背皮肤交界处、足底中线内侧和远端前足底（图3.4）。该血管体区通常供应蹑趾，但这个区域也由足底内侧动脉或足背动脉血管体区供血（图3.5）。

除了之前描述的与足底内侧动脉的血管吻合，足底外侧动脉与足背动脉在跖骨间隙形成一系列重要的血管吻合。其中最重要的血管交通在第一跖骨间隙近端，尽管在其他跖骨间隙近端和远端也形成类似的血管交通。

胫前动脉血管体区

胫前动脉供应小腿前部和足背动脉血管体区。在小腿部，包含前筋膜室的区域从胫骨前嵴至腓骨。踝关节水平近端形成数个血管吻合。如前所述，内踝前动脉供应内踝区域组织，并连接胫后动脉来源的血管。也是在

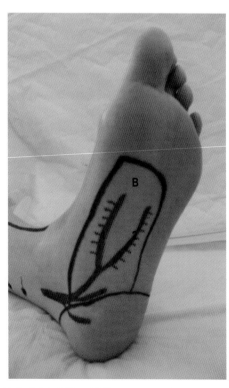

图3.3　足底内侧动脉血管体区。足底内侧区域的主要供血动脉（B）是胫后动脉，通过足底内侧动脉的浅支①和深支②供血。这个血管体区的边界：近端至足跟与足内侧足背交界处，外侧至足底中线，内侧至内侧有/无毛发交界处上方弧形2~3 cm处，远端至前足足底的近端缘

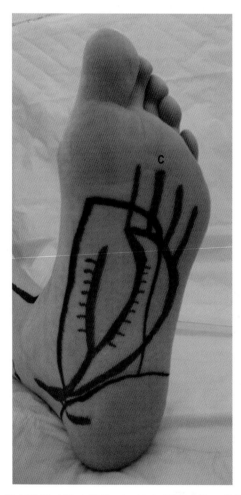

图3.4　足底外侧动脉血管体区。足底外侧动脉血管体区（C）的主要供血动脉是胫后动脉的分支足底外侧动脉①。该动脉在第一跖骨间隙近端形成吻合支之前构成足底深弓②和跖底动脉分支。血管体区的界限：近端为中足足底外侧与足跟的交界处，外侧为外侧有/无毛发交界处，内侧为足底中线，远端为整个前足底

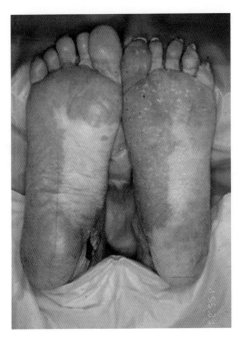

图 3.5 躅趾的多种血供：躅趾的血管供应可由足底外侧动脉、足底内侧动脉、足背动脉或这些血管联合提供 *(Reprinted from Attinger, C.E., Evans, K.K., Bulan, E., et al. 2006. Angiosomes of the foot and ankle and clinical implications for limb salvage: reconstruction, incisions, and revascularization. Plast Reconstr Surg Jun 117 (7 Suppl), 261S–293S.)*

这个平面，外踝动脉供应腓骨远端区域，并与腓动脉前穿支形成血管吻合。

足背动脉血管体区

  足背动脉为胫前动脉在踝关节水平向远端的延续。足背动脉血管体区覆盖整个足背，包括跗内侧动脉、跗外侧动脉、弓状动脉和跖背动脉（图 3.6）。

  这些动脉与足部其他终末支动脉形成重要的血管吻合。如前所述，足底内侧动脉的浅皮支和跗内侧动脉支沿足内侧缘形成血管吻合。足背动脉在第一跖骨间隙近端形成终末分支，与足底外侧动脉在足底深弓远端形成重要的血管吻合。同样的方式，跖底动脉和跖背动脉在它们各自的跖骨间隙形成数个血管吻合（近端和远端穿动脉）。跗外侧动脉近端与腓动脉穿支、跟外侧动脉也形成血管吻合。

腓动脉血管体区

  腓动脉供应小腿后外侧的组织，从小腿后部的中线沿外侧筋膜室的前缘到腓骨。在外踝水平，腓动脉分叉成终末支形成两个足部血管吻合：前穿支和跟外侧动脉。

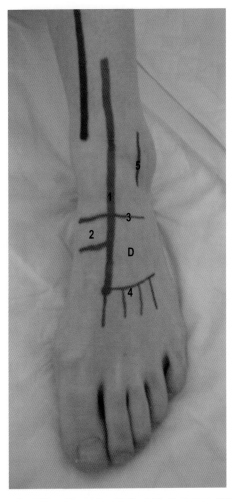

图 3.6 足背动脉血供区域。胫前动脉是足背血管区域的主要动脉，另外支配从胫骨前嵴到腓骨的胫前组织。足背动脉血管体区（D）通过足背动脉①、跗内侧动脉②、跗外侧动脉③、弓状动脉④和跖背动脉供应整个足背。还可以在图中看到穿过远端骨间膜的腓动脉⑤的前穿支

跟外侧动脉血管体区

  跟外侧动脉沿腓骨肌腱下行，在其转向第五跖骨基底的过程中发出数个小的跟骨分支。同样，为了充分了解该区域的边界，足跟分为内侧、后侧、外侧、跖侧部分。血管体区具体的界限从足跟后外侧（覆盖跟腱止点和足跟外侧至第五跖骨基底区域），穿过整个足跟跖侧面至内侧缘皮肤有/无毛发交界处。这一区域向远端延伸至足跟和中足足底外侧交界处（图 3.7）。

  跟外侧动脉向远端与足背动脉的分支跗外侧动脉存在血管吻合，尽管是非必须的血管吻合，需要注意的是足跟的大部由两组血管双重供血：胫后动脉和腓动脉。

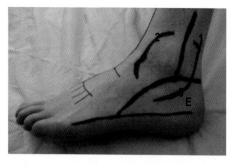

图 3.7 跟外侧动脉血管体区。腓动脉①是足部两个供血区域的主要供血动脉,其两个终末分支:前穿支②和跟外侧动脉③。分出终末支之前,腓动脉供养小腿外侧,从小腿后侧中线至腓骨。跟外侧血管体区（E）的边界:足跟后侧和外侧（覆盖跟腱止点和足跟外侧至第五跖骨基底),穿过整个足底至内侧缘皮肤有/无毛发交界处,远端至足跟和中足足底外侧交界处

腓动脉前穿支血管体区

腓动脉前穿支供应远端骨间膜和踝关节前外侧区域。这是踝上组织瓣切取的特定区域。与起自胫前动脉的外踝前动脉存在交通支。

皮肤和浅筋膜层的血液循环

从临床解剖学角度看,这些主干血管代表着将血液运输至足踝部所有区域深筋膜组织的大体循环。我们可以认为皮肤循环是将血液运送至皮肤和穿深筋膜的皮下组织的血液供应。Taylor[1] 将深筋膜描述为"覆盖身体的外衣",类似于 Bonica 将这层组织描述为"第二皮肤"[23, 24],在起源于外胚层浅层结构（皮肤、浅筋膜）和起源于外胚层深层结构（肌肉、肌腱、关节、骨）之间形成发育性边界。皮动脉必须穿透此层向皮肤浅筋膜层供血。其可直接由深层的血管供血,或者间接来源于深层如肌肉的血管供血。因此,从概念上讲,皮肤和浅筋膜层的皮肤循环来源于皮穿支,皮穿支发自深层体循环供血的动脉。

依据不同的具体解剖结构,皮肤穿支在固定的间隔穿深筋膜。这往往发生在皮肤固定在深筋膜的位置,例如皮肤皱褶处、肌间隔上方、支持带附近、肌肉止点附近以及沿着皮神经走行。一旦皮动脉进入浅筋膜层,它们就会形成不同的层,形成"身体地毯"[1],形成皮下脂肪或真皮层下的血管丛。每个皮肤穿支被视为供应皮肤和浅筋膜不同层次构成的三维区域,与相邻的皮肤穿支相连接。下肢的皮肤循环可以理解为这些连续的血

管丛,从皮肤穿支至皮肤穿支,在皮肤和浅筋膜内形成连续的水平血管层（图 3.8）。毛细血管环发自皮下血管丛,并提供微循环生理性弥散[25-28]。

血管吻合机制

血管体区循环间的吻合位于相邻供血动脉区域间的深筋膜深层,正如皮肤循环内吻合位于相邻皮肤穿支之间的深筋膜浅层。这两种血管吻合机制受到动脉 - 动脉连接机制的调节,如果一个主干动脉供应受损,邻近血管体区承担共同的血液供应。皮肤血管也受交感神经系统调控。这些血管连接依据温度调节功能的需要开放或闭合。

直接的动脉 - 动脉连接仅用作分流,血液可以通过交通支从一个血管体区直接流向另一个血管体区。间接地,在血管体区的交界处发现了闭合血管,但通常是关闭的,不允许血液流通。延迟现象解释了闭合血管如何在主干动脉中断的情况下充当安全通道,允许另一个

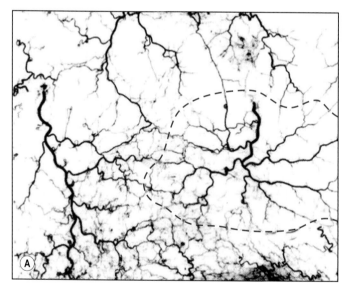

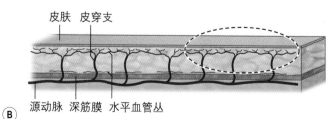

皮肤　皮穿支

源动脉　深筋膜　水平血管丛

图 3.8 皮动脉穿支的血管丛。图 A 和 B 显示皮肤循环的连续性,从皮肤穿支至皮肤穿支,皮肤和浅筋膜层内的相互连接和无中断的水平血管丛 *(Reprinted with permission from Taylor, G.I., Palmer, J.H. 1987. The vascular territories (angiosomes) of the body: experimental study and clinical applications. Br Plast Surg 40, 113–141.)*

血管体区的血液直接通过其边界[16, 21, 22]。当血管体区的主干动脉供应中断，血管体区边界的闭合的血管受压力的推动而开放，允许血液流通。通过这种方式，受损伤的血管体区可由相邻血管体区的动脉供血。

血管受损状况

由于急性或慢性疾病，供应特定区域的源动脉可能会受到损害。作为半岛形的终末器官，下肢尤其容易受到周围血管慢性疾病的影响。供血动脉本身可受到损伤，沿血管树更近端区域的疾病也会影响远端的供血区域。下肢股浅动脉最常受到累及，糖尿病患者，尤其1 型糖尿病患者，容易处于风险中，股浅动脉和腘动脉分叉处受累及[11, 29-31]。根据具体的位置和疾病严重程度，直接和间接影响足部血液供应。

医生还应该意识到在糖尿病和其他慢性疾病的情况下，微血管功能障碍常导致弥散异常[32-45]。强烈建议外科医生在任何手术干预之前进行彻底的大血管和微血管评估。此评估在本书第 1 章中有详细说明，读者也可参考其他文献[46-54]。

此外，Attinger 等[21, 22]提出了一种血管通畅度的体格检查技术，利用手持多普勒设备和手指按压检查血管通畅度。这种方法不仅为外科医生提供了有关供血区域动脉血流信息，而且还提供血液流动方向的信息。例如，足背动脉是足背供血区域的主干动脉，从解剖学上讲，它是胫前动脉在踝关节远端的延续。流经足背动脉的血液可直接来自胫前动脉，但也能间接来自腓动脉的前穿支或跟外侧动脉，或来自胫后动脉的足底外侧动脉，这取决于动脉与动脉之间特定的交通支。该评估系统向外科医生提供了特定手术部位具体、详细的血管解剖图，无论是踝、足跟、足底还是足背。图 3.9 概述了血管供血区域及其潜在的动脉 - 动脉连接。

切口规划

准确的切口位置必须兼顾到手术部位的显露、皮肤张力线（考虑瘢痕形成和关节挛缩）、相邻的神经和血管供血。从整个供血的角度考虑，如果供血区域的血管可触及脉搏或显示三相多普勒信号，在特定的血管供血区域内切口是安全的[21, 22]。在血流异常的情况下，必

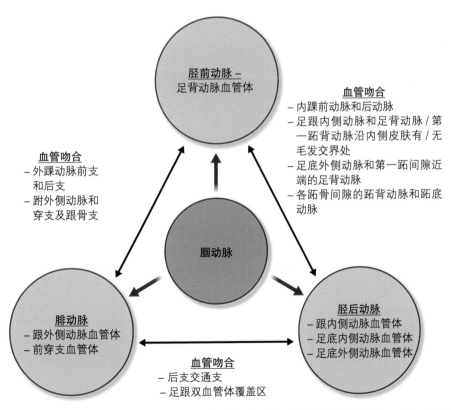

图 3.9　源动脉血管吻合示意图。血管体区间的血管吻合出现在相邻源动脉之间的深筋膜深层，正如皮肤循环内血管吻合出现在相邻皮肤穿支之间深筋膜浅层。两种模式均受到动脉 - 动脉连接机制的调节，在一个源动脉供血中断的情况下，允许邻近血管体区承担共同血液供应。

15

须格外谨慎，不仅要了解哪些供血血管缺陷，还要了解侧支循环的来源。没有明确主干动脉供血区域的手术切口，就不应破坏来自相邻血管供血区域的侧支循环。

当手术切口位于两个血管供血区域的交界处，从血管的角度来看，理想的切口位置是沿着两者的确切边界。切口的两侧均可从各自的供血动脉获得充足的血液供应。跟骨骨折切开复位的扩大外侧切口就是一个例证[55]。切口下臂的准确位置在足跟外侧皮肤有/无毛发交界处，这恰是两个血管供血区域的交界处。切口如果在较高的位置经过足跟外侧，切口与有/无毛发界处之间的皮肤就处于裂开和坏死的风险中（图3.10）。

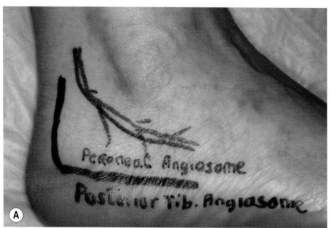

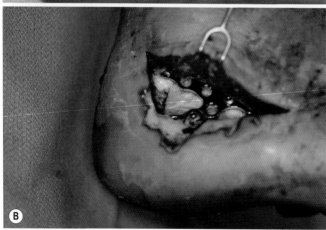

图3.10 两个血管体区交界处切口。（A）当两个血管体区交界处做皮肤切口时，理想的位置是沿着两个血管体区准确交界，切口两侧的皮肤都可从源动脉获得充足的血供。用于跟骨骨折切开复位的扩大外侧切口就是说明这一概念的合适例证。该切口下臂的位置在足跟外侧有/无毛发交界处，直接在两个血管体区的交界处。（B）切口向上移位至足跟外侧，使切口至足跟有/无毛发交界处的皮肤处于裂开和坏死的风险中 *(Reprinted from Attinger, C.E., Evans, K.K., Bulan, E., et al. 2006 Jun. Angiosomes of the foot and ankle and clinical implications for limb salvage: reconstruction, incisions, and revascularization. Plast Reconstr Surg 117 (7 Suppl), 261S–293S.)*

Attinger等[21, 22]对其他位置的血管供血区域交界处的切口给出了类似的建议，也包括足踝部多个手术切口。

静脉和淋巴回流

尽管通常不是外科血管解剖的重点，本文简要介绍足踝部静脉回流[56-60]和淋巴回流[61-65]，应在术前规划中予以考虑。静脉和淋巴系统的回流方式类似于动脉系统，但自然回流方式是从远端流向近端，从浅层流向深层。类似的水平交通丛在皮肤和皮下组织形成，静脉和淋巴管通常与小动脉和动脉伴行。除对动脉血管区域的研究外，Taylor还描述了静脉血管区域的解剖结构，或单一静脉回流组织的三维结构[56]。一个简单的经验法则是，只要有动脉，邻近就有静脉和淋巴管回流。

然而，这种说法反过来是不正确的，通常没有小动脉的浅筋膜层有重要的静脉和淋巴穿行。这些引流系统更多地依赖皮肤循环来进行近端回流，并且经常有明显的浅静脉、深静脉和淋巴系统。例如，足背和足跟的大部分回流通过浅表系统的大隐静脉和小隐静脉进行[14, 57, 58]。如果手术仅累及皮肤和浅筋膜层，该区域的动脉供血源自深层，但是静脉回流几乎完全在浅层。当外科手术涉及使用各种皮瓣进行复杂的组织重建时，这一理念就变得越来越重要（参见第23章）。

总结

本章的重点是向足踝外科医师提供足踝及小腿部血管解剖的临床知识，并使其了解血管体区解剖是如何直接影响手术的结果。

（Andrew J. Meyr, John S. Steinberg, Christopher E. Attinger 著　游木荣　王智译　魏宝富　张建中 审校）

参考文献及延伸阅读

扫描书末二维码获取。

第 **4** 章　外科手术原则

引言

手术计划是术前对手术方法的预先审视，以预先确定手术步骤，并根据最终临床目标确定组织重建的方式。毫无疑问，外科医生必须对其将要实施手术的手术原则以及手术部位的外科解剖有详细的了解。这种了解对于提前规划安全有效的局部或区域麻醉也是必要的。施行下肢手术时详细了解下肢手术部位的表面解剖和外科解剖至关重要。

对于大部分皮肤手术，只有极少数重要的特征必须仔细地理解和处理。相比之下，皮肤下的解剖结构要更为复杂多样，为了防止发生不可挽回的伤害，必须对这些结构有详细的了解。对基本解剖结构缺乏了解可能导致许多累及神经、血管和肌腱的严重并发症。因此，年轻的外科医生应抓住一切机会，通过解剖尸体、复习教科书和参加外科学会提供的外科技术讲习班，来提高自己的外科解剖学专业知识，这一点非常重要。同样，即使是经验丰富的外科医生在手术技术上也绝不能过于草率，以至于忽略了皮肤重建中涉及的许多复杂的因素。

当外科医生对一般解剖学和皮肤解剖学有了良好的了解，就能更容易地规划和实施皮肤相关的手术。这些皮肤手术依赖于对手术切口下方解剖结构的了解。在接下来的部分中，将重点讨论皮肤特性对外科的重要性，如轮廓线、最大延展线、松弛皮肤张力线、切口规划，

最后是切口制作技术。部分手术计划的原则将在本书其他章节中讨论，涉及个别手术时将会做更详细的讨论。

皮肤的特性

轮廓线

在足和踝的突出部位周围可以看到轮廓线，包括趾甲、足趾、第一和第五跖骨的轮廓、姆长伸肌腱、腓骨外侧肌腱以及跟腱到足跟。其他的例子包括内踝和外踝分别与足和小腿的边界。这些线条将足划分为不同的功能单元。在足踝部的手术中，要尽可能地保持这些轮廓线，以减少可见畸形的发生。

轮廓线也可以有效地用于掩饰手术瘢痕，尤其是与其他技术相结合时，如使用皮肤最大延展线（lines of maximum extensibility，LME）和松弛皮肤张力线（relaxed skin tension lines，RSTL）。功能单元可以进一步划分为子单元。因此，足趾可分为两个面：背面和足底面。同样，前足也可以分为背面和足底面。踝关节一般分为前、后、内、外侧单元等。一般来说，在做任意皮瓣和移植时，如果可能的话，最好使用来自相同功能单位或亚单位的皮肤。例如，如果缺损位于足底面，最好使用足底皮肤进行修复。

最小活动线和松弛皮肤张力线

最小活动线（lines of minimal movement，LMM）的定义类似于松弛皮肤张力线（RSTL）。LMM表明沿着这条线很少发生运动，通常垂直于皮肤最大延展线（LME）。RSTL与潜在的肌肉组织和骨结构有关，与正常屈伸时皮肤产生的皱褶有关，尤其是在踝关节外侧和前侧。皮肤可以在垂直于RSTL的方向上沿着最大延展线显示出最强的拉伸和减张能力（图4.1）。

足踝部的RSTL还没有被准确识别出来，外科医生为了规划理想的皮肤切口，已经制定了许多不同的

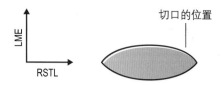

图 4.1 半椭圆形（纺锤形）切口的长轴应沿着松弛皮肤张力线（RSTL）方向，以无张力关闭切口。按照最大延展线（LME）切除病变可能会严重影响切口关闭并增加瘢痕的大小和厚度

指南。许多外科医生更喜欢使用 Langer 线。1861 年，解剖学教授 Karl Langer 在僵硬的尸体标本上描述了这些线条[1]。然而，在 1951 年，Kraissl 提出他更喜欢垂直于底层肌肉运动的解剖线[2]。后来，Borges 和 Alexander 在 1962 年描述了目前最理想的模型[3]，即松弛皮肤张力线，它是通过一系列运动而产生的皮肤松弛时形成的皱褶（图 4.2）。

皮肤张力在切口和伤口愈合中很重要。当切口的朝向使张力达到最大时，会导致一个拉伸的增生性瘢痕。当切口垂直于 RSTL，皮肤沿着最小活动线做最小运动时，就会发生这种情况。与此相反，与 RSTL 平行或在 RSTL 内的切口，由于其深层的解剖结构，伤口的张力较小。很少或没有张力的切口通常愈合时留下较轻的瘢痕。当不能保持切口与 RSTL 平行时，最好斜向穿过 RSTL。遗憾的是，在足踝部手术中，这样做并不总是

可行的，在某些情况下，切口最好垂直于 RSTL，以获得最佳的手术暴露，并对其下和周围组织的伤害最小。

为了更好地识别足踝部的 RSTL，可以通过正常地被动或主动活动该区域，来观察皮肤形成的皱褶线（图 4.3）。在足运动较少的其他部位，可以通过拇指和示指捏起皮肤，来观察手指之间形成的皱褶线。同样的动作也适用于活动性的关节，而不需要让它们做活动（图 4.4）。

手术切口规划

我们已经确定最好选择在 RSTL 内进行手术切口，如果不可能，则次选最佳切口位置是斜向穿过 RSTL。然而，为了获得最佳的手术暴露，切口可能需要放置在与 RSTL 成直角的方向或肌肉 / 肌腱拉伸关节的方向。跨越关节的手术切口更容易导致瘢痕形成和随后的瘢痕挛缩。如果手术切口在跨越关节时是弯曲的，就有可能减少线性瘢痕造成的过度瘢痕增生。

在规划手术切口时，考虑皮肤下的解剖结构同样重要。明显的解剖结构包括肌肉、肌腱、神经和血管。与纵向神经、血管和肌肉、肌腱结构平行放置的切口可降低这些组织损伤的风险，因此可减少总体术后并发症。正如前面所指出的，由于需要更容易地进入深层结构，不可能始终遵守这一原则。例如，在踝关节前方，肌腱、血管和淋巴系统都呈垂直线性分布，但 RSTL 在

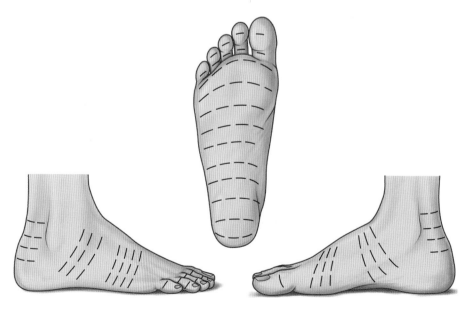

图 4.2 足部松弛皮肤张力线（Borges 和 Alexander 1962 年所描述[3]）

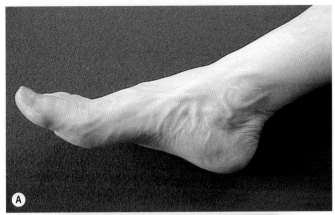

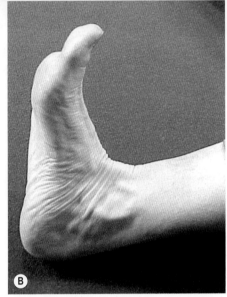

图 4.3　通过运动重现松弛皮肤张力线（RSTL）。（A）在放松的位置，不容易识别足踝部的 RSTL。（B）足背伸时容易观察到足踝部周围的 RSTL

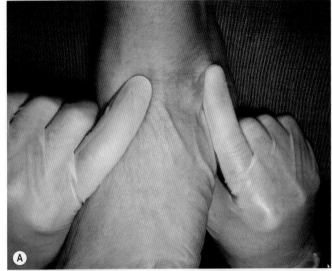

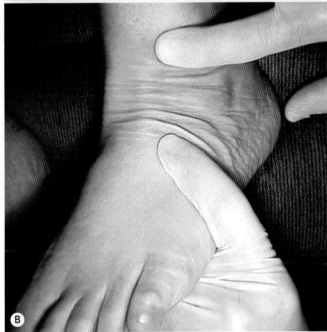

图 4.4　通过捏合试验再现松弛皮肤张力线（RSTL）。（A）垂直于 RSTL 的皮肤捏合显示皮肤运动减少。（B）在 RSTL 内捏紧皮肤会产生线性皱褶形成。通过在两个角度之间或斜向 RSTL 捏合皮肤，可能会产生不规则或 S 形皱褶

关节中部横向分布。此时，外科医生必须决定需要违反哪项皮肤切口的原则。在所有情况下，最好的选择是实现充分的手术视野和易于接近修复的组织，而不是最终瘢痕的形成。

　　在足踝部和小腿的切口规划需要术前考虑皮肤特性、深层解剖结构和广泛显露的最终目标。然而，足底的切口规划还必须考虑其他因素，包括压力点、负重区域和足底皮肤厚度的增加。除非在手术规划阶段解决了以下这几个问题，否则足底瘢痕形成的风险会增加。首先要考虑的是切口的位置远离突起和直接负重区域，这将减少瘢痕增生和瘢痕触痛的可能性。另一个需要考虑的因素是足底切口愈合所需的时间增加。研究表明，通过精心规划切口位置以及避免运动和负重至少 3

周，可以最大限度减少足底瘢痕形成。仔细注意这些细节，即使是复杂的旋转皮瓣和推进皮瓣手术，也能形成柔软而无触痛的瘢痕。

手术切口制作

　　制作切口首先需要考虑的几个因素是切口的位置、方向和长度。如果切口位置选择不当，则手术的显露可

能有限。同样，如果骨骼或结构突起处的切口方向不正确，由此产生的瘢痕可能会带来很大的问题。最后，如果切口太短，那么外科医生可能需要更广泛的牵拉才能显露术野，这可能导致皮肤撕裂或牵拉器械对皮肤边缘的损伤增加。

在大部分情况下，建议用皮肤标记笔绘制规划好的切口线。这可以更直观地显示实际切口将是什么样子，并引导外科医生更准确地制作切口。此外，用交叉线标记手术切口有利于在切口最终闭合时重新对齐皮肤边缘（图4.5）。即使是熟练的外科医生也会在手术前常规绘制皮肤切口位置，尤其是在规划皮瓣或复杂切口时。

手术刀片的选择是基于切口的位置和计划手术的类型。10号手术刀片经常用于相对平坦的皮肤表面或较大皮肤区域的线性切口。15号手术刀片，因为它更短，具有更小的径向弧度，更常用于曲线和圆形切口，以及在需要更好地控制刀片的区域。11号手术刀片可用于小切口或复杂的切口，许多外科医生更喜欢更小的微型Beaver眼科刀片用于足趾或精细的切除。选择刀片后，在切口线的两侧施加张力使皮肤绷紧，有助于组织层的分离，并可以更好地控制切口的深度（图4.6）。

初始切口应垂直于皮肤表面，并用手术刀片进行全长切开。最好通过以下方法完成切口：将手术刀的尖端垂直于皮肤进入，倾斜刀片用刀腹进行切割，最后再次用刀尖完成切口（图4.7）。始终避免手术刀反复切割或斜向切割。

在进行切口时，必须小心以确保手术刀片始终保持其垂直位置，刀片不会滑移或偏斜切割皮肤和深层组织（图4.8）。刀片滑移经常发生在以下情况：皮肤厚、

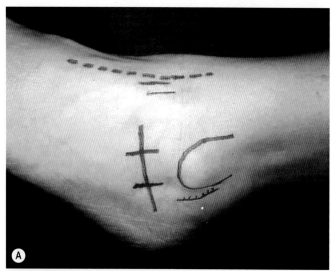

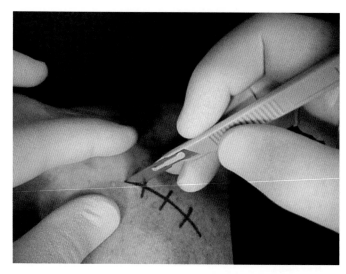

图4.6　制作切口时保持皮肤张力。将张力施加到切口两侧的皮肤上以有助于组织层的分离，并保持对切口深度的控制

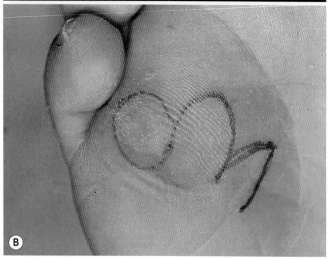

图4.5　手术切口制作。（A）建议用皮肤标记笔绘制规划好的切口。交叉线可使切口边缘在手术后得到重新对齐。为了更加清楚地显示周围结构，勾画出了神经和其他解剖结构。（B）可绘制复杂的皮瓣或其他切口，以达到切取的准确性

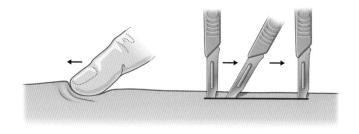

图4.7　切口技术。用手术刀尖端开始切口，使用刀片的刀腹将切口延续到末端，再用手术刀尖端完成切口

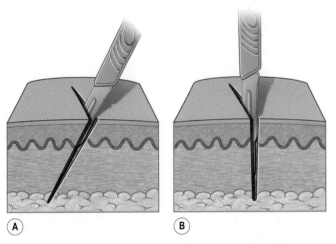

图 4.8 切口技术。（A）不正确。刀片滑移或偏斜进入切口可能导致愈合不良和瘢痕形成增加。（B）正确。切口是垂直的，具有更大的正常愈合潜力

相邻的皮肤张力丢失或使用一个钝的刀片。偏斜的皮肤切口通常发生在：外科医生在手术过程中站位不佳，切口在肢体突起部位或曲度很大的部位，术者缺乏操作经验。刀片滑移产生的损伤和偏斜的切口都可能导致更广泛的瘢痕、皮肤边缘闭合时对位不佳或伤口可能出现愈合问题。

（G. Dock Dockery 著　刘路平 译

徐杨博　魏芳远　张建中 审校）

参考文献及延伸阅读

扫描书末二维码获取。

第 5 章　基础手术器械和组织处理原则

组织处理原则

处理组织的一般原则非常简单：始终保持轻柔。这包括开始的皮肤及深层组织注射入点、皮肤切口标记、手术区域覆盖、手术切口，并在手术过程中小心使用牵开器和其他手术器械。纱布应限制使用，首选冲洗和抽吸来清除手术部位的血液和液体。使用纱布时，应轻柔地蘸取伤口，而不是擦拭或擦除。

在手术过程中保持组织层湿润是非常重要的，鼓励多次使用凉的无菌液体冲洗和抽吸。当使用无菌液体冲洗时，应轻轻使用，因为强力冲洗可能会造成液体进入组织层，导致组织肿胀。这种强有力的冲洗技术只对有组织碎片、异物颗粒或感染的伤口应用。

当我们开始使用皮肤手术的特定器械时，需要先了解它的使用方法和相关的技术。总的来说，重要的是要注意无菌巾的铺盖和巾钳的固定。手术助手或护士不小心使用巾钳损伤患者的皮肤是一个非常不幸的事件。同样，使用止血带要有合适的衬垫、正确的放置和监测

时间及压力，以防止额外的皮肤损伤。如有可能，最好避免使用止血带。

正如下文将指出的那样，使用新的锋利的手术刀，恰当的技术，将使切口干净均匀。建议使用皮肤牵开器代替组织钳或镊子处理组织。推荐使用手持拉钩，而不是自动拉钩。在大多数情况下，锐利拉钩要优于钝的拉钩。最后，在切口闭合过程中，轻柔的组织处理是非常重要的。

手术室

手术室必须足够大，以便容纳患者、外科医生、助手以及所有手术所需的必要物品和紧急用品。房间必须通风良好，照明充足，还应该有各种可移动的照明单元，可供手术过程中外科医生或助手随时调整，同时保持无菌。

患者的手术台可以是可调节的手术椅或电动平板手术床。无论医生是坐着还是站着，都应该可以自由地调整手术椅或手术床的位置或高度。手术台应该有一个可调的头部支撑，并能够在头部或足部抬高的情况下重新定位。整个手术台应该很容易地放置在头低足高的位置，以便在紧急情况下使患者的头部处于较低的位置。还建议使用附加的扶手或可拆卸的侧伸臂来支撑患者的手臂以接受静脉输液或药物。

手术器械

用于整形和软组织重建的手术器械是高度专业化的，尽管可能有几种功能相同的不同器械。大多数外科医生更喜欢在复杂的手术过程中使用各种各样的小型整形手术器械，但大多数皮肤手术可能只使用少数几个关键器械。最终，每个外科医生都对特定手术中使用的特定器械有特殊的偏好。皮肤外科医生最好熟悉各种整形手术器械及其功能，以扩大应用范围。

器械托盘

最常见的用于基本整形手术的器械托盘是不锈钢敷料托盘，通常被称为 Mayo 托盘（图 5.1）。这种移动托盘有一个支持器械的上托盘和一个用于稳定的宽底座。当器械托盘被推入手术室时，它可以放置在患者或手术部位上方，而无需放在患者身上。这种可移动、可调节的托盘使手术医生和助手能够更方便地使用手术器械。放置无菌器械有两种基本形式，最常见的是简单地用无菌单覆盖 Mayo 托盘，另一种是使用可高温高压灭菌的可重复使用的器械垫，这些器械垫上有些小凹槽，用于稳定器械。

手术刀手柄和刀片

通常，手术刀由手柄和切割刀片组成。一体式可重复使用的手术刀在今天已不太流行，已经被其他款式的一次性刀片的手持手术刀所取代。最常用的手术刀手柄是 Bard-Parker 刀柄。标准手柄是 3 号、4 号和 7 号（图 5.2）。在这些手柄中，3 号最常用于足部和踝关节手术，刀柄的一侧刻或不刻标尺（图 5.3）。作者更喜欢用带标尺的手柄，因为它有助于测量病变和切口的大小或设计皮瓣。对于较小的微型刀片，可使用直径 3/16 英寸杆状的微型手柄，它带有一个简单的拉入夹头锁定机构，当用手指拧紧时，可安全地握住微型刀片。手术医生通过手柄上舒适的交叉滚纹执笔式设计，可以最大程度地控制手术刀（图 5.4）。

在做切口时，手术刀的握持有两种基本的方式。一种是用拇指和示指夹住刀柄，中指从下面支撑手柄，也称为"笔式执握"（图 5.5）。第二种方式相类似，但使用前三个手指握住手术刀，允许手柄以较低的位置操作（图 5.6）。笔式执握可以牢固控制手术刀，适用于精确或复杂的切口。当需要更长的切口时，常使用第二种执刀方法。

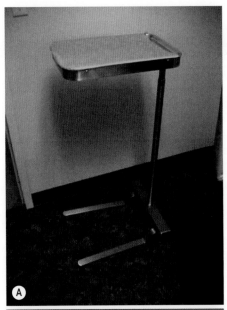

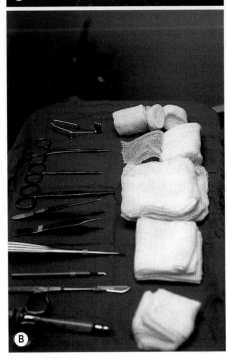

图 5.1 Mayo 托盘。（A）可放置在手术部位附近的 T 形 Mayo 托盘。（B）手术中使用的无菌敷料及手术器械

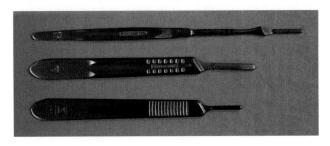

图 5.2 Bard-Parker 手术刀刀柄。从上到下：7 号、4 号和 3 号刀柄

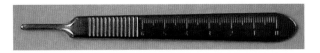

图 5.3 侧面刻有标尺的 3 号刀柄的特写

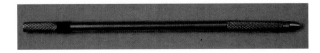

图 5.4 具有交叉滚纹持笔式设计的 Beaver 微型手柄

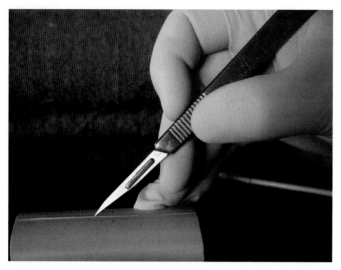

图 5.5 在进行精确切割时握住手术刀手柄以实现最佳控制的标准位置

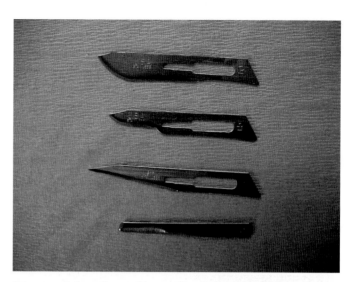

图 5.7 手术刀片：10 号、15 号、11 号和 64 号 Beaver 微型刀片

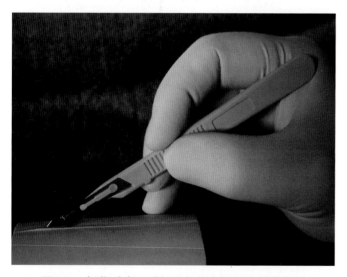

图 5.6 握住手术刀手柄进行较长切口的替代位置

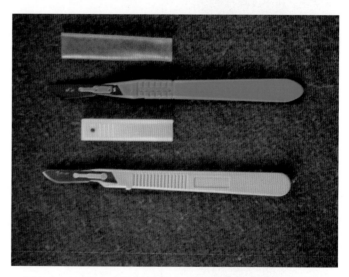

图 5.8 10 号一次性塑料手术刀。11 号和 15 号也很常见

一次性手术刀刀片，由优质的不锈钢制成，有各种尺寸和形状可供选择（图 5.7）。15 号刀片适用于大多数整形外科手术；然而，有许多情况下，其他尺寸的刀片将更有用。例如，对于小腿后方的一个较大的切口，10 号刀片，其更大和更圆的设计可能更合适。同样，对于足趾上的更小的切口或皮瓣，11 号刀片及 64 号或 67 号 Beaver 微型刀片可能更好。虽然今天已不常使用，但有几种不同样式带有标准尺寸不可拆卸刀片的一次性无菌包装塑料刀柄的手术刀依然可以用到（图 5.8）。

正如前面章节所描述，手术刀片的设计是为了切割皮肤和软组织。制作切口最有效的方法是从刀片的尖端开始，以确保准确性，然后使用刀片腹部最锋利的部分切割皮肤，最后再用刀的尖端完成切割（图 5.9）。

组织镊

这些镊子或组织镊被设计用来在手术过程中抓取或夹取组织。它们有几种不同的样式和长度（图 5.10）。组织镊一般握在拇指和示指（双指法）间，或拇指、示指和中指（三指法）之间，用于更精细的组织操作和控制（图 5.11）。这种组织镊有带齿和无齿两种，有齿的镊子比无创伤性组织镊更适合于夹取组织。认为无齿的

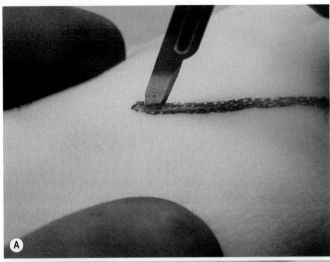

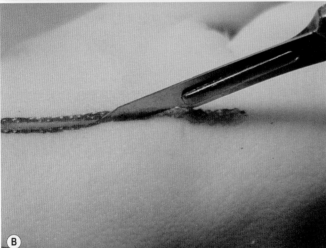

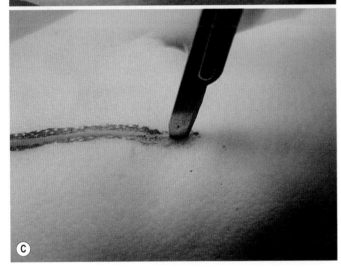

图 5.9　照片显示了从刀尖到刀腹再到刀尖的精确切割技术

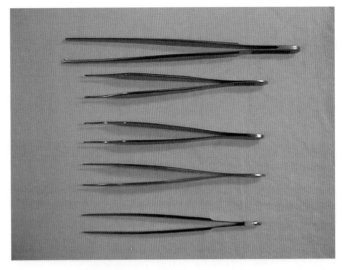

图 5.10　各种组织镊。从上到下：长 1~2 齿 Adson；Brown-Adson；短 1~2 齿 Adson；细锯齿 Hudson；细光滑异物镊

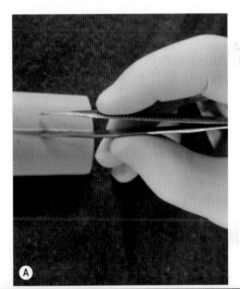

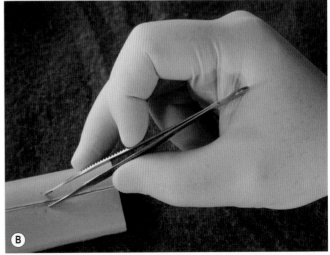

图 5.11　夹持技术。（A）用两根手指握住组织镊。（B）用三根手指握住组织镊，以便控制镊子尖端

镊子是真正无创性的是一个误解。有齿镊只需要在齿钳的尖端之间轻轻施加压力就可以牢固的固定组织，但在光滑或无齿镊的尖端之间需要更多的压力，才能抓住相同的组织。因此，无齿镊所夹持的组织会有更多的潜在损伤。最常用的齿镊是 Brown-Adson 组织镊，它的每一侧有 7 颗齿（图 5.12）。Adson 组织镊的一侧有 1 颗齿，另一侧有 2 颗齿。由于这种齿的结构，它们经常被称为 1~2 齿或鼠齿镊。精细的 Adson 镊用于皮瓣处理和皮肤关闭。然而，在大多数情况下，由于可能造成组织损伤，必须小心地使用这种镊子。常见的是用 Adson 镊来夹持组织缝合。

其他组织镊包括 Adson、Hudson 和虹膜镊，其尖端是锯齿，而不是平齿。所有这些镊子必须轻轻使用，以避免组织挤压损伤，最好用作拉钩，而不是作为抓取镊子。皮肤手术的另一个有用的镊子是细点异物镊。它们具有非常细和尖的尖端，可在手术的初始阶段用于双极电凝凝固小血管。

剪刀

剪刀在整形和重建手术中非常有用，而且会用到各种各样的剪刀（图 5.13）。剪刀通常用拇指和中指在剪刀指环中握住，示指放置在环下或沿剪刀的轴处，以保持稳定性（图 5.14）。每种类型的剪刀都是为特定目的设计的，为一种目的设计的剪刀不应用于另一种目的。剪刀的四个主要功能是切割组织、解剖/深层分离、拆除缝线和拆除绷带。

皮肤和组织剪通常是非常锐利的，以便干净地切断组织，即使剪刀的尖端也是如此。它们可以是弯曲的

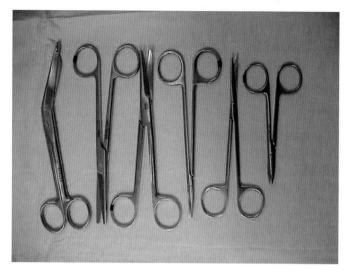

图 5.13　各种剪刀

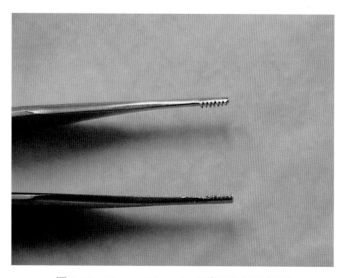

图 5.12　Brown-Adson 7×7 齿组织镊的特写

或是直的，有锐利或钝的尖端（图 5.15）。直剪允许更精确的直线切割，而弯剪在弯曲切割和去除小组织附件方面具有优势。非常小的虹膜剪和肌腱剪最好用于精细或复杂的工作。这些精致的剪刀不应该被用来切割缝线或绷带，因为这将大大减少这些剪刀的使用寿命。

解剖剪通常用于剪切皮下层和深层组织，有较长的刀刃，通常是钝的，可以是弯曲的或直的设计（图 5.16）。精细的 Metzenbaum 剪刀通常用于解剖目的，可用于切割较薄的关节囊和小的纤维组织连接。更为坚固的 Mayo 剪刀用于剪断韧带、较大的纤维带和较厚的包膜组织。在深层和皮下组织解剖中，解剖剪可以通过直视下切割或将剪刀放入封闭的组织层将剪刀张开来分离组织。这样达到一个可控的钝性解剖操作，从而为新的组织层面的组织切割提供了更好的视野。

线剪可以是直的，也可以是弯的。但通常是钝的，以防止在剪线过程中损伤邻近组织（图 5.17）。Spenser 线剪的一侧有一个小钩，可以方便地将剪刀定位在要处理的缝合线上。在许多情况下，一头尖和一头钝的标准 4.5 英寸手术剪刀，常被当做线剪使用（图 5.18）。

绷带剪通常是剪刀中最不复杂的一种。典型的款式是 Lister 绷带剪，有成角度的刀片和大的钝端，以便在患者皮肤和绷带之间滑动（图 5.19）。带有锯齿刀刃和断针器的大的实用型绷带剪是另外一种流行的工具（图 5.20）。最好在伤口绷带或石膏垫的最外层使用绷带剪，然后小心地取下深层敷料，而不要割断它们。然而，在某些情况下，由于血液干燥或浆液性引流，较深的绷带层可能很难解开，在这种情况下，绷带剪可能有

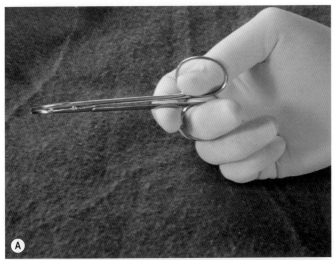

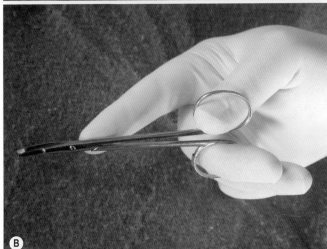

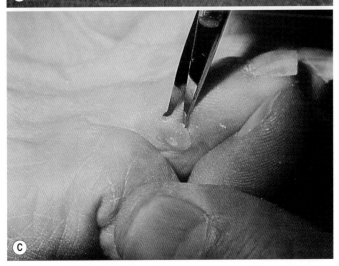

图 5.14 剪刀的正确握持位置。（A）示指抵于环下的标准位置。（B）示指沿剪刀轴移动，以提高稳定性。（C）使用组织剪去除皮肤病变

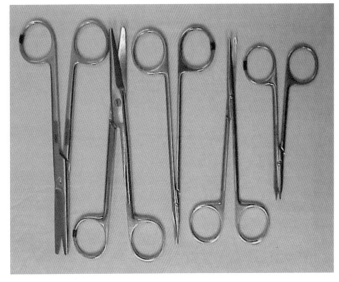

图 5.15 皮肤和组织剪：锐利或钝的尖端，弯曲或直的

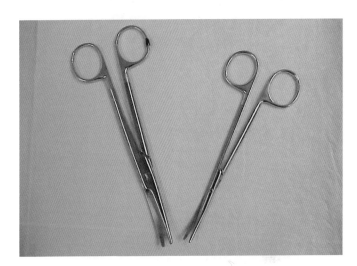

图 5.16 解剖剪：Mayo 剪和 Metzenbaum 剪

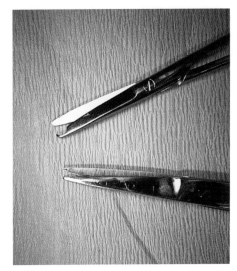

图 5.17 线剪：Spenser 线剪，一个刀片上有一个钩子，下面是直的线剪

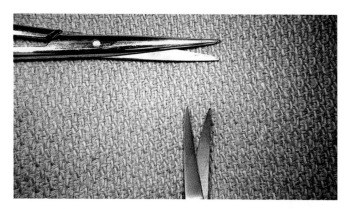

图 5.18　标准的 4.5 英寸手术剪刀也可用于切断缝线

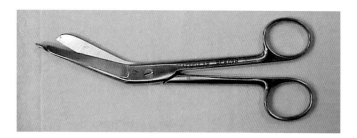

图 5.19　Lister 绷带剪

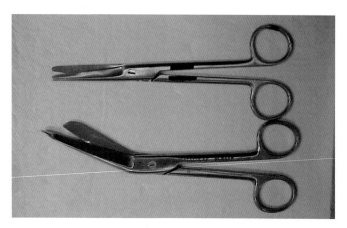

图 5.20　通用剪刀和 Lister 绷带剪的比较

助于解除敷料。当需要拆卸绷带时，可以使用任何可用的剪刀，但明智的做法是不要使用非绷带剪来完成这项繁重的工作。

组织牵开器

　　组织牵开器（组织拉钩）用于帮助外科医生显露底层组织，同时保护邻近的重要结构。有多种不同类型的组织牵开器可供选择（图 5.21）。两种基本类型的牵开器是手持式和自持式（自动拉钩）。这种手持式牵开器允许助手将组织牵离开以方便操作，并在手术过程中保

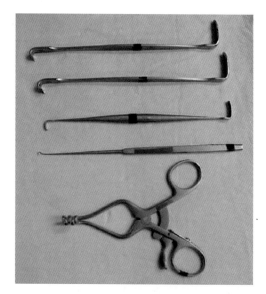

图 5.21　几种不同款式的手持式和自持式组织牵开器

护重要的结构。手持式牵开器的优点是，助手可以轻松快速地调整牵开器的位置以增加术野显露，同时可以根据需要调整施加于组织上的张力。其明显的缺点是外科医生需要另一个人的帮助，也就是助手的帮助，才能用这些器械进行良好的牵开。自持式牵开器的优点是手术医生可以在没有助手的情况下使用这个牵开器。自持式牵引器的缺点是，它们可能会因张力过大或者牵拉时间过长而导致组织损伤。因此，建议定期重新定位自持式牵开器，以防止牵开器的恒定牵张力作用到局限的区域。同时，应将张力调整到允许充分显露的最低限度。

　　皮拉钩和常规牵开器是大多数整形手术的首选，牵开组织可以让手术医生在手术过程中进行精确的组织操作，而且由于它们的设计，在牵拉过程中不会挤压组织。它们有单尖、双尖或三叉头，可以是锐利尖头或钝尖头。单叉皮拉钩的使用频率较高，但双叉皮拉钩提供了更好的握力。锐利的钩子比钝头钩更好，可以更好地使皮肤外翻，有更好的手术视野。大多数皮拉钩的长度从4.5 英寸到 6 英寸不等，有各种不同大小的钩头可供选择。精致的 Tyrell 皮拉钩在尖端有 1.5 mm 直径的单钩（图 5.22），而稍大的 Freer 皮拉钩有 2 mm 直径的单钩或双钩，Frazier 皮拉钩的直径为 2.5 mm。标准的 Wiener 皮拉钩在尖端有一个直径为 3.5 mm 的单钩（图 5.23）。

　　常规的组织拉钩的长度从 5 英寸到 6.5 英寸不等。最常见的款式是双端的 Senn 拉钩，长 6.5 英寸，一端有三个锋利或钝的弯曲尖头，另一端呈一个成角度的刀片状（图 5.24）。Ragnell 拉钩也是一种双端牵引器，长 6 英寸，一端有一个 4 mm×8 mm 的斜刃，另一端

有一个 6 mm × 15 mm 的斜刃（图 5.25）。硬耙式拉钩，长 6.5 英寸，一端可能只有两个或三个钝的或尖的尖头（图 5.26）。整形手术中最常用的两种自动拉钩是 4 英寸交叉作用的三叉或四叉锐利或钝的自持式牵开器（图 5.27），4 英寸的 2×3 自动拉钩和 3×4 钝的或锋利的 Weitlaner 拉钩（图 5.28）。

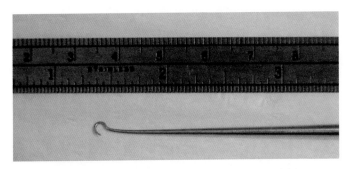

图 5.22　纤细的 Tyrell 皮拉钩，用于小的皮瓣

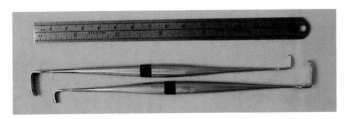

图 5.25　在软组织手术中常用的是 6 英寸钝端的 Ragnell 组织拉钩

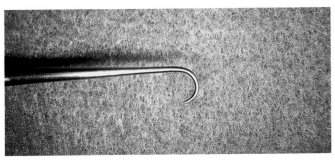

图 5.23　Wiener 皮拉钩尾端特写，多用于牵开显露

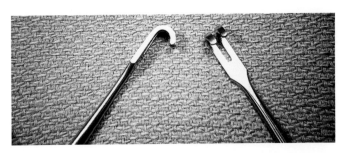

图 5.26　硬耙式组织拉钩。它们可能有两个或三个钝的或锐利的尖头

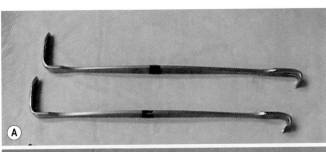

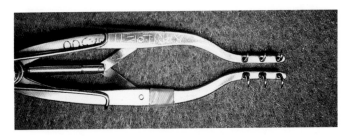

图 5.27　小型尖头三叉式自动拉钩

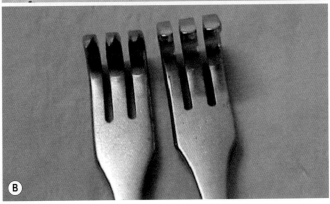

图 5.24　Senn 拉钩。（A）两种拉钩的全貌。（B）锐尖和钝尖的特写

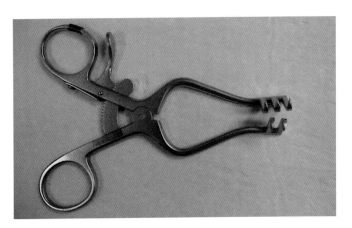

图 5.28　Weitlaner 自动拉钩

29

血管钳或蚊式钳

整形手术中最常用的止血钳是 Halsted 5 英寸、直形或弧形尖端的蚊式钳（图 5.29）。尽管弧形尖钳在手术过程中对于钝性分离和夹住小血管非常有用，但直尖钳有规则或细腻的齿，是用途最广的止血钳。其他类型的血管钳包括 3.5 英寸的 Hartman 蚊式钳和更大的 5.5 英寸的弧形或直的 Kelly 或 Crile 钳（图 5.30）。较大和较重的钳子很笨重，在大多数整形外科手术中几乎没有应用，除非需要牢固的夹持，例如大肌肉或筋膜转移。

持针器

持针器（简称针持）有各种款式和尺寸（图 5.31）。从如此众多的器械中选择合适的持针器取决于手术性质

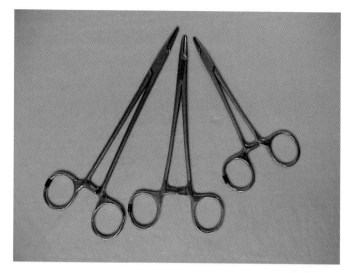

图 5.31　各种持针器

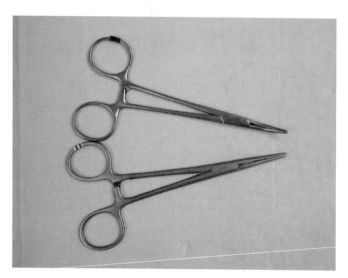

图 5.29　弧形和直的 Halsted 5 英寸蚊式钳

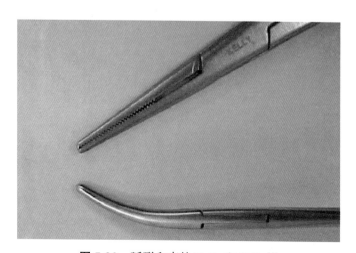

图 5.30　弧形和直的 Kelly 和 Crile 钳

和术者的偏好。它们应该既舒适又实用。针持有光滑或交叉锯齿状的钳口，能够容纳各种不同大小的针。一般说来，光滑的钳口对小而精致的针头很有用，十字锯齿状尖端的设计适合于针或缝线的夹持。然而，交叉锯齿状的尖端可能会损坏缝线（如编织缝线），并可能损坏针头，尤其是尖端。

Olsen-Hegar 针持的优点是在钳口正后方有剪刀，如果在手术中没有助手，可以节省时间。针持和剪刀组合的缺点很明显，就是更难掌握这种组合的器械。用途最多的持针器是 5 英寸的 Mayo-Hegar 针持（图 5.32）。它具有光滑、标准的交叉锯齿或硬质合金镶嵌尖端。作者更喜欢较新的碳化钨镶件，它们可以更好地抓持小针头或中型针头，易于抓持住缝合线，而不会造成磨损或撕裂。手控持针器的操作速度可能更快，但需要稍微练习一下才能舒适地使用它们。手柄较长的针持在深部缝合时很有用，而抓持较大的针的大钳口针持在缝合筋膜或肌腱时更实用。

打孔器

用于皮肤病变活检的打孔器通常是无菌包装的一次性使用类型，有一次性使用的不锈钢圆形冲头和塑料手柄（图 5.33）。它们比可重复使用的 Kyes 活组织检查打孔器套装更受欢迎，因为它们具有始终洁净和锐利的优势。冲头有多种直径尺寸可供选择，有 2.0 mm、3.0 mm、3.5 mm、4.0 mm、4.5 mm、5.0 mm 和 6.0 mm 直径。最常见的是用于下肢活检的是 3.0 mm 和 4.0 mm 直径的冲头；然而，更多的医生愿意在一个病变部位使

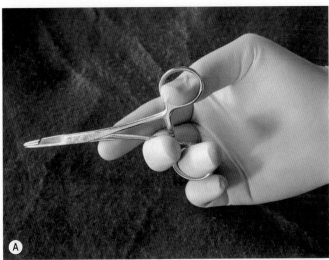

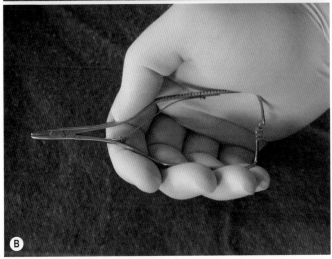

图 5.32　手握针持的正确位置。（A）手指和拇指控制。（B）手控针持。这两种类型的针持都可以在手控位置握持

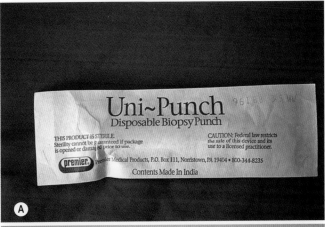

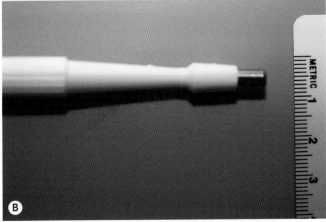

图 5.33　一次性活组织检查打孔器。（A）为方便起见而单独包装。（B）4 mm 直径一次性冲头的特写

用两个 2.0 mm 直径的冲头来取代一个 4.0 mm 直径的冲头（参见第 13 章）。

其他器械

　　虽然在重建和整形手术过程中可能会使用许多其他器械，但前面讨论的那些是最常见和最受欢迎的器械。一些皮肤外科医生的工具箱中会有一些专门的器械。组织和骨膜剥离器，如 Freer 和 Sayre，可以用来剥离组织，帮助分层解剖组织平面或去除牢固附着在骨骼上的组织（图 5.34）。有时也需要用单头和双头骨锉来处理不规则骨面或去除骨赘（图 5.35）。当需要切割或去除大的骨块时，咬骨剪和咬骨钳是很有用的（图 5.36）。

　　在某些情况下可能会用到小的可弯曲的牵开板，用于牵开较大的组织结构或从较小的肌腱下面通过（图

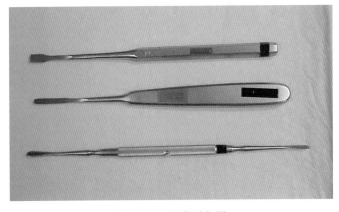

图 5.34　骨膜剥离器

5.37）。此外，使用自动钉皮器可以促进切口闭合（图 5.38）。这种皮肤缝合过程在许多情况下比标准缝合技术快得多，并经常用于封闭材料强度有问题的情况。对于手术时间较长的病例，皮钉可更快地关闭伤口（图 5.39）。取钉系统也很容易使用，患者在取出钉子的过

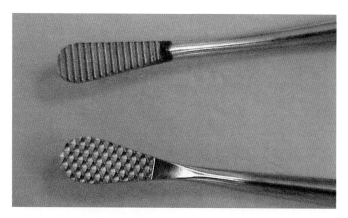

图 5.35　骨锉。横锉纹和网状锉纹

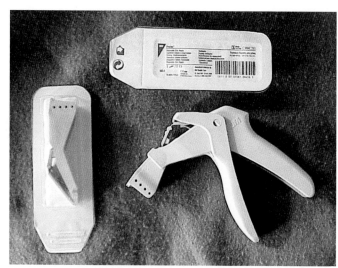

图 5.38　皮肤钉合系统（3M 公司）

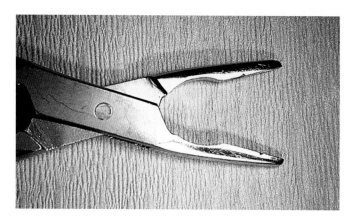

图 5.36　咬骨钳

且他们经常可以订购到许多器械公司不容易得到的特殊器械，例如小型自动牵开器和专用剪刀（图 5.40～图 5.43）。

手术中的手语

由于大部分下肢软组织和整形手术是在局部麻醉或轻度镇静的情况下进行的，很多患者在手术过程中能够进行交流。他们还能听到手术室人员和医生的谈话。这种正常的手术室对话可能会被误解，或者给一些患者带来不必要的焦虑。如"4×4"可能会被理解为一块木材，"mosquito（蚊式钳）"可能会被视为一种昆虫，或者"rake（耙子）"这个词可能会让人联想到花园的景象。

为了减少这些技术术语引起的不安，并让患者更放心，建议手术医生和其助手及护士学会用非语言的手语来交流。使用手语请求手术器械和用品是有一些标准建议，但经常合作的手术团队可能会根据手术的需要编制自己的手语信号。

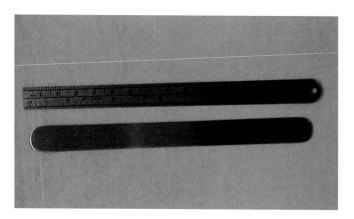

图 5.37　小型可弯曲的牵开板和尺子

程中几乎不会感到不适。

与一些专业的小型手术器械公司合作并结识他们的销售代表是非常有用的。他们经常可以给医生提供各种各样的器械，使一些精细的皮肤手术更容易完成，而

最常用的手术器械请求包括：手术刀或刀（图 5.44）；组织镊（图 5.45）；剪刀（图 5.46）；蚊式钳（图 5.47）；持针器（图 5.48）；牵开器，包括锋利的（图 5.49）和钝的（图 5.50）；直的骨膜剥离器（图 5.51）。其他一些手语用于指示结扎缝合线、切骨、盐水冲洗、纱布块、特殊的动力设备，并指示继续或停止。

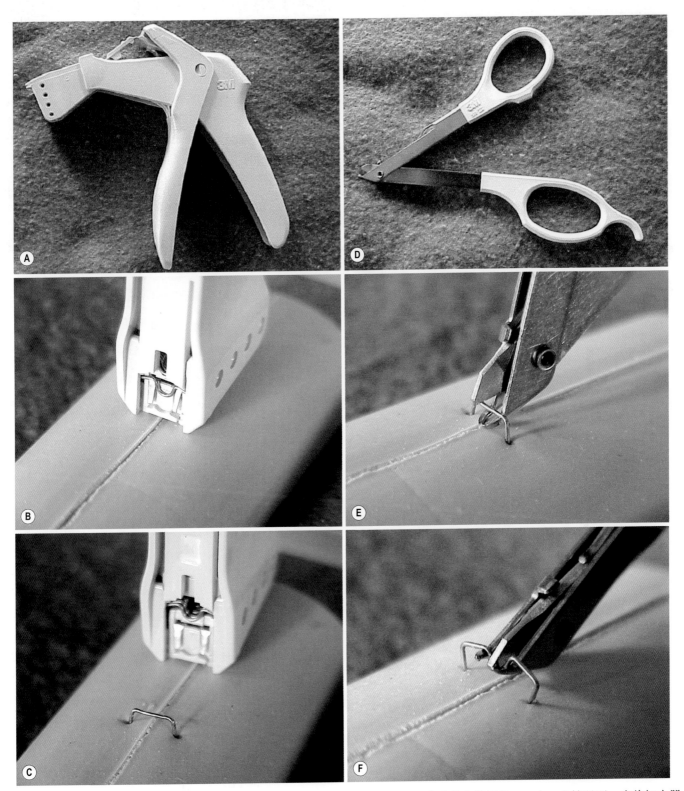

图 5.39　钉皮器。(A)装载多个皮钉的钉皮器的特写镜头。(B)单钉可用于皮肤缝合关闭伤口。在一些情况下，在将钉皮器放入切口时，让助手将皮肤边缘保持在轻微外翻状态可能是有用的。(C)第一个皮钉已经放置好，新的皮钉已经准备就绪。(D)3M 皮钉去除装置。(E、F)去除皮钉的操作。这个过程对大多数患者几乎不会造成不适

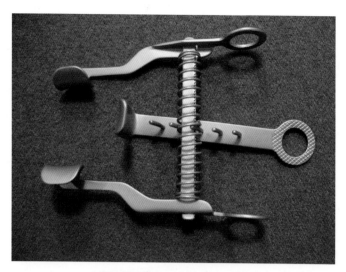

图 5.40　低切迹伤口自动拉钩

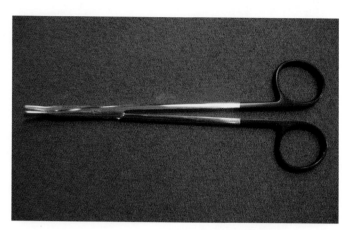

图 5.43　超精细 Jamison 剪刀

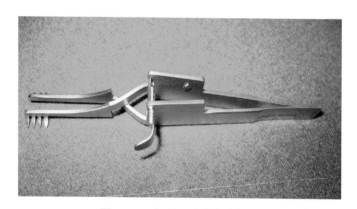

图 5.41　小型四爪式自动拉钩

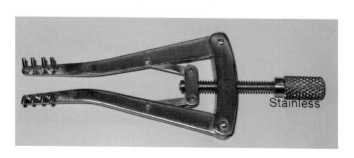

图 5.42　小型 Alm 自动拉钩

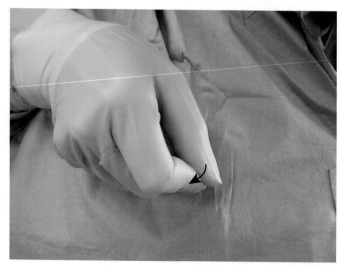

图 5.44　手术刀或刀。手术医生用拇指和前两个手指模拟切割动作

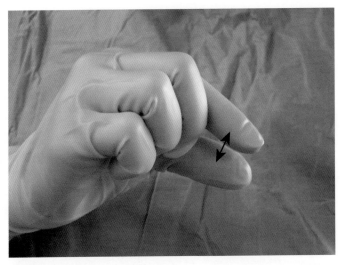

图 5.45　组织镊。手指关闭和打开，以模拟像镊子一样的捏合

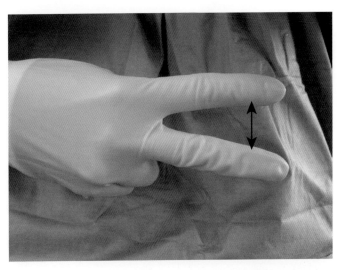

图 5.46　剪刀。通过伸展和闭合示指和中指模拟切割动作，可以发出剪刀的信号

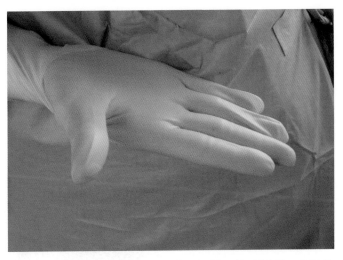

图 5.47　蚊式钳。将手张开，伸出拇指以接受镊子。可以和器械护士沟通确定弯曲或直的蚊式钳或 Kelly 钳的手势

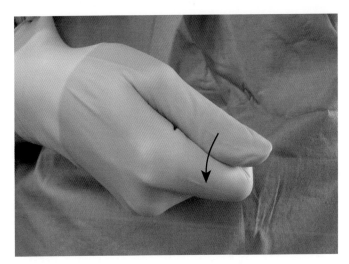

图 5.48　持针器。手被握成拳头，从旋前到旋后活动，就像握住针持并模拟缝合动作一样。应在手术前预先确定类型、大小和针头的偏好

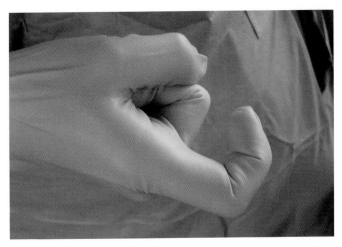

图 5.49　锐利牵开器。示指弯曲成钩状。随这个信号，用一伸直的手指指向伤口边缘，助手就会知道该在哪里牵拉

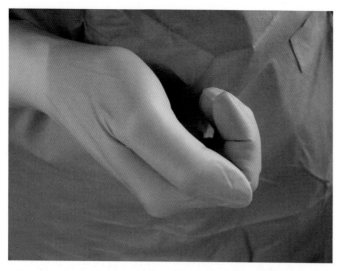

图 5.50　钝式牵开器。用几个手指模拟耙子，做出缩回动作

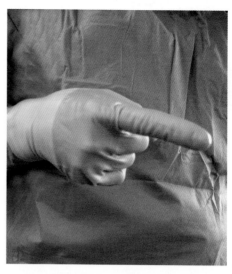

图 5.51　直型骨膜剥离器。标准标志是一根手指向传递器械者。预先设定剥离器类型使该信号更容易识别

（G. Dock Dockery 著　刘路平 译
张明珠　赵国志　张建中 审校）

延伸阅读

扫描书末二维码获取。

第**6**章 麻　醉

引言

　　足踝部手术常常可以通过局部或区域麻醉有效地完成，从而规避了与全身麻醉相关的风险和并发症。当然，有些情况下仍需要使用全身麻醉剂，但由于许多远端周围神经处于浅表位置，局部神经阻滞常常可以为手术区域提供足够的麻醉。然而，在确定每个患者最合适的麻醉方式之前，都应该考虑到任何形式的麻醉和过量的麻醉药都有可能发生的并发症。

局部麻醉药

　　最直接和最简单的麻醉方法是将局部麻醉药（局麻药）直接注射到将要进行手术的区域。当应用于神经组织时，任何能够阻断神经传导的药物都可以被认为是局部麻醉药。理想的局麻药应具有完全可逆性，全身毒性低，起效快且作用持续时间长，无菌，主要作用于神经组织且刺激性小。最常用的局麻药是氨基酰胺类或氨基酯类。这两种药物以相似的方式阻滞神经功能，对疼痛感觉的传导影响最大。

　　疼痛是在小的无髓鞘神经元上传导的，很容易被局麻药所阻断。局麻药对温度、触觉和本体感觉的阻断作用是依次递减的。因此，疼痛和温度感觉的传导很容

易被阻断，而运动功能和压力或触觉通常被保留下来。

　　这两类局麻药在药理上有很大差异。氨基酯类在血浆中通过假胆碱酯酶水解，而氨基酰胺类在肝脏中代谢。酯在溶液中是不稳定的，引起过敏反应的可能性增大；而酰胺在溶液中是稳定的，但发生全身毒性反应的可能性较大。常用的氨基酯类局麻药有普鲁卡因、氯丙卡因、丁卡因和可卡因。由于过敏反应的风险降低和溶液稳定性的提高，临床中更常使用氨基酰胺类局麻药，常用的药物包括利多卡因、甲哌卡因、丙胺卡因、丁哌卡因（布比卡因）和依替卡因。

　　临床中局麻药的使用应基于每种药物的特性。所有局麻药的解离常数（pKa）为7.6~9.2，这一特性使它们在中性或弱碱性环境中发挥最佳作用。在酸性环境中，如炎症和感染，局麻药的效果会降低。即使是同类局麻药，其效能、起效和持续时间也各不相同。局麻药的效能主要取决于其脂溶性的高低，以及由局麻药引起的血管扩张程度。所有局麻药，除了可卡因，都会导致一定程度的血管扩张。血管扩张程度越大，全身吸收量越大，神经细胞吸收量越小。这将大大影响手术部位局麻药的作用持续时间。

　　为了提高局麻药的效果，常加用浓度为1∶200 000的肾上腺素。肾上腺素可缩短麻醉起效时间，延长作用时间。肾上腺素具有收缩局部血管的作用，可以最大限度地减少出血，减少止血带的使用。肾上腺素还可以减少局麻药用量，从而降低发生局麻药全身毒性反应的可能性。

　　既往有一种观点认为，在足趾手术中禁用肾上腺素。目前许多研究和调查的结果以及学者的意见不赞成这一传统观点，因为肾上腺素只会导致短暂的血管收缩，持续时间仅为20~60分钟。即使如此，足趾循环也不会完全被阻断。

　　但是使用肾上腺素还是有一些禁忌证的，如甲状腺功能亢进症、冠状动脉疾病、严重的外周血管疾病、血管痉挛性疾病和三环类抗抑郁药，如单胺氧化酶抑制

剂（译者注：三环类抗抑郁药和单胺氧化酶抑制剂为两个类型药物），可能会增强肾上腺素的作用。通常，使用肾上腺素后出现严重不良反应是由于组织结构不清晰、血管评估不充分、注射技术不熟练或某一部位注射过大容量的局麻药所致。

使用局麻药的并发症通常与药物的毒性反应或过敏反应有关。过敏反应可迅速出现，表现为荨麻疹或皮肤反应，支气管痉挛或呼吸系统损害，水肿和过敏性休克。根据 mg/kg 体重注射过量的剂量、意外的血管内注射或血运丰富区域的快速吸收可以出现局麻药毒性反应。全身毒性反应表现为抽搐、焦虑、烦躁不安、呼吸和心脏抑制、低血压和心律失常以及最终的心搏骤停。常用局麻药的中毒剂量是根据所选择的药物和患者的体重确定的（表 6.1）。

大多数外科医生会熟悉一些常用的局麻药及其中毒剂量，以避免并发症的发生。足踝部手术中常用利多卡因和布比卡因，中等体型成人利多卡因的中毒剂量为 300 mg/kg，布比卡因为 175 mg/kg。当加入肾上腺素时，局麻药的中毒剂量由于血管吸收减少而增加。据报道利多卡因和肾上腺素混合液的中毒剂量为 500 mg/kg，布比卡因和肾上腺素为 225 mg/kg。由于症状不同，毒性反应和过敏反应的治疗方法亦不相同。对于毒性反应，抽搐最好用简易呼吸器（Ambu bag）过度通气和 100% 氧气面罩治疗。特别值得注意的是，与其他局麻药相比，布比卡因与脂肪组织结合特别紧密，其全身毒性反应可导致致命的心律失常。最近发现的一种局麻药的解毒剂是 20% 脂肪内酯（20% 静脉注射脂肪乳剂）。这种纯脂药物静脉注射后迅速结合全身的局麻药，使患者病情稳定。毒性反应的癫痫发作可用 0.1 mg/kg 地西泮有效治疗。低血压可以通过加快静脉输液速度和使用外周血管收缩剂，同时调节头低足高体位纠正。

过敏反应通常发生在使用氨基酯类局麻药时，应立即停止使用此类药物并使用止血带处理，同时根据需要辅助呼吸。

麻醉技术

局部麻醉

下肢麻醉有三种方法：表面（局部）麻醉、神经阻滞或浸润麻醉。表面麻醉应用于皮肤和非常浅表的组织。Emla®（Astra Zeneca，LP，Wilmington，DE19850），一种局麻药复合物，是由 2.5% 利多卡因 25 mg 和 2.5% 丙胺卡因 50mg 组成的乳膏。术前 45~60 分钟用于局部，并保持局部密闭，可以降低皮肤感觉。可能的不良反应有接触性皮炎、红斑、苍白和高铁血红蛋白血症，但局麻药的不良反应发生率非常低。

其他可用的局麻药复合物包括 TAC（丁卡因、肾上腺素和可卡因）、LET（利多卡因、肾上腺素和丁卡因）和两种较新的药物：Prilophen（丙胺卡因和苯肾上腺素）和 Bupivaphen（布比卡因和苯肾上腺素）。到目前为止，Emla® 最常用，特别是在儿科人群中。现在也有一种由利多卡因组成的透皮贴剂，可以用来减轻手术或损伤引起的痛觉。

神经阻滞和浸润

神经阻滞和浸润技术是迄今为止最常见的下肢麻醉的方法。浅表的神经干容易被阻滞，通常可以通过直接触诊定位神经。足踝部手术中最常见的神经阻滞包括腓总神经、胫神经、腓深神经、腓浅神经和隐神经阻滞。

腓总神经是坐骨神经的分支之一，当该神经通过腓骨头后侧，并向后外侧延伸到腓骨颈后外侧时容易被阻滞（图 6.1）。阻滞该神经将使小腿外侧和足背感觉消

表 6.1　常用局部麻醉药的中毒剂量

局部麻醉药	分类	最大安全剂量		加用肾上腺素时的最大安全剂量	
		成人 70 kg（mg）	mg/kg 体重	成人 70 kg（mg）	mg/kg 体重
利多卡因（塞罗卡因）	酰胺类	300	4.5	500	7.0
布比卡因（麻卡因）	酰胺类	175	2.5	225	3.5
卡波卡因（马比佛卡因）	酰胺类	300	5	500	7.0
丙胺卡因（西坦斯特）	酰胺类	400		600	
普鲁卡因（奴佛卡因）	酯类	500		600	

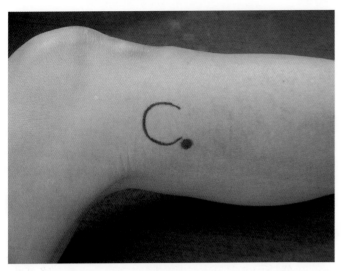

图 6.1 腓总神经的体表解剖位置和腓骨颈后外侧局麻药浸润位置（大点）

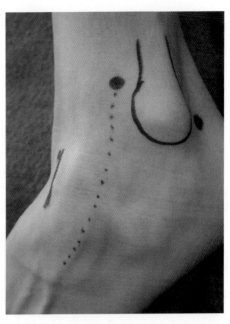

图 6.2 腓浅外侧神经的体表解剖位置（虚线）和局麻药浸润位置（大点）。该神经分布的变化比足踝部其他神经大一些

失，并阻滞了小腿前、外侧筋膜室的肌肉活动。在某些手术中，可能需要阻断腓总神经的分支，即腓浅神经和腓深神经。

腓浅神经在下肢走行的过程中变化最大。它支配侧筋膜室的肌肉，穿过腓骨短肌和趾长伸肌之间的筋膜下降到足部。它分为足背内侧皮神经和足背中间皮神经的末端分支，然后支配足背。由于腓浅神经穿出筋膜的位置变化不定，很难单独阻滞该神经达到局部麻醉。但有时，当踝关节跖屈内翻时可在小腿远端 1/3 的前外侧触诊到腓浅神经（图 6.2 ）。

这个部位的腓浅神经阻滞结合隐神经和腓肠神经阻滞可使足背得到麻醉。腓深神经的位置相当恒定，通常更容易达到完全阻滞。腓深神经在前方肌肉间下行，并在踝前浅表位置与胫前动脉伴行。该神经通常走行于踇长伸肌和趾长伸肌肌腱之间，走行于踝关节背侧间隙上方和胫前动脉内侧（图 6.3 ）。该部位的神经阻滞将为第一趾蹼间隙提供麻醉。

胫神经，又称为胫后神经，是坐骨神经的另一个分支，是坐骨神经的直接纵向延续。当坐骨神经在腘窝上一分为二后，胫神经沿着后侧深肌群和浅层肌群之间下行，直到到达小腿的下 1/3 处，神经在内踝和跟腱之间的踝关节内侧变浅。该神经紧靠胫后动脉外侧和后方，在踝管内分为两个末端分支，即足底内侧和外侧神经。

由于足底皮肤神经支配分布广泛，胫后神经可能是足部手术中最常被阻滞的神经。虽然该神经在踝管内的位置是恒定的，但它也是一个难以有效阻滞的神经。临床中，有三种实用技术可为医生提供确切的结果。首

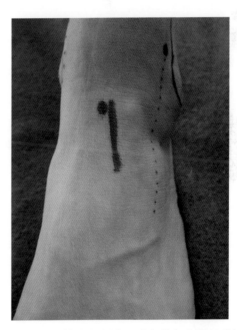

图 6.3 腓深神经的体表解剖位置（实线）和踝关节神经阻滞的局部浸润位置（大点）

先是让患者俯卧，患足悬在床的边缘。沿内踝上方的跟腱内侧进针，直到患者有异感或碰到胫骨边缘。然后拔针 1 英寸，回抽后注入局麻药。

第二种更常用的方法是让患者仰卧，腿外旋，足内旋。在动脉搏动处的后方进针，直接进入踝管内的神经上方，一旦出现异感就进行局麻药浸润。在这一部位

回抽也是至关重要的，以避免向血管内注射麻醉药（图6.4）。

最后一种方法比其他两种方法的效果差，需要更大剂量的局麻药，因为它通过浸润整个神经血管通路间接地阻断胫神经。方法是腿外旋，膝弯曲，以便将足的外侧放在床面上。在内踝上方的两个横指处，垂直于胫骨的长轴画一条线。从跟腱的内侧边界水平进针，直达胫骨。然后将针头退出几毫米，注射 7~10 ml 麻醉药。上述任何一种方法能够取得成功，足趾部大部分区域就已经麻醉，可以进行手术。

从坐骨神经分出的最后分支是腓肠神经。腓肠神经开始于腓肠内侧神经，它是胫神经在腘窝的分支。腓肠内侧神经接受腓交通神经的吻合支，后者是腓总神经的分支，最后形成腓肠神经。腓肠神经沿跟腱外侧缘向远端走行，位于小隐静脉前外侧。腓肠神经始终在外踝尖后 1~1.5 cm 之间走行（图 6.5）。在这个位置的局部神经阻滞将使足外侧、足背外侧和足底外侧获得麻醉。

隐神经是股神经的终末感觉分支。它支配小腿和足的内侧，到达跗趾内侧的水平，并与腓浅神经的内侧支连接。在麻醉医生进行区域坐骨神经阻滞时，隐神经不受影响，因此必须单独阻滞该神经，才能完全麻醉足部。隐神经很容易在内踝上方识别。足背伸后在胫前肌腱和内踝之间形成一个沟，在沟的中心是大隐静脉和相应的隐神经。由于隐神经和大隐静脉伴行，建议在注射局麻药之前回抽（图 6.6）。

静脉镇静

虽然足踝部的许多外科手术都可以通过以上神经的局部阻滞后进行，但由于手术的声音和振动引起的患者焦虑和局部麻醉引起的不适，经常需要一定程度的镇静来提高患者的舒适度。除非外科医生接受过静脉镇静的专门训练，通常由麻醉医师或麻醉护师使用这种方法。联合使用具有遗忘、镇痛和镇静的药物通常会产生静脉镇静或清醒镇静。

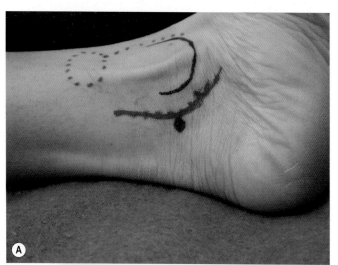

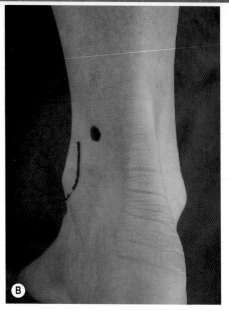

图 6.4　胫后神经局麻药浸润的两种方法。（A）患者仰卧，左侧腿外旋，足内旋。直接在踝管内的胫后神经（实线）上浸润（大点）。（B）患者俯卧，麻醉药（大点）在右内踝（轮廓画线）上方的跟腱内侧浸润

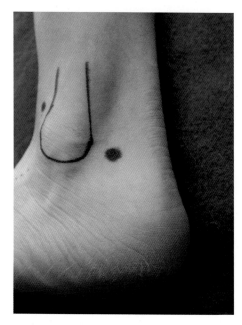

图 6.5　腓肠神经在外踝后面 1~1.5 cm 的体表解剖位置（轮廓画线）和局麻药浸润的位置（大点）

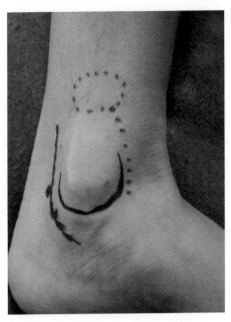

图 6.6 隐神经的体表解剖位置（虚线）正好位于内踝前，局麻药浸润（虚点圈）正好位于胫前肌腱内侧和内踝前

区域神经阻滞

区域麻醉指麻醉身体的区域部位，包括单肢、多肢、躯干、面部或下颌部。区域神经阻滞通常包括借助电针刺激引导的肢体近端神经的阻滞，或由麻醉医师或麻醉护师实施的脊髓麻醉或硬膜外麻醉。在足踝部手术中，由于对相应区域的所有神经进行更全面的阻滞，坐骨神经的区域阻断可能会在较长的时间内为患者提供更大程度的舒适，而且通常只需要一次注射。

周围神经阻滞的优点已被充分证明。在手术过程中发生的周围神经损伤，会触发中枢神经元兴奋状态，称为"中枢易化"或"windup（上发条）"现象，这可能导致术后出现明显的感觉过敏和异位疼痛，甚至慢性区域疼痛综合征。如果在术前实施麻醉，可以预防"windup"现象的发生，仅在术后进行麻醉并不能阻止中枢易化发生。因此，重视术前阻滞疼痛传导对于术后长期疼痛管理和减少可能导致慢性疼痛的术后并发症具有重要意义。术前区域阻滞的其他好处还包括改善肺功能和维持心血管稳定性，这是由于术后麻醉药物的使用减少以及损伤后疼痛减轻所带来的生理应激减轻。由于生理应激减轻，以及疼痛减轻后活动能力改善，血栓栓塞事件也减少了。

坐骨神经是身体最粗大的神经。它由两个不同的神经干组成：胫神经和腓总神经，它们共同支配小腿

后、外侧、前侧、足背和足底区域。在腘窝以上，这两条神经有一个共同的神经鞘。在腘窝上方，神经分开，胫神经继续进入小腿后方，腓总神经斜向进入腓骨颈（见上一节"局部麻醉"）。除了隐神经所支配的内侧区域外，坐骨神经阻滞可有效地为足踝部所有区域提供快速有效的长时间麻醉。隐神经可以单独阻滞，已如前述。坐骨神经的区域神经阻滞有多种方式，这取决于患者体位和期望的效果。在腘窝上方进行的坐骨神经阻滞，通常被称为腘窝或低位坐骨神经阻滞。这为胫神经和腓总神经提供了麻醉，并且通常可以通过在腘窝上方外侧或后侧的神经总鞘内一次注射来完成（图 6.7）。使用连接到绝缘针上的外周电刺激器，适度地刺激神经以引起相应的肌肉收缩，通常有助于确定阻滞的准确位置（图 6.8）。在预测坐骨神经是否完全阻滞时，反应性的

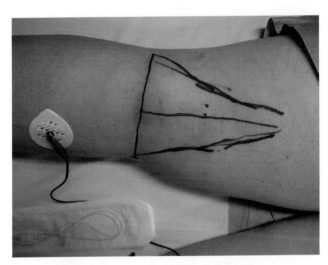

图 6.7 腘窝上方低位坐骨神经的体表解剖位置。注意这一区域肌腱的解剖，以指导注射的位置

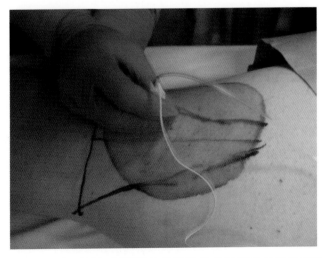

图 6.8 用电子神经刺激器的绝缘针准确识别坐骨神经在腘窝上方总神经鞘的位置

足踝跖屈动作比足外翻更准确，从而获得更高的阻滞成功率。一旦进入总神经鞘，可以注射高剂量的麻醉剂或留置导管在术后持续输注。

硬膜外阻滞麻醉是一种区域麻醉，脊髓神经在通过椎管硬膜外间隙时被阻滞。硬膜外麻醉比脊髓麻醉具有一些优势，麻醉后头痛的发生率较低，可以在硬膜外腔留置导管用于长时间手术或术后镇痛。然而，硬膜外阻滞通常更难达到完全麻醉，而且在麻醉完全起效前有较长的诱导期。

脊髓麻醉（腰麻或蛛网膜下腔麻醉）通常是外科医生和麻醉医生的首选，因为与全麻相比，脊髓麻醉起效时间短，恶心和呕吐的发生率降低。将局麻药注射到蛛网膜下腔，就能够实现完全的感觉、运动和自主神经阻滞。然而，麻醉后头痛的风险增加，特别是在年轻人中，而且还存在严重低血压、尿潴留、感染、针直接刺伤或形成瘢痕的风险。这些风险是非常罕见的，并且通常被脊髓麻醉所带来的好处所抵消。脊柱麻醉有无可争辩的禁忌证，不容忽视，如可能导致出血的出血性疾病、休克或低血容量、严重心脏病、脊柱畸形和任何可能因颅内压增加而加重的神经系统疾病。

一种更局限的区域阻滞，被称为静脉区域麻醉或Bier阻滞，于1908年首先被提出。这种方法需要在小腿近端使用止血带后，在下肢静脉注射局麻药，局麻药灌注到止血带远端的周围组织中。由于较低的高铁血红蛋白血症和血栓性静脉炎的风险，利多卡因通常是静脉区域阻滞的首选药物，常用剂量为 3 mg/kg 体重。静脉注射局麻药有一些固有的风险。最大的风险是止血带压力丧失，会导致大量局麻药入血，这可能导致心搏骤停。经常使用双腔控制止血带来减少这种情况发生的可能性。如果手术时间太短，局麻药没有足够时间被缓慢吸收，松开止血带后导致血液快速流入该区域，也可能出现大量麻醉药快速入血，或可能发生毒性反应。轻微的毒性反应也可能发生，导致耳鸣或因血压下降而晕厥。

然而，该方法可能会发生严重的毒性反应，导致严重低血压、抽搐、呼吸抑制甚至死亡。Bier 麻醉的适应证可能包括全身麻醉风险太大的患者；由于脊柱关节炎或椎板切除术而不能行脊髓或硬膜外麻醉；以及一些情况下不能行局部神经阻滞。禁忌证包括任何有局麻药过敏史、既往有血栓性静脉炎或深静脉血栓形成病史或局部感染的患者。因此，Bier 麻醉不像其他局部麻醉如硬膜外麻醉、脊髓麻醉或坐骨神经阻滞那样常用。

总结

临床中，麻醉药物和麻醉方法的选择要考虑到多种因素。患者的年龄和健康状况、既往麻醉史、外科医生施行局部麻醉的能力、麻醉医师区域麻醉的专业技术和患者的需求都必须考虑。应该权衡比较每种麻醉方式的利弊，因人而异地制订最佳麻醉方案，为患者提供最安全、最有效的麻醉。

（Mary E. Crawford 著　刘路平 译
崔　旭　张建中 审校）

延伸阅读

扫描书末二维码获取。

第 **7** 章　无菌技术

引言

从切开皮肤开始，人体防止感染的主要保护屏障就被打破。在手术过程中，身体内部组织暴露于周围环境之中，并可能受到污染和感染。应尽一切努力避免致病微生物进入切口（无菌操作），并清除进入伤口的致病微生物（抗菌术）。对于足踝部整形和皮肤手术，不同级别的医疗单位（如诊所、手术中心、医院）的手术医生会开展各种不同的手术操作，这些操作可能包括简单的带清洁手套仅做乙醇消毒的组织活检术，以及复杂的佩戴无菌手套、口罩、手术衣进行的无菌手术。以下内容将重点讲述无菌技术及其在整形和皮肤手术中的作用。

无菌的定义

无菌是指无活性致病微生物存在的状态。无菌技术涵盖了降低细菌、真菌、病毒感染风险的技术以及采用消毒器械、无菌敷料和手套的"不接触"技术。同时也包括一些阻止致病微生物侵入人体或手术切口的预防措施和操作模式。通过这些方法可以使微生物远离患者的身体和手术切口。通过采用无菌器械、设施、材料创造出低微生物环境，无菌技术实现的最终目标就是避免污染。

抗菌的定义

抗菌包括移除（或消除）来自皮肤的暂居微生物以及降低局部的定植菌群。定植菌群可以通过与病原菌竞争组织基质、受体通道来帮助人体抗感染。最常见的皮肤定植菌群为凝固酶阴性的葡萄球菌，其中，表皮葡萄球菌占据定植需氧菌中的90%以上。

抗菌技术是指通过各种消毒、灭菌手段，从而消除皮肤、组织现有污染（细菌、真菌、病毒等）。生活环境、皮肤、手术室、术者手部等都不能认为是无菌的。因此，术前皮肤清洁的目的就是降低皮肤定植菌群到最低存活水平，但不可能完全消除。

从广义来讲，无菌是一种理想的状态，此时，皮肤以及手术切口没有病原微生物、暂居菌群，而抗菌则包含了为实现无菌目的而进行的所有预防性措施。无菌是核心，抗菌是保障。

接触周围的人、物体以及环境均会导致暂居菌的污染，术后感染最常见的原因就是术中或术后致病的暂居菌污染切口或创面。病原菌传播途径通常包括直接或间接接触、空气传播、媒介或载体传播，多数病原菌通过其中一种途径进行转移。手术切口感染最可能的致病途径就是接触传播与空气传播。接触传播可能是间接的，即通过污染物或携带有致病菌的材料（如伤口敷料、缝合材料等）的间接接触；或者是直接接触。污染的皮肤直接接触开放的伤口或深部创面。空气传播发生于皮肤脱落细胞、雾化的微小液滴或灰尘颗粒污染携带的病原菌污染手术手套、衣物、手术单以及器械。媒介传播依赖于被污染的中间物，如污染的血液或其他液体。载体传播通常是指致病微生物通过一种特殊的载体由感染人传播至另一人群，如蚊虫传播，而这是术后切口感染中最少见的方式。

灭菌的定义

灭菌是使手术相关材料、器械达到完全隔离微生物的状态，即意味着消除所有种类的致病或非致病微生物。

手术部位感染

医疗过错（如肢体错误或手术错误）或用药引发的问题（如过敏反应或不正确用药）统称为医源性疾病。同样，医务人员或医疗机构的行为可能会造成医源性感染。院内感染（源自或出现于医院的感染）有多种表现类型，也属于医源性感染。虽然一部分感染有明确的感染源，但是多数情况下，此类感染的致病菌群复杂甚至存在混合感染。多种不同致病菌感染现已成为手术区域皮肤感染的重要原因。

手术切口皮肤感染是院内感染的主要类型之一。由于院内感染会对患者、术者以及医疗系统造成沉重的负担，了解其病因以及发病机制具有重要的意义。术后切口感染的主要致病菌是葡萄球菌和链球菌。切口直接感染的过程可能源自皮肤局部菌群、真皮内感染、术者手部、污染的手术器械或绷带，或者经引流管、静脉导管转移而来。空气传播的感染源来自医院、手术室内的医务人员、其他患者、工作人员的皮肤或衣服携带的病原菌，以及手术室和医院病房的气流。

手术切口感染的类型及分型

根据疾病控制中心的定义，术后30天内出现脓性分泌物的手术切口均视为手术部位感染（surgical site infection，SSI），即使微生物培养结果为阴性。SSI不包括缝线周围感染，它表现为缝线周围的渗液或脓肿，但拆除缝线后脓肿消退。炎症反应一般会伴发于切口感染，但若不存在明显的脓性分泌物，通常不能定义为感染（专栏7.1）。

污染的预防

围手术期感染源检测研究显示其可能的致病原因包括等待手术的患者、手术人员、手术室环境（空气循环、层流系统、水、地面等）、手术设备（手术单、器械、缝线、绷带等）以及切口敷料等方面。无菌原则上必须兼顾上述所有因素，而这是降低术后切口感染的唯一途径。

术前

手术部位术前仔细地清洗与准备（包括清理皮肤、偶尔刮除毛发等）是一项必要的过程。但是，术前对手术区域进行刮除等备皮操作相比使用脱毛膏或保留毛发而言，有着更高的感染风险，这可能是由于刮除操作造成的微小损伤容易成为术后病原微生物增殖的聚集地。术前即刻行备皮操作引起的切口感染的概率（3.1%）明显低于术前24小时内行此操作（7.1%）。如果术前24小时以上行术区备皮，则切口感染的概率将会超过20%。与之类似，术前即刻备皮引起的切口感染概率（1.8%）也要低于术前一夜备皮（4.0%）。虽然

专栏 7.1　手术部位感染（SSI）的诊断标准

浅表切口感染

手术后 30 天以内，局限于切口周围皮肤或皮下组织的感染，并符合下列条件之一：

1. 切口表面脓性渗出液，包含或不包含实验室确诊结果
2. 切口周围浅表组织的液体或组织中培养出病原微生物
3. 至少一种感染的症状或体征：疼痛、触痛、局部红肿、皮温升高；医生根据需要打开的浅表切口，且培养结果阳性。

由外科医生或主管医生作出的浅表切口 SSI 的诊断

排除标准：以下情况不诊断为 SSI

1. 缝线脓肿（局限于缝线穿刺点的轻微炎症和分泌物）
2. 局限性穿刺伤感染
3. 烧伤伤口感染
4. 切口感染蔓延至深筋膜和肌肉层（见切口深部感染）
5. 蜂窝织炎本身不符合浅表切口 SSI 的诊断标准

切口深部 SSI

无植入物者手术后 30 天以内、有植入物[a]者手术后 1 年以内发生的累及深部软组织（如筋膜和肌层）的感染，并符合下列条件之一：

1. 从切口深部引流或穿刺出脓液，但脓液不是来自器官/腔隙部分。
2. 切口深部组织自发裂开或者由外科医师开放的切口。同时，患者具有以下症状或体征：发热（>38 ℃或 100 ℉），局部疼痛、触痛，培养结果为阳性。

3. 经直接检查、再次手术探查、病理学或者影像学检查，发现切口深部组织脓肿或者其他感染证据。
4. 术者或主管医生诊断的深部切口 SSI。

注意：

a. 如果感染同时累及切口深部和浅部组织，则诊断为深部手术部位感染。
b. 通过切口引流出的器官/腔隙部位感染诊断为深部切口 SSI。

器官/腔隙的 SSI

无植入物者手术后 30 天以内、有植入物者手术后 1 年以内发生的累及术中解剖部位（如器官或者腔隙）而非其他术中切口的感染，并符合下列条件之一：

1. 器官或者腔隙穿刺引流或穿刺出脓液。
2. 从器官或者腔隙的分泌物或组织中培养分离出致病菌。
3. 经直接检查、再次手术、病理学或者影像学检查，发现器官或腔隙脓肿或者其他器官或者腔隙感染的证据。
4. 术者或主管医生诊断的器官/腔隙 SSI。

[a] 植入物：在手术过程中永久放置在患者体内的材料或组织（非人体来源的组织），并且不是诊断或治疗目的常规操作。例如：金属棒、网、金属针、螺钉、金属板、骨水泥、关节置换和其他装置。

引　自：Horan, T.C., Gaynes, R.P., Martone, W.J., et al., 1992. CDC definitions of nosocomial surgical site infections, 1992: a modification of CDC definitions of surgical wound infections. Infect Control Hosp Epidemiol 13 (10), 606–608.

使用脱毛剂等辅助材料能够有效降低感染可能，但是使用时需要注意引起过敏反应的情况。部分研究证实术前任何方式的备皮操作都会导致切口感染概率升高，因此一些学者建议取消术前备皮操作。一种例外情况就是毛发直接影响到手术切口，这些病例需要使用剪刀或电动器械谨慎地进行切口周围清理。

虽然皮肤外科手术患者术后切口感染的概率整体较低，但对于一些感染高发人群或者可能引起细菌性心内膜炎、假体周围感染的人群，仍建议术前预防性应用抗生素。

术中

术中软组织保护、血管处理、皮肤组织牵拉以及减少可吸收材料的使用等操作都是减少切口感染的重要措施。手术切口及相关的解剖区域周围覆盖无菌单以避免来自非无菌区域微生物的侵袭。对于每个独立的小切口（如足趾），使用的无菌敷料应该符合小切口的设计。而对于较大区域的手术（如整个下肢），需要更加复杂

的无菌敷料覆盖。如果术中发现手套破裂，建议更换手套时重新进行刷手消毒操作。

术后

手术切口感染往往在病原菌污染后的 2 小时内逐渐显现。术后早期进行更换敷料、纱布等操作前，必须首先进行手部清洗并佩戴无菌手套。一般情况下，伤口敷料必须保持干燥以减少污染。因为研究认为相邻区域的皮肤微生物会沿潮湿的伤口敷料迁徙至手术区域。而外层敷料被水浸湿（如洗澡过程中），并污染整个敷料，尤其容易引起感染的风险。

污染的风险因素

全身因素

全身因素包括营养不良、肥胖、贫血、吸烟、组织灌注不足、年龄（高龄或低龄）以及类固醇激素治疗

等。糖尿病、肝硬化、尿毒症、免疫抑制状态等引起免疫功能低下的疾病也是重要的危险因素。对于此类病例，手术治疗必须在无菌的手术室环境中进行。这些患者的治疗需要严格按照无菌要求及切口管理原则在手术中心或医院内实施，不要在普通的诊室或治疗室中完成（专栏 7.2）。

手术切口因素

手术切口相关的危险因素包括失活组织遗留、局部血肿积液、异物（引流或缝线）存留、死腔形成、不恰当的皮肤准备、抗感染措施不足以及既往存在的感染病灶（局部或远处转移）。

手术过程因素

手术过程中出现的危险因素包括错误的手术操作、血管处理欠佳、手术时间过长（＞2 小时）；术中污染、非无菌的手术室环境或器械、空气交换系统故障、低体温以及术前或术后住院时间过长等。

手术类型因素

一些特殊类型的手术会引起更高的切口感染概率，例如一个较长时间的手术过程中大量使用克氏针或外固定器械，会明显提高切口感染的可能。

手术切口类型按照污染和感染程度可分为 4 个级别：清洁（Ⅰ类）、清洁 - 污染（Ⅱ类）、污染（Ⅲ类）、感染（Ⅳ类）（专栏 7.3）。

术后切口管理

术后切口管理的核心原则就是维持切口周围的无菌环境：闭合切口采用无菌敷料覆盖 48 小时；处理切口前后必须严格进行手部清洁；术后 6~7 天内换药时必须采用无菌技术进行操作。

专栏 7.2　手术部位感染的危险因素分析

患者
- 年龄
- 营养状况
- 糖尿病
- 吸烟
- 肥胖
- 同时存在的身体远处感染
- 微生物定植
- 免疫功能改变
- 术前住院时间过长

手术
- 手术清洗过程
- 皮肤消毒状况
- 术前备皮
- 术前皮肤准备
- 手术过程
- 预防性应用抗生素
- 手术室空气过滤
- 器械消毒状况
- 手术部位异体材料
- 手术引流
- 手术技术：
  - 术中止血欠佳
  - 无法闭合的死腔
  - 组织创伤

Adapted from: Cruse, P.J., 1992. Surgical wound infection. In: Wonsiewicz, M.J. (ed.), Infectious diseases, Philadelphia: WB Saunders, pp. 758 – 764.

专栏 7.3 手术切口分级

Ⅰ 类切口 / 清洁
无感染的伤口或手术切口定义为清洁切口，即择期、非创伤性、非急症手术的手术切口，同时在严格无菌操作下对非感染组织进行的手术。此外，清洁切口最重要是闭合切口，如果需要引流则为闭合引流。非穿透性创伤（钝性伤）如果符合以上标准，亦可归为此类。

Ⅱ 类切口 / 清洁 – 污染
清洁 - 污染伤口或手术切口定义为微小的非无菌操作或手术涉及污染区域。清洁的急症手术。尤其注意，手术涉及呼吸道、消化道、胆道以及泌尿生殖系统通常归于此类，只要没有明确的证据表明感染的存在或出现重大的非无菌操作。

Ⅲ 类切口 / 污染
污染伤口或切口包括术中出现严重的非无菌操作，或者局部有炎症反应但并没有明显脓性分泌物。常见的类型有开放、新鲜的创伤、穿刺伤（开放时间少于 4 小时）。慢性开放性创面的修复和覆盖也属于Ⅲ类切口。

Ⅳ 类切口 / 感染
陈旧性创面伴有大量失活组织以及明显的临床感染或脓肿。穿刺性创伤伤口开放时间超过 4 小时也属于此类。Ⅳ类切口的定义说明引起术后感染的微生物在手术前就已存在于手术区域。

Modified from: Berard, F., Gandon, J., 1964. Postoperative wound infections: the infl uence of ultraviolet irradiation of the operating room and of various other factors. Ann Surg 160 (Suppl. 1), 1–192; and Garner, J.S., 1993. The CDC Hospital Infection Control Practices Advisory Committee. Am J Infect Control 21, 160–162.

手术器械和设备消毒

这个过程涉及清除器械和设备表面各种活的微生物（致病菌或非致病菌，包括潜伏期的细菌孢子等）。通过不同的物理或化学灭菌方式或两者结合以完成杀灭或灭活所有活的微生物及其潜伏和休眠状态的微生物。

高压蒸汽灭菌

高压蒸汽灭菌法是一种高效且经济的灭菌手段。其高效性依赖于产生的蒸汽温度超过 100℃。在 108 kPa 压力下，蒸汽温度为 121℃，而当压力升至 206 kPa 时，蒸汽温度可以达到 134℃。在 121℃ 和 134℃ 条件下，灭菌过程所需的时间分别为 20 分钟和 10 分钟。为了有效地消除病毒及孢子形态的细菌，高温蒸汽必须直接与材料相接触。通过特定指示卡颜色的改变可以验证灭菌效果是否有效。高压蒸汽灭菌法的主要缺陷就是无法应用于温度敏感的材料（不耐高温）以及部分精细锐器（特别是手术刀、剪刀边缘的高级碳化钢材料，反复的高温及蒸汽会导致钝化）。

器械灭菌

通过低温蒸汽、干热气体以及化学制剂（消毒剂）等方式破坏和灭活表面多种活的微生物以降低微生物群落数量。

低温蒸汽

大多数细菌和病毒会在暴露于湿热环境时消亡。临床上采用 73℃ 的蒸汽加热 10 分钟以上（通常为 15~30 分钟），具体时间取决于手术包裹的密度。这种方式对于带管腔的手术器械具有很好的效果，但仍不适用于对温度敏感的材料。

干热法

干热灭菌法（121~201 ℃）适用于能够耐受长时间高温并且不包含水汽的材料，与低温蒸汽法相似，干热法不会钝化手术器械边缘。

化学消毒剂

化学灭菌法适用于温度敏感型材料，但消毒效率较低。虽然部分化学消毒剂可以杀灭细菌孢子，但由于其需要较长的时间（10 小时以上）来充分浸润并达到消毒

水平，所以通常此方法应用较少。消毒剂包括戊二醛、含水甲醛、季铵盐洗涤剂。需要消毒的手术材料需浸泡 6~12 小时，以通过化学方式或物理化学方式消灭微生物。不同的微生物群体对消毒剂的敏感性差异巨大：革兰氏阳性菌高度敏感而阴性菌则相对耐药。梭状芽孢杆菌和分枝杆菌属明显耐药，而慢病毒（译者注：慢病毒被定义为潜伏期超过 3 个月的病毒）则对化学消毒剂高度耐药。这种"冷消毒法"对于整形外科和皮肤手术的手术器械消毒效率极低，一般不作推荐。

手术室着装

刷手服

手术服装可以是非无菌的，也可以是无菌的。非无菌的手术服用于减少手术人员病原菌的脱落。这一类型的服装一般为最常见的绿色或蓝色（图 7.1）。这些衣服材料允许液体渗透，因此如果被血液或其他体液污染，必须及时更换。禁止将此类衣服从院外穿戴至手术室内，应该在进入手术更衣室时更换衣物。目前刷手服在阻断微生物传播方面的临床证据不足，甚至在穿戴数小时后，其上脱落的细菌数量可能与普通衣物无异。但是它确实可以防止血液和其他液体污染正常衣服，基于此原因，建议在手术室中穿戴刷手服。

头套

头发及面部携带的细菌在术中可能会脱落至手术区域引起污染。头套必须完全包裹整个头发部分。短发的

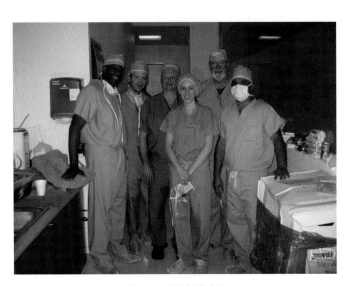

图 7.1　外科刷手服

手术者可以使用手术帽样式的头套（图7.2），而长发的手术者可以选用可拉伸的头戴式头套（图7.3）。面部胡须较长的男性手术者应当选择加长款式的头套以遮挡面部（图7.4）。

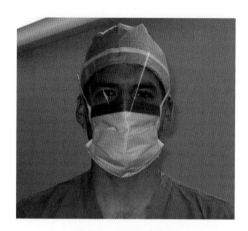

图7.2 短的手术帽

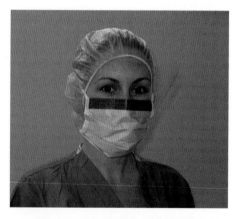

图7.3 可拉伸头套（用于长发）

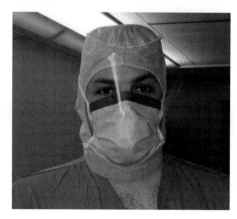

图7.4 全头部包裹头套（可覆盖面部毛发）

口罩

口罩需覆盖口鼻部分，避免压迫鼻梁部位，并在面颊及下颌处舒适地紧密贴合。鼻部皱褶依照鼻部轮廓塑形并固定于头后部（图7.5）。不能将鼻部暴露于手术区域内（图7.6）。如果手术过程中出现不可避免的咳嗽或喷嚏，需远离手术区，而不要转向另一侧，继续面朝手术区。术中减少交谈。变更下一台手术时或者口罩被呼吸的水蒸气浸湿时需更换口罩。禁止将口罩围绕颈部悬挂（图7.7）。

眼罩或眼部防护

术中体液或血液飞溅至术者眼部会导致术者面临传染性疾病感染（如HIV、乙肝病毒、丙肝病毒等）的风险。有必要在手术过程中采取预防措施，以保护外科医生的眼睛免受手术患者的血液或其他体液的侵害。目前眼部防护手段包括：①现代化的医用眼镜，②标准的手术放大镜设备，③包绕的硬塑料眼罩，④一次性塑料眼镜，⑤带有塑料眼部面具的面罩等。简易的一次性塑料眼镜能够明显且有效地降低足踝外科医生结膜污染的风险。

鞋套

手术期间穿戴的鞋套需具备防水及防滑特性。穿戴于鞋外层、带有踝部收紧功能的纸靴是最常见的足部保护工具（图7.8）。这种一次性鞋套能够避免术者鞋部被血源性病原菌污染并由此扩散至整个手术室。被液体或血液污染的鞋套在术者离开手术室前需及时摘除。虽然仅有有限的证据证实鞋套的应用能够直接降低切口感染的概率，但是在多数医院手术室中穿戴鞋套是一项标准的临床操作。

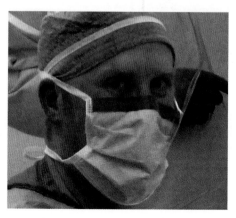

图7.5 带有眼部防护的口罩

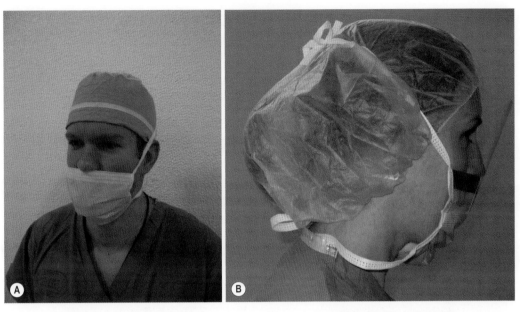

图 7.6 （A）欠佳的口罩位置，鼻部外露。（B）口罩低于鼻部，固定松弛

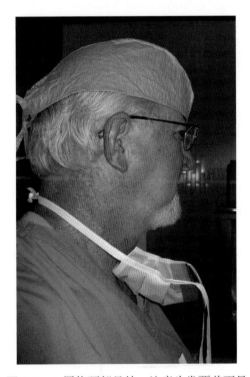

图 7.7 口罩绕颈部悬挂。注意头发覆盖不足

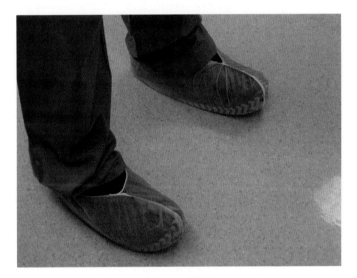

图 7.8 鞋套

无菌技术需要严格的防控措施，而违反这些技术规范可能会导致严重的并发症或感染。

术前准备

降低皮肤定植菌群感染的两个关键区域就是术者的手部以及患者手术区域周围的皮肤。

手部刷洗消毒

手部消毒的目的是减少来自术者指甲、手、前臂

无菌技术

在外科手术中，无菌技术涵盖了每台手术的全部过程。无菌技术理念必须考虑到患者、手术室人员、手术室环境、设备以及手术器械材料等多个方面。手术的

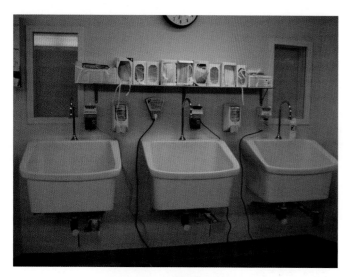

图 7.9 外科刷手设备

的皮肤定植菌。术者手、前臂的刷洗、消毒工作需在进入手术室前完成（图 7.9）。手部消毒清洁程度取决于消毒液的性质及刷手操作两个方面。应当选择具有广谱抗菌效果、非刺激性、快速起效的消毒液，从而在术者戴上手套后仍具备持续的抗菌效果。目前认为使用流水刷洗及液体消毒剂能够获得足够的手部消毒效果。目前使用较多的消毒剂主要有 10% 碘伏溶液、4% 葡萄糖酸氯己定（洗必泰），其中可以包含或不含乙醇成分，和其他一些乙醇制剂。

碘伏溶液是一种几分钟内起效的广谱抗菌剂，同时为了获得持续的抗菌效果，使用过程中需保证皮肤表面碘伏存留。碘伏溶液经水洗后会立即失效，因此戴手套前不能将碘伏溶液洗净。碘伏溶液用于破损皮肤或反复手消毒过程时，具有极低的组织刺激和皮肤反应，但是它会使无菌敷料及金属器械染色。

洗必泰也是一种有效的广谱抗菌剂，与碘伏相比，其刺激性和过敏反应更低。洗必泰分子与角质层蛋白相结合，其皮肤表面抗菌效果可持续 6 小时以上，这种效果不会被乙醇等破坏，因此比碘伏更加有效。

乙醇溶液是一种应用越来越广的手消毒剂，但由于其无法清除油脂或污渍，因此一般用于比较清洁的手部或皮肤消毒（如两台手术之间的手部消毒操作）。虽然 70% 的乙醇溶液可以在 2 分钟内消灭 90% 的细菌种群，但是单次擦洗乙醇溶液往往仅能消灭不足 75% 的细菌，而且一旦乙醇挥发后，消毒效果随之消失。含乙醇的制剂高度易燃，当使用电凝或电极设备发出电火花时，

会存在灼烧患者皮肤的风险。通常来说，使用乙醇消毒剂进行消毒准备时，一般合并使用其他消毒剂，如洗必泰，从而获得更加持久的抗菌效果。

对于一些简单的或者时间较短的手术，如组织活检、小的切除手术等，目前没有文献证实必须进行常规的手部消毒过程，但对于手术时间长、切口较大的手术，推荐进行手部消毒操作。手、腕部首饰需全部摘除。简单手术操作佩戴无菌手套是必要的（图 7.10）。手术结束，小心由内向外翻折摘掉手套并放置于医疗垃圾桶内（图 7.11）。摘除手套后，术者需再次用清水、皂液洗手。

通常来说，刷手操作包括物理清洁和消毒两个阶段。物理清洁阶段首先使用清洁剂和刷子清洗双手及前臂 2 分钟，以去除表面可见的油渍。手部主要的致病菌群来自指甲周围的缝隙内，因此可以使用一次性塑料签清理甲下的残留物（图 7.12）。可以采用液体或泡沫皂液清洗手部及前臂皮肤，并注意擦洗每个手指的边缘、间隙、掌侧、背侧。手部清洗完毕后，再进行前臂清洗，自腕部至肘部（至少肘下两指宽度），前臂清洗过程中，注意保持手的高度始终高于前臂，避免前臂皂液再次污染手部。期间若手部不慎触及非无菌区，则相应区域清洁时间延长 1 分钟。完全清洗完毕后，进入第二步消毒阶段，使用手消液涂抹 2 分钟（图 7.13）。通常此过程不超过 4 分钟，除非期间手部被再次污染。一般可采用浸满碘伏或洗必泰的一次性刷子或海绵进行消毒过程。

手术衣穿戴

手部刷洗消毒完成后，术者可进入手术间，期间手部高度保持在肘关节以上、胸前水平，使残留液体通过肘关节流下。使用无菌台上或者助手传递的无菌巾单将手部擦干（图 7.14）。如果术者自己进行手术衣穿戴，需拿起衣服后远离无菌台，穿戴过程中禁止触碰手术衣外层。握住手术衣颈部内侧面后，轻轻打开手术衣，确保手术衣不接触任何非无菌区。如果助手辅助术者穿戴手术衣，则术者需等待手术衣完全打开后，将双上肢插入衣袖内，保持上肢展开姿势（图 7.15），等待台下非无菌区域护理人员帮助术者调整颈、肩部。辅助穿衣的护理人员需站于术者后方，并仅触碰手术衣内层。肩部穿戴完毕并将袖口盖过腕部后，护理人员将手术衣从后方固定，期间可适度调整袖口位置。

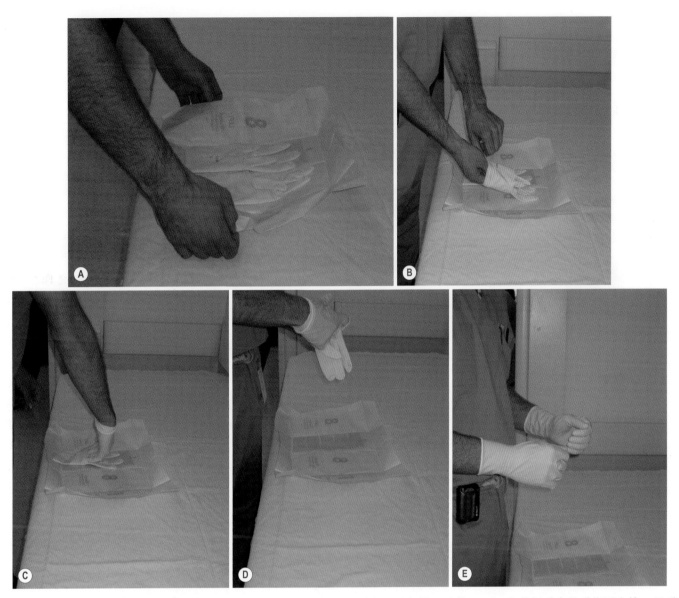

图 7.10 （A）小心打开无菌手套避免污染。（B）小心穿戴第一只手套，避免触碰无菌区。（C）戴好手套的手指固定第二只手套边缘，同时将第二只手插入手套。（D）第二只手套佩戴完成。（E）双手佩戴手套后，调整指部长度及松紧度

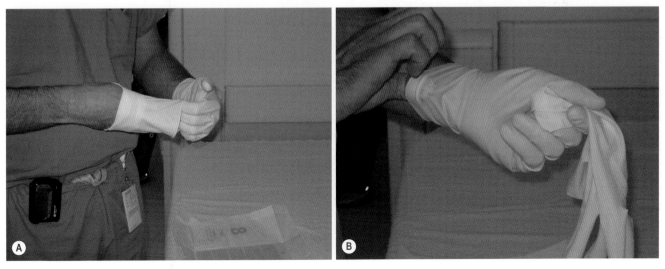

图 7.11 （A）由内向外摘掉一只手套。（B）同样的方式摘除第二只手套。随后合理处置医疗垃圾

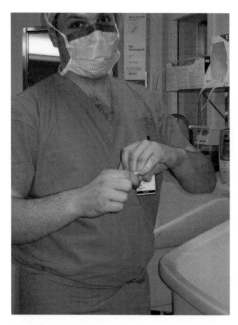

图 7.12　清理指甲周围及甲下区域。刷洗手部前，可先采用一次性塑料签去除甲下的残留污染物

戴无菌手套

多数术者习惯先穿戴右手手套。助手将右手手套撑开后置于袖口下方，从而避免手套接触术者皮肤，手套掌侧面向术者（图7.16A）。术者将手插入手套内并使手套边缘覆盖袖口边缘。穿戴左手手套时，右手手指置于手套边缘以扩大手套空间后，将左手插入手套内（图7.16B）。适度调整手套长度以适应双手（图7.16C）。手术衣腰部束带纸质标签递给台下护理人员，并将其绕过后方后返回至术者前方，同时移除纸质标签后打结固定（图7.16D）。现在术者已经穿戴完善并可接近无菌区域（图7.17）。

摘除无菌手套

摘无菌手套的操作过程中，仅可触碰手套外侧面，以此可以保证在手术过程中更换手套时手部维持清洁状态。抓住左手手套边缘后将其拉至手掌，确保手指部手套摘掉时能够内侧面向外，右手重复以上操作。然后可以在不碰触外侧污染面的前提下摘除双手手套。如前所述，使用过的手术手套应作为一次性的医疗垃圾处置，同时术者进行再次刷手消毒。

术区皮肤清洁

皮肤表面存在大量常驻菌群（如表皮葡萄球菌，通常不产生危害，当通过皮肤缺损处进入机体后可引起相应感染）和暂居菌群（来自其他污染源，包括各种类型的可存活于皮肤的菌群）。术前洗浴能否降低菌群数量目前并无结论，但对于择期手术而言，术前进行除菌性洗浴值得推荐。尤其要注意手术区域的清洁，该区域建议选择无菌制剂（如洗必泰等）在术晨进行清洗。

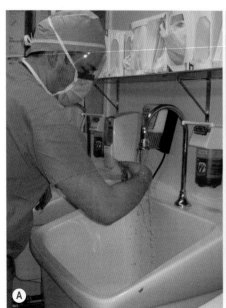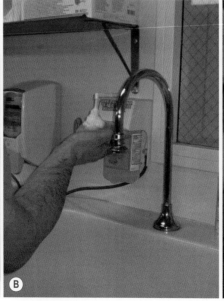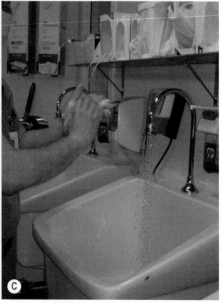

图 7.13　（A）首先湿润手部及前臂。（B）手部涂抹清洗皂液。（C）清洗手指及手部。（D）清洗前臂。（E）手及前臂清洗完成后，残留水滴流向肘部。（F）第二阶段以消毒剂（图中为洗必泰泡沫）擦拭手指及手部。（G）消毒区域由手部继续至前臂。（H）最后清洗手和前臂（译者注：此步骤（H）描述可能有误，一般不需要最后再次清洗）

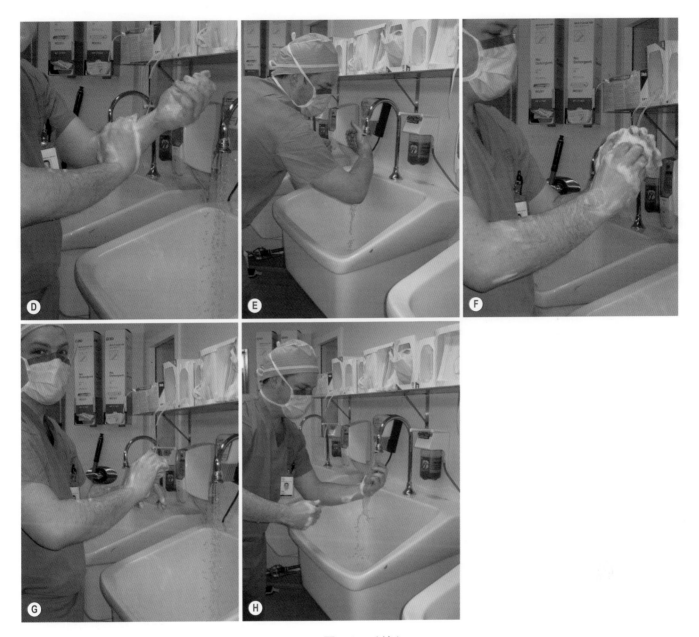

图 7.13 （续）

手术区域准备

　　手术区域术前备皮可以使手术、缝合等操作更加方便。建议在手术前即刻进行此操作并尽量降低皮肤损伤。对于多数足踝重建或矫形手术，皮肤备皮并无必要。

　　手部消毒使用的消毒剂（常用的碘伏、含乙醇制剂、洗必泰等）同样适用于手术区域的术前准备工作。碘伏及洗必泰溶液均能够提供广谱抗菌效果。一些对比研究显示术前采用洗必泰手消毒后，皮肤微生物菌群降低更加明显，而且单次应用后，可保留更好的持续抗菌活性。此外，洗必泰不会因血液或血清蛋白污染而失活。碘伏溶液遇水、血液、血清蛋白后抗菌效力会明显减弱，但在皮肤表面只要存在就能够发挥持续性抑菌作用。

　　消毒剂亦可按照颜色分为有色制剂（如碘伏等）或无色制剂（如洗必泰、乙醇等）。有色制剂的优势是能够明确显示已消毒区域，而在一些需要观察皮肤自身状况的区域（如需要识别感染、坏死组织时）需要使用无色制剂。

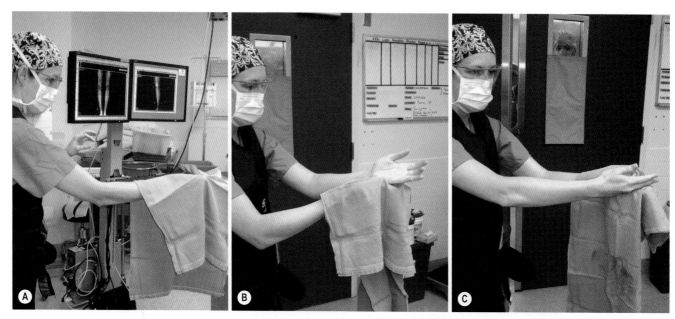

图 7.14 （A）消毒后擦干手部。无菌巾置于一手上，避免接触手术室内其他物品。（B）使用无菌巾擦干对侧手部。（C）随后用无菌巾擦干另一侧手及前臂后，将无菌巾置于手术室地面或交于其他手术室内人员

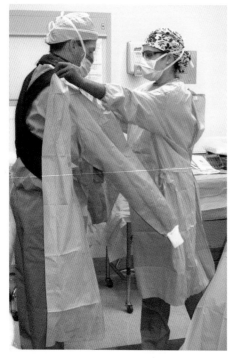

图 7.15 穿戴手术衣。手术衣打开后，将上肢伸入衣袖内，保持上肢展开姿势。手术室内非无菌的助手可协助将手术衣固定于后背部及颈部

皮肤清洗及消毒

消毒使用的所有材料（包括无菌单、消毒纱布、卵圆钳和手套等）必须都是无菌的，消毒擦洗顺序由切口中心向外，按照手术要求进行皮肤消毒。消毒区域必须足够广泛以满足可能的切口延长或放置引流需要。经典的消毒方式是：①采用乙醇擦洗两次以清除皮肤表面脂质成分；②在乙醇清洗过的区域使用消毒液（1%~5%碘酊）消毒两次。现在，可以直接采用消毒液（常为碘伏）至少消毒 2 次（但通常是 3 次）。而对于一些敏感皮肤，也可采用卵圆钳夹取乙醇纱布进行消毒。

按照计划开始手术操作，首先使用消毒剂在切口处再次由内向外圆形区域消毒。一块消毒纱布不能返回已消毒过的区域（无接触技术）。对于感染组织的手术，消毒顺序为从周边向手术切口方向。存留在皮肤褶皱区域的消毒液需及时清理以避免皮肤炎症反应和灼伤。

手术区域铺盖无菌巾单

皮肤准备完成后，使用无菌布单或一次性无菌防水单覆盖手术周围区域，将消毒完的手术区域与非无菌区隔断。这种隔断方式可以有效避免来自患者皮肤菌群的污染。对于简单的手术，可以采用一次性孔单覆盖。

铺单通常由外科医生在穿戴上手术服和手套后进行，也可以由技师或外科住院医师完成。一些术者喜欢

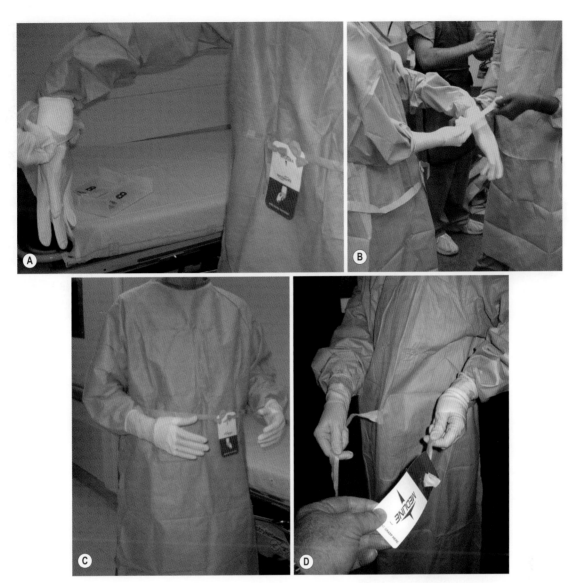

图 7.16 （A）助手展开无菌手套协助术者佩戴手套，避免接触术者皮肤。手套掌侧面向术者并佩戴。（B）戴好手套的手握住另一只手套边缘并协助对侧手穿戴手套。（C）调整手套至合适的位置。（D）腰带标签递给台下助手后，从腰后方环绕至术者身前交还给术者并去除标签，在腰部前方打结固定腰带

佩戴双层无菌手套进行铺单，铺单完成后摘除外层手套或者整个手术过程佩戴双层手套以降低手套破损引起污染的风险。

无菌自黏黏合剂（贴在消毒区域）的使用目前仍有异议，因为随着手术进行皮温升高、湿润，残留的皮肤定植微生物可能会迁移到手术区域皮肤表面。由于经过消毒的皮肤仍会有深部的微生物存活，所以术中不应该直接用手或用器械碰触无菌单已覆盖的区域。

非一次性的纺织布材料手术单可以通过巾钳固定，通常采用 4 把巾钳完整固定于手术区域。在手术切口周围，4 块手术单形成一个中间隔离区。隔离区必须小于消毒区。手术单固定完成后，禁止向手术区域移动，只能向外周适当扩大以避免非无菌区的病原菌转移至手术区。一些特制的全包围铺单也可在临床上使用，注意将中间挖空区放置于手术区域。

一次性无菌单使用后可以各自粘结以留置出中央的隔离区。常用的下肢一次性无菌单通常会有大孔以适应足踝部或下肢区域（图 7.18A）。足、踝关节穿过大孔后合理放置无菌单，由此最终的病原菌防控屏障得以完成（图 7.18B）。最后，无菌单覆盖手术台剩余区域（图 7.18C）。这样，完成了完整的隔离措施，仅留有手术区域进行操作。

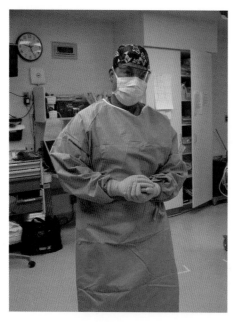

图 7.17　穿戴完毕的手术人员

术中处置

　　手术室内人员应保持在无菌区域内，并尽量减少走动。不必要的移动会引起灰尘或气流携带的细菌传播。术中术者尽量面对彼此并同时面向手术无菌区，背部禁止面向无菌区（需要注意手术衣背部是非无菌区）。此外，手术衣的其他部位，如腋窝、腋窝旁、腰部以下、肘部以上、肩部周围 10 cm 的区域，也不能认为是无菌的。

　　术中不能触碰眼镜或眼罩，如果需要调整，必须请台下非无菌的助手帮忙完成。佩戴无菌手套的双手必须置于手术衣的无菌区域内，不能触碰帽子、面罩或其他非无菌区。术中术者仅可使用无菌器械、接触无菌面（如覆盖无菌单的患者或手术台）。接触消毒状况不

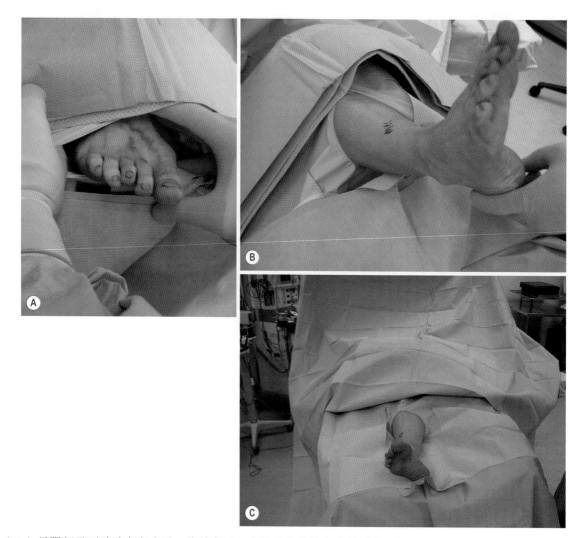

图 7.18　（A）足踝部及下肢消毒完成后，将其穿过一次性无菌单的中孔并覆盖。（B）无菌单上方拉开后覆盖患者胸部区域。（C）单的下方盖住手术台剩余部分。这样无菌单完成了下肢手术的隔离区的铺盖并可进行下一步手术操作

明的设备会极大地提高污染风险。禁止伸手尝试抓取掉落中的器械，更不能将它们捡起。不要自行拿起器械区域的器械，而是要让护士将所需器械传递给术者。但在没有助手的小手术操作时，这一规定并不适用。

如果对一名术者或者一件器械的消毒状态有疑问，通常认定他们就是污染的。手术台的无菌区域仅在桌面高度的范围，暴露于空气中的无菌表面经过一段时间后会不可避免地变成污染状态。由于毛细血管的渗血，潮湿的无菌面会逐渐被污染，这种现象称为渗透性污染。容器的边缘同样不属于无菌区，这就意味着任何装有器械的器械盒的边缘都不属于无菌区。最后，可疑或明确污染的器械需立即移出无菌区（如清创溃疡用的手术刀），同时采用新的、无菌器械替换。

关闭切口后，需在无菌条件下仔细包扎切口。如有必要，夹板或石膏可以置于无菌敷料的外侧。

术后处置

指导患者避免浸湿伤口敷料，一旦发现敷料表面血液浸透，需立即告知医生。只有在这种情况下才需要更换伤口敷料。如果在有感染或有开放伤口的患者需要进行敷料更换时，应尽可能先更换无感染患者的敷料。

操作过程尽量使用无菌技术和无菌器械完成。敷料更换前后都应进行手部消毒并且更换新的无菌手套。

总结

目前研究认为多数手术切口感染来源于术中或术后早期的病原微生物污染。常见的污染源包括手术环境、器械以及术者和患者自身的定植菌。鉴别这些感染源的关键是明确微生物特性，包括如何传播及增殖。不可否认，很多研究证实术前备皮会导致更高的感染风险，这也证明了我们的理念需要不断地更新和修正。随着足踝外科手术种类愈加繁多复杂，采用多种无菌措施避免切口感染的需求也日益增加。这些措施小到单纯的无菌手套和乙醇擦拭进行组织活检，大到完整的围手术期准备及严格无菌操作下的肢体重建手术。

（ G. Dock Dockery 著　朱磊 译
张明珠　张奉琪　张建中 审校）

延伸阅读

扫描书末二维码获取。

第 8 章　止血技术

引言

安全、满意地控制出血是皮肤和整形外科手术成功的关键。止血的机制涉及至少 5 种成分之间复杂的相互作用，其中包括血管、血浆凝血蛋白、生理性蛋白酶抑制剂、血小板以及纤溶系统。这种复杂的相互作用有两个主要功能，一个是将循环血液限制于血管内，另一个是让血管受损的部位停止出血。

无论是外伤还是手术导致的血管损伤，止血的初级反应始于血管和血液循环中血小板的相互作用，形成血小板栓子。此后的二级反应是血小板栓与凝血蛋白的相互作用，最终产生交联纤维蛋白，稳定血小板栓。这一过程依赖于血液中的各种因子，这些因子会导致瀑布样凝血反应，以血液凝固和止血结束。整个凝血过程的瀑布样反应是多种蛋白质、钙离子和血液因子相互作用的复杂过程，可分为内源性和外源性两个途径，最终连接并形成纤维蛋白凝块。

内源性凝血途径始于XII因子，它一旦被激活，就会激活XI因子，然后激活IX因子。IX因子、VIIIa因子和钙离子一起激活 X 因子。X 因子是内源性和外源性凝血途径的交汇点。尽管是通过不同的机制，但这两种途径都可以激活 X 因子到 Xa 因子。Xa 因子，连同 Va 因子和钙离子，将凝血酶原转化为凝血酶，凝血酶再将纤维蛋白原转化为纤维蛋白，并和XIII因子共同作用，使血块凝结。

目前我们对外源性凝血途径的理解，始于组织因子（TF）和活化因子VII（FVIIa）之间复杂的相互作用，组织因子（TF）因血管壁损伤而暴露，而活化的因子VII（FVIIa）常存在于血液循环中。TF-FVIIa复合体将 X 因子转化为 Xa 因子。Xa 因子将凝血酶原激活为凝血酶。凝血酶然后激活因子VIII、V、XI以及血小板。被凝血酶激活的血小板发生形状改变，这为涉及VIII和IX因子的完全凝血酶的生成建立了完美的模件。凝血酶的生成，对于XIII因子和纤溶抑制剂的完全激活以及止血栓的纤维蛋白结构形成都是必要的（图 8.1）。这一瀑布样反应的任何改变都会对血栓形成产生不利影响，从而增加出血和其他并发症的发生率。异常凝血的发生则可能有系统性全身病因，如血小板数量和质量异常、血管异常和血管性血友病。

许多药物也可导致止血异常，如阿司匹林、盐酸氯丙嗪、普鲁卡因胺、青霉素等常用药和用于抗凝的华法林。对于外科医生来说，了解患者既往手术史、手术并发症、目前使用的全部药物（包括非处方和处方药）以及所有已知的异常出血或凝血不足的完整病史是至关重要的。

实验室检测

除了详细的病史和体格检查之外，实验室检查可帮助外科医生更详细地评估患者。血小板计数、出血时间、凝血酶原时间、INR（国际标准化比值）、活化部分凝血活酶时间和凝血酶时间等检查可发现患者体内的异常信息，而这些异常可能对手术最终结果产生不利影响。血小板计数范围变化很大，为（150~450）$\times 10^9$/L。外科医生们对术前血小板所需要达到绝对数量的意见并不统一，但普遍接受血小板计数不低于 150×10^9/L 这一标准。

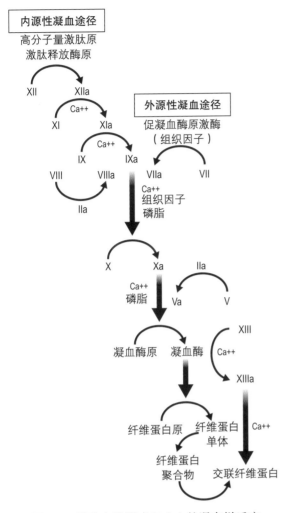

图 8.1 导致血栓形成和止血的瀑布样反应

血小板减少，定义为血小板数量低于正常，可发生于骨髓血小板生成减少或破坏增多的患者。血小板的正常功能和聚集在凝血过程中至关重要，血小板数量不足则可能导致大量出血。出血时间是评价原发性止血和血小板功能障碍的最佳方法。出血时间异常、但血小板计数正常的患者需要进一步进行血小板聚集试验、Ⅷ因子复合物的各种成分定量分析和血小板黏附实验。正常出血时间为 <10 分钟。

由于先天或后天凝血因子 V、Ⅶ、X、凝血酶原和纤维蛋白原的缺陷均可导致凝血酶原时间延长，所以可以通过凝血酶原时间评估外源性凝血系统。凝血酶原时间正常范围是 11.5~13.5 秒。因为它直接影响 Ⅶ 因子，所以也被用于严密监测华法林抗凝的疗效。现在 INR 更常用来监测抗凝治疗。如果抗凝适度，口服华法林患者应保持 INR 在 2~2.5 正常值范围。活化部分凝血活酶时间（APTT）用于监测内源性凝血途径，并在患者

进行肝素治疗期间进行严密的评估，其预期范围是正常范围上限的 1.5~2.5 倍。如果患者 APTT 异常，而 PTT 正常，则患者可能缺乏内源性凝血途径中的因子Ⅷ、Ⅸ、X、Ⅺ、Ⅻ中的一种。PTT 正常范围是 27~38 秒。

凝血酶时间是有助于评估外科患者病情最具决定意义的一项实验室检查。当血浆纤维蛋白原水平降低，或者血液循环中存在抗凝剂、纤维蛋白降解产物、异常蛋白时，凝血酶时间可能出现异常。凝血酶时间正常值在 10~14 秒。

止血剂

在理解凝血瀑布样反应和控制出血的复杂机制后，外科医生可选择在手术中应用各种止血剂，以实现最少的手术并发症和最佳的手术效果。虽然目前还没有理想的止血方法，但是止血方法或材料的某些特性是我们要去追求的，如组织损伤最小、使用方便、成本低以及生物可降解性。当需要止血时，外科医生可以根据患者和手术过程的不同情况来选定最佳的止血产品。止血方式可分为机械、热或化学方法。

机械方法

机械止血法依靠填塞起作用，填塞物本身没有止血特性。这些方法包括直接加压、结扎出血的血管、骨蜡、止血带、加压敷料和使用丙烯酸酯。如前所述，直接压力可暂时使出血的血管闭塞，并使血小板聚集和血栓形成，以及释放引发纤维蛋白凝块形成的介质。在某些情况下，可能由于出血的血管太大而不能迅速形成足够血凝块，这时应该结扎这些血管。

一般的规则是，如果血管大到足以被识别，应该被夹闭和结扎。在通常情况下，血管能被单独分离并结扎。然而，在某些情况下，血管不能从其包绕的周围组织中分离并钳夹，当血管邻近有少量组织不能分离时，可用缝线结扎，当血管邻近有大量组织不能分离时，可用荷包缝合结扎。止血带是外科医生最常用的下肢机械止血方法。基于手术持续时间、手术部位以及止血带对血管损伤的考虑，止血带可以应用于大腿、小腿或踝关节。

由于小腿远端缺乏足够的脂肪和肌肉保护，难以避免止血带对该部位小血管的直接损伤，因此，在踝部上方应用止血带可能会造成较重的神经血管损伤。建议踝关节使用止血带的时间和压力要小于应用于大腿时，并

且止血带下方应有充分的衬垫以保护血管。理论上讲，由于大腿有较多软组织，在大腿应用止血带对神经血管的损伤较小，但在止血带下方和远端仍然会增加缺血性肌肉损伤的可能性。同时由于血管在大腿的深部，因此止血带压力必须更大，以实现充分止血。由于在止血带袖口边缘有一个更倾斜的与大腿的接触面，因此在止血带边缘处对神经的压力最大。大腿止血带所需更大压力也会导致骨骼肌酸中毒而产生疼痛，这一症状通常与缺血时间成正比。因此，大腿止血带的充气持续时间为90~120分钟，这样可减少永久性肌肉损伤发生的风险。

神经永久性损伤的问题一直存在争议，但仍然被专家们认为是一个令人担忧的问题。研究表明，当止血带压力达350 mmHg可导致可逆性神经缺血。这种缺血导致的电生理改变也被证明是可逆的，最初显示为止血带下方和远端神经传导减缓，但在止血带放气后的30分钟内全部可逆。然而，使用止血带的争议并未终结，因为许多外科医生更喜欢手术的无血术野，而另一些人则认为风险大于收益。使用止血带可能发生的并发症包括缺血、压迫、束紧等导致的不良影响和局部皮肤的刺激。

最常见的并发症与止血带的束紧加压有关。麻痹表现为肢体运动丧失和各种感觉改变。这些变化是止血带充气期间发生代谢性酸中毒和缺氧所造成，虽然这些影响可能是暂时的，但仍可能增加术后血肿形成和肿胀增加的风险。另一些外科医生更喜欢在进行下肢手术时不使用止血带。相对于在手术结束时不能发现出血血管，在术中解剖时识别血管并及时止血更具优势。不使用止血带的手术可减少引流管的应用，并减少术后血肿可能导致感染的风险。因为止血带可导致血管发育不良的肢体进一步缺血，所以此类肢体禁忌使用止血带是普遍共识，哪怕只是暂时缺血也不允许。

多数截肢手术不应使用止血带，为的是让可存活的皮肤边缘清晰可见。这也是各种皮瓣手术使用止血带时所需关注的问题，因为评估皮瓣蒂部的血供对皮瓣移植成功至关重要。如果术中不能很好地判断皮瓣边缘或体部的血供，就有可能使皮瓣的血管受损或皮瓣失活。因此，许多皮瓣手术不需要使用止血带，以便更准确地评估皮瓣的血液灌注。

止血带的充气压力和使用时间也不尽相同，应根据患者情况而定。公认的规则是，踝关节止血带压力比患者收缩压高约100 mmHg；然而，较新的研究表明，动脉阻断可以在较低止血带压力下实现。成人踝关节止血带压力不应超过250 mmHg，儿童不应超过150 mmHg。成人的大腿止血带压力可能会升高至300~350 mmHg，

因为这个区域有更多软组织覆盖和更大肢体周径。止血带作用不仅取决于充气压力，还取决于充气持续时间。在缺血约90分钟后，如果需要继续使用止血带，许多外科医生会先松开止血带，对肢体进行大约10分钟的间歇性血液灌注，以减少缺血损伤。

术后可继续使用加压敷料，以避免因患者术后出血过多而发生血肿，或其他组织损伤等并发症。加压敷料通常用于术后需要用到可能会影响凝血的抗凝药物的患者，在血管区域存在手术伤口患者，切除血管病变的患者，或患有可能导致出血的内科疾病患者。在术后敷料中加入体积较大的松散纱布、棉球、棉卷或纱布垫，可形成有加压作用的敷料。应谨慎避免过度加压，特别是在皮瓣或移植物上，因为该区域的血液供应可能因此被阻塞并损害组织。

最近推广的快速止血方法之一是应用丙烯酸酯，这是一种在万能胶中发现的快速聚合塑料。丙烯酸酯黏附于组织上，在出血部位产生快速机械堵塞。另一种有助于止血的材料是骨蜡（图8.2）。骨蜡是一种很常见的商品，它可在骨科手术后对出血血管进行机械填塞，具有成本低、易于准备和操作的优点。然而，骨蜡已被证明可抑制骨愈合，并可能发展为异物肉芽肿。

热止血法

热媒介都能利用热能来密封和闭塞出血的血管。这是由于电流通过组织时有阻力，从而产生热量。通过改变电极、强度和电流，能对组织产生不同影响。电凝通常通过单极电极来实现，单极电凝的电极将电流直接传递到血管，并通过接地导电垫与患者连接（图8.3）。双极电凝可用于需要减少组织损伤的区域，因为电流只在电极尖之间流动（图8.4）。通过两个有效的电极直接钳夹出血血管使其凝固。

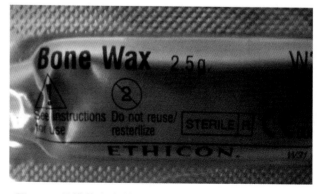

图8.2　骨蜡装在密封的箔纸袋中，用于骨出血的填塞

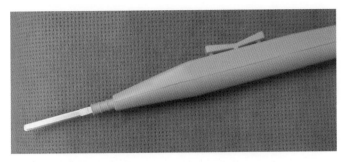

图 8.3 单极电凝。可用于血管凝血止血

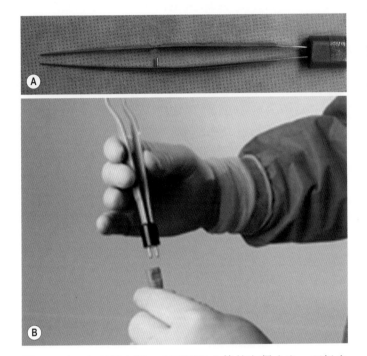

图 8.4 （A）双极电凝。也可用于血管的电凝止血，双极电凝止血的组织损伤只聚焦在较狭窄的血管部位。（B）不同长度和尺寸的双极电凝可互换使用

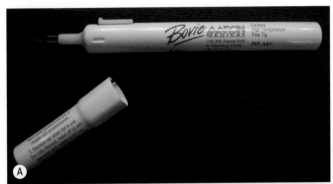

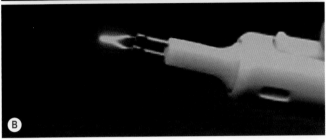

图 8.5 便携式电池供电的电灼器。（A）手持设备。（B）加热丝尖端的特写。这一设备在非电传导的组织止血中特别有用，如趾甲、骨和软骨的止血

电凝常被错误地称为电烧灼法。电烧灼只用电加热丝尖端进行止血，而不直接在止血部位通过电流（图8.5）。在需要时，加热后的长丝可用于非导电的组织，如趾甲、软骨和骨骼等部位的止血。这种方法因为组织中没有电流所以对周围组织损伤要小得多，该方法甚至可用于有心脏起搏器的患者。最近的电切技术，则利用一种切割电流，可在瞬间凝固并切除小到中型的血管。外科电切割利用电流大量聚焦产生的热量使组织破裂。然而，由于热量向外周正常组织扩散，会增加伤口延迟愈合、瘢痕过度形成和伤口边缘损伤的风险。所有这些热止血法的例子，与结扎或其他机械方法相比，对周围组织损伤更大。

化学止血方法

最常见的止血方法包括在出血区域应用化学药物，通过使用腐蚀剂直接损伤组织或使用生化药物增强凝血机制来改善止血效果。腐蚀剂如 20% 六水合氯化铝、Monsel 溶液、硝酸银、苯酚、二氯乙酸或三氯乙酸都有不同程度的止血效果和并发症，它们都能使蛋白质变性和凝集，并一定程度破坏周围组织。

六水合氯化铝最常用于浅表切削活组织检查手术或刮除术后的止血（图 8.6），其含有的铝离子和酸性溶液的腐蚀作用将导致蛋白质沉淀，由于六水合氯化铝可导致组织损伤和延迟愈合，因此它不应使用在深部伤口。Monsel 溶液，一种腐蚀性止血剂，就是 20% 亚硫酸铁。由于增加组织色素沉着的风险和更大术后不适，因此它比氯化铝更少用。过氧化氢是一种常见的家用品，也可用作化学止血剂。与其他腐蚀性化学品相比，过氧化氢具有无毒、不引起过敏和便宜的优点，同时具有温和的止血效果。伤口中的组织过氧化氢酶能迅速将过氧化氢降解为氧气和水，从而使组织损伤最小。

在组织损伤最小的情况下实现止血的首选方法是应用影响凝血机制的生理性制剂，而不是应用使组织变性的药物。在局部浸润的麻醉剂中加入肾上腺素是最常见，也是最便宜的方法。肾上腺素还可延长麻醉剂作用

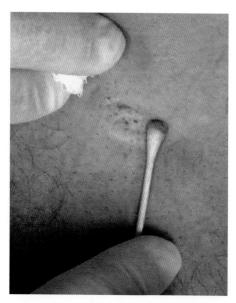

图 8.6 20% 六水氯化铝溶液作为化学止血剂，可用于切削活检或其他浅表手术

时间，减少全身吸收，从而降低麻醉药全身毒性风险。其毒副作用虽然很少见，但如果在血管区域注射过快或意外注射入血管内，也会发生。包括恶心、心动过速、高血压、震颤、焦虑、心悸、头痛和心律失常等毒副作用。肾上腺素的血管收缩特性在局部浸润后约 10 分钟达到高峰，并有皮肤、黏膜和更深部小血管的收缩作用。虽然在少数病例报道中反对在足趾阻滞麻醉中使用肾上腺素，但作者发现禁忌证很少见，主要见于血管痉挛或严重动脉疾病患者。

一般市售肾上腺素的浓度为 1∶100 000 或 1∶200 000，为解决高浓度的问题，可以用额外稀释剂稀释到 1∶400 000 或 1∶500 000，稀释后的肾上腺素并没有减少其血管收缩特性。在某些特定的情况下，1∶1000 或 1∶10 000 浓度的肾上腺素用于皮肤移植供区。一种新的使用方法是 50g K-Y 胶（Johnson and Johnson，Arlington，TX）加 1ml 1∶1000 肾上腺素稀释至 1∶50 000 肾上腺素浓度，代替矿物油用于皮肤移植的表面。这在移植物部位提供了适当润滑和止血作用，显著减少移植物部位的出血，由于 K-Y 胶是水溶性的，因此很容易从取皮刀上清洗。

其他更昂贵的生理止血剂包括：可吸收明胶海绵，纤维素制成的氧化剂，牛胶原纤维止血剂，局部凝血酶，纤维蛋白黏合剂和胶水。这些药物比肾上腺素贵得多，但是可能出现的并发症更多。可吸收明胶海绵提供一个机械的网状结构，以促进血液凝结。明胶海绵是一种非抗原性、柔韧的手术用海绵，具有多孔性，能够

吸收数倍于自身重量的血液（图 8.7）。可吸收明胶也有粉末状。它可以干燥状态植入，也可用生理盐水或凝血酶浸泡，其在 4~6 周内完全吸收。由于存在异物影响，它可能会增加感染率。氧化纤维素制剂也是一种可吸收材料，它是由一氧化二氮氧化的纤维素制成（图 8.8）。它吸收未凝固的血液，呈酸性，这使它具有止血和温和杀菌的作用。

牛胶原纤维止血剂是牛真皮中不溶于水的纤维性部分的盐酸盐。它能牢固地附着在渗血的表面，并吸引血小板黏附于纤维团间的小纤维上。它对血小板黏附不受肝素的影响。与其他局部药物相比，它的优点之一是不会像氧化纤维素那样干扰骨愈合。在一些动物模型实验也显示它对周围的神经几乎没有影响。这种材料在大约 3 个月内被吸收，其组织反应极小，且相对无抗原性。牛胶原蛋白多制作成止血海绵或圆柱形塞子的样式。

局部凝血酶是一种非常昂贵的生理止血剂，是牛凝血酶原活化的产物（图 8.9）。如前所述，凝血酶激活纤维蛋白原形成纤维蛋白凝块，从而产生瞬时凝血。局部

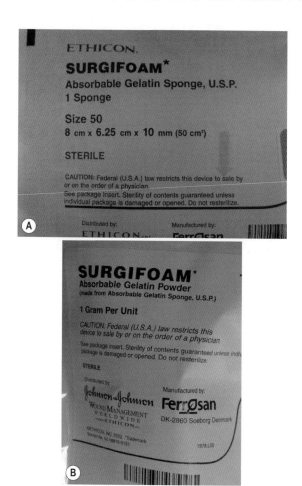

图 8.7 可吸收明胶止血剂。（A）外科泡沫海绵。（B）外科泡沫粉剂。两者都具有高度可吸收性和非抗原性

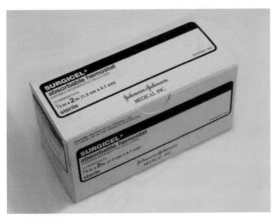

图 8.8　外科用氧化纤维材料，由于其酸性特点，因此具有轻微的杀菌作用

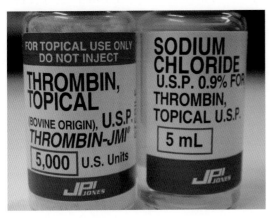

图 8.9　外用凝血酶粉与 5 ml 0.9% 氯化钠混合。这是一种极好的生理性止血剂，能激活纤维蛋白原形成纤维蛋白凝块

凝血酶可能是最有效的止血剂，但也是最昂贵的。伤口封闭剂是一种结合了牛明胶和凝血酶的产品，它可以使产品牢固地附着在伤口上，同时凝血酶将纤维蛋白原转化为纤维蛋白形成血栓。由于牛蛋白可能具有抗原性，因此一些新的重组人凝血酶产品正在进行商品化。

　　血纤维蛋白黏合剂和胶，如组织封闭胶，是将纤维蛋白原和凝血酶的混合物喷在伤口上形成薄薄一层密封胶或薄膜。纤维蛋白原和凝血酶分别置入双筒注射器的两个单独注射筒中，同时喷在伤口上形成纤维蛋白密封层。因为它是在术前由患者血液中分离的富含血小板的血浆制备，纤维蛋白原和凝血酶从富含血小板的血浆中分离出来，因此该技术完全应用自体材料。这是一种非常有效和强有力的止血方法，但也是最昂贵的。

医用水蛭

　　在讨论皮肤手术中使用止血技术的任何章节中，如

果不包括医用水蛭及其在皮瓣存活中的作用，都将是一个疏忽（图 8.10）。医用水蛭有两个功能能够挽救失败的皮瓣，第一个功能是水蛭可使受损皮瓣中潜在血肿形成减少，它会将多余的血液从皮瓣中清除，从而使皮瓣能够附着在血管床上；医用水蛭的另一个功能是抗血栓。水蛭唾液已被证明可以抑制人血小板聚集，被证明是一种凝血因子 Xa 的有效抑制剂。在某些情况下，由于静脉炎后综合征和周围动脉疾病限制了皮瓣的血液供应，皮瓣可能会受到损伤。水蛭素是水蛭唾液中发现的一种小蛋白质，是已知最有效的凝血酶天然抑制剂，现在可以通过重组和合成的方式获得该蛋白质。

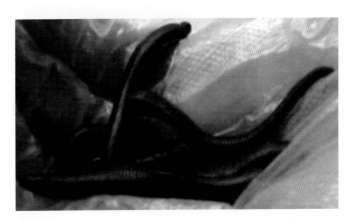

图 8.10　医用水蛭。医用水蛭应用于皮瓣手术，可预防血肿的形成

总结

　　可用于皮肤手术止血的大量方法和材料为外科医生提供了多种选择，可以根据不同的患者和手术过程进行个体化选择。外科医生必须了解不同止血技术的特性，以选择最合适的止血剂来获得最佳的治疗效果。虽然最简单或最便宜的方法不一定总是最好的选择，但在某些情况下，应考虑用简单或便宜的方法来代替不一定优越的更昂贵的方法，通常使用稀释的肾上腺素、术中谨慎地解剖和电凝，以及合理使用止血带，往往能产生良好的止血效果。

（Mary E. Crawford 著　顾晓晖 译

曲　峰　张建中 审校）

延伸阅读

扫描书末二维码获取。

第 9 章 缝合材料与技术

引言

　　本章概述了常用创口缝合材料，以及常规和特殊的切口缝合技术。介绍缝合针、缝合线、皮肤钉、缝合带以及皮肤黏合剂的基本术语和特点。由于这些缝合材料和技术直接影响足踝和小腿部整形手术术后的功能和切口美观，因此在研究创口缝合技术时，本章重点讨论正确的软组织处理和缝合技术。同时展示了多种适用于足踝手术中应对特殊情况的创口缝合方法。

生理因素

　　生理学研究已充分证明软组织处理需恰当[1]。任何形式的组织机械损伤均会导致微循环中断和局部缺氧。Niinikoski[2]、Hunter 和 Pai[3] 各自的研究证实，缺氧会明显降低伤口愈合所需胶原网的积累速度。此外，组织感染率增加与缺血有关，已有研究表明，细菌、吞噬细胞和成纤维细胞争夺伤口中仅有的少量氧气来实现它们各自的特有功能。吞噬细胞系统的有效性依赖于氧气，因此当细菌进一步耗尽氧气时，吞噬细胞内杀伤活性就会减弱[4]。这对成纤维细胞产生直接和间接的抑制作用。

　　炎症反应是伤口愈合中不可缺少的一部分。在凝血阶段的血栓形成时，血小板因子介导成纤维细胞的迁移和增殖。炎症反应引起小血管扩张并增加毛细血管通透性，以及单核细胞和中性粒细胞迁移。这一过程发生细菌及其碎片的吞噬，现已知前列腺素明显影响这一过程。Leibovich 和 Ross[5] 研究表明，巨噬细胞不仅有助于控制感染，而且能刺激胶原蛋白合成。因此，希望通过注射可的松或非甾体类抗炎药物来减少手术损伤引起的炎症反应，可能会对伤口愈合不利。

在伤口愈合的增殖阶段，胶原蛋白强度是实现完整修复的关键因素。胶原蛋白强度直接与胶原分子交联有关。由于胶原蛋白生成的氧依赖性，因此在局部组织缺氧情况下，伤口愈合强度将降低。伤口死腔内的胶原蛋白生成随缺氧而减少，随氧含量升高而增加，其峰值强度为 70% PO_2。Hunt [2] 和 Pai [3] 通过缺血创面存在较高感染率的研究得出结论，吞噬系统的有效性随氧张力的变化而变化。对外科医生而言，手术的目标是尽量减少对邻近组织、微循环的破坏，并实现正常炎症反应。恰当的止血和避免明显死腔有助于形成正常组织内部环境。对创伤生理学的了解，为讨论和说明适于下肢整形手术的软组织恰当处理技术提供了基础。

切口位置与设计

足踝手术切口的设计需遵循减少皮肤张力、利于最大程度伸展关节及矫形手术操作等理念，这些基本理念已在第 4 章介绍。这里要强调，全面了解足部不同区域皮肤的特征，对于理解在可接受的皮肤张力下，适当地进行皮肤转移和缝合非常重要。正确的切口规划能使许多常见的伤口并发症最小化。无论伤口缝合的专业技术如何，伤口缝合技术都不能完全弥补软组织处理的不足，如软组织的暴力牵拉或过度剥离，过度的电凝使用导致局部组织缺氧或热损伤增加。每位外科住院医师很快就会明白，无论最初解剖技术是好还是坏，他们都需要修复由于解剖而产生的各层分离组织。

切口缝合材料

缝合线

缝合材料特点

理想的缝合材料特性包括：①良好的抗拉强度；②良好的线结安全性；③最小的组织反应性；④最佳的可操作性；⑤抗细菌污染 / 抗感染的能力。其中线结的安全性、最佳可操作性与缝合线（缝线）的记忆性、弹性和可塑性有关。

缝合线记忆是指缝合线在缝合时，缝合线材料恢复到其原有物理形态的趋势。因此，高记忆的缝合线更难打结，结也不太安全，因为缝合线往往会松开，以恢复原来的形状。尼龙缝合线具有高记忆性，而编织聚酯是一种低记忆的缝线材料。

缝合线在拉伸后恢复原有形态和长度的内在趋势称为弹性，可塑性是指缝线材料在拉伸后保持新的长度的趋势。在伤口肿胀时，弹性和可塑性是重要的。具有高度可塑性的缝合线会拉伸，不会撕裂肿胀组织。但是，伤口肿胀消退后，它仍会保持拉伸的尺寸，而导致缝合松弛。因此，缝线可以根据拉伸强度、弹性、可塑性和摩擦系数等多种因素的要求而处理加工。

组织对缝线的反应受材料特性和个体免疫反应的影响。组织反应性也可能与缝合技术和机械因素有关。对于邻近组织界面以及存在明显活动的区域，如肌腱和关节修复，需考虑结的数量和缝合材料在组织内的位置。修复区域的相对运动，如石膏压力 / 摩擦，可成为一种机械刺激，从而增加已缝合部位缝线的组织反应。

在缝线植入后的几天内，缝线为异物，它周围有粒细胞和淋巴细胞的浸润。在创面愈合增殖阶段的后期，成纤维细胞活性相对较高，慢性炎症可导致大量纤维组织沉积。当存在多个结和多重缝合，特别是编织缝合时，这一问题更加明显。

除了在组织反应中起作用以外，缝合材料的表面具有毛细现象。毛细现象反映了流体沿缝线轴向移动的能力，这一现象在多丝的缝合线中增加，这将增加细菌污染的可能性。单丝缝合线在这方面问题较少。

可吸收缝合线

常用的可吸收合成缝合线，聚乳酸 910（polyglactin 910 Vicryl® 薇乔）和聚乙醇酸（polyglycolic acid, Dexon® 德胜）是编织线（表 9.1）。两种缝合线都有涂层，以方便缝合和打结。聚乳酸是丙交酯和乙醇化物的共聚体，丙交酯的抗水解性能减缓其降解，最终降低缝线的抗拉强度。每种可吸收编织缝合线的特点略有不同，两种缝合线都被水解吸收。聚乳酸 910 在 14 天内丢失大约 40% 的抗拉强度，在 21 天内丢失 70%~80% 的抗拉强度。它在 40 天时，被认为对切口只有最小的保护作用。其在 60~90 天之间完成水解。据报道，聚乙醇酸在 30 天内失去约 33% 的强度或抗拉强度。在 90~120 天或稍微长一些时间，它被完全吸收 [6]。

聚二氧酮（Polydioxanone, PDS 普迪思）、乙醇酸和碳酸三亚甲基（glycolic acid 和 trimethylene carbonate, Maxon® 迈胜）是合成的单纤维可吸收缝合

表 9.1 可吸收线

名称	类型	商品名	组织反应性	安全性	操作性	用途
乙醇酸	单丝	迈胜	低	好	好	闭合高张力皮下组织，血管结扎
聚乳酸 910	编织	薇乔	低	中等	好	闭合高张力皮下组织，血管结扎
聚乙醇酸	编织	德胜	低	中等	好	闭合高张力皮下组织，血管结扎
聚二氧酮	单丝	普迪思	低	好	好	闭合高张力皮下组织，污染组织
聚卡普隆 25	单丝	单丝	低	好	优	闭合表皮下组织 / 皮肤

线，其优点在于可减少细菌污染的可能。聚二氧酮可以安全地用于感染伤口。这些缝合线可以用于皮肤缝合，深层组织缝合关闭和肌腱修复手术。聚二氧酮的弹性或记忆性比聚乳酸 910 和聚乙醇酸都要大，由于它比其他合成缝合线要硬，因此用它打结要困难一些。它的主要优势：为单纤维丝，其抗断裂强度能保持较长时间，植入 4 周时评估，它有 50%~60% 的抗张强度 [6]，乙醇酸在 2 周后仍保持 55% 的抗张强度。临床上，聚二氧酮具有很好的抗张强度，但抗剪切强度是一个潜在问题，特别是当缝线被钳夹或被持针器夹持时，会形成一个相对薄弱点，在剪切力作用下，缝线更容易断裂。据报道，聚二氧酮大约在 180 天被吸收，这种缝合线通常用于致密和血管少的组织，在这些组织中，缝合线能够维持较长时间的伤口强度是比较重要的。

聚卡普隆 25（Poliglecaprone 25 Monocryl® 单乔）也是一种单丝合成可吸收缝合线，由乙二醇和己内酯（glycolide 和 caprolactone）组成。聚卡普隆具有较高的初始抗拉强度，但比聚二氧酮更易迅速失去抗拉强度。据报道，聚卡普隆 25 在大约 7 天的水解过程中，拉伸强度降低 50%。其优点是：与可吸收编织缝线相比，这种缝线明显更柔软、更柔韧，弹性更大，缝合时组织阻力更小。但是，其打结比可吸收编织缝线更困难。

不可吸收缝合线

绝大多数下肢皮瓣、移植手术及一些手术切口应用不可吸收合成单丝缝线进行缝合，如尼龙、聚丙烯和聚酯（nylon、polypropylene 和 polybutester）（表 9.2）。其他可用的不可吸收缝合线包括丝线和不锈钢丝，前者有组织反应性高的缺点，而后者的组织反应性低，但缝合操作较为不便。尼龙缝合线的问题是有相对高的缝线记忆和结的松动；其优点是良好的抗拉强度和最低的组织反应性。单丝合成缝合线一般具有低缝合阻力特点，这被认为有助于减少细菌滞留和易于缝线拆除。

聚丙烯（Polypropylene）是一种较柔软的单丝缝线，具有相当高的抗拉强度，虽略低于尼龙线。但其操作性好，缝合阻力很小，便于取出。在非吸收性缝合线中，聚丙烯和尼龙缝合线是连续皮内或锁边缝合的首选，聚丙烯的缺点包括较低的结安全性，由于它的

表 9.2 不可吸收线

缝线名称	类型	商品名	组织反应性	安全性	操作性	用途
尼龙	编织 单丝 编织	尼龙 爱惜良 得麦隆	低	中等 - 好	好	韧带 / 皮肤 皮肤 皮肤
编织聚酯	编织	爱惜帮、线带	中等（如果涂层脱落）	差	好	皮肤，韧带
不锈钢丝	单丝 编织 缠绕	—	几乎没有	优	差	皮肤，肌腱
聚丙烯	单丝	普里林 Surgilene	小	好	好	皮肤
聚丁酯	单丝	Novafil	低	好	好	皮肤

高可塑性，和切口边缘贴合可能会受到最初切口水肿的影响，因此当肿胀消退时缝线会松动。

聚丁酯（Polybutester）缝线是由聚对苯二甲酸乙二醇酯和聚对苯二甲酸丁二酯组成，具有很好的可操作特性和低组织反应性。已报道采用该缝线在缝合伤口时瘢痕较小。

缝合线的分类

根据《美国药典》（United States Pharmacopeia, USP），缝合线是基于任何给定直径的缝合材料及其相应产生的抗拉强度来进行分类。一般来说，缝合线编号越大，说明缝合线的横截面直径越小，但是，由于 USP 分级系统是基于缝合线强度而不是缝合线直径，因此两个来自不同材料的 4-0 缝合线，其横截面直径可能会有所不同。在任何情况下，由于《美国药典》对缝线的基准评分为 "0"，随着缝线直径减小，将添加 "0" 或后面跟 "0" 的数目增加，即 4 个 0 缝线直径小于 2 个 0 缝线，当缝线强度等级在 "0" 以上时，则按数字顺序增加而强度增加，即 1<2<3……3 个 0 缝线用于较厚的皮肤区域，如足底足跟或高张力区域或创伤伤口，4 个 0 缝线和 5 个 0 缝线更多用于薄皮肤区域和美容缝合。

缝合针

外科缝合针的特点

外科用针的三部分结构由其设计的基本术语来定义：针尖、针体和锻压凹槽区。凹槽区是最宽部分，也是针夹住缝合线的位置。针体是持针器（又称为针持）夹持缝针的部分。

对于下肢外科医生，有各种针型可供选择。组织致密性、针头轮廓、强度和针头通过组织的方便性这些特征在选择针头时很重要，通常弯针的弧形结构包括 3/8 圆、1/2 圆和 5/8 圆。缝合针是由柔韧的不锈钢制成，并可在特定技术下进行一定程度的弧度改变，如果选择的针或缝合的通道不合适，针可以变形。遗憾的是，不同的缝合针制造商之间似乎没有对针的识别进行标准化。包装标签标明各种针的直径、半径、长度和切割点（图 9.1）。针主要是根据组织密度、血管密度和预期张力来选择。常见针的类型包括切割针、反向切割针、锥形尖头针、菱形尖头针和钝针。此外，还有铲形和矛形的针，以及手工打磨的反向切割针（图 9.2）。

常用的针尖形状有：钝头、锥形、三角形或菱形。针弦长度是指针的锻压凹槽区与针尖之间的水平距离，是选针时需考虑的重要因素。这一特点与针弧度从 1/4

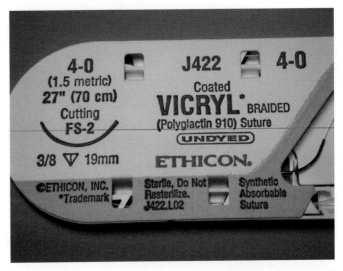

图 9.1　缝合针包装标签标明了所附针的直径、半径、长度和切割点

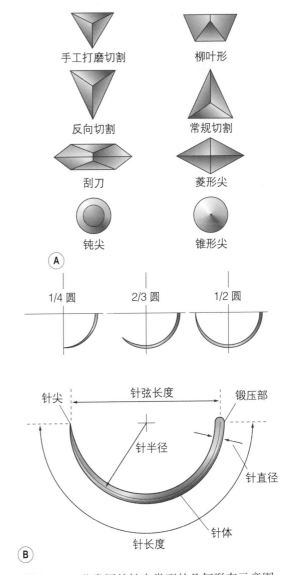

图 9.2　一些常用的针尖类型的几何形态示意图

到 5/8 范围的特点相结合，这对于减少组织损伤，如避免操作不慎造成组织撕裂或切断，以及易于拔出经过组织的针很重要。锥形针是下肢手术中常用针。其几何形态是一个尖的圆形点渐变为一个圆形或卵形体。因为其具有较低的切割或撕裂组织（例如肌腱修复）可能性，因此锥形针是缝合较脆弱组织的理想针形。切割针本质上是三角形针，三角形的顶点在针内弓的位置。这有助于穿透组织，对缝合厚且致密的组织很有用；然而，由于这种针缝合时存在平移或倾斜应力，使其更容易切割组织，因此，通常只是因为其使用效率低下而避免使用。反向切割针较好，它结合了切割针的组织穿透特性。反向切割针本质上是一个三角形针，三角形顶点在针的外曲率上，留下一个平坦表面在内部弧面上，因此具有较低切割或撕裂组织的可能性。这种针在韧带、肌腱、关节囊等致密结缔组织的缝合中非常有效。

特殊的针，如锥形切割针，它的特点包括：在针尖处的反向切割结构，圆形针杆或椭圆针体，这有助于穿透致密组织，如果改变针的圆弧，则更耐用。这种针型也偶尔可用于穿透薄皮质骨和松质骨进行韧带的叠瓦样固定手术，虽然这种技术没有被推广。精密的针尖结构和手工打磨的反向切割针称为整形外科针或表皮针，以最小的针直径，使针缝过组织时畅通无阻。这些针通常用于皮肤薄的部位，需要美容缝合部位。由于针的结构，美容缝合针使用不适当时，很容易变形或断裂，其最好用于简单间断或连续皮内缝合，而不是深部缝合或支撑缝合。此外，这些美容缝合针的价格比较昂贵。

针的编码系统

一般来说，不同的针制造商使用不同的希腊字母或希腊字母数字代码，这是个性化的；各个制造商的标签似乎没有统一标准。

缝合针的标签包括 USP 确定的材料规格和公制当量、材料长度、针的类型和形状。材料类型和描述包括生产日期和缝合线有效期。

缝合的替代品

除缝合线外，还可以使用其他技术来闭合切开或撕裂的皮肤。这包括胶带条、皮肤钉和组织黏合剂。这些伤口闭合技术有各自的优点，在某些情况下可能比标准缝合线更适用。

皮肤胶带

皮肤胶带可用于低张力创口边缘的重新合拢，但更常用于在连续皮内缝合中起到增强作用。胶带条也常用于在早期拆线后提供额外切口保护，或在拆线时保护愈合较慢的伤口以获得更好的美容效果。通过使用间隔适当的胶条，来更大范围分散皮肤张力，以改善高张力伤口的闭合。在彻底清洁和干燥周围皮肤后，将伤口边缘轻轻贴合在一起。胶带长度可以缩短，但跨过伤口每侧至少要 2 cm。胶带条应单独放置。先固定切口一侧，沿创面垂直方向牵引，然后贴附创面的另一侧（图 9.3）。条带的间距因切口张力而异，但间距一般为 5 mm 至 1 cm（图 9.4）。只要能保持皮肤张力，胶带条就可保留在原位，但如果术后肿胀严重，则会引起张力性水疱。因此，通常在第一或第二次术后随访时更换胶带。

常用的胶带条（图 9.5）包括：① "弹性皮肤闭合带"（3M ™ steri-strip®），适用于体部和肌肉骨骼运动区域；② "Steri-Strip® 增强皮肤闭合"（3M ™），是标准微孔材料的增强条带（图 9.6），尺寸有 1/2 寸 ×3 英寸和 1/4 英寸 ×3 英寸；③ "伤口闭合系统"（3M ™），其中包括 Steri-Strip® 胶带和无孔的黏性伤口敷料（Tegaderm®）（图 9.7）。

皮肤缝合钉

在下肢整形手术中，使用缝合钉来闭合切口有点勉强。当手术时间紧迫和切口闭合美观性不是重要问

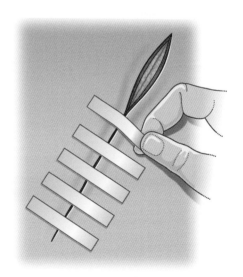

图 9.3　Steri-Strips 免缝胶带的应用。胶带条分别从切口低的一侧向高的一侧拉合固定，以平衡两侧

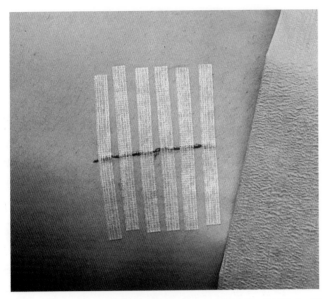

图 9.4　Steri-Strips 免缝胶带固定后。相等的位置和距离对切口施加均匀的张力

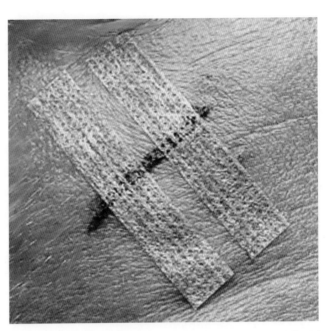

图 9.6　Steri-Strips 免缝胶带。带有微孔材料的增强胶带（由明尼苏达州圣保罗的 3M Health Care 提供）

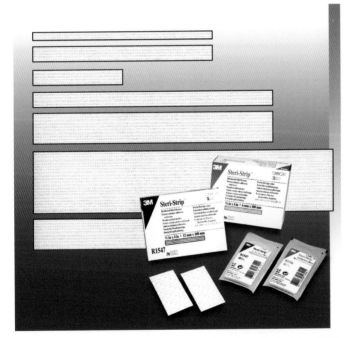

图 9.5　Steri-Strips 免缝胶带。有多种尺寸可供选择（由明尼苏达州圣保罗的 3M Health Care 提供）

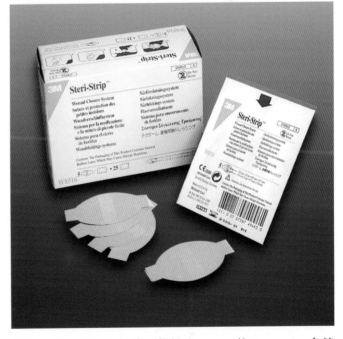

图 9.7　带有无孔黏性伤口敷料 Tegaderm 的 Steri-Strips 免缝胶带（由明尼苏达州圣保罗的 3M Health Care 提供）

题时，缝合钉对伤口快速闭合有用。潜在益处是，缝合钉可以通过翻转伤口边缘来促进伤口愈合，但一般来说，人体对缝合钉的耐受性较差，并且在拆除钉时，需要专门工具，应用缝合钉容易留下铁轨样的瘢痕。其常用于固定厚的植皮皮片，在这种情况下，皮肤缝合钉优于缝合线。

　　缝合钉装置是一种医疗设备，它将缝合钉的两个尖端穿过表皮和真皮层进入真皮下层，然后向内弯曲缝合钉，抓住并固定皮肤边缘（图 9.8）。钉皮器的设计因制造商不同而异。

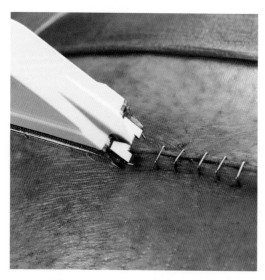

图 9.8　应用于手术伤口的皮钉

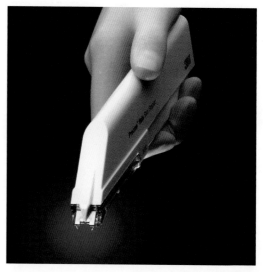

图 9.9　3M Precision™ Vista 一次性钉皮器（由明尼苏达州圣保罗的 3M Health Care 提供）

Surgimate® 钉皮器

　　钉皮器采用手枪柄样或杠杆动作设计。这些钉皮器的特点是自动推出下一个缝合钉，内置极其锋利的高脚缝合钉，钉由管状医用钢材制成。高脚钉可以提供的钉与伤口边缘之间有更大的空间。它略弯的设计使得在应用部位有好的视野。

缝合钉的尺寸

　　Surgimate® 手枪柄样皮肤钉有三种：Sm-010w、Sm-025w、Sm-035w 分别包含 10 枚、25 枚和 35 枚皮肤缝合钉。Surgimate® 杠杆活动钉皮器有两种数量：Sm 125、Sm 135 分别包含 25 枚和 35 枚两个宽度的皮肤缝合钉。

3 m™ 钉皮器

有三种不同型可供选择：
- 3M 精密™ 一次性钉皮器
- 3M Precise™ PGX 一次性钉皮器
- 3M Precise™ Vista 一次性钉皮器（图 9.9 ）。

适应证 / 技术

　　皮肤缝合钉相对于缝合线的主要优点是缩短皮肤闭合时间。良好缝合的伤口提供优越的美容结果，这几乎没有争议，但在需要更快闭合伤口的情况下，应用皮肤缝合钉缝合伤口还是可取的。皮肤钉缝合与其他伤口缝合一样，需要将真皮拉近缝合，因此在钉针插入时，

　　皮肤边缘必须外翻。这通常由手术助手用镊子外翻皮肤来完成。皮肤钉一般有一个中心标记或箭头，以便皮肤钉在切口中等边距放置（图 9.10 ）。皮肤钉轻抵皮肤并轻压扳机，随着继续按下扳机，皮肤钉被合拢，锁定到最后位置（图 9.11 ）。然后以大约间隔 1 cm 的距离重新放置皮肤钉，直到伤口全部闭合。一旦应用皮肤钉，皮肤位置就被固定。如果皮缘在垂直、水平方向上排列不齐或外翻不当，在愈合过程中就会一直存在畸形，并可能导致不美观的瘢痕，更重要的是，这将损害伤口的完整性，从而增加伤口感染或裂开的风险。

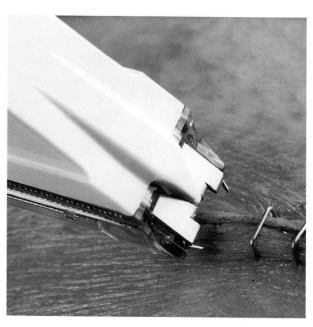

图 9.10　钉皮器尖端的特写，显示皮钉的两端向中央倾斜

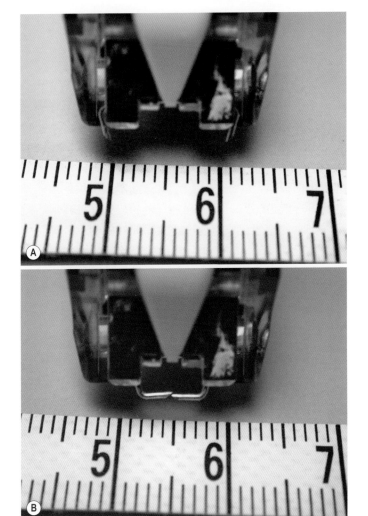

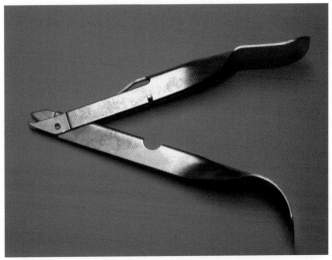

图9.12　拆钉器。该工具可以消毒并保存在术后治疗室中

图9.11　皮钉闭合。（A）皮钉尖端以开放位置贴在皮肤上。（B）当扣动钉皮器的扳机时，皮钉将合拢，以闭合切口

皮肤钉的拆除

为了拆除皮肤钉，需要钉拆除器（图9.12）。拆钉时，将拆钉器的侧臂（钳口）置于钉下并压紧（图9.13）。这样可以有效地将中央臂向下压移动，将皮肤钉翻转并抬起。其他可能更有创意的方法偶尔也被用于拆除皮肤钉，但这通常会让患者感到不适。使用钳子、起子、夹子等工具取出皮肤钉，即使操作正确，也会非常痛苦，不建议使用。

组织黏合剂

最初"皮肤胶"或组织黏合剂（tissue adhesive，TA）的疗效被评估用于治疗低张力、血管丰富的区域（如面部和头部撕裂）。Farion等[8]系统回顾以前的随机对照试验，将组织黏合剂与标准的伤口缝合方法（缝合线、

钉和黏合条）进行比较，并比较了两种组织黏合剂的有效性。评价参数包括：美容效果、手术疼痛、手术时间、易用性和并发症。

组织黏合剂与标准伤口闭合（standard wound closure，SWC）比较的8项研究结果显示，在任何时间点两者的美容效果没有差异。在疼痛评分和手术时间方面TA明显占优。伤口裂开（SWC占优）和皮肤红斑（TA占优）的差异虽小，但有统计学意义。

只有一项研究[8]比较氰基丙烯酸辛酯和氰基丙烯酸丁酯。在这一临床随机试验中，对47例面部撕裂伤口<4 cm的儿童患者进行研究。最主要担忧的是应用3个月后的美容效果（在此之后不太可能发生明显的有害变化）[9]。次要结果包括手术时间、患者疼痛感和医生使用的困难程度。总的来说，主要和次要结果没有差异，结论是：使用与否取决于医生偏好和治疗费用。

在一项比较2-辛基氰基丙烯酸酯（Dermabond®，Ethicon, Inc, Somerville NJ）与单乔可吸收缝线（Monocryl, Ethicon, Inc）应用于腹股沟疝修补的皮下缝合的研究中，Switzer等10发现组织黏合剂（TA）组切口闭合的时间要快于表皮下缝合组（subcuticular closure，SCC）；$n=46$（平均时间：15秒 vs 286秒；$P<0.001$）。然而，伤口并发症在TA组较高（$P=0.045$），而美容效果通过使用术后4周照片进行盲法评估，SCC组略好（4.2 vs 3.88）。有趣的是，在一个类似研究中，Ong等没有发现组织黏合剂的时间优势。

组织黏合剂主要用于低张力的单纯撕裂伤口或手术切口。Saxena和Willital对32名儿童患者进行一项为

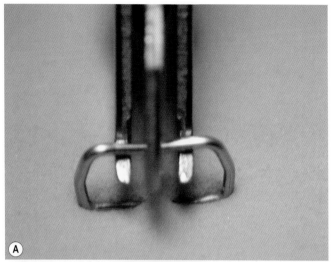

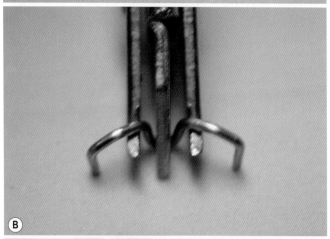

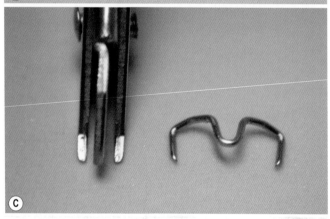

图9.13 钉的拆除。（A）拆钉器置于皮钉上。（B）拆钉器手柄施加压力会弯曲皮钉并有效地再次打开。（C）然后可以从切口中取出打开的皮钉并丢弃

期10个月的研究，研究内容是高张力的肢体撕裂伤口（手、足和关节）的修复。受试区域被组织黏结剂固定后，产生良好美容效果，并发现这一方法具有患者喜

爱和成本效益优势。

由于组织黏合剂关闭皮肤撕裂伤手术简单，其越来越受欢迎，尤其是在小儿患者中。因其快速和无痛的皮肤伤口愈合而受到青睐。新一代医用级组织黏合剂2-辛基氰基丙烯酸酯和正丁基氰基丙烯酸酯近年来得到广泛的研究。技术上的缺点和担忧包括：组织黏合剂不慎接触到手术器械、手套、手术衣、缝合线等。使用组织黏合剂时，必须避免接触到伤口的皮下层，这可能会阻止伤口愈合。此外，组织黏合剂不能提供使皮肤外翻的潜在能力。组织黏合剂是有色的，这样外科医生就可看到它的应用部位。伤口边缘需要接触约1分钟，使组织黏合剂变干。对于未污染的撕裂伤，组织黏合剂可作为需要局麻后缝线缝合的替代方法，从而无须拆除缝线。除非有适当的固定，否则不建议在预期有明显创面张力的伤口上使用组织黏合剂。

张力切口的辅助闭合方法

在许多足踝手术中，实现皮肤完全缝合具有挑战性。皮肤和皮下组织缺损大小影响外科医生对伤口缝合方式的选择。张力伤口的辅助闭合术（tension assisted wound closure，TAWC）常用于糖尿病或创伤患者较大的残留创面。由于在糖尿病或多发伤患者存在的相应合并症，通常会使外科医生倾向选择非手术方式来闭合大的创面。真空辅助伤口缝合（vacuum assisted wound closure，VAC）方法在第29章进行讨论。

外部组织扩张装置利用TAWC的原理，快速闭合全层皮肤和皮下组织的组织缺损创面。基于对自然生理组织扩张的观察，如妊娠腹部、青春期或妊娠期乳房的增大，Charles Neuman在1957年首次报道通过皮下植入充气物进行组织扩张的临床试验研究[13]。他的工作几乎被遗忘，直到1979年由Radovan报道在皮下植入硅胶袋（植入时间超过数周）的类似应用研究[14]。扩张后的皮肤用于形成推移或转位皮瓣以覆盖邻近皮肤缺损。值得注意的是，扩张的皮肤并没有变薄，事实上，有证据表明皮肤细胞数量增加。组织扩张概念建立在观察到活组织对施加在其上的机械应力所作出动态反应的基础上。"机械蠕变"概念在于胶原纤维能够在持续载荷作用下更紧密地展开、排列和收缩。

这一理念的进展是：通过系列临床和基础研究，来检验更快速组织扩张方法的有效性。Liang等报道[15]：当保持缝合完好的皮肤皱褶数小时，伤口张力下降约

40%。Hirshowitz 等报道[16]：在一定时间内以循环方式拉紧皮肤，能有效地将完整的皮肤拉伸。无论是通过植入物进行软组织扩张，还是通过给予恒定低强度张力或循环张力的方法快速扩展软组织，很明显，在下肢进行组织扩张的并发症发生率较高。这一较高并发症发生率归因于下肢的负重需求和高度的活动性[17]。

进一步实验表明，术中快速组织扩张（rapid intraoperative tissue expansion，RITE）是一种能有效防止组织缺血，并减少坏死的方法。Zhu 等[18] 鉴定了 RITE 特异性诱导基因。研究发现，单个分散核苷酸元素（LINE1 或 L1）、肌管蛋白和胰岛素 1 对半球形的快速拉伸有反应，而不是线性拉伸。其他原因如血管损伤也被考虑在内。Tonseth 和 Hokland 发表的实验研究[19]，应用激光多普勒来比较分析无皮肤扩张的张力伤口闭合和传统的皮下潜行分离对微循环的影响。他们发现，皮下潜行分离对微循环的有害影响更为明显。随着时间推移，人们非常希望在术前、术中和术后，有一种易于使用，并且精确可调的外部装置，其能够产生持续或循环拉力，用于张力性伤口闭合。TAWC 的优势，除了能明显加快伤口全层皮肤闭合外，还能控制成本[20]。并在适当处理下，TAWC 可减少皮肤或皮瓣移植中慢性伤口的护理，减少额外手术和麻醉的需求。

下肢张力辅助伤口闭合装置

术中组织快速扩张

早期皮肤拉伸装置之一包括 Sure-Closure 皮肤拉伸器（Zimmer Inc, Warsaw, IN, USA）。该装置由皮内针组成，在全身或局部麻醉下，皮内针以平行方式放置在距伤口边缘约 5 mm 处[21-23]。皮内针放置后，定位 U 臂，并与皮内针连接。手动控制拉伸器以缩小伤口边缘，一旦遇到阻力，装置就会锁定到位。锁紧后，按顺时针方向旋转拉紧旋钮，使皮肤边缘拉力达 2.5 kg。当拉力超过 2.5 kg 时，拉伸器将自动分离，需再次进一步拉紧。多数研究记录的是皮肤拉伸装置术中 20~30 分钟的短时应用，以实现皮肤闭合，也有更长时间的应用记录。

外部组织持续扩张

Proxiderm™ 外部组织扩张器是一种专门的伤口缝合装置（Progressive Surgical Products Inc, New York, USA），目的是在相对短时间内缝合伤口。该产品能够替代推进皮瓣和全厚皮肤移植手术来关闭大的创口。其通过收拢

邻近正常皮肤，实现皮肤快速推进，它的原理类似于前面讨论的组织扩张法。从根本上说，软组织张力随时间的推移可以使皮肤和皮下组织实现确实移动而不危及血管。技术应用适当时，在张力作用下，可大大加快伤口边缘重新合拢。

每个 Proxiderm™ 装置都有两个相对的组织钩，在张力下分开，并沿伤口以 2 cm 间隔插入到离伤口边缘 1 cm 的位置。该装置在组织上施加一定的张力（460 g），可使组织稳定扩张，而不会造成组织的张力性坏死。通常，Proxiderms™ 在适当部位留置 2~3 天。在这段时间，仍需伤口护理和清洗。根据伤口间隙的不同，皮肤牵张可以是一个多阶段过程，随时间推移，会根据需要换用新的 Proxiderms™。持续低张力已被证明可以诱导血管生成。虽然少量组织潜行分离不可避免，但应在筋膜上或深层皮下进行，以避免皮肤穿支血管受损。在足背较薄皮肤上进行该操作，技术上相对困难。这一手术可在门诊进行，必须确保每个装置都跨过伤口缝合固定稳妥。建议使用填充良好、体积大的敷料。

另一张力辅助伤口缝合术的新进展是 DermaClose® RC 连续组织扩张器（Wound Care, Chanhassen, USA）（图 9.14）。该独特的装置，如同系鞋带那样，以放射或直线的形状，实现连续、动态地收紧皮肤。手术需在麻醉下，对术区进行恰当地无菌准备。适当清除伤口基底纤维组织。伤口边缘潜行分离约 0.5~1.0 cm。在距离伤口边缘 1~1.5 cm 处，将有角度倒钩的锚钉插入皮肤，彼此相距 2~3 cm。每个锚钉用两个皮钉固定。然

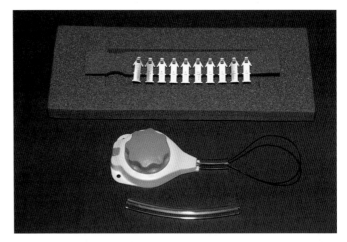

图 9.14 DermaClose® RC 连续组织扩张器（*Courtesy of Wound Care Technologies Inc, Chanhassen, MN, USA.*）

后将带有尼龙线的张力控制器安装在皮肤锚的钩端，并拉紧该装置（图 9.15、图 9.16）。装置内置的张力器结构能够维持 1.2 kg 的动态张力。该装置通常留置 1~7 天，直到伤口边缘可通过缝合来实现完全闭合。该装置也可以选择间歇或较长时间应用。研究证明它能有效缩小伤口（图 9.17）[25-27]。

皮肤切口

　　皮肤切口应始终垂直于皮肤表面。在软组织、骨性突起处，以及曲线、圆形或卵圆形的切口做到这一点较为困难。切口应均匀地完全切开真皮层。在伤口最终缝合时，真皮层损伤程度，以及真皮层重新合拢的

系鞋带（Shoelace）技术指南

6 枚缝合锚技术

步骤 1

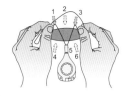

将张力控制器置于主缝合锚 5，将环线挂到 1、3 缝合锚点上

步骤 2

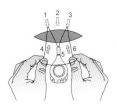

将环线挂到 4、6 锚点上

步骤 3

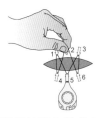

再将环线挂到在锚点 2 上，顺时针转动蓝色控制旋钮，直到听到咔哒声（大约完全旋转 12 次）

8 枚缝合锚技术

步骤 1

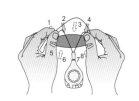

将张力控制器置于缝合锚点 7 下（也可以使用锚点 6），环线挂在 2、7 锚点

步骤 2

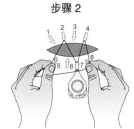

将环线挂于 5、8 锚点

步骤 3

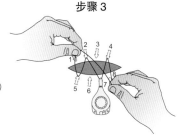

左手拉环线挂于锚点 1，右手拉环线向 8 锚点

步骤 4

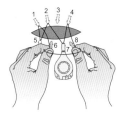

右手保持在锚点 8 处拉紧状态，左手将环线挂于锚点 6

步骤 5

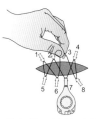 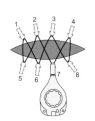

再将剩余的环线挂到在锚点 3 上，顺时针转动蓝色控制旋钮，直到听到咔哒声（大约 12 次完全旋转）

注：对于长度超过 10 cm 和 / 或宽度超过 5 cm 的伤口，可串联使用多个装置。

Ⓐ

图 9.15　DermaClose® 锚定技术示意图。（A）系鞋带技术：6 枚和 8 枚缝合锚技术。（B）系鞋带技术：10 枚缝合锚技术和顶端定位技术（*Courtesy of Wound Care Technologies Inc, Chanhassen, MN, USA.*）

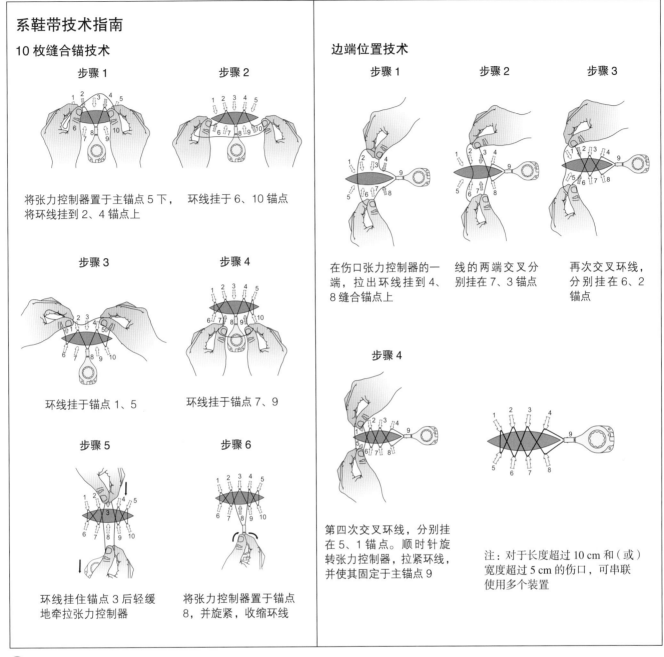

系鞋带技术指南

10 枚缝合锚技术

步骤 1

将张力控制器置于主锚点 5 下，将环线挂到 2、4 锚点上

步骤 2

环线挂于 6、10 锚点

步骤 3

环线挂于锚点 1、5

步骤 4

环线挂于锚点 7、9

步骤 5

环线挂住锚点 3 后轻缓地牵拉张力控制器

步骤 6

将张力控制器置于锚点 8，并旋紧，收缩环线

边端位置技术

步骤 1

在伤口张力控制器的一端，拉出环线挂到 4、8 缝合锚点上

步骤 2

线的两端交叉分别挂在 7、3 锚点

步骤 3

再次交叉环线，分别挂在 6、2 锚点

步骤 4

第四次交叉环线，分别挂在 5、1 锚点。顺时针旋转张力控制器，拉紧环线，并使其固定于主锚点 9

注：对于长度超过 10 cm 和（或）宽度超过 5 cm 的伤口，可串联使用多个装置

B

图 9.15（续）

准确程度，将决定瘢痕厚度。偏斜的皮肤切口会产生更宽的瘢痕，并易于发生皮肤缝合时的边缘对合不良（图 9.18）。切除软组织肿块时，也遵循相同的垂直组织的理念（图 9.19）。在切口起始和终止位置，手术刀刀片应以更垂直方向切入，而在切割皮肤时，主要用刀片腹侧部分（图 9.20）。刀片选择基于切口类型和位置。例如，由于 15 号刀片的径向弧度较小，因此其切开更精确，通常用于旋转皮瓣的圆形或椭圆形切口。在足趾小骨性突起上手术时，应用 15 号刀片也更容易控制。而在相对平坦的区域或厚度均匀的皮下组织区域，则更常用 10 号刀片来做线性或弧形的切口[28]。

松解和深部缝线减张缝合

令人沮丧的是，在某些不可避免情况下，皮肤不得不以大于最佳张力的状态收拢。这时，外科医生可以使用几种方法来防止伤口裂开，并尽量减少由于过度拉

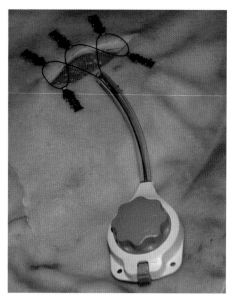

图 9.16　6 枚缝合锚应用（*Courtesy of Wound Care Technologies Inc, Chanhassen, MN, USA.*）

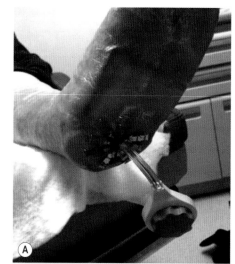

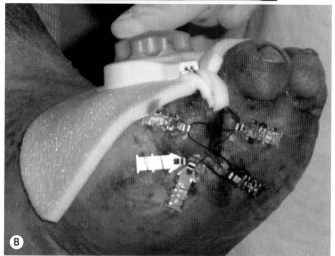

图 9.17　（A）在足跟溃疡上使用 DermaClose® 几乎完全闭合伤口（*Courtesy of Wound Care Technologies Inc, Chanhassen, MN, USA*）。（B）在足部溃疡上使用 DermaClose® 明显减小伤口面积（*Courtesy of Dr Stephanie Wu.*）

紧缝线而造成切口区的额外创伤。在较理想情况下，深部缝线减张缝合能使切口张力正常，或用于不适合其他缝合方式的伤口。皮下组织、浅筋膜层或深筋膜层的适当潜行分离有助于伤口最终对合。使用解剖剪刀或钝性手术器械，从最高张力区域向四周进行钝性和锐性分离（图 9.21）。

基本缝合技术

　　正确缝合的首要原则是：针以正确角度穿过皮肤。经常看见外科初学者以偏斜角度进针皮肤，并且针在较浅水平穿透。针尖与皮肤最好呈 90° 进针，针以弧形旋转穿过皮肤（图 9.22）。这将产生完整的缝合模式，使皮肤边缘能够正确靠拢（图 9.23）。

深部缝线减张缝合

　　垂直褥式缝合（图 9.24）或水平褥式缝合（图 9.25）的标准技术可以和抗拉垫结合使用，以分散必要的应力。用于此目的的常用材料包括：①部分小吸引管；②小儿静脉导管；③静脉 T 形延长管；④ 10 号法式导管。

　　在修复强度方面，研究已表明，皮肤在张力下愈合会产生高拉伸强度的修复。然而，张力下修复产生的瘢痕会相应增大，因此很少用于择期手术。在最小张力下愈合伤口的理念对实现整体美容效果很重要。

特殊缝合技术

肌腱缝合

　　在肌腱缝合修复或肌腱转位手术中，缝合技术需首要考虑问题是：肌腱缝合后的拔出强度、组织反应性以及选择缝合后组织最小收缩或变形。一些生物力学研究已评估肌腱修复中各种常用缝合技术和材料的相对强度。个别回顾性研究已超出本章的范围[31-42]。然而，最近提出一个有趣而简单的假设，即在使用相同的 2 根 Mersilene 聚酯纤维缝线（Somerville, NJ, USA）情况下，肌腱端对端修复的强度与穿过修复部位的缝线束数有关，而不是使用特定的技术[31]。在这项研究

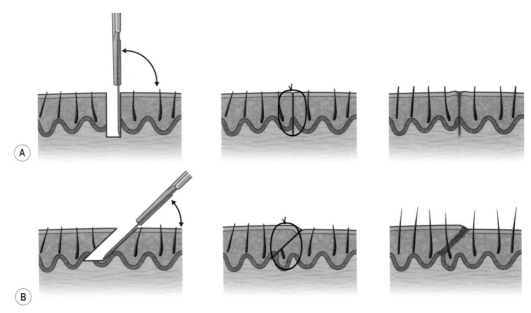

图 9.18 皮肤切口。（A）手术刀刀片与皮肤的正确角度。这会产生一个垂直且易于闭合的切口。（B）手术刀刀片与皮肤的角度不正确。这种偏斜切口对组织造成更多损伤，并可能产生更宽的瘢痕

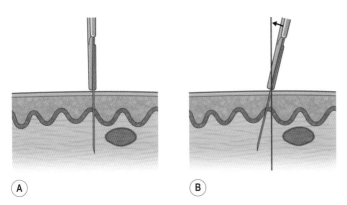

图 9.19 手术刀刀片角度。（A）在切除病变时，手术刀刀片保持在正确的位置，垂直于皮肤。（B）手术刀刀片在手术过程中以不正确的角度把持

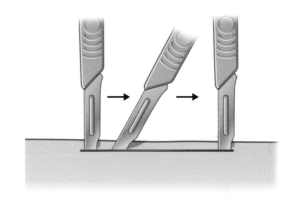

图 9.20 切口技术。切口从手术刀刀片的尖端开始。随着切口的推进，手术刀刀片的腹部用于切开大部分皮肤，并且再次使用刀片的尖端终止切口

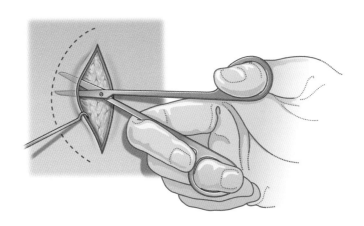

图 9.21 潜行剥离。解剖剪以放射状方式游离皮肤切口边缘，使其远离高张力区域。在大多数情况下，使用剪刀的尖端分离组织，而不是切割组织

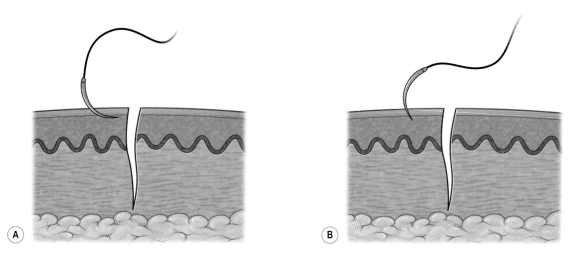

图 9.22 缝合技术。（A）不正确的技术，将针头以偏斜的角度进入皮肤中，针头浅层穿透。（B）将针头以 90° 向皮肤进针的正确技术，这样可使针头进入皮肤后完成完整的旋转弧线

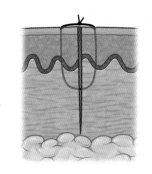

图 9.23 简单全厚层缝合

中，Sclamberg 等测试了 3 种常用肌腱缝合技术的最大断裂负荷，发现所有缝合都在吻合部位失败，无一例外。通过方差分析（ANOVA）研究 3 种常用肌腱缝合技术的最大断裂负荷，发现没有显著统计差异。因此，缝线选择、组织处理和术后正确管理可能比修复技术更为重要[43-45]。

我们必须要考虑到肌腱修复后早期活动的益处（这需要多束缝合肌腱使其可靠吻合）与高强度缝合方法导致粘连和纤维化的可能性。更实际问题是缝合后肌腱的物理变形或收缩，这与缝合方法和外科医生的技能有关。不管用什么方法缝合肌腱，都不能在肌腱外面留下线结。出于这个原因，为了具有更大拔出强度，有人

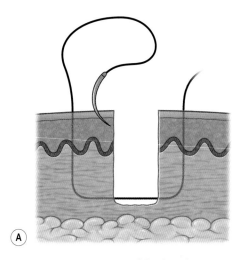
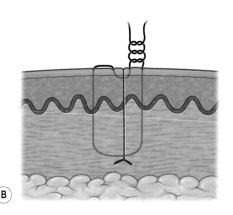

图 9.24 垂直褥式缝合。以适当技术应用缝合线关闭切口的深层和浅层

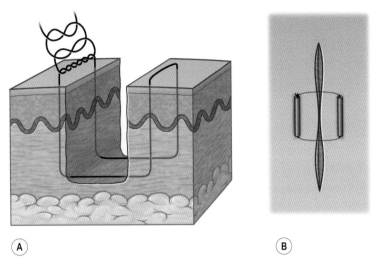

图 9.25　水平褥式缝合。（A）以适当技术应用缝合线关闭全厚层切口；（B）可采用抗拉管保护，以增加强度

提出对传统的 Kessler 和 Bunnell（只有两股缝线穿过修复部位）进行改良。改进的多束肌腱缝合法见图 9.26。

内部缝合技术

埋藏缝合

　　埋藏缝合的目的是闭合伤口内分离的功能层组织，消除死角。基本原则是尽可能用最少的缝合来实现这些目标。过多或低效的埋藏线只会增加与异物相关的风险，并增加组织缺血。对深层组织进行适当而不是过度解剖分离是非常重要的，实现组织松动，以便重新精确对合组织。通过仔细分析伤口张力，外科医生可以选择合适的方法和材料来实现功能性和美容性的缝合。

深部保留缝线缝合技术

　　根据组织纤维方向，深筋膜或韧带的重叠缝合通常需要不同的缝合方法。对于密度均匀的组织（如弹簧韧带或足底腱膜），简单间断缝合或水平褥式缝合就足够。在某些组织（屈肌和伸肌支持带）中，组织内在强度较低，纤维呈直线走向，可采用组织内反复缝合、垂直深埋缝合或 X 形缝合（图 9.27）。在这些部位，缝线应有足够直径以保持必需的张力，并维持足够长的时间，使得这些血管化相对少的组织能够愈合。

　　有几种简单方法常用于深筋膜、肌肉和或韧带重叠修复。一种简单的改良深埋缝合方法（图 9.28），该

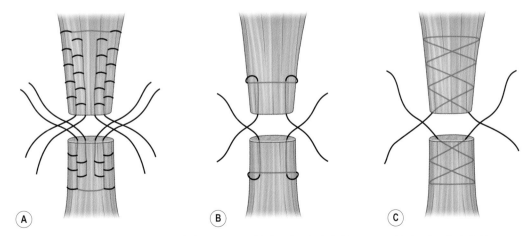

图 9.26　改良的肌腱缝合方法。（A）多束 Krackow 缝合；（B）改良的 Kessler 缝合；（C）改良的 Bunnell 缝合

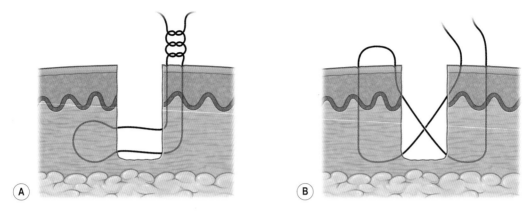

图9.27　特殊缝合方法。（A）半埋的垂直缝合和（B）X形缝合，两者都加强了组织

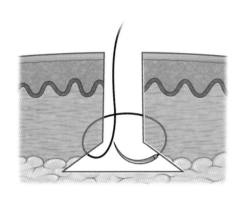

图9.28　简单的深埋缝合线。此技术用于关闭深层组织

方法通过将缝线由深部向上方真皮层下贯穿缝合深部组织，然后再向下在深部穿出打结，以使创面外翻（图9.29）。对于较脆弱组织或降低高张力区域撕裂的风险，采用组织内反复缝合的方法是有用的（图9.30）。同样缝合技术也可用于缝合张力增高的浅层创面（图9.31）。为了在更大的张力区域上分散应力，可使用8字深埋缝

合（图9.32）或连续深埋缝合（图9.33）。

水平褥式半埋缝合

对于缝合脆弱并且排列不齐的组织，褥式半埋缝合及其变化方式是创伤最小，同时坚强的缝合方法。标准方法如图9.34所示。在对称创面边缘再合拢时，真皮层两侧的缝合深度需相等。在不同边缘厚度的情况下（如肌皮瓣游离瓣、从足底向足背组织转移等），缝合深度会有所不同，可以适当地"抬高"真皮层。通过锐刀切除甲沟后，可使用这种缝合在不穿过趾甲的情况下，使侧甲皱襞皮肤靠近甲床（图9.35）。作为一种减少"狗耳"畸形的非切开选择，褥式半埋缝合可改良为"由深至浅、斜行半埋缝合"（图9.36）。

尖端缝合

尖端缝合又称为角缝合和顶端缝合，是半埋式水平褥式缝合的改进。尖端缝合，也称为三点角缝合，可用于各种皮肤创口的关闭（图9.37）。这种技术的目的

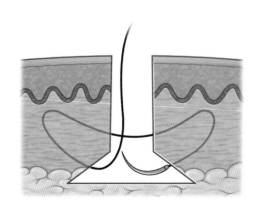

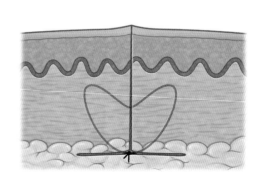

图9.29　改良的深埋缝合线。这有助于在深部闭合时伤口边缘的外翻

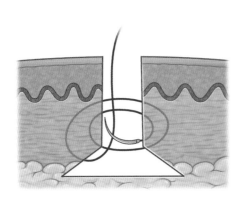

图 9.30　改良的连续深埋缝合。这种缝合技术有助于减少高张力区域的组织撕裂

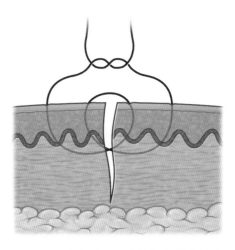

图 9.31　改良的皮肤连续留置缝线缝合

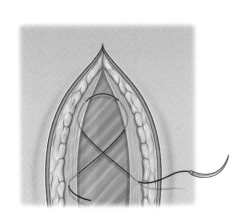

图 9.32　8 字深埋缝合

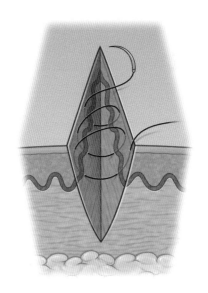

图 9.33　连续深埋缝合。在反复连续缝合后，缝合线的两端拉紧打结，直到伤口闭合

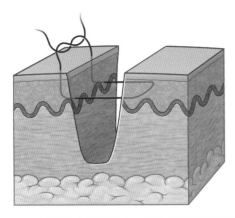

图 9.34　水平褥式半埋缝合。缝合深度在两侧相等

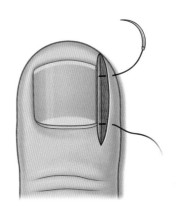

图 9.35　水平褥式半埋缝合。一种典型用途是侧甲皱襞切除后将皮肤闭合到甲床的手术

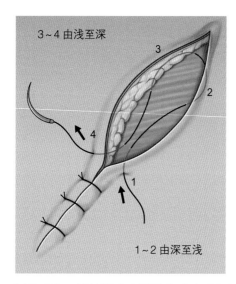

图 9.36 由深至浅、斜行褥式半埋缝合减少"狗耳"畸形。在许多情况下,这将减少切口末端的多余组织

是最大限度地减少皮肤成形术顶端部分的创伤和循环障碍。将缝合线穿过顶点皮肤的真皮层,这样既有充分的皮肤附着,又使尖端处的皮肤牵拉损伤最小。缝线平行于皮肤中的血管丛,如果缝线置于浅表,它可以最大限度地减少对尖端皮肤的循环干扰。入针和出针呈 90°角相互垂直。在皮肤顶点通过横向穿针通过相对较宽的皮肤区域。以适当的张力在皮肤的非顶端部分上打结,以减小相邻缝线的张力。这种缝合技术也被称为"三点角缝合"。这种缝合技术通常应用于"狗耳"修复、Z 形成形术、双 Z 形菱形皮瓣、V-Y 成形术和一些类型的旋转皮瓣[46]。这种技术的改进包括"四点角缝合",这在几个皮瓣修复术中是有用的,包括 T 形切口和一些"狗耳"修复手术(图 9.38)。

美容缝合

除了遵循组织处理的其他基本原则外,皮肤缝合技术可能是影响长期美容效果的一个重要因素。缝线留在原位的时间在全身各不相同,从面部和头皮的 5 天到足底表面的 3 周或更长时间。大多数其他的足和踝部缝线会保留 10~14 天。如果缝线保留得比需要的时间长,缝线下皮肤就会发生上皮化改变,导致难看的铁轨样瘢痕。皮内缝合是避免这种瘢痕的常用缝合技术。如前所述,真皮层的正确对合对于皮肤愈合的强度和减小瘢痕宽度都是至关重要的。

皮内缝合(连续皮下缝合)

这项技术包括在真皮层内水平 S 形连续缝合(图 9.39)。皮肤的对合是通过缝线沿切口的纵向张力来维持的。对于更长的切口,缝线在一段缝合后可以穿出皮肤打结再继续皮下缝合,这为拆线剪刀提供方便的入

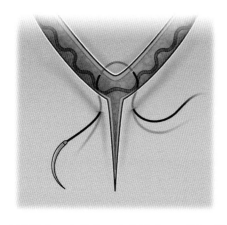

图 9.37 尖端缝合。也称为三点角缝合,可用于关闭 V-Y 成形或 Z 形皮瓣

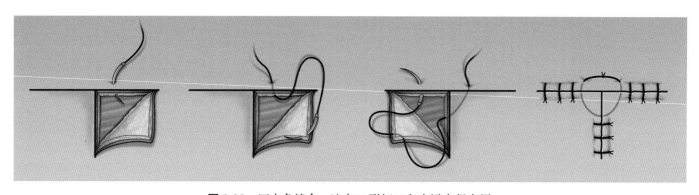

图 9.38 四点角缝合。这在 T 形切口和皮瓣中很有用

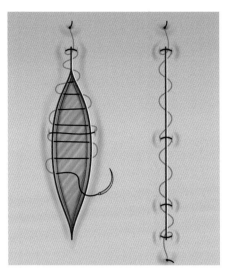

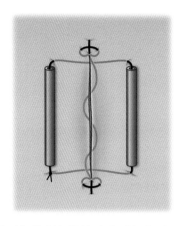

图 9.41 当需要额外深部缝线减张时保留时，皮内（连续皮下）缝合可与抗拉管联合使用

图 9.39 皮内（连续皮下）缝合。这种技术可以与一个或多个外部连接线桥相结合，以使缝线的移除更容易。这种技术的主要优点是减少了外部缝线的瘢痕痕迹

"狗耳" 畸形修复术

"狗耳"畸形指的是切口末端多余皮肤的皱褶，其他名称包括立锥形、透镜形、皱褶和三角锥形畸形。对于这种情况，有五种标准的修复方法。

口，将有助于拆除缝线。两端通常用胶带粘住以防止滑动。当美容和固定皮肤位置都很重要时，一种改良的缝合方式是水平褥式缝合（图 9.40）。皮内或连续水平缝合也可以与抗拉管技术结合，以获得更大的缝合强度（图 9.41）。

1. 用皮拉钩或镊子拉起一侧多余的组织，沿着帐篷状隆起的皮肤的一侧持续切开。当第一个切口完全到达"狗耳"末端时，将另一侧三角形皮瓣拉过切口，平行于第一切口的第二个切口切除皮瓣（图 9.42）。

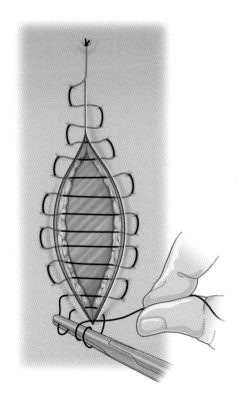

图 9.40 连续水平缝合技术比皮内缝合可以更好地保留皮肤边缘

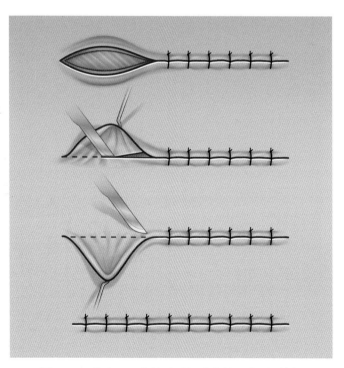

图 9.42 技术 1：直接重叠切除术的"狗耳"修复

2. 这种方法用于单侧"狗耳"缺陷。这种方法有时被称为 Bürow 三角形。从中央拉起多余的组织，沿着原始切口末端以 J 形或曲棍球棒形做第二切口。平行于原始切口画出多余组织并予以切除（图 9.43）。

3. 该方法用于修复小"狗耳"。在"狗耳"周围做一个简单的双椭圆形切口，切除与原切口一致的畸形（图 9.44）。

4. 当外科医生希望减小椭圆形修复切口的长度时，这种方法在较大的"狗耳"修复中是有用的。基本思路是将双椭圆形切口与 V–Y 切口或 M 成形切除相结合（图 9.45）。

5. 最后这种技术对厚且更垂直于主切口的"狗耳"很有用。二次或修复切口简单地说是以标准的 3∶1 比例（长宽比）在"狗耳"周围做垂直方向的双椭圆形切口（图 9.46）。

一种对切口末端出现的"狗耳"畸形有用的新的技术被称为"拴狗耳术"（图 9.47）

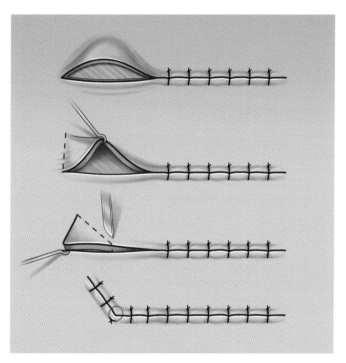

图 9.43 技术 2：用曲棍球棒形或背部切除术修复"狗耳"

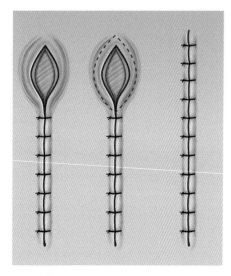

图 9.44 技术 3：双椭圆形切除术修复"狗耳"

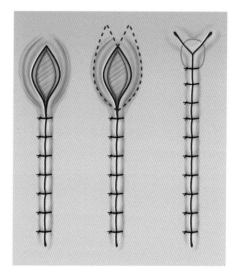

图 9.45 技术 4：用 V-Y 切除术修复"狗耳"。又称为 M 成形修复

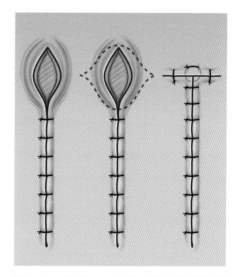

图 9.46 技术 5：垂直 T 形修复"狗耳"

总结

应用适当的皮肤缝合技术可以在下肢整形手术中实现理想的功能恢复和美观的伤口闭合。很多时候，外科

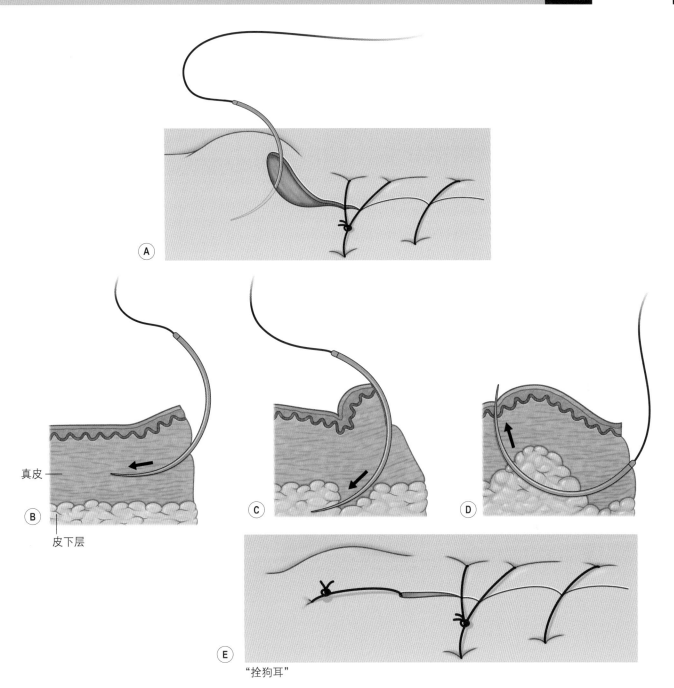

真皮

皮下层

"拴狗耳"

图 9.47 "拴狗耳"技术（*From Khachemoune, A., Krejci-Papa, N., Lee, D., et al., 2005. Surgical pearl: "Leashing the dog ear". Am Acad Dermatol 52, 514–516, with permission*）

医生的技能体现在完成手术的速度和切口瘢痕的大小。如仔细选择缝合材料和缝合技术，结合轻柔、有效的组织处理方法，将会获得极其稳定的和美观的伤口闭合。

（Dennis N. Gusman 著　顾晓晖 译
张建中 审校）

参考文献及延伸阅读

扫描书末二维码获取。

第 **10** 章　伤口愈合的特点

伤口（切口或损伤）的愈合分期

伤口愈合是一系列复杂的过程，必须克服许多障碍才能最终使伤口闭合，从而能够承受可能破坏瘢痕表皮的外力。伤口愈合的各个阶段之间没有界限。相反，伤口愈合过程的各个阶段相互重叠，相互连续。伤口愈合主要分为三个阶段：基质或炎症期、增殖或成纤维细胞期和最后的重塑或成熟期。每个阶段都必须没有中断或被干扰，这样才能使下一个阶段在适当的时机开始并充分发挥作用。

基质期开始于切口或损伤发生时，伴随着凝血级联反应的开始，通常持续 5~7 天。此阶段以血管通透性和趋化性的增加为标志，并由化学反应和细胞反应共同介导。损伤后随即发生的化学反应包括在最初 30 分钟内释放组胺，从而增加了小静脉的血管通透性，并允许细胞和化学介质释放到胞外。细胞反应涉及血小板与胶原蛋白和凝血酶的相互作用，它们相互黏附促使出血停止。血小板还释放出一系列生长因子，这些内源性生长因子能够调节伤口修复。随着各种类型白细胞有序到达，细胞反应持续进行，从而为形成胶原蛋白基质或底物奠定了基础，其他所有阶段都依赖于此过程来闭合伤口。这种细胞迁移是由该区域的细胞因子、缓激肽、补体驱动的过敏毒素以及前列腺素（特别是 PGE_1 和 PGE_2）的释放所驱动的。PGE_1 可拮抗血管收缩，增加通透性和血管扩张，PGE_2 对白细胞具有化学毒性。目前进行的研究正在评估人重组碱性成纤维细胞生长因子

的作用及其在伤口愈合中的潜在益处。早期研究显示，与对照组相比，它加快了伤口的血管再生、肉芽形成和上皮化，提高了伤口的抗拉强度，尽管这个强度仍然低于正常未损伤皮肤。它还具有改善移植物作用，有助于皮瓣和移植物的愈合。

在基质期的早期，中性粒细胞和巨噬细胞同时在伤口出现，而中性粒细胞的数量会更多。中性粒细胞的功能是清除伤口上存在的任何污染物，例如异物或细菌。如果伤口没有并发症，中性粒细胞浓度在几天后就会下降，为单核细胞的大量涌入创造条件。单核细胞在炎症早期与中性粒细胞一起到达，并随着中性粒细胞数量的减少迅速转化为巨噬细胞。巨噬细胞是基质期的真正主力。它们吞噬并消化病原微生物，清除组织碎片，释放一氧化氮等生物活性物质，这有助于破坏包括金黄色葡萄球菌在内的病原体，并增加血管通透性。这些活性物质吸引更多的炎症细胞进入该区域，以帮助净化和清创，并释放组织修复所需的生长因子。生长因子刺激肉芽组织形成和血管再生，这为基质炎症期和增殖期之间的过渡提供了基础。

当伤口开始进入增殖期时，成纤维细胞开始达到创纪录的数量，在损伤发生后 1 周左右达到最大数量。成纤维细胞与第一阶段巨噬细胞释放的趋化因子和生长因子发生反应。这种关键的细胞类型负责形成胶原蛋白和糖胺聚糖的结缔组织成分，而结缔组织成分则构成了结缔组织基质，为迁移的巨噬细胞、成纤维细胞和新血管提供了基质。这些细胞和血管元素嵌入松散的胶原、纤连蛋白和透明质酸基质中。纤连蛋白可增强成纤维细胞的运动并有助于伤口挛缩。成纤维细胞还合成和分泌角质形成细胞生长因子，刺激邻近角质形成细胞在伤口中迁移并在表皮中分化以形成上皮。

伤口愈合的最后阶段大约在 3 周后开始，并持续长达 1 年。正常的未受伤的皮肤由 80%~90% 的 I 型胶原蛋白和 10%~20% 的 III 型胶原蛋白组成。成熟或重塑期的早期特点是形成一层薄薄的 III 型胶原蛋白，该胶原

蛋白构成瘢痕组织并与皮肤平行，并允许成纤维细胞、中性粒细胞和巨噬细胞在其中轻松迁移。随着瘢痕的成熟，先前高度细胞化的颗粒状基质在晶格网络中转化为一个相对无细胞的Ⅰ型胶原束。这些束增加了残留瘢痕的抗拉强度。在3个月和更长时间后，大约可达到原来强度的80%，但永远无法恢复到其完全的强度。图10.1展示了参与伤口愈合阶段的主要细胞及其对正常伤口愈合的影响。

再上皮化的过程是一个持续的过程，从炎症期开始，随着成纤维细胞释放角质形成细胞生长因子而持续到增殖期，并进入重塑期。伤口边缘的上皮细胞在损伤后1~2天开始增殖，并作为一个迁移的细胞群穿过伤口。随着迁移，上皮细胞发生表型改变，细胞内张力纤维收缩，大部分细胞间桥粒溶解，周围细胞质纤维状肌动蛋白形成。这种改变使细胞的运动能力增强，从而使细胞上皮化。完成后，细胞恢复到原来的表型，并牢固地黏附在下面的基底膜上。

伤口愈合的过程是一个化学反应和细胞反应的复杂路径。一连串的级联反应使伤口愈合通过一个有序的进程最终得以实现。但是，当这条路径被打断时会发生什么呢？

伤口愈合的影响因素

在伤口环境中有许多情况可能会阻碍或阻止正常的伤口愈合和瘢痕的形成。一些对伤口修复产生不利影响

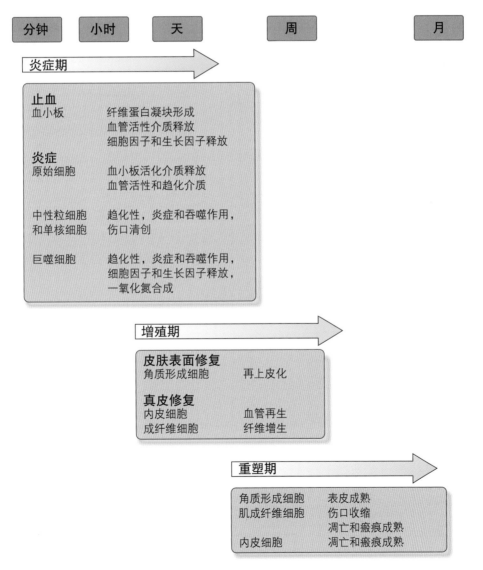

图 10.1 参与创面愈合各阶段的主要细胞及其对正常创面愈合作用的示意图（*From Li J, Chen J, Kirsner R. Clin Dermatol 2007; 25:9–18.*）

的因素可能是系统性的，而其他因素则是局部性的。有些是外在因素，比如感染，有些是内在因素，比如营养。任何减少该区域血液供应的情况基本上都会降低炎症期的有效进行，或导致修复过程发生改变，从而导致可能对伤口愈合产生不利影响的纤维粘连。这些情况可能与患者的一般医疗或营养状况、药物、衰老过程和遗传性疾病有关。

影响伤口愈合的内在因素

有多种情况可以造成健康状况的下降，从而导致伤口愈合不充分。无论出于何种原因，免疫功能受损的患者都会表现出宿主对细菌的抵抗力下降，使较少数量的细菌就能在伤口繁殖并影响愈合。糖尿病是我们社会中普遍存在的疾病，常常导致伤口不愈合并伴有并发症。关于糖尿病为何会损害正常的伤口愈合机制有两种理论。第一种理论认为，伤口依靠小血管提供营养和血液供应，糖尿病患者这些血管功能失调或闭塞。第二种理论更多地关注于糖尿病本身，并假设存在与高血糖、胰岛素缺乏和胰岛素抵抗有关的代谢异常。超过200 mg/dl的高血糖会降低吞噬功能，减少白细胞对细菌的杀灭作用。

糖尿病患者的炎性渗出液可见缺乏白细胞，并且表现出典型的炎症反应。在高血糖的情况下，成纤维细胞的增殖能力也有限，从而导致胶原蛋白异常或胶原蛋白含量异常。除了高血糖环境外，因为胰岛素可以促进肉芽组织和胶原蛋白形成，胰岛素缺乏可能会导致胶原蛋白生成减少和伤口抗拉强度降低。

免疫功能受损患者的其他常见原因是营养状况不佳，周围血管疾病和胶原蛋白疾病，例如类风湿关节炎、系统性红斑狼疮（systemic lupus erythematosus，SLE）、硬皮病和混合性结缔组织病（mixed connective tissue disease，MCTD）。营养失调包括食物摄入不足和饮食不当，并可能造成补体不足状态。趋化和调理作用的发挥都依赖于补体，当它们有缺陷时，会导致伤口环境有利于细菌的生长。低蛋白血症会延长炎症的滞后期，阻止成纤维细胞期的开始，从而使胶原蛋白合成减少和伤口强度降低。由于反射性血管收缩，低血容量引发伤口的氧合作用低下，使成纤维细胞在增殖期受损。

维生素和矿物质水平升高或降低也可能改变愈合伤口的生物化学过程。抗坏血酸和氧气是胶原链上脯氨酸羟基化所必需的，因此，如果缺乏会引起胶原蛋白迅速降解。高剂量的维生素E同样会降低胶原蛋白的生成，但数量不足也会干扰组织修复，因为它不再作为抗氧化剂和生物膜使用，因此，溶酶体会被氧化。维生素A缺乏可延缓再上皮化，降低胶原蛋白的合成和胶原蛋白的稳定性。维生素C缺乏会导致毛细血管脆性增加，影响巨噬细胞迁移和中性粒细胞功能，减少补体和免疫球蛋白的合成并破坏胶原蛋白的稳定性。在过去几年中，锌在维持健康方面受到越来越多的关注，其在伤口处理中的作用也不例外。锌的剂量过高或过低都可能有害。锌过多会导致趋化性和细菌吞噬功能降低，锌过少会导致胶原蛋白沉积不足。而正常水平的锌对稳定炎性细胞膜至关重要。必需氨基酸、精氨酸和谷氨酰胺以及维生素叶酸，已被证明对伤口愈合周期中正确地合成蛋白质和胶原蛋白成熟非常重要，而且还可以加速伤口愈合。

免疫功能低下和营养、氧气缺乏也会对伤口愈合产生不利影响。任何导致组织慢性贫血或缺氧的疾病都可能对伤口愈合产生不利影响。在所有患有周围血管疾病（peripheral vascular disease，PVD）的患者以及患有导致慢性贫血的全身性疾病的患者中都可以看到这一点。PVD减少了抵抗细菌所需的组织和细胞的营养。这在类风湿关节炎、SLE、硬皮病和MCTD等结缔组织疾病中也可以看到。这些情况会导致慢性贫血状态，减少组织中的有效氧气量，从而增加细菌繁殖的机会。吸烟这一外在因素也会导致组织缺氧。烟草制品中尼古丁和其他化学物质的血管收缩特性会阻碍伤口愈合，这是外科手术前需要考虑的一个重要因素。

衰老对伤口愈合的各个阶段有一定影响，尤其是重塑期或成熟期。Bond等（2008）的一项研究显示，与大于55岁的受试者相比，小于30岁的年轻志愿者产生的瘢痕表现出长时间的高转换状态和延迟的成熟率。而老年人表现出瘢痕成熟的加速。通常，在理想愈合环境下，老年患者的瘢痕在临床上会更好，但实际上因为老年患者可能存在营养不良，或患有糖尿病或其他全身性疾病，可能延缓伤口愈合，所以这种状态在现实中并不多见。［译者注：参与这个研究的老年人是正常人群，不是医院里的患者，具有良好的伤口愈合条件。所以，表现出组织愈合的加速，更快地形成瘢痕。但这样的伤口抵抗继发性损伤能力并不强。年轻人的伤口的高转换状态的延长使瘢痕产生的时间更长，但对于防止伤口继发性损伤（如感染、异物、反复损伤）非常重要。］

影响伤口愈合的外在因素

最复杂、最严重的影响伤口愈合的外在因素之一是感染。细菌与新形成的组织竞争营养和氧，最终导致组织缺氧和失去营养。特别是在我们已经看到的氧水平较低的情况下，组织缺氧和细菌产生的乳酸会导致 pH 值降低和组织进一步分解。需氧细菌由于其高耗氧量而使该环境更加复杂。在一些伤口愈合不良的情况下，罪魁祸首则可能是外科医生对组织的处理不当。

过度暴露于空气或高温手术灯的组织会变得干燥，从而增加了感染的风险。干燥导致表面细胞的破坏，并抑制白细胞吞噬细菌的功能。失活的组织还创造了有利于厌氧菌生长的环境。手术中止血不充分也会导致血肿、血清肿和水肿的形成，从而导致伤口状况不佳。这是一种相对缺氧的环境，有利于细菌，但不利于吞噬作用和细胞修复。一些外科医生会在术后置入引流管以防止血肿或血清肿的形成，这可以降低氧分压（PO$_2$）。身体可能会对引流管或残留在伤口区域中的任何物质（如缝合线）产生反应，将巨噬细胞吸引到该区域，但由于氧水平降低，它们无法抑制细菌。

对于患者和医生来说，最大的可控外在因素是使用可能阻碍伤口修复的药物。在这些处方药中，糖皮质激素在组织修复的多个领域最具破坏性。通常，糖皮质激素通过抑制 DNA 合成来分解组织脂肪和蛋白质，抑制细胞增殖和组织生长。它们还通过减少渗出液的形成和损伤部位炎症细胞的积聚以及抑制前列腺素 E 的形成来抑制炎症反应。

如果阻止了正常的炎症反应，则不会发生级联反应。在炎症期，中性粒细胞和单核细胞向伤口的募集被抑制，然后通过吞噬作用延迟伤口清创，并延迟了成纤维细胞期的伤口准备。糖皮质激素还抑制成纤维细胞增殖和上皮化，并通过减少胶原蛋白形成所必需的蛋白聚糖和糖胺聚糖的合成来减少胶原蛋白的产生。结果生成很容易被损坏或分解的薄基质和薄表皮。在伤口愈合的炎症期给予糖皮质激素危害最大。非甾体类抗炎药也有类似的结果，但破坏性似乎要小得多，它们也可能抑制伤口愈合的炎症期。基于这一概念，目前关于术后立即使用抗炎药以干扰伤口愈合的基质期或炎症期存在争议。

抗菌剂的使用也很普遍，但是在伤口愈合方面可能存在争议。在开放伤口处理中会经常使用包括碘伏、乙酸和过氧化氢在内的局部抗菌剂。但是，所有这些试剂对细菌和宿主组织均具有细胞毒性。这会延迟伤口上皮形成，并可能引起表面细胞相关坏死，从而导致缺氧和微循环减少。更广谱的全身性抗生素也可能对伤口有害，因为正常抑制菌群被消灭，让入侵的细菌得以繁殖。

最后可能对伤口愈合有不良影响的一种常用药物是抗凝剂，如华法林和肝素。血凝块的形成对纤维蛋白基质的形成至关重要，而且纤维蛋白基质上的胶原蛋白是用来完成伤口愈合的。华法林阻断维生素 K 和维生素 K 依赖性凝血因子的形成。肝素灭活凝血酶，抑制血液凝固。这可能导致血凝块形成受损，从而阻止成纤维细胞基质的形成。水杨酸盐，例如阿司匹林，可能会通过减少血小板聚集而对血凝块形成产生类似的影响。当必须决定是否要预防患者术后血栓发生风险时，又无疑使外科医生需要考虑风险与收益比的问题。

总结

作为医生，在伤口的治疗和适当的处理上必须做出多项决定。由于伤口愈合阶段的复杂性，有许多因素可以在组织修复的成败中发挥作用。了解每个阶段组织的分期和需求将使我们能够优化伤口环境，以实现组织正常愈合。

（Mary E. Crawford 著　李荣俊　宋秀锋 译　曲　峰　张建中 审校）

延伸阅读

扫描书末二维码获取。

第 **11** 章　医学数码摄影

引言

在医疗中使用摄影已经有相当长的时间了，在数码摄影出现以前，摄影方式几乎没有改变。早期数码摄影的质量比传统摄影低，而所需设备的费用却高很多。但是，目前可以公平地说，数码摄影的质量与传统摄影相同甚至比传统摄影更好，而所需费用却相差不多。现在大多数情况下，由于节省了耗材，数码照片的价格降低了。专业摄影设备的成本是最高的。

在数字时代的摄影设备，其摄影技术的本质几乎没有改变。摄影方法上的变化更具技术性。数码摄影技术与传统胶片技术在光学方面几乎没有区别，主要区别在于光图像的记录和对图像的处理。记录光学图像的胶片技术仅限于胶片技术和为了显影胶片而遵循的化学过程。数码技术将图像记录在光学传感器上。光学传感器中最常见的是电荷耦合器件（charge-coupled device, CCD）。光学传感器记录光图像，将这些信息存储为数字格式的图像。然后，用计算机硬件和软件处理这些数据，以便显示、操作和生成可打印的图像和视频格式。应该注意的是，传统的摄影图像仅限于胶片对光线的记录。数码摄影同样受限于光传感器对光线的记录。因此，每一种储存介质的摄影图像并不完全相同，然而在医学摄影中，这些储存介质并无不同，而且并不重要。

数码摄影方便快捷，主要由其内在的一些储存介质的特征决定。几乎可以即时查看和反馈图像以及图像的质量。随着数码投影仪的出现，不需要复杂的拍摄操作就可以在短时间内使用投影仪。如上所述，随着时间的推移证实传统摄影中的耗材（包括胶片和冲洗）比数字存储信息的成本高，数码存储在不断增加存储硬件容量的同时降低了成本。在这一点上，存储技术的发展没有明显的尽头。

对图像进行数字处理是数码摄影的另一个优势。在计算机上，通过即时反馈，可以处理图像以提高其实用性，对图像以拷贝格式快速复制。应用计算机技术代替暗房来进行图片的数字处理，这使用户更容易接触到以前仅适用于高级业余和专业摄影师的操作处理。暗房需要专门的空间、专用的独特设备和化学物质。现在用普通的计算机设备代替复杂的暗房，软件是处理图像的唯一独特设备。与数码摄影的数字暗房相比，传统的摄影暗房需要大量的工作经验和技巧。我个人的经验是，传统摄影的暗房技能需要 4~5 年才能掌握，而学习数码摄影只需要几个星期。

为了有效地利用数码摄影技术，大家必须了解数码摄影中使用的设备和术语。这有助于了解在拍摄和处理数字图像时遇到的一些问题。以下内容就是为了提供数码摄影的基础知识。但要注意，数码摄影是一项快速更新的技术，这些资料很可能很快就过时了。

摄影在实践中的应用

数码摄影几乎没有改变图像或照片在医学领域的应用范围。但是，数码摄影改变了获取图像或照片的便捷性和速度，增加了它的用途。医学摄影的最佳用途是记录患者的病情、复制医疗数据、进行科学演示和出版医学论文。

在文档方面，可以迅速将可用的图像放在图表中或者以模拟或数字格式发送给同事。"周转时间"明显减少，使数字技术在临床应用中更便于交流。数码摄影也可用于快速翻拍图像，例如，用于放射图像或翻拍报告以供打印或参考。也许数码摄影最大的用途是在医学教育领域。通过使用数字演示程序，可以在演讲前不久将一组临床图像放入幻灯片中进行数字显示，如有需要，可以根据前面演讲者提供的任何相关信息迅速地更改演示文稿。数字图像也可以用于向社区或其他医疗团队推广自己的经验。医疗产业也已经利用这种技术向医生推销他们的产品信息。

设备

数码相机是数码摄影的主要设备。在选用医学摄影相机时，有几个技术因素很重要。花费数千美元的专业数码相机无疑是满足医学摄影需求的最佳选择，但价格低廉的数码相机往往能满足大多数人的需求。与更复杂的专业设备相比，这些数码相机也有一些优势，易用性和便携性是用于医学摄影的优势。用数码相机拍摄大量图像，从中选取理想图像。专业摄影师拍摄大量图像以选取适合特定用途的最佳图像。出于出版目的，个人可能需要更高规格的相机。

微距格式

选择相机时要考虑的重要因素包括：微距功能、镜头速度、镜头焦距和分辨率。还须了解图像的存储格式。如果要使用相机的某些附件，还需确保所选相机具有与这些附件配合使用的功能说明。一般认为不太重要的是存储数字图像的介质，有时称之为数字胶片。

微距功能是用于医疗目的的数码相机中最重要的特征之一；这也是传统胶片摄影技术的一个重要考虑因素。微距功能是指聚焦离镜头很近的物体时没有明显的失真。在医学摄影中，经常需要近距离拍摄图像，例如在临床环境或外科手术中的解剖区域，或在翻拍图像时，如 X 线、MRI、CT 或骨扫描。在使用 35 mm 相机拍摄的传统胶片摄影中，微距拍摄意味着离物体足够近，这样底片上的照片大小就等于物体的实际尺寸。这也适用于幻灯片，即幻灯片上物体的图片与其实际大小相等。需要注意的是，有时候产品信息中可能会夸大特定相机或镜头的微距功能。

最好对"微距"的含义进行量化。通常显示为物体的大小与它在胶片上的尺寸的比例。按照传统的微距定义，这个比例是 1：1，这意味着底片上物体的大小与物体本身的大小完全相同。只有少数应用需要达到 1：1 的比例，例如用数码相机复制 35 mm 幻灯片。这个等级的微距也用于复制 CT 或 MRI 扫描的小图像。对于其他用途，常用 1：2 的比例，即在 35 mm 摄影中，胶片上图像的大小大约是实物的一半。

焦距

了解数码相机比例的一个实用方法是聚焦 25 美分硬币。这枚硬币的直径与 35 mm 图像的高度大致相同（图 11.1）。因此，如果能聚焦在这枚硬币上，并将它全部填充到图片中，这个比例大概是 1：1（图 11.2）。同样地，如果只能聚焦在足够近的距离，使其中两枚硬币与相框的高度相匹配，那么这个比例大约是 1：2。还可以查看所提供的产品信息的说明，但要注意如上所述，谨防夸大其词。

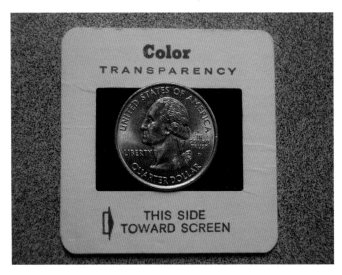

图 11.1　焦距检查。25 美分硬币的直径与 35 mm 图像的高度大致相同

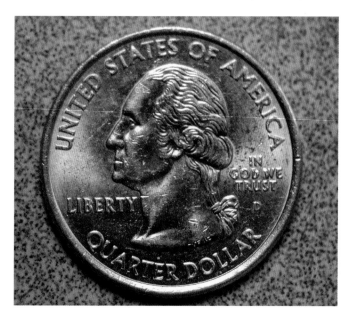

图 11.2 如果能聚焦在 25 美分硬币上，并将它全部填充到图片中，这个比例大概是 1∶1

数码摄影的焦距与 35 mm 胶片摄影的焦距不同。在 35 mm 胶片摄影中，短的长焦镜头是用于医疗摄影的理想选择。这样可以有足够的放大率，使拍摄者与摄影对象保持距离。在手术室里，这一点尤为重要，因为想获得足够近的图像以便查看细节，在拍摄时远离手术区域以防造成污染。例如，短长焦镜头的焦距大约是 100~105 mm。在数码摄影中，用相机的变焦来描述焦距。35 mm 胶片摄影中使用的短长焦相当于数码摄影中的三倍变焦。例外的是，在测量与 35 mm 摄影相同的焦距时，使用的是专业数码单镜头反光式（single lens reflex，SLR）相机。

光学变焦和数码变焦

在数码摄影中，了解光学变焦和数码变焦的区别也很重要。本质上，光学变焦是唯一重要的考虑因素。数码变焦特指在拍摄照片时剪裁图片或图像，在医学摄影中基本上用不到。拍摄物体和裁剪时不应使用数码变焦，应保存图像以便在拍摄和存储后进行修改。因此，在选择数码相机时，只需考虑相机的光学变焦，其变焦标准至少应达到 3 倍。

分辨率

选择相机时要考虑的另一个重要因素是分辨率，在过去几年里分辨率已经有了明显的提高。分辨率是反映光学传感器性能的一个指标。光学传感器本质上是由一

个网格组成，网格上有多个小的光学传感器，每个传感器记录一种颜色。正是这些颜色在网格中的组合记录了图像或图片。传感器网格上的每个点代表记录的颜色，这个点称为像素。一幅图片或图像通常由数百万像素组成。为了表示 100 万像素的数量，使用了术语百万像素。图像的比例通常与 35 mm 格式的比例相似。100 万像素光学传感器的比例大约为 1280 像素 ×960 像素（专栏 11.1）。

专栏 11.1　百万像素和网格尺寸
100 万像素 =1280 × 960
210 万像素 =1600 × 1200
320 万像素 =2048 × 1536
400 万像素 =2288 × 1712
520 万像素 =2560 × 1920

目前专业的数码相机和先进的业余数码相机分辨率都超过 800 万 ~1000 万像素。

图像采集

数码相机记录的图像存储在相机内部的存储介质中，然后将这些图像导入计算机或直接传输到打印机。传输这些数据有几种方法。一种是通过电缆传输，通常通过电缆插头将图像传输到相机和计算机。最常见的是，将这些电缆插入计算机的 USB 端口，尽管还有其他端口包括火线、串行和并行端口，这些端口也可以传输数据。USB 是传输静态图像的标准，而动态图像可以通过 USB 传输，也可以通过火线传输。传统的并行和串行端口已经过时了。另一种常用的数据传输方法是数字胶片。通过数字胶片，当相机拍摄照片时，图像被传送到存储卡上。然后可以从相机中取出存储卡，放入读卡器。读卡器将图像从存储卡上复制到计算机。许多计算机都有内置读卡器。数字胶片有多种类型（图 11.3），目前包括：闪存卡、SM 卡、SD 卡和记忆棒，还有其他类型，一些相机有内存容量。在选择相机时，使用的介质类型并不重要，因为它们的作用相似。但是，应当注意的是，这些介质具有不同的数据存储容量。介质的存储容量决定存储的图像数量和图像细节。每台相机使用的介质类型是特定的，因此所使用的介质类型必须与相机型号相匹配。

存储格式

图像以多种格式存储，包括未压缩文件和压缩文

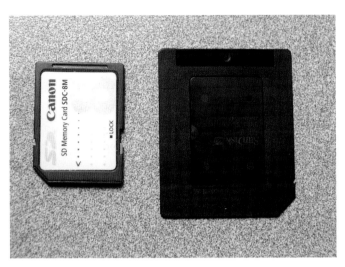

图 11.3　数字胶片。右：SD 卡，左：SM 卡

件。未压缩文件最大程度地保留了图像数据的细节。相反，压缩文件将图像存储在内存较小的文件中。例如，一个未压缩的 200 万像素的图片大小约为 2 MB。同样的 200 万像素图片可以存储在小于 1 MB 的文件中，但是会损失细节。未压缩文件包括位图文件和标记图像格式文件，分别用 BMP 和 TIFF 表示，而压缩文件主要是联合图像专家组文件，通常称为 JPEG 文件，其他压缩文件格式包括压缩 TIF 格式和 GIF 格式。

压缩格式包括有损和非有损或无损类型。有损格式的特点是在压缩过程中图像细节有丢失，非有损或无损不涉及细节损失。JPEG 是最常用的压缩方式，是一种有损压缩，会丢失更多图像细节。在转换为其他格式之前，有必要了解相机和设备使用的文件格式。换句话说，有必要理解这些文件格式的重要性。

最终，需要获取图像并存储足够的细节，以使其能够用于所有预期的用途。存储更多细节需要更多的存储空间、时间和硬件资源来操作和显示图像。如上所述，较低分辨率和压缩图像的明显后果是图像中细节的丢失。所选择的折中方案应以图像的预期用途为基础。请记住，一旦图像以特定分辨率存储，分辨率就永远无法提高。使用图像增强软件不如首先以高分辨率存储图像，它不可取、也没有效。在原始图像记录中获得的图像细节是真实的，用数字增强软件修改是编造的。

在过去几年里，相机的图像像素能力的提高似乎是相机质量的提高。然而，在价格低廉的低端相机中，相机拍摄未压缩图像已经不太普遍了，导致更难比较相机了。以前，可以比较未压缩的格式来决定是否购买相机。现在，由于一些相机只有压缩格式，这就更加困难了，我们必须更多地通过对相机的评价和其他资源来进行比较。中档相机更有可能提供更好的图像质量。因此，在功能、尺寸、图像质量和价格之间的两难选择，可能是件好事，但会更难抉择。

附件

除了了解相机及其存储介质的特征外，对相关附件的了解也很重要，包括电池、近摄镜和闪光灯。所有数码相机都需要电池，数码相机的特点是电池耗电量高。因此，最常用碱性电池或可充电的锂电池或镍氢（Nickel metal halide，NiMH）电池。

如果数码相机不具备 1：1 的微距比例，可以使用近摄镜（图 11.4）。与过去相比，使用近摄镜的需求已经不那么普遍了，因为几乎在任何价格范围内，都可以买到一个合适的微距镜头，而且微距镜头分辨率高、细节损失少。近摄镜仍然是值得一提的廉价附件。相机镜头前必须有滤镜螺纹，才能直接安装近摄镜。一组近摄镜一般有三圈镜头，可以进行近距离拍摄。需要注意的是，为了使用近摄镜，在拍摄照片时需要 LCD 显示屏来查看被摄对象。近摄镜相对价格低廉，可能对提高医学摄影技术非常有用。

光源

大多数数码相机都配有内置闪光灯。外部光源有时也会有辅助作用。在数码摄影中自然光线足够拍摄出满意的图像。数码相机通常可以与为 35 mm 摄影设计的外置闪光灯一起使用，也可以使用摄像灯（图 11.5），这样可以在拍摄照片之前用 LCD 屏幕上的照明预览图像。视频拍摄与静态摄影技术相同。因此，为视频设计的照明可充分利用在静态摄影和视频拍摄中。

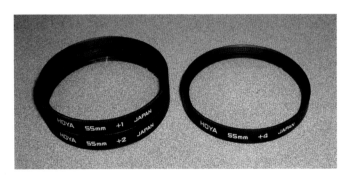

图 11.4　三圈近摄镜

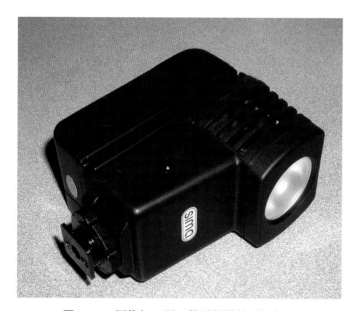

图 11.5　摄像灯。用于数码摄影的可调灯光

医学数码摄影指南

本节旨在提供在医疗或实践中使用数码图像的指南。如上所述，根据这些图像的可能用途，获取所需的图像质量。医学摄影一般有几个共同点，即需要哪些类型的图像以及这些图像的用途。例如，获得的图像类型可能包括临床照片、术中照片和翻拍报告。这些图像可用于记录临床症状、翻拍图像或报告、进行演示和出版论文。

一般注意事项

数码摄影可拍摄多个图像，并考虑是否使用闪光灯。其优点之一是，可拍摄多幅图像，把不必要或拍摄不充分的图像简单地在存储空间中删除，这一操作基本上没有成本。除了电源以外，不使用其他资源。可根据不同的光线条件选择想要获得的图像。光线条件的改变包括是否使用闪光灯或改变摄影区域内的自然光线条件。

手术室图像

用数码相机在手术室拍摄图像时，通常需要相机具有微距功能。如前所述，微距功能可以进行近距离拍摄。足部的切口和解剖结构都很小，因此有必要使用相机的微距功能。在手术室，必须与无菌区域保持一定距离，以确保无菌环境。因此，不仅需要微距，也需要

短长焦功能。用短长焦拍摄，可与手术区域保持足够的距离。如前所述，短长焦镜头的焦距大约是 100 mm 或光学变焦的 3 倍。即使手术室的灯光光线充足，闪光灯也可以在手术室摄影中发挥作用，这是因为需要拍摄的细节往往在深部或裂缝中。用闪光来填补这个空隙或深层空间。否则，深层和浅层的光线对比通常会显得深层区域太暗，细节要么减少要么完全失去。

X 线摄像和其他成像研究

随着数字 X 射线成为标准，这些讨论很快就会过时。到时将从射线照相软件或通过屏幕截图直接获得图像。获得影像学数字图像的最终目的通常是显示目前的病理，有几种技术可以帮助实现这一目的。一般情况下，获取透视图以显示完整的研究，获取特写图像以增强病理学效果。许多数码相机，特别是非专业相机，胶片很难同时显示前足和后足的 X 射线图像，这是由于光学传感器缺乏在 X 射线胶片上记录对比度光谱的能力。在多数情况下，必须选择一个曝光，既可以显示前足，也可以显示后足，但不能同时显示两者。也可以以非压缩格式拍摄图像，因为这样获得的图像数据丢失较少。在获得图像后将其转换为灰度图像以减小文件的大小。由于这些射线图像只有灰度色调，允许在不丢失属性的情况下减小文件的大小。

当用数码相机拍摄 MRI 和 CT 扫描图像时，胶片光泽面的反射可能是一个问题。通过胶片上的细微反射，可以捕捉到相机和摄影师在照片中的反射。如果胶片两面的光泽度有差异，可以通过翻转胶片并从无光泽的一面拍摄来避免这种情况。或者，在暗室中拍摄胶片图像，在胶片周围加上遮罩，以防止周围光线从灯箱照射到摄影师，也可以解决这个问题。

翻拍幻灯片

在某些情况下，可能需要将材料从其他形式的介质转换成数字图像。将图像转换为数字格式的过程通常称为数字化。演示文稿的介质通常采用 35 mm 幻灯片的形式，因为过去一般都是用幻灯片播放演示文稿。设备可用于对这些图像进行数字化，并获取不同质量的图像。或者，具有以 1 : 1 拍摄微距图像的数码相机可与灯箱一起使用，以从 35 mm 幻灯片获得有效的数字图像。这项技术需要将幻灯片放在一个灯箱上，将其遮住，然后直接拍摄幻灯片的照片。尤其是在翻拍一卷幻灯片时可以使用翻拍架。此外，遮住幻灯片灯箱周围的光线，有助于在黑暗的房间拍摄图像。

本章前面的讨论概述了以 1∶1 的比例获得数字图像的特点。如果特定的数码相机可以获得与 35 mm 幻灯片 1∶1 的图像，那么可以在灯箱上用相机翻拍幻灯片。如果特定的数码相机不能 1∶1 翻拍，可以用镜圈适配器安装放大镜，获取满意的图像。一些相机制造商已经生产附在数码相机上的适配器，专门用于复制 35 mm 数字格式的幻灯片。

医学演示

医学摄影中使用数字图像最常见的目的是制作演示文稿。这些演示文稿用于实践推广、教学或会议研讨。数码摄影缩短了制作演示文稿的时间，并可以对演示文稿进行修改直至达到可以演讲的效果。演示软件可以将导入的数字图像与应用该软件生成的文字幻灯片相结合，而无需开发摄影素材。

在撰写本文时，几乎所有可用的数码相机都远远超过了演示所需的要求。一个 600×800 像素的图像在数字投影仪上投射效果非常好，可以与任何 35 mm 的幻灯片相媲美。在演示时，更高的分辨率一般不会提高图像质量。

在演示文稿中通常使用分辨率相对较低的图像，因为演示文稿中所需的存储空间较小。如前所述，在演示过程中使用内存较小的图像效率更高。但是，应该考虑到，图像也用于其他用途，可以拍摄高分辨率的图像，然后在将图像导入到演示文稿中时将其减小。

出版数字图像

出版图像的质量是对分辨率要求最高的。一般来说，分辨率越高越好。为了提供一个参考框架，考虑到用激光打印机的个人出版通常采用 $600 \sim 1200$ dpi 的分辨率。医学出版物的图像质量高于此。在 1200 dpi 时，一张 5×7 的照片大小为 6000×8400 像素。如果你还记得我们之前讨论过的分辨率，这比典型的 500 万像素相机的分辨率要高。

数字暗房和照片编辑软件

数码影像制作的最大优点之一是能够在没有处理照片的情况下制作图像，并且能够在计算机上完成自定义暗房工作。这基本上取代了使用非常复杂的暗房的专业摄影师或高级业余摄影师。如前所述，使用图像编辑软件所需的专业知识比在传统暗房工作所需的学习曲线要短得多。数码摄影几乎能即拍即得，除了打印图像和存储数据外，没有其他耗材，并且提供说明书和课程，以便快速提高使用技能。

总结

在所有可以应用传统摄影的领域，将数字技术应用于医学摄影是非常有用和有效的。与传统的摄影相比，数码摄影具有多种优势。这些优点包括：即拍即得；制作、存储成本较低，使用和处理图像便捷。如上所述，应用数字技术确实需要对设备和基本概念有所了解。数字成像技术发展迅速，因此，这里的大部分讨论很快就会过时。但是，这些资料将为今后更详细地继续教育提供合理的基础。此时，最大限度地应用数字技术需要在本章的基础上进行扩展。

在进行医学摄影时，最重要的是要始终尊重患者的自主性、隐私权和保密性。在所有照片和图像包含可识别信息的情况下，必须征得患者同意才能使用。患者应该意识到，随着电子出版物的发展，图像一旦被出版，就无法控制其未来的使用。医生和医院有责任酌情使用患者病历中的任何资料。为避免引起伦理和法律上的影响，应确保教学和出版中使用的所有图像和照片都是匿名的。在医学出版和教学中使用照片和图像时应遵守伦理原则，仅包含有关该主题的匿名信息。

（Christopher J. Lamy 著　于　鹤　宋秀锋 译　李海涛　张建中 审校）

延伸阅读

扫描书末二维码获取。

引言

在皮肤病变切除手术中，梭形或椭圆形切除是最为简单和常用的，最好是采用此类切口切除病损或瘢痕而避免采用其他复杂的皮肤成形术。术者需要有正确的术前计划和浅层皮肤解剖知识，同时必须考虑到足踝部功能的复杂性和多样性。当处理肿瘤时，还需要了解肿瘤的生理学和生物学特性。在某些情况下，梭形切除的其他变化也是必要的，以便提供更好的美容闭合和最小的瘢痕。这些变形切除包括 S 形切口和新月形切口。一类特殊的切除手术，称为交互切口，也将以详细的插图和示例在这一章介绍。

梭形及椭圆形切除

在做这样一个看似简单的手术切除时，需要认真评估松弛皮肤张力线（relaxed skin tension lines，RSTL）和皮肤最大延展线（lines of maximum extensibility，LME）（第 4 章讨论过）。最后切口方向的确定对于术后

在低张力下快速愈合、减少术后瘢痕、防止活动受限是至关重要的。皮肤线的精确定位可以通过让患者屈曲或伸展患肢来确定，也可以通过术者的示指和拇指在术区提捏来确定（图 12.1）。在部分病例中，因为足踝部本身 RSTL 和 LME 的原因，切除病损或者瘢痕时采用简单的圆形切口比椭圆形切口更好，切除切口的边缘，再观察设定一个椭圆形的缺损的方向，这时椭圆形的切口可以轻而易举地转变成为梭形来关闭切口。这种方法最后产生的瘢痕都比理论上计划的椭圆形切口产生的瘢痕更短。

理论上设计的椭圆形切口的长宽比是 3∶1，由两个顶角为 30° 的半椭圆形切口组成（图 12.2），换句话说，切口长度（长轴）是切口宽度（短轴）的 3 倍，可以在 2.5∶1 至 4∶1 之间调节。短轴长度由病变的直径加上所添加的正常组织边界来确定。比如，4 mm 病损的两侧各加 2 mm 的切缘，短轴长度即为 8 mm，那长轴大致需要的长度即为 24 mm 左右。

通常，切除术后产生的瘢痕不应比被切除的原始病变或瘢痕更明显。此外，重要的是尽可能少地切除正常组织，同时要完全切除病变本身。与明显的良性病变相比，癌前病变和恶性病变在计划切除时需要考虑更多的因素。首先，至关重要的是要完全切除整个肿瘤，并特别注意最终闭合的方向。初始切口是否正确设计可能会引起不同的结果，合适的切口闭合瘢痕不明显，而未能适当关闭的伤口可能会遗留较大的瘢痕或需要植皮或皮瓣才能闭合。

原始瘢痕或者病损的形状决定了梭形切口轴线的方向。如果被切除的病损是椭圆形的，那采用的梭形切口长轴如果平行于病损长轴就可以减少瘢痕的产生（图 12.3）。然而，这种切口可能并不一定能和 RSTL 保持一致，最后所选择的切口方向可能取决于最终瘢痕形成最小的方向。

一旦梭形切口的方向确定，应该用标准的皮肤画线笔在切口处标注。最好先在需要切除的病损外缘画出

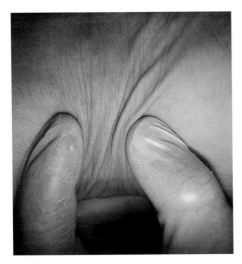

图 12.1　通过拇、示指对皮肤提捏确定 RSTL

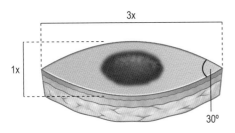

图 12.2　标准的梭形切口的长宽比是 3∶1，两个顶角为 30°

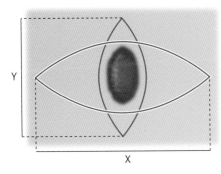

图 12.3　梭形切口长轴若能和病损长轴一致，可以减少潜在的最终瘢痕的产生。在 Y 轴上切除病变组织比在 X 轴上切除相同病变组织，切除的组织更少

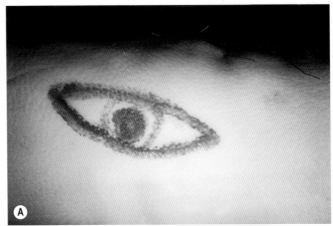

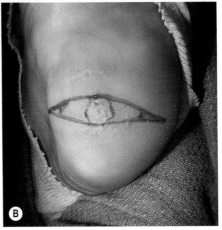

图 12.4　梭形切口的设计。（ A ）在红色病损周围画圈，并且画出设计好的梭形切口。（ B ）在足跟跖侧病变周围用同样方法画好切口，切口选在所画的线外

轮廓，之后在麻醉浸润破坏皮肤纹路之前画出梭形切口以便评估切口处的自然张力（图 12.4）。上述步骤完成之后，进行皮肤消毒和局部麻醉。

　　使用手术刀在椭圆切口的每个边画线的外缘切开，以确保整个病损被完整切除。皮肤切口始于梭形切口的顶点，保持手术刀与皮肤成 90°，随着切口推进，整个半椭圆形的切口保持手术刀和皮肤成 30°～45°，但不能

左右倾斜。因为病损已经确定，切口必须垂直以获得一个光滑的愈合面。一侧切口即将到达梭形顶点时，手术刀再次恢复到垂直 90°，以免造成交叉的切口，然后在对侧再做一个镜像的半椭圆切口以完成整个梭形切口。

　　整个手术过程中，优势手持刀作切口，另一只手用拇指和示指绷紧皮肤以保持张力（图 12.5）。应该做出一条从顶点到对侧顶点光滑的皮肤切口。手术刀反复在皮肤上作切口，不连贯的刀锋会在整条切口上导致锯齿样的切缘、裂痕或凹槽（图 12.6）。当术者做切口过快，不精确，或全程使用刀腹切时，会出现交叉切口或切口延伸到梭形切口顶点以远（图 12.7）。一个消除交叉切口的办法就是当切口靠近对侧顶点时，刀头转向，再次从顶点开始。对于小的梭形切口建议采用小的手术刀片如 11 号刀片或 67 号微型 Beaver 刀片。

　　这类相对简单切除手术的一个常见错误是将病损切除后留下一个船形的创面（图 12.8）。见于整个切程均

97

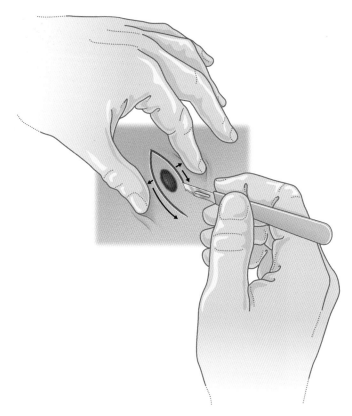

图 12.5　作切口时对皮肤施加张力

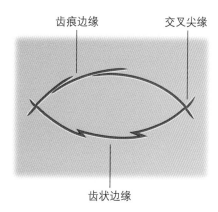

齿痕边缘　　　　交叉尖缘

齿状边缘

图 12.6　梭形切口不恰当的切法

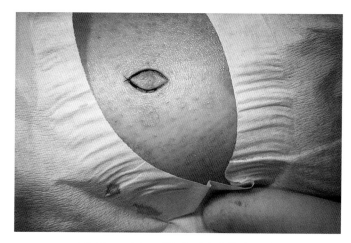

图 12.7　切口不精确时产生的交叉线

使用刀腹进行，因为在起始处下刀过浅但又为了能够正常收刀而只能倾斜刀片而不是垂直切入。当出现该情况时，尾端切除的组织相对较少，残余组织会导致尾端突起，缝合后可形成"狗耳征"或切口中间组织的塌陷。

　　当两侧的椭圆形切口切至想要的深度，一个椭圆形的组织块就会被切除。可采用皮拉钩或镊子轻轻抓持住尾端的组织，通过刀片或组织剪将包括皮下脂肪组织的全层组织全部切除（图 12.9）。

　　切除组织后，小的梭形切口可采用缝线或钉皮器

直接进行边对边缝合。更大的张力大的椭圆形切口需要进行组织解剖分离以减少切口边缘的张力，以利于对合并保持皮缘外翻。分离过程中，皮肤边缘可采用皮拉钩或者镊子牵开（图 12.10）。切口边缘务必轻柔牵拉，以免对皮肤边缘产生不必要的损伤以致影响最终效果。钝性分离采用钝性的剪刀或其他钝性器械来进行（图 12.11），使用剪刀进行钝性分离时将剪刀尖部逐步往前推进，其距离依照张力程度和切口周缘的粘连程度决定。如果处理得当，剪刀将组织往一边推移，而不是切断，最后，剪刀退出组织时张开，形成额外的钝性分离。

　　如果切口足够大或者病损组织相对柔软，也可采用手术刀柄的背面或者术者的示指进行分离。有些情况下，当传统的钝性分离不满意时，还需采用有血管神经损伤风险的锐性分离。

　　对小腿组织进行解剖分离时，通常可以在深筋膜以上的任何层面进行，中、深皮下组织最为常用。但在足踝部，分离只能在皮肤下方浅层的皮下组织进行，因为这个层面脂肪组织最少。为了避免出现切口末端鼓起的可能性，获得一个光滑圆整的切除轮廓，在梭形切口尖部的分离和两侧同等重要。可采用两把皮拉钩将皮缘对合评估其张力。一旦皮肤两侧边缘可以轻松对合，就不再进行切除，过度切除可导致术后切口组织硬化，过度松弛可致切口闭合不规则或出现"狗耳征"。

　　在梭形切除病损过程中可能会不经意损伤到一些浅表的血管，为了防止皮下积液或者血肿的形成，小的血管可以使用双极电凝或直接电凝止血，大的血管则需要进行钳夹后结扎止血。避免过度电刀切割引起的焦炭和损伤组织减慢切口愈合速度及引起感染。少量的渗血一般采用缝合或术后轻度的加压包扎止血。

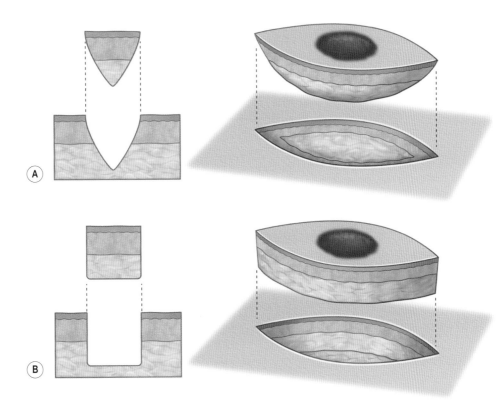

图 12.8 切口技术。（A）作出一个中间深、周边浅的锥形，犹如船形的不正确切口。（B）标准切口应该具有的同等厚度

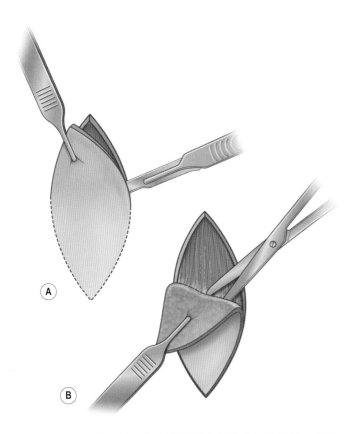

图 12.9 （A）采用镊子或皮拉钩抓持住梭形切除组织，保持面向术者的轻度张力，用刀片分离。（B）保持切除病损内面向上，采用组织剪在正确的同一层面分离

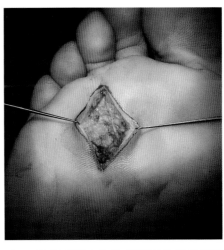

图 12.10 切口边缘采用皮拉钩或张开的镊子牵开，有助于用钝头器械进行解剖分离

切口缝合技术在不同手术或不同位置变化多样，一项技术可能对于某个特定位置很适合，但未必适合其他位置。但无论如何，缝合技术、缝线材料、拆线时机的选择最终是为了获得一个接近于光滑的、外翻的、无痛纤细的瘢痕和最小的缝线痕迹。对于缝合技术和缝线选择具体详见第 9 章。

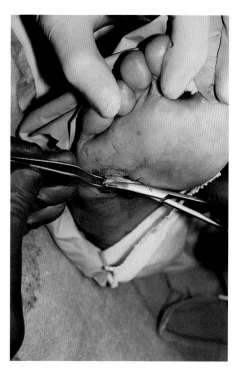

图 12.11　闭合钝头组织剪向前推进，张开组织剪分离组织后撤出

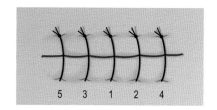

图 12.12　对半缝合。按照数字顺序进行缝合，这样可以减少"狗耳征"的发生率

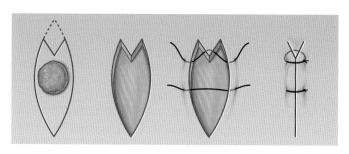

图 12.13　M 形成形术。虚线代表正常病损切除线，顶角 30°设计。切勿干扰正常的切除线，缝合后类似 V-Y 成形术

梭形切除缝合的基本原则是最好采用对半缝合，即第一针缝线位于梭形中点，然后依次向两侧交替缝合，直至切口关闭（图 12.12）。这种技术可以均匀分布切口沿线的张力，同时防止"狗耳征"的产生。如果从一侧往另一侧缝合，那产生"狗耳征"的概率会增加。这种技术对于双侧不等长引起的不平整的切口同样很有用，比如新月形切口。这种对半间断缝合的缺点就是潜在的"铁轨样瘢痕"而需要拆除缝线。采用皮下可吸收线连续缝合法虽然可以使缝线痕迹影响最小，但相对表面单纯缝合，其强度不足，无法实现外翻，不能均衡分布皮肤张力。

M 形成形术

并不是在任何情况下都可以不经重要解剖结构或美容线使用梭形切口将病损切除。采用 M 形成形术不仅可以缩短切口，还能保留组织（图 12.13），它可以在梭形切口的一端或双侧进行。最好在切除病损处先画好切除轮廓，之后画好设计的 M 形切口，这种设计是在梭形切口的任何一端将切口切成 M 形，每个角度是 30°，以获得最佳的缝合。关闭切口采用间断缝合，其顶点用尖端缝合或三点角缝合法。

另外需要用到 M 形成形的情况是切除活检。与其将缝线置于标本的一端，使用染色剂或皮肤标记，或画图来指示切除标本的方向，不如将梭形切口的一端做成 M 形切口。但是得首先确保 M 形成形术的尖端不能累及病灶切除边缘。

改良 M 形成形术

改良 M 形成形术继承了传统 M 形成形术的原则，但是减少了组织切除量和切口总长度。这种方法通过在梭形切口两端做出两个三角形的皮瓣，病损被切除后遗留了一个长轴很短的短梭形切口，在梭形末端沿着平行长轴在对角的外侧作两个三角形皮瓣（图 12.14），事实上，可将皮瓣设计在任何一侧或任何一个梭形顶点，主要看切口与周边解剖的毗邻关系。因此，对于标准的梭形切口，无论 M 形成形切口，还是改良 M 形成形切口，最终瘢痕的长短是由三角皮瓣设计决定的（图 12.15）。

S 形切口（Alvarado 双 S 形切口）

使用圆形切口切除病损时，可以获得足够的安全切缘，且又不浪费正常皮肤，但最大的缺陷是很难将切口一期关闭。标准的梭形切口可直接缝合，可以解决

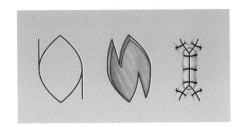

图 12.14　改良 M 形成形术。在短梭形切口的两端各作三角皮瓣，随着皮瓣的推动，切口关闭时转换成为 V-Y 形，从而减少相对标准 3∶1 的梭形切口的组织切除量

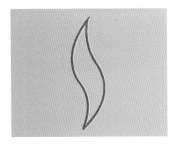

图 12.16　画一个双 S 形的切口，也被称为双翼切口

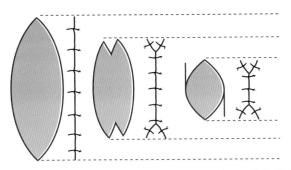

图 12.15　标准梭形切口、M 形成形术、改良 M 形成形术三类切口的长度比较（*Redrawn from: Asken, S., 1986. A modified M-plasty. J Dermatol Surg Oncol 12, 369–373.* ）

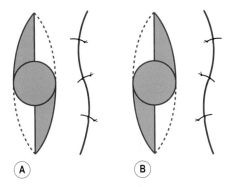

图 12.17　双 S 形成形术（Alvarado）。从每个病变中切除阴影区域。（A）经典的 S 形成形术设计。（B）反 S 形成形术的设计

这一困境，但最终会导致线性瘢痕。线性瘢痕挛缩可能会影响周边组织，或穿过 RSTL，在一些情况下，可能会影响功能和美观。

　　S 形成形术是经典梭形切口的一种改良变化，是将梭形的两侧形成一个双 S 形的形状（图 12.16）。除了形成一条曲线样的瘢痕之外，S 形成形术的最终两个结果是减少正常组织的切除量和增加切口两点之间的瘢痕长度。对于标准梭形切口切除后张力过大很有意义，可以采用 S 形成形术来减少张力而将本身的线性瘢痕转化为曲线形瘢痕，并且替代皮瓣转移或植皮。此外，当切除病损位于突起的部位时，比如下肢或是足踝部，瘢痕挛缩会变成下凹的瘢痕，但如果经过 S 形成形后反而变成直的瘢痕，这种瘢痕变直是因为水平的瘢痕挛缩力量将瘢痕拉直同时可以防止瘢痕下陷。可以选择两个不同方向的 S 形切口，以使术者能够确定最终瘢痕的位置和方向，使其可以更好地适应局部形态（图 12.17）。在足底时可以选择在非负重区以防瘢痕挛缩引起的问题（图 12.18）。所有采用 S 形成形术的计划、标记、切除原则和梭形切除均一致。

　　不同 S 形切口可获得类似的结果，改良是梭形切口和 S 形成形术的结合（图 12.19），它可使切口变短和

皮肤边缘具有"手和手套般匹配"的边缘，切除病损时一般不需要进行深部组织的扩大切除，切口边缘也极少需要成形来修复。

新月形椭圆切口（双椭圆切口）

　　新月形椭圆切口在 RSTL 不是线性的区域很有用，比如足踝部，其曲线的关闭切口有助于减少对凸起部位切口关闭的张力。新月形切口最终都会导致组织过多而需要切除修整，因此，术前的详细计划和画线尤为重要。如果在足踝部凸起的位置手术，通常不需要切除多余组织。

　　作一个新月形的椭圆形切口有两种方法。最简单的办法就是通过作一个一侧长一侧短的梭形切口（图 12.20A），一侧切口作一个类似半椭圆的切口，但要更大弧度；另一个切口相对直一些，连接第一切口的两端，最终会产生两边长度不一的切口。依照二分法闭合原则，切口闭合后会产生一条弧形的瘢痕。另外一种办法就是采用两边都是弧形的新月形切口（图 12.20B），第一个切口位于上方，第二个切口呈轻度弧形，弧度平行于第一个切口。当最后关闭切口时，两边的切口几

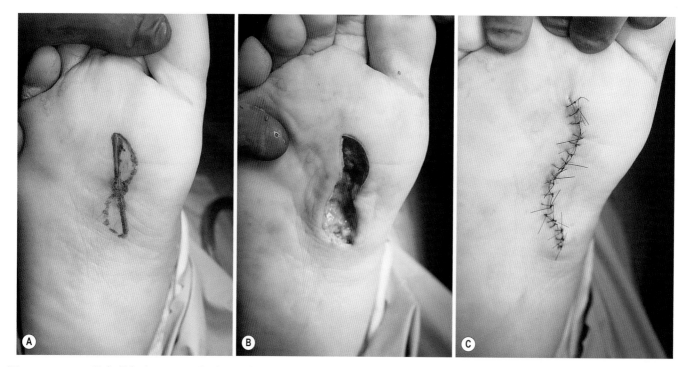

图 12.18　双 S 形成形术（Alvarado）。（A）在足底用笔画出 S 形切口设计。（B）病损及其两边设计组织被切除。（C）最终缝合的切口显示最终瘢痕不会在足的负重区

乎等长，最终瘢痕呈浅弧形。尽可能使切口弧形平行于 RSTL。如果手术最后留下一个两边不等长的弯曲切口，可通过二分法间断缝合技术，倾斜调整缝针来纠正多余组织（图 12.21），最终"狗耳征"的发生概率会非常低。

交互切口及其他改良

当切除病损后遗留圆形的缺损时，可以有很多种关闭切口的办法，而无须切除更多组织，也不必通过皮瓣或植皮来覆盖创面。只要术区的组织有足够的弹性及活动度，在切除范围允许的情况下，以下手术技术往往适用于下肢的特定区域。

Mercedes Benz 缝合法

Mercedes Benz（梅赛德斯·奔驰）缝合法是荷包缝合术的一种改良方法。经典的荷包缝合法有很高的切口裂开风险，因为其单一缝线承担整个组织的缝合张力。Mercedes 改良法将切口通过三点一次固定来缝合伤口，这种三点锚定的缝合方式将张力分散到多个方向，将周围组织拉向中心同时降低绞窄发生率，缝合后产生一个类似梅赛德斯·奔驰的标志（图 12.22）。这种三边缝合后每个臂产生的"小狗耳"必须切除。

对于较大的切口，尤其小腿部位，其优势在于可

以设计三条臂的位置，避免较大的皮瓣转移和去除过多的正常组织，同时可避免长的线性瘢痕。弊端在于比起线性缝合，Mercedes Benz 缝合法张力更大，不规则的瘢痕很难隐藏在皮纹内，瘢痕相对更加明显。

O–Z 缝合法

圆形缺损最简单的缝合法即在对侧两极进行切口延长，形成两个旋转皮瓣，最终通过 Z 形缝合法闭合切口（图 12.23），皮瓣通过旋转覆盖创面后逐个缝合。当单边的转移皮瓣不足以覆盖创面或者不能用其他覆盖圆形创面方法时，O-Z 缝合法就非常实用。术者通常可以将 Z 形切口瘢痕很好地放置在皮肤纹理内，尤其在足趾和踝部。切口的弧度越宽，越大直径的圆形创面可被关闭，同时缝合的张力也越低，因为最终影响 Z 形瘢痕的是其张力。

O–T 缝合法和 A–T 缝合法

O-T 缝合法是通过圆形缺损基底部延长，推移皮瓣在中线处汇合来闭合创面（图 12.24），这种缝合法经常会产生一个几乎不用处理的小"狗耳"。如果"狗耳"较大就需要切除，此时，O-T 缝合法就变成了 A-T 缝合法。

A-T 缝合法切口类似，但一般是处理三角形缺损而非圆形缺损，同样也是将皮瓣推移到中线进行缝合，

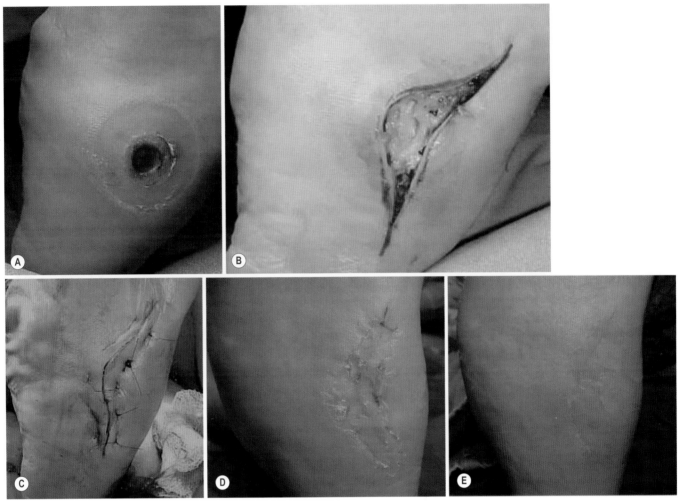

图 12.19 （A）位于骶骨下的慢性溃疡。（B）改良 S 形切口切除溃疡。（C）皮瓣在缝合时几乎无张力，切口没必要采用加强缝合。（D）术后 3 周。（E）术后 6 周完全愈合（由 Al Kline 医生提供）

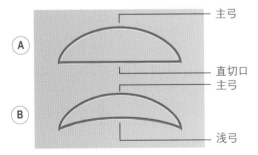

图 12.20 新月形椭圆切口。（A）切口的主弓较经典的梭形切口更加明显，而底面基本呈一条直线。（B）主弓和（A）一致，另一切口平行于主弓，呈轻微弧形

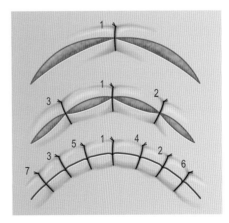

图 12.21 不平整的弧形切口缝合技术，采用对半间断缝合的办法减少组织冗余以避免"狗耳征"

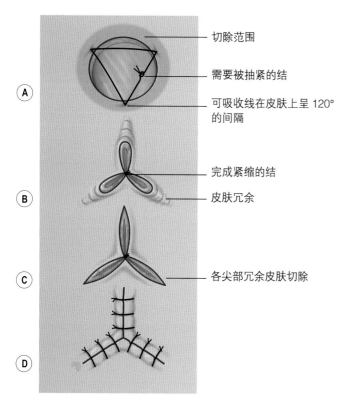

图 12.22 Mercedes Benz 缝合法。（A）病损切除后留下一个大致圆形的缺损，通过在圆形120°位置用可吸收线埋藏缝合。以皮纹、组织松紧程度和局部结构确定三点位置。（B）可吸收线的结拉紧后，三条臂便在入针点和埋线间清晰可见。（C）皮肤尖部冗余部分予以切除修整。（D）最终缝合后的外观

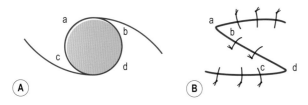

图 12.23 O-Z 成形逢合术。（A）在圆形缺损处的两侧作弧形切口，解剖游离皮瓣。（B）皮瓣被推移到一定位置作 Z 形缝合（a 对合 b，c 对合 d）

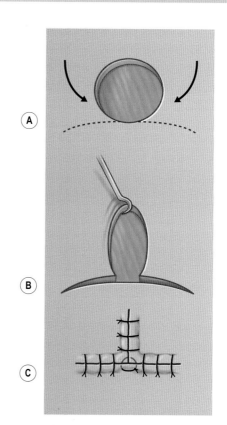

图 12.24 O-T 逢合法。（A）皮肤缺损和切口设计（虚线）。（B）完成两侧切口，同时用皮拉钩将圆形缺损拉起。（C）皮瓣部分切除后缝合。如果顶部出现"狗耳征"，也可轻松去除

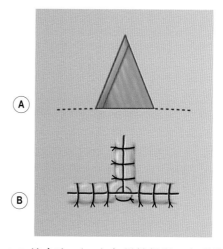

图 12.25 A-T 缝合法。（A）如果缺损是三角形的，可按照此方法设计皮瓣（虚线）。（B）皮瓣切除修整后，按照图示推移缝合皮瓣覆盖缺损

外形类似"T"（图 12.25）。这两类缝合法的优势在于皮瓣基底很宽，血管损伤风险极低。主要用于趾甲边缘的缝合（图 12.26），切口沿着自然的皮肤皱褶或纹路，或足底厚实皮肤的连接处（图 12.27）。

领结缝合法

领结缝合法（Alvarado）的设计主要用于小到中度的可转化成圆形缺损的切口（图 12.28）。周围组织需要有很大的弹性，比如足底皮肤（图 12.29）。"领结样"

组织切除后，需要通过手法向两边推动组织以获得皮肤边缘的最佳对合，一边总会比另一边张力小，易于缝合。

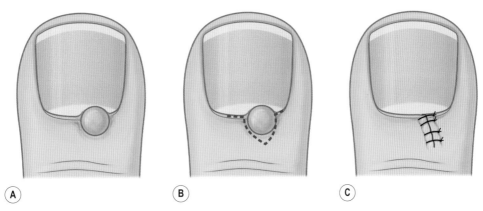

图 12.26 在趾甲近端边界行 A-T 缝合术。（A）圆形缺损位于趾甲近端甲襞处，无法用常规切除解决。（B）切除后设计好 A-T 皮瓣。（C）推移皮瓣后缝合

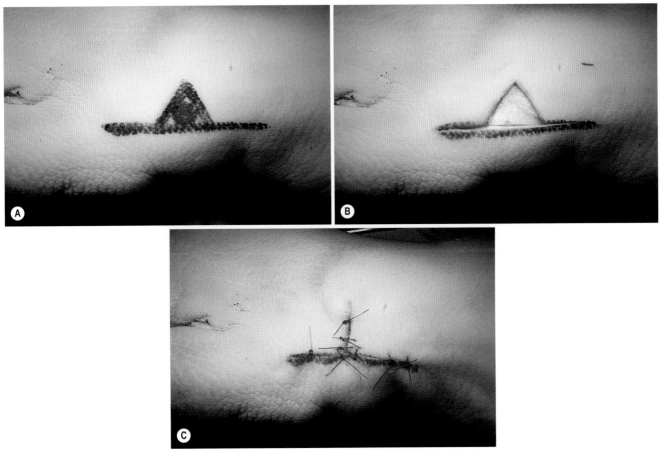

图 12.27 A-T 缝合法。（A）病损用红色标记，采用 A-T 皮瓣设计在病损外画线。（B）按照三角形形状切除病损，同时完成底边切口。（C）皮瓣推移后缝合关闭切口

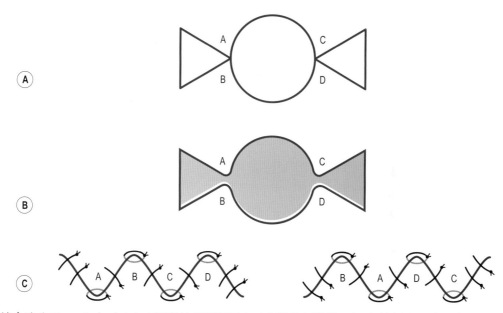

图 12.28　领结缝合法（Alvarado）。（A）在圆形缺损两侧画出三角形的切除线。（B）缺损和两个三角形均被切除。（C）皮瓣推移后缝合。注意：有两种推移皮瓣的方式

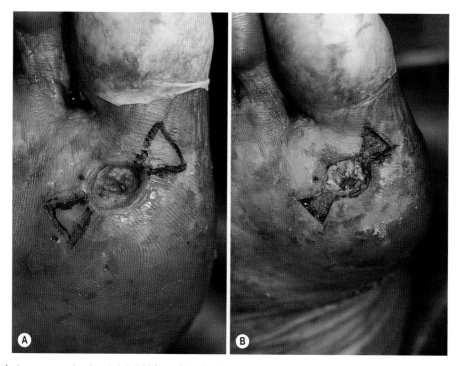

图 12.29　领结缝合法（Alvarado）。（A）圆形缺损两侧画好领结样设计。（B）切除设计好的组织。（C）推进皮瓣，尝试以最佳的缝合方式闭合创面。（D）最终以最小张力缝合创面

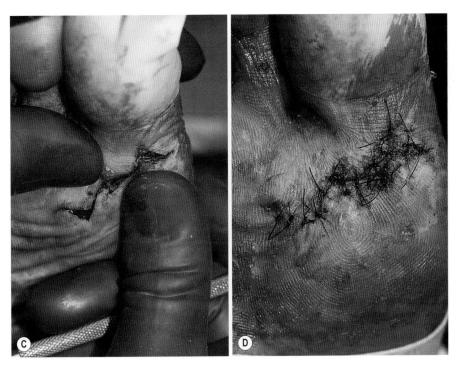

图 12.29 （续）

组合 V 形缝合法

  组合 V 形缝合法是领结缝合法的改良术式（图 12.30 ）。这种术式用于较大的皮肤缺损且皮肤有较好的弹性，同时仅需切除病变组织，而不需要"浪费"周边组织。手术通过菱形皮瓣向缺损的对侧"借"组织，但 V 形的每条边需要和缺损的半径相等，意味着组合皮瓣的面积相对于缺损区更小一些。因此，这些皮瓣推进的最终目的就是将缺损覆盖。对于一侧皮肤弹性良好，另一侧较差的皮肤缺损，如足的两侧或足背侧和跖侧交界处，该式非常有用（图 12.31 ）。

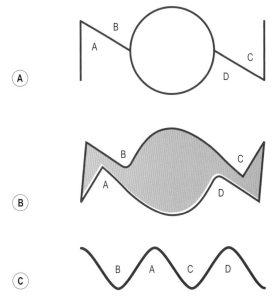

图 12.30 组合 V 形缝合法。该切口可以获得与领结缝合法同样的最后外观，而又不切除另外组织（与图 12.28 比较）

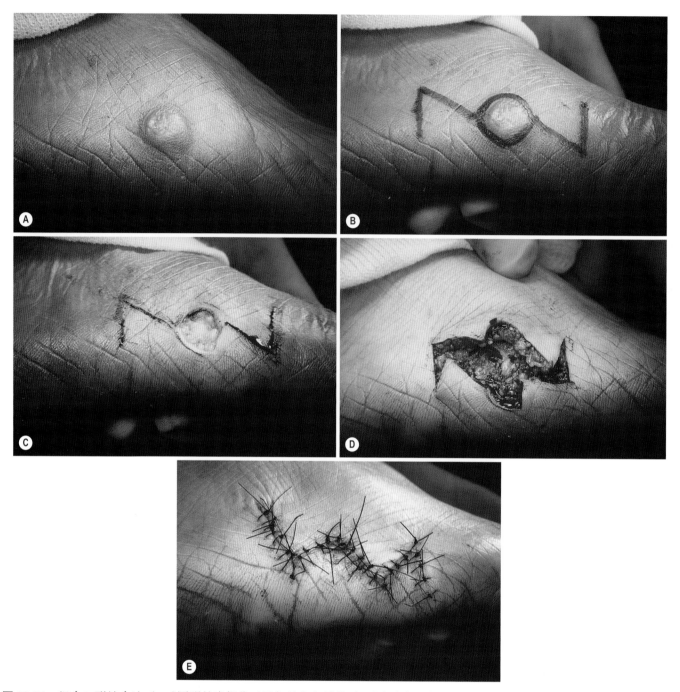

图12.31　组合V形缝合法。(A)圆形的病损位于足与足底交界处。(B)在病损两侧画出联合V形边。(C)切除病损和切开侧边。(D)解剖游离皮瓣。(E)皮瓣转位后缝合

（G. Dock Dockery 著　姚陆峰　苗旭东 译
张奉琪　刘得恒　张建中 审校）

延伸阅读

扫描书末二维码获取。

第 13 章　活组织检查标本切取技术

引言

　　活组织切片检查（活检）是一种诊断技术，它利用从病灶中采集的具有代表性的组织样本进行组织病理学分析。在皮肤和皮下软组织的炎症性和肿瘤性疾病中，这项操作是最重要的诊断技术，可用于指导手术和医学处理。由于钻孔针可以直接进入皮肤，钻孔活检技术在诊断皮肤病变中非常简单和直接，比诊断内脏、骨质或更深的软组织疾病更精确。皮肤活检技术包含但不限于钻孔术、切削术、碟形切削术、刮除术、剪除术。活组织切片检查（biopsy）这个词来自希腊语，意思是"观察生命（view life）"。在皮肤活检技术的帮助下，病理学家可以通过切取 5 μm 厚的组织切片，用苏木精和伊红（H&E）染色，并在光镜下检查。

概述

　　根据技术要求，可以选择切除活检或切开活检。当使用切除活检时，需切除整个病灶做检查，主要用于皮肤肿瘤。随着肿瘤发病率的增加，尽管活检可以做椭圆形或梭形切除，但这是一个非常复杂而费时的手术。基于这个原因，切除活检应该基于临床指标提示恶性肿瘤的情况下进行，而不是被当作常规活检手段。

　　与之相反，切开活检技术只用一个小切口，用于无特征性的病灶。必须掌握切开活检的五种技术，包括切削术、碟形切削术、刮除术、剪除术和钻孔术。选择何种切开技术完全取决于病灶的条件。从大病灶内取小样本通常使用钻孔术；浅表或丘疹突起样肿瘤病灶最理想的取样方式是标准的切削术；带蒂的病灶取样适合剪除术；扁平的或更深层的肿瘤病灶可以更好地使用碟形切削术取样。每一种切开取样方式，在这一章节都会详细讨论。

　　在决定使用哪种最合适的活检技术前，必须考虑病灶的几个特征。其主要的决定因素是病变的解剖位置、病变下方的结构、病变的形态特征和临床鉴别诊断。显然，要作出准确的诊断必须要有足够的样本。在许多情况下，组织病理学分析中出现的错误，部分原因是由于活检前的延误、技术选择不适当或提交的样本不足。熟悉手术解剖和活检部位的下方结构，将使外科医生能够在尽可能减少对患者创伤的同时获取足够的标本。在提交病理申请时，注意活检前病灶的外观是有帮助的，尤其是在只送检部分病理标本的时候。当组织病理学特征模棱两可、不清楚的时候，病灶的部位、大小对病理学家或许是重要的诊断信息。另外，这也有利于关注到疑似诊断，或者，至少是鉴别诊断。但是，要注意避免列出考虑不周的鉴别诊断，因为它可能误导病理学家而得出错误的结论。如果病灶的特征难以描述，发送临床大体照片会非常有帮助。临床医生对不同生物学种类皮肤疾病的知识懂得越多，就更有机会通过活检的形式，包括病灶的代表性特征，提供给病理学家足够的信息去完成准确的病理报告。在进行活检以描述皮肤病灶的特征时，重要的参考因素不仅包括技术本身，还包括随后对取样组织进行的组织病理学分析。在病理学领域内，像大多数医疗专业一样，也有自己专业的领域。皮肤病理学是病理学中的一个领域，主要涉及皮肤的组织病理学分析。找到一个精通皮肤病理学的病理学家可能是非常重要的，因为在某些情况下，用于区分良性和恶性病变的标准可能差别很小。此外，当处理皮肤炎症时，准确的诊断可能需要了解基本的皮肤病学，这是在常规病理学住院医生期间不涉及的。

活检适应证

皮肤活检的适应证范围很广，具体取决于皮肤病本身的临床表现。换句话说，当医生面对炎症病灶（皮炎）与面对色素沉着肿瘤时采用的活检适应证是不同的。在此前提下，当活检评估有色素皮肤病灶与无色素皮肤病灶或皮下肿瘤时使用的标准是非常不同的。所有临床病例在活检时需要考虑的一个共同点是："明确的组织病理学诊断会改变医学治疗吗？"或者，"这样的诊断对指导外科治疗有帮助吗？"

当炎症性病灶的临床特征不够典型时，临床医生无法获得合理的鉴别诊断，或者有多个"合理的"鉴别诊断。当每个鉴别诊断都有其特定的一线治疗方案时，可以考虑活检。对于那些治疗效果不明显并且有沮丧情绪的患者，或那些因病症而导致身体虚弱的患者，组织病理学分析可以取代经验疗法。另外，那些对一开始使用经验性治疗抗拒的皮肤病变患者，活检可能是一种好的选择。此外，活检可能是选择处方治疗的一个有用的手段。在糜烂以外的地方需要鉴别是癣还是湿疹，不要常规使用抗真菌治疗。从临床病例中恰好看到，大多数这样的局限性出疹确实不是癣。在许多此类病例中，预先使用抗真菌治疗可能会影响后来活检的结果。

当涉及到皮肤的色素病变时，皮肤活检的目的是排除黑色素瘤的可能。当然，黑色素瘤是一种恶性肿瘤，一旦被漏诊是不可原谅的，它会早期转移，而一旦转移，最终导致极高的病残率。因为黑色素瘤是所有"皮肤色素病变"的鉴别诊断，在评估这些病变时，活检的必要性明显增加。在某些情况下，临床医生可能只需要确认疑似病灶的良、恶性诊断，而在其他情况下，所讨论的病变的生物学特性完全未知。对于不典型的皮肤色素病变的临床诊断标准已经广泛应用了大约40年，至今仍在使用。这些标准被称为黑色素瘤的 ABCD 标准。（A）形状或色素分布不对称的病灶，（B）边界不规则或不清楚的病灶，（C）颜色有杂色的病变，（D）直径等于或大于 6 mm 的色素沉着病灶，应强烈建议活检。

与有色素沉着的肿瘤相比，在处理非色素沉着的皮肤肿块时，有明显的主观性，尽管也有其绝对适应证。主观性包括无法解释病灶是否存在，尤其是病程持续数月，并抗拒治疗的患者。病灶快速长大是另一个标准。侵袭性皮肤肿瘤最常见的临床特征可能是自发性出血或溃疡，这种肿瘤往往会因为漏诊而导致患者预后不良。自发性溃疡意味着有邻近组织破坏的倾向。这种情况在良性肿瘤中是不可能出现的。因此，对于那些表现为溃疡或出血且无明确外伤史的潜在性肿瘤，活检是绝对适应证。

所有皮肤肿块和皮肤色素病灶是否需要活检的基本原则是，如果在临床鉴别诊断中存在恶性肿瘤的可能性（无论可能性有多小），活检至少应该被考虑。切开活检（只取大病灶的一小部分）可以确定肿瘤切除的必要性，并选择合适的手术方案以指导以后的肿瘤切除术。因为切缘（周围未受损伤皮肤的宽度）的选择取决于肿瘤的性质。确定肿瘤的类型和浸润深度可以确保任何此类切除术都符合针对特定肿瘤类型的治疗标准。相比之下，切除活检（切除一个未知的病变以获得诊断）的优势在于，外科医生可以完整切除肿瘤并对肿瘤切缘标本进行病理分析，以确保所有的病变组织被切除，如"切缘阴性"。在活检过程中，皮肤肿瘤可以被完全切除，因此，切除活检具有诊断和治疗的双重作用。然而，切除活检具有潜在的缺点：①随着病变扩大，手术会更加复杂。②可能并不总是能够获得理想的切缘。后一种情况潜在的缺点是，一旦确诊切缘阳性，需要对病灶进行扩大的切除。

患者准备

与所有外科手术一样，在进行活检之前，应先确定患者的一般健康状况。同样，对于其他小手术可能需要考虑的一些具体细节，都应做好准备。应了解患者的过敏史、药物治疗史（特别是抗凝治疗/阿司匹林的使用），是否伴有心律失常、控制不佳的高血压病和糖尿病。还需要询问并检查患者是否伴有周围血管疾病、外周性水肿、血管炎、吸烟和任何酗酒史等情况。这些情况的出现预示着活检部位会有并发症的风险，因此需要特别谨慎。基于这些疾病的存在，临床医生可能会先选择经验性治疗，将手术的规模最小化，或者在术后进行更细致的随访。

当准备切除界限不清的肿瘤做活检时，建议在准备皮肤或局麻前，用记号笔仔细标记出病灶的轮廓或活检的范围。这可以防止因皮肤油脂或麻醉导致的组织水肿模糊了待活检病灶的边界。在进行其他活检术时，详细标记活检部位也很有用。例如，当活检必须在精确的解剖位置进行时，如测定表皮神经纤维的密度（外踝以上 10 cm），准确标记钻孔部位非常重要，可以避免在局麻后失去钻孔点痕迹。在做好活检计划和标记后，应清洁病灶及邻近皮肤明显的污垢或浅表碎屑，然后进行手术准备。

皮肤消毒可以使用异丙醇、聚维酮碘擦拭或使用洗必泰。异丙醇可用小棉球或乙醇湿巾在活检部位涂抹。乙醇起效迅速，在 1 分钟内就可以杀灭大部分皮肤菌群，而且更便宜。异丙醇消毒 10 秒相当于聚维酮碘或洗必泰消毒 5 分钟。聚维酮碘的活性稍强，但起效较慢，会使皮肤染色，在一些患者中引起接触性皮炎，并可能抑制伤口愈合。洗必泰起效快，活性持续时间可以长达数小时，是手术时间长或免疫功能低下患者的首选。研究表明，单纯从实用角度来看，简单的乙醇制剂在限制术后感染方面与更复杂、更昂贵的同类制剂一样有效。

通常用局部麻醉剂利多卡因麻醉活检部位。局麻药可以直接使用或配合肾上腺素 1：100 000 使用（用于促进活检部位的血管收缩和止血）。高达 1：50 000 浓度的肾上腺素可用于足部和下肢平坦表面上的穿孔术和削刮术，风险极小，因为这些病例通常只需要少量的麻醉药。肾上腺素的使用可以使术野更清洁，从而使活检时更清晰地看到病灶，而且可以避免在切除过程中对标本的损伤。由于肾上腺素益处和小的风险，在大多数情况下会使用，除非患者对肾上腺素过敏。为了减少局麻药与肾上腺素合用后的烧灼感，可在注射前加入少量碳酸氢钠（8.4%）。

通常使用 1ml 注射器和一个 27~30 规格 5/8 的针注射。注射器保持 30°~45° 的注射角度，针尖的斜面朝下。在真皮层和皮下以适当的方式进行注射，使手术部位的神经完全被阻滞。麻醉的区域要足够大，以覆盖活检部位，从而使患者在术中感觉舒适。在活检部位注射形成一个皮丘通常比区域阻滞效果要更好（图 13.1）。

然后，活检部位可以用无菌一次性贴膜覆盖或将病灶暴露在外。在标记好病灶位置，局麻注射完毕，皮肤准备好以后，就可以进行活检操作。大多数外科医生会在整个活检过程中戴无菌手套和使用无菌器械。当进行更复杂的椭圆形切除时，可以佩戴口罩，但对于大多数切开活检来说，戴口罩不是必需的。

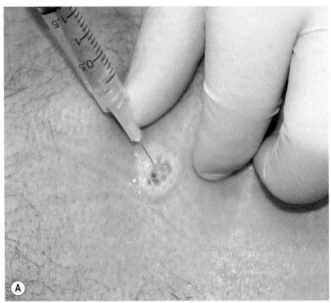

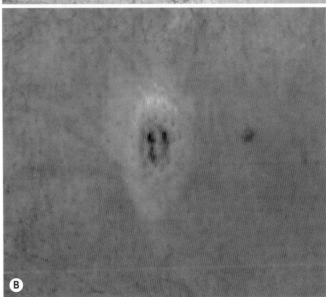

图 13.1　活检部位的局麻。（A）病灶下局麻。（B）皮丘局部特写。病灶在术前准备或局麻注射后可能被掩盖，建议在术前进行活检部位的标记

活检指导原则

活检有几个常用的指导原则。在有炎症的情况下（皮炎），成熟病灶或"活跃"的病灶是取样的理想目标，因为它们最有可能显示病灶的组织病理学特征。如果可能，采集两次样本，从而获取病灶在两个不同阶段的病理信息，进一步提高诊断率。当活检炎症病灶时，通常不需要切取正常组织。钻孔术是所有下肢皮炎时所选择的活检技术。当然，当强烈怀疑皮肤真菌病时，

可能不需要一个全厚皮层的钻孔。在这种情况下，在表面角蛋白上进行氢氧化钾（KOH）试验或过碘酸 - 希夫（PAS）反应将有可能指导治疗。然而，需要指出的是，在角质样本中没有发现皮肤真菌并不能排除真菌病。在这种情况下，临床上可能是隐匿性皮肤真菌病。

尽管对于以下的指导原则没有形成完全一致的共识，但通常解剖位置不同可以选用某种特定的活检方式。比如，足底通常使用钻孔活检术或切除活检术。因为足底深厚的角质层，使用浅表的切削活检术难以获得其下方足够多的活性皮肤诊断标本。

但是，当切削术与碟形切削术用于足底皮肤活检时，需要小心穿过皮肤角质层以获得诊断组织。这些活检技术在四肢光滑（无毛）的表面会更容易进行。当切削术与碟形切削术用于皮肤疣状病灶或其他位于跖侧的皮肤活检时，重要的是，活检部位切口要跨过整个肿瘤表面。这样可以确保真皮毛细血管完全暴露，以确保医生可以获得诊断组织。

孤立性丘疹（凸起的皮肤病灶≤5mm）、结节（凸起的皮肤病灶 >5 mm）、黄斑（皮肤色素改变 <1 cm 的平坦区域）和临床轻度怀疑为恶性肿瘤的病灶，最适合使用切削术或碟形切削术。碟形切削术通常用于相对于邻近正常皮肤较深的病灶取样。这包括没有外生型（向外生长）的病灶，或那些有明显内生型（向内生长）的病灶。带蒂病灶可以用切削术活检取样，也适合用剪除术，尤其是有锥形蒂时。一般来说，大斑块（斑块凸起 >5 mm）最好使用全厚皮层钻孔活检术；但是，斑块较小（尤其是小于 1 cm）时，用切削术或碟形切削术活检更合适。

如上所述，炎症病灶最好使用钻孔术进行活检，以确保能经皮取样。正如其名称所示，皮炎本质上是真皮的炎症状态，尽管其临床表现出现在表皮层，但往往是深层的炎症直接导致的。因为有些情况，如红斑狼疮，组织病理学上诊断是由浅层和深层真皮内的炎症类型决定的，所以在对炎症病灶进行取样时，最好是取皮肤全层的组织样本。色素沉着的病灶，特别是具有显著异型性的病变，应尽可能彻底切除（切除活检）。可以使用大的钻孔术、切削术、碟形切削术或椭圆形切除术。在这些式中，碟形切削术与椭圆形切除术能完全切除病灶。而切削术或碟形切削术通常用于异型性小的色素沉着的斑点病灶。

普遍认为，当对色素沉着的病灶取样时，如果高度怀疑为恶性肿瘤，不能进行浅表切削术活检。这是因为，浅表切削术有肿块切除不完全、机体内残留深部组织肿瘤的风险。这将无法对病变进行精确的深度测量，从而达到精确分期的目的。尽管如此，在切除剩余的肿瘤组织后，可以通过将第 2 次切除的肿瘤厚度加上初次活检中的肿瘤厚度来估计肿瘤的浸润深度。但这种测量方式既缺乏准确性又缺乏精度。而且，粗略的测量推断出的分期及制定的"标准治疗"很可能会误导接下来的治疗，如前哨淋巴结活检或辅助免疫治疗或化疗。另一方面，与浅表切削术相比，碟形切削术通常可以完全切除病灶，为组织病理学检查提供更多的组织标本，从而最大限度地减少组织病理学的诊断错误。碟形切削活检技术也将更有效地为未来可能需要的手术治疗提供指导。因为，当手术治疗黑色素瘤时，与肿瘤在皮肤内的浸润深度和切缘（需要与病灶一起切除的正常组织的量）直接相关，无论初次诊断是通过碟形切削手术还是椭圆形切除术，随后必须再次进行活检部位切除术。

笔者认为，如果可能的话，当高度怀疑皮肤黑色素瘤时，应该选择能够提供整个病灶进行组织病理学分析的取样方式。这能够给病理学家提供机会去查看完整的病灶以利于获得最准确的病理学诊断。这些样本可以获得包括所有预后数据在内的更详尽的报告，为患者获得最佳治疗提供参考。总之，在高度怀疑恶性肿瘤时，我们推荐尽可能使用切除活检术，使用碟形切削术或椭圆形切除术而不是浅表切削术。当病变无法完全切除时，可以使用钻孔活检术。此时的钻孔活检穿刺点位于病变的最突出部位，对应于病变浸润的最深部位和（或）病变颜色最深的部位。

切削活检术和碟形切削活检术

在所有的活检技术中，切削活检术和碟形切削活检术是最快速和最容易操作的。切削活检术是两种取样方法中更浅表的一种，通常只取样到表皮网状层。碟形切削活检术被认为是切削活检术的另一种形式；然而，由于该手术使用的刀片呈弧形，因此它更适合于平的或侵袭性更深的皮肤肿瘤的取样。因此，碟形切削活检术可能被认为是一种比标准的切削活检术更具侵袭性的技术。相比之下，由于直刀或手术刀的天然限制，标准手术刀传统上用于处理丘疹或小结节，这些小结节可以被简单地切掉。同样的方法也适用于带蒂病灶的取样。

传统切削术通常使用 10 号或 15 号手术刀片，而碟形切削术则需要可塑的专用刀片，如 BiopBlade™（Miltex®，York, PA, USA）（图 13.2）或标准双面刀片的一半（图 13.3）。标准的切削活检术和碟形切削活检手

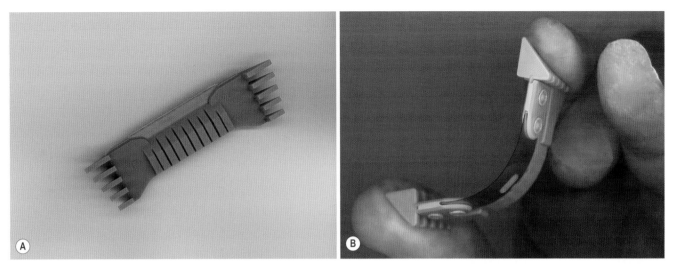

图 13.2　BiopBlade™。（A）刀具。（B）使用碟形切削手术的正确方式

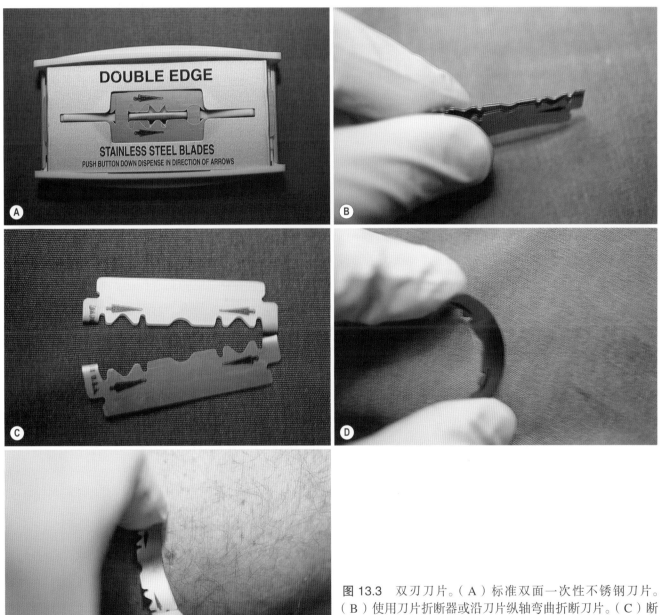

图 13.3　双刃刀片。（A）标准双面一次性不锈钢刀片。（B）使用刀片折断器或沿刀片纵轴弯曲折断刀片。（C）断开的刀片很容易分成两部分。（D）将刀片固定在拇指和中指之间，可使刀片弯曲，以便于切除。（E）碟形切削活检术简便快捷。这种无菌的刀片在使用前无须消毒

术的优点是能够对相对浅表的皮肤病灶进行全部切除取样，特别是当这些病灶位于表皮或真皮乳头处时。在评估色素沉着的病灶时，在真皮 - 表皮界面充分取样是非常重要的，因为痣与黑色素瘤的区别很大程度上取决于其在交界处的组织病理学特征。该区域取样不足可能会限制皮肤病理学家应用必要的组织病理学标准判断，并最终导致误诊。

如前所述，传统切削活检术最大的局限性是深度。如果病灶的深度超过浅表网状真皮层，则可能部分残留在活检部位的底部。由于跖侧表面的角质层和表皮都很厚，在这些表面进行组织活检可能更困难。非常表浅的切削活检术，特别是在肢端表面进行的活检，可能无法完成整个表皮层的取样，因此皮肤病理学家很难，甚至不可能做出诊断。这样的活检可能导致模糊的描述性的组织病理学诊断，而不是明确的诊断。这种不精确的诊断可能对指导治疗毫无用处。

适合切削活检术的皮肤病灶包括获得性纤维角化瘤、皮肤纤维瘤、寻常疣、接触传染性软疣、软垂疣（皮垂）、脂溢性角化病、神经纤维瘤、黑色素细胞痣（任何形式）、光化性角化病、角化棘皮瘤、鳞状细胞癌和基底细胞癌（如果切削活检术足够深）。此外，所有小的和中等大小的色斑可以很容易地用切削活检术取样。炎症病灶和深度侵袭性的肿瘤或皮下软组织肿块不应采用切削活检术取样。切削活检术的术前准备包括用皮肤记号笔标出病灶的轮廓，在病灶上用异丙醇或聚维酮碘消毒准备皮肤，并施以局麻药（通常加用

肾上腺素）。理想情况下，局麻应包括病灶及周围皮肤0.5~1.0 cm 范围，应完全向上凸起形成皮丘。

在进行碟形切削术时，可以用拇指和中指夹住已纵向折成两半的双刃刀片，用于去除皮肤病灶。当准备好刀片时，示指通过施加于刀片背侧压力来弓起和稳定刀片（图 13.4）。BiopBlade™ 和其他类似的器具旨在更轻松、更安全地完成同样的操作。无论选择何种刀片类型，碟形切削术都以同样的方式进行。临床医生将使用非优势手的拇指和示指按压活检部位两侧的皮肤。然后，弓起的刀片中心部分以拉锯状的动作移动，沿着病灶的近侧进入皮肤进行取样。在大多数情况下，刀片只需要平行于皮肤 10°~15°。利用碟形切削手术刀片弓起的弧度调整标本的宽度以切除整个病灶。

在诸多切削术中应用最广泛的是标准切削活检术，它使用标准的 10 号或 15 号手术刀片。对于丘疹性或小结节性肿瘤，这是一种理想的技术，在麻醉和术前准备后，病灶被简单地削除，使其与邻近的皮肤齐平。第一刀在待取样病灶的前缘外。当需要行切削活检术时，病灶周围 1~2 mm 的正常皮肤需要同时切除。同样的，刀片应该以锐角进入表皮。一旦开始切削术，可以用有齿镊夹住新形成的皮缘以利于外科医生更容易使用刀腹切除病灶。通过这种方式，只需简单地"剥离"真皮中部平面，切除病灶进行组织病理学分析（图 13.5）。由于浅表溃疡的再上皮化是通过溃疡基底下残留的外分泌腺结构来完成的，因此外科医生应避免去除整个真皮层，因为这将减慢再上皮化和延迟愈合。此外，当真

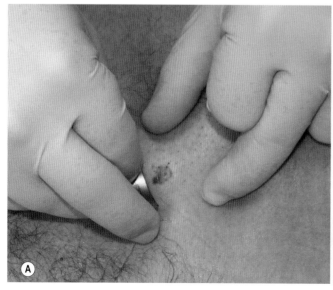
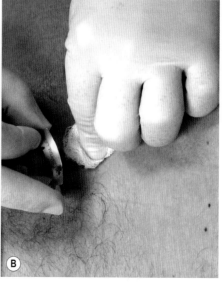

图 13.4　碟形切削活检术。（A）凸起的病灶消毒麻醉后，医生在邻近皮肤施加张力。（B）病灶很快通过碟形切削术切除，并按压止血

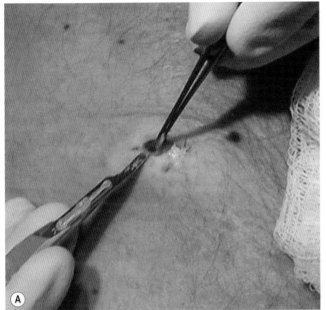

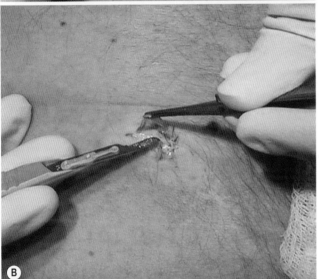

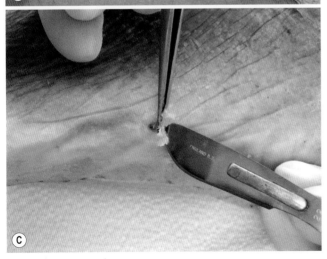

图 13.5 刀片切削术。（A）开始于病灶周围表浅入刀，有齿镊提起皮缘。（B）接着小心剥离，以避免切至皮下，直至削平病灶。（C）该技术对于皮肤浅表病灶活检既快速又简便

皮的胶质被去除后，就有瘢痕增生，这也会带来并发症，尤其病灶在足底表面时。如果怀疑在活检部位切缘残留小部分原发病灶，可以通过刮除术或使用 1.5~2.0 单位的小型电刀切除。

术后，可以直接加压和局部使用化学试剂的联合止血。活检部位的基底部可用棉签涂敷 20% 的六水氯化铝溶液（Drysol®, Person & Covey Inc, CA, USA）烧灼。也可使用其他局部止血方法。但是临床医生应该意识到，许多银和其他含有药物的溶液会导致伤口内色素金属盐的沉积和瘢痕内色素的"文身"样改变。由于这个原因，使用蒙塞尔溶液（20% 的亚硫酸铁）时应保持谨慎。在术后早期护理中，建议湿性愈合以防止瘢痕形成。这可以通过先使用抗生素软膏，再使用润滑乳液或乳霜来完成。

剪除活检术

剪除活检术是一种不太常用的技术，它与切削活检术有一些共同的适应证。非常浅表的病灶和所有带蒂、有茎的病灶都适合剪除活检术。下肢最明显的病灶为皮赘（息肉）、获得性肢端纤维角质瘤、小丝状疣和基底小的化脓性肉芽肿。在大多数情况下，除非病灶部位对触摸或操作非常敏感，否则不需要进行局部麻醉。基底较宽的大病灶可能很难用这种技术去除，需要使用切削术或其他切除手术。

在应用剪除术进行活组织检查时，唯一需要的器械是细齿镊和一把直的或弯的小组织剪（图 13.6）。用镊子夹住病灶，并轻轻地向上牵引，以充分暴露基底。剪刀放置的位置是为了剪除病灶，因此茎的基底部应与邻近的皮肤齐平。通常，病变可以用剪刀尖提起，甚至不需要使用镊子。一般来说，一旦基底被彻底地剪除，会有少量出血；但也会有例外。在这种情况下，和切削活检术一样，基底部可用氯化铝溶液烧灼，并可用小绷带包扎。

钻孔活检术

当需要获取全层皮肤标本，得到一个准确诊断时，钻孔活检术被认为是理想的技术。这是一种快速、安全的手术，提供了良好的美容效果。不像剪除术，钻孔术都需要局部麻醉。钻孔活检术的适应证包括大多数皮肤病、各种形式的皮炎、孤立的斑块、斑片、结节太大而不能用切削术去除、小包囊和所有可以用钻孔术

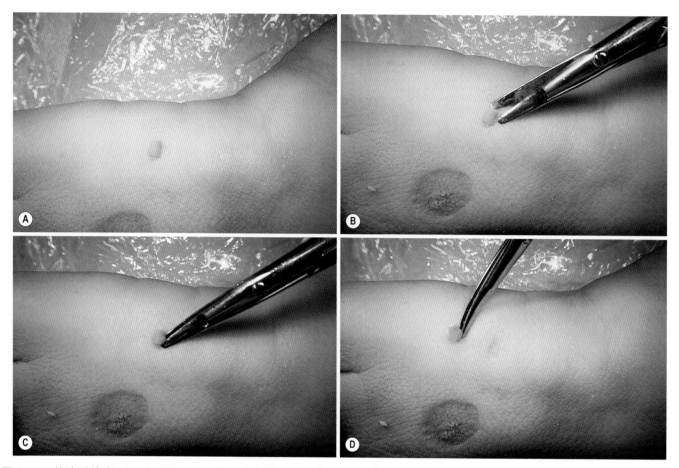

图 13.6 剪除活检术。（A）显示为小的增高或轻微凸起的病灶。（B）弯的组织剪置于病灶的边缘，然后开始剪除术。（C）剪刀合上后完全剪除带蒂的病灶。（D）剪刀剪除病灶而不需要镊子的辅助

完全去除的病灶（切除活检）。皮肤准备和麻醉是这个过程的标准步骤。我们推荐使用局部麻醉药混合肾上腺素，因为它能有效地帮助止血，使标本能很好地显示，以便于从活检部位提取标本。

钻孔活检器械可重复使用或一次性使用。我们认为一次性活检工具更好，因为它们总是锋利、无菌且相对便宜（图 13.7）。可重复使用的工具很快就会变钝，需要不断地重新磨砺，小心翼翼地清洗，细致地包装消毒。钻孔刀具的直径大小在 1~8 mm 之间。2.0 mm、3.0 mm、3.5 mm 和 4 mm 直径的钻孔刀具通常推荐用于下肢皮肤。大尺寸（8.0 mm）刀具通常在切除术中使用。

钻孔活检术很简单，首先用非优势手的拇指和示指在活检部位两侧的皮肤向外拉开绷紧。皮肤与自然皮纹或松弛皮肤张力线呈 90° 拉伸。在优势手拇指和其他手指之间来回旋转器械的同时，轻轻按压刀具，将刀具插入皮肤（图 13.8）。当它来回旋转时，刀具的刀片应该

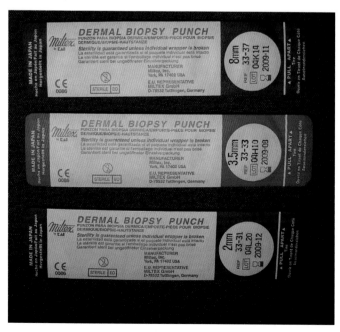

图 13.7 一次性钻孔活检工具。单独包装有各种尺寸，钻孔活检工具在临床上非常有用

刺穿皮肤。直接将刀片推入真皮层会在标本中产生人工痕迹，在某些情况下，这可能会影响后续的分析。

钻孔刀具应推入网状真皮层，需要穿透足够深以获得活检标本底部的皮下脂肪（图 13.9）。重要的是，在进行深度钻孔之前，要了解潜在的解剖结构，以防止对神经、血管和肌腱的损伤。当然，这在足背表面尤其重要。许多外科医生被错误地教导说，钻孔活检总是位于切割表面的中心。然而，这并不是一定的，特别是在足背部。医生通常可以准确地感知钻孔刀具何时穿透真皮，因为当刀片进入皮下脂肪层时，可以感觉到

阻力的减少。当钻孔刀具进入皮下后，无论金属切割器有多少进入皮肤，就要停止向下的压力了。钻孔活检完成后，取出钻孔器械，用细针或细齿钳轻轻抓住标本基底或皮下组织，小心取出标本。必须注意不要将压碎的其他组织混入标本中，因为这将影响诊断。一旦刀具从活检部位移开，使用锐利的虹膜剪或组织剪，剪断活检基底处的结缔组织连接（图 13.10）。偶尔，软组织会塞住钻孔器械，需要取出。当使用较小直径的钻孔器时，特别是在严重角质化的皮肤上进行活检时，这是一个常见的现象。

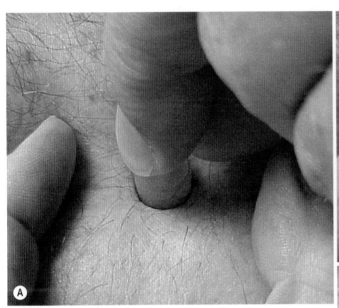

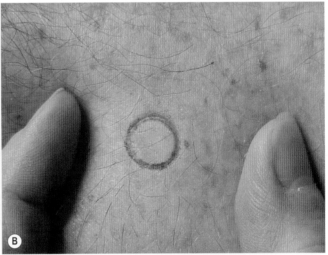

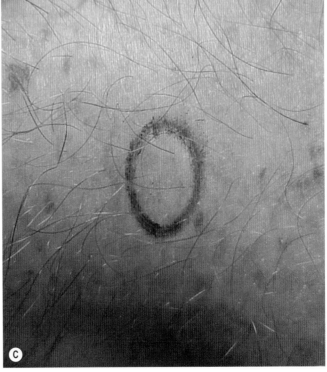

图 13.8 钻孔活检术。皮肤标记显示在圆形钻孔之后形成椭圆形痕迹的原理。（A）标记仪牢固放置于活检部位时，垂直于松弛皮肤张力线拉伸皮肤。（B）持续牵拉皮肤，活检部位呈圆形。（C）一旦张力解除，圆形缺损将松弛呈椭圆形，便于用胶条或缝线缝合

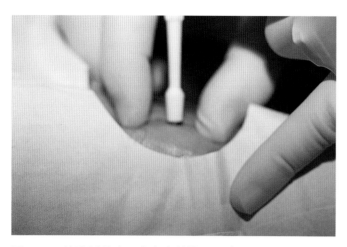

图 13.9 钻孔活检术。在大多数情况下建议显示刀具的全部深度。显然，这个深度不是总能达到的，而是取决于潜在的解剖结构

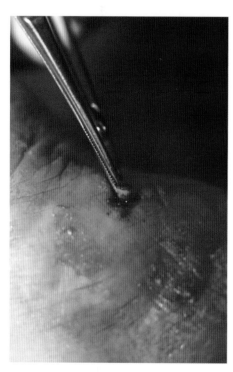

图 13.10 钻孔活检术。用镊子小心地置入病灶下方皮下层取出活检组织。使用一根细针，就像局部麻醉的针，用来提起标本，以便于用剪刀剪断它

直径小的刀具留下的创口（2.0~3.0 mm 直径）通常不需要缝合。当需要缝合时，通常 1~2 条胶条就足够了。较大的钻孔活检部位（≥3.5 mm 直径）可以缝

1~2 针，通常只产生很小的瘢痕。在许多情况下，从下肢（特别是足部和踝关节区域）的单一皮肤病灶上取两个直径 2.0 mm 的钻孔活检可能比一次大的活检更可取。原因很简单，同一病灶上的两次小的钻孔活检可以更充分地取样，而且较小的直径取样可以避免缝合，能快速肉芽形成和上皮再生（图 13.11）。

钻孔活检完成并应用止血剂后，在钻孔部位用敷料或小创可贴覆盖，并告知患者在接下来的 24~48 小时内保持敷料完好、干燥、清洁。然后允许每天淋浴，但在创口闭合之前，不要泡澡。淋浴后，应更换绷带，重新使用之前选用的局部抗生素。使用缝合线时，直到创口愈合才能拆线。拆线时间因患者、钻孔大小和活检部位的位置而异。小腿和踝关节的愈合速度要比足部愈合快得多（3 mm 的钻孔创面大约需要 4~6 天）。足底表面的创面，可能需要 2~3 周的愈合时间。

椭圆形切除活检术

这种形式的切除活检技术与在第 12 章中梭形及椭圆形切除技术一节中描述的技术相同。切除活组织检查的适应证包括皮下肿块和皮肤色素肿瘤，这是高度怀疑恶性的肿瘤。当对较小的病灶或恶性指数低的病灶进行切除活检时，椭圆形切除并不是禁忌。然而，切削术可以更快地切除，伤残率更少并无须缝合，还可以提供相同的组织病理学信息。该切除技术的目的是去除整个皮肤病灶和周围未受累皮肤，如周围的"干净切缘"。由于需要切除的未受累皮肤的宽度因精确诊断而异，因此通常在最初采用简单的活检技术来确定诊断，然后进行椭圆形切除作为最终治疗方法。需要切除的理想皮肤边缘应在局部麻醉浸润前用皮肤标记笔勾画出来，因为局麻后会扭曲皮肤组织，使病灶的界限难以辨别（图 13.12）。标记切除部位的另一种方法是，在待切除病灶的外围界限周围画一个圆圈，然后将圆圈作为椭圆的中心（图 13.13）。病灶的形状可能提示梭形椭圆形切除的方向，但尽可能将切除的纵轴位于或平行于松弛皮肤张力线。

切开活检术

切开活检术的定义是仅部分切除病灶或有问题的部位（图 13.14）。该技术适用于有广泛皮肤受累的多个病灶（如银屑病），或当原发病灶太大而不能通过切除活

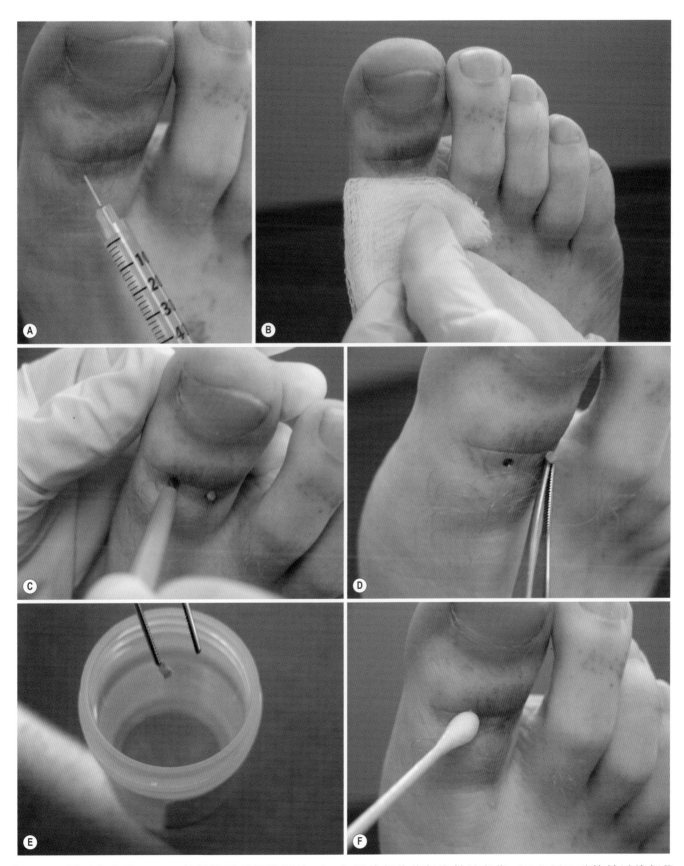

图 13.11 用两个直径 2.0 mm 的钻孔刀具钻孔活检。（A）活检部位均匀注射局麻药。（B）用乙醇擦拭活检部位。（C）分别进行两次活检。（D）用刀具中的活塞将标本从刀具推出。如果仍附有标本，则在不破坏皮肤的情况下小心地取出标本。（E）标本置于含有 10% 福尔马林缓冲液的病理标本杯中。（F）用三氧化铝擦拭皮肤，以防止出血。（G）用抗生素软膏和创可贴覆盖创面。（H）2 周后活检部位的外观

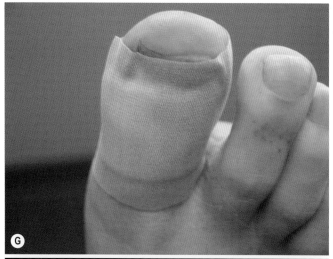

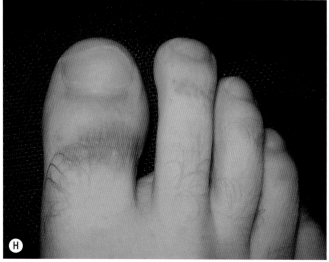

图 13.11 （续）

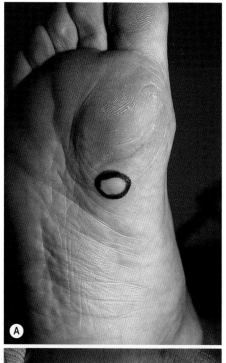

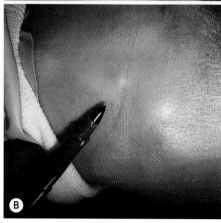

图 13.12 活检部位皮肤标记。（A）局麻和皮肤准备前标记病灶轮廓。（B）这个病灶在局麻前未做皮肤标记，在局麻后，无法找到病灶

检术去除时（晚期原位黑色素瘤）。在组织病理学评估色素性病变时，包含病变与相邻正常皮肤之间的交界面可能是有用的。然而，在皮炎取样时，它没有用处。在这种情况下，临床医生应该取样病灶最活跃的部分，使皮肤科病理学家更容易全面评估病灶的病理改变。

对于有高出于周围皮肤的病灶（斑块、结节、丘疹），最好从最高处取标本。这种病灶通常对应于肿瘤侵袭的最深处。对于大的扁平色斑病灶（斑块），应取样至深部区域。当做椭圆形切口时，活检切除的方向与病灶边缘呈直角，将允许组织病理学评估异常组织向正常组织的转变（图 13.15）。然而，当选择小的钻孔做切开术时，取一半受累皮肤和一半未受累皮肤是不明智的，因为这种做法可能导致组织病理学切片上的肿瘤样

本不足。

椭圆形切开活检术，像椭圆形切除活检一样，应穿透皮肤的全层至皮下组织水平。从组织病理学的角度来说，这将优化标本的质量。对于有深层炎症的情况，如脂膜炎，活检标本应包括皮下脂肪的全层。切开活检所需的深度显然取决于病变的类型及其解剖位置。最好用皮肤抓钩抓住切开活检标本的下面，以防止对送检的皮肤标本造成挤压损伤。

不同区域的炎性病变（皮炎）有不同的临床表现，建议在每个部位进行切开活检。由于某些炎症病灶仅

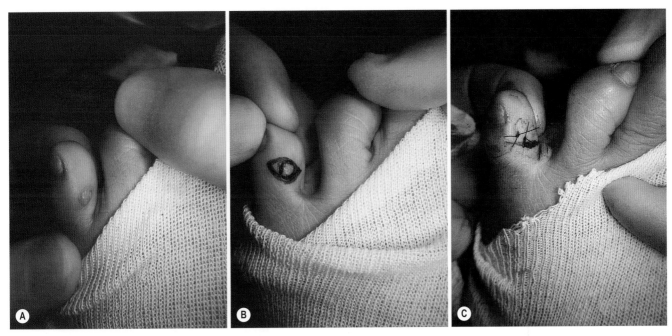

图 13.13 活检前病灶标记。（A）病灶位于第五趾内侧隆起且有色素沉着的区域。（B）在要切除的病灶周围画一个圆，并以此作为椭圆形切除的中心。（C）切除活检病灶外 2 mm 范围。然后进行常规缝合包扎

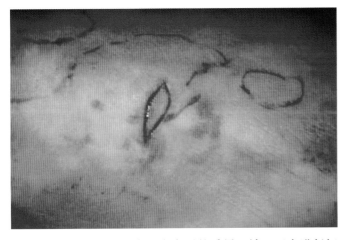

图 13.14 切开活检。病灶有广泛的受累区域，正在进行切开性活检，包括病灶和病灶边缘

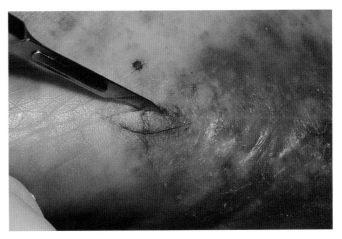

图 13.15 切开活检。活检的定位与病变的边界呈直角。没有理由通过活检取正常组织，但通常建议取病灶的边缘

在其演变的特定阶段具有诊断意义，对不同部位进行取样可获得更精确的组织病理学诊断。同样的原则也适用于对大的斑块取样（大面积平坦的色素变异性病灶）。如前文所述，对色素沉着或疑似恶性肿瘤进行取样时，首选切除活检。与其他全层活检技术一样，是否缝合取决于切除标本的大小，可能只需要胶条，也可能需要更复杂的创口缝合。

病理学检查

所有取出的组织样本送病理检查时，应立即放在组织固定液中（通常为福尔马林液），并标注患者的姓名、年龄、性别、识别号、活检日期和取样的解剖部位。用于组织病理学分析的组织在取出后不应长时间留

在手术台上或器械台上，因为这将导致干燥，这一过程将大大降低标本的质量。填写申请表格时应描述取样的方法和患者基本的临床信息。了解标本获取是通过切削术、钻孔术还是椭圆形切除术，以及该手术是切除还是切开，可以指导皮肤病理医师处理标本。此外，还应包括病灶的临床描述。相关的临床资料包括病变的解剖位置、病变本身的临床描述、临床医生的疑似诊断、相关的临床病史和可能的鉴别诊断。最后，特别说明必须清楚明了地写出来。根据临床情况，这些说明可能包括切缘评估、标本定位指导和特殊研究要求，如分子遗传学、免疫组织化学或微生物学检查。任何可能对皮肤病理学家有用的额外信息也应该包括在内。临床医生的描述就像是皮肤科病理学家的"眼睛"。

临床医生在确保正确的组织病理学诊断方面所起的关键作用是非常重要的。提交临床医生提供的临床和技术信息将极大地帮助皮肤病理学家做出合适的诊断。例如，如果临床医生明确地描述原发病灶是腿部的硬币形皮疹，那么非特异性海绵性皮炎的皮肤活检可以更准确地诊断为钱币状（湿疹性）皮炎。更重要的是，如果皮肤病理学家意识到活检只是更大病灶的一小部分，则可能会更广泛地切除"严重非典型痣"以寻找黑色素瘤。一个能够确保病理申请单包含所有临床相关信息的有用方法是将这些信息分为 5 个方面（5D），这 5 类信息在可能的情况下应与皮肤活检一起以书面形式提交。这些分类都以字母 D 开头，包括体格检查描述（ physical *description* ）、患者人口统计学特征（ patient *demographics* ）（译者注：患者的人口统计学特征包括年龄、性别、教育、社会经济状况以及职业、婚姻状况、种族和宗教信仰等）、病灶持续时间（ lesion's *duration* ）、病灶直径（ lesion's *diameter* ）和标本的疑似诊断（ suspected *diagnosis* of the specimen ）。

通常，用于样品运输的溶液为 10% 福尔马林缓冲液。病理学实验室通常向临床科室提供装有适量固定剂的标本瓶，以及鉴定标签和申请表格。病理实验室也提供标本运输服务，无论是通过快递服务或预付邮费的容器。

最后，我们的建议是，皮肤标本的鉴定应该由专业委员会认证的皮肤病理学医生完成。这并不是说这些组织标本必须送到专门的皮肤病理实验室，因为一些医院和一般实验室也有皮肤病理学医生。也就是说，临床医生必须确认检查他们组织标本的病理学家确实在皮肤病理学方面获得了专业委员会的认证。无论是个人的经验，还是没有官方认证的"研究员培训"，都不能以任何方式证实其具备病理学医生的皮肤病理学技能，或使他们有资格成为皮肤病理学专业的医生。此外，临床医生在与那些自称有专业培训，但缺乏委员会认证的病理学医生打交道时应谨慎。这是因为官方认可的皮肤病理学医生在经过专门的培训结业后，他们就会自然地获得委员会的认证。

（ G. Dock Dockery, Bradley W. Bakotic 著

曹　乐　苗旭东 译

张奉琪　王书亮　张建中 审校）

延伸阅读

扫描书末二维码获取。

第 **14** 章 皮瓣分类与存活因素

引言

皮瓣是替代性的，具有伤害性的，并且常常是不顺从的组织重建媒介。成功的前提是需要彻底的理解和细致的关注。

（Hoopes 1976）

当术后出现伤口并发症时，使用皮瓣和植皮来覆盖下肢组织缺损是一种有益的治疗方法，但有时结果并不令人满意。通过合理的围手术期手术入路计划、适当的软组织处理和术后伤口管理，可以预防许多手术失败或问题的发生。一些伤口最好留到二期愈合，而另一些则对于软组织覆盖反应良好，在瘢痕、组织敏感性、耐久性和美容方面有更好的长期结果。

皮瓣分类

外科医生在决定伤口的覆盖时必须考虑几个因素。除了患者的整体健康状况和该区域的血管状况外，还必须考虑可供移植的组织质量、受区和以最小的潜在风险提供最佳覆盖的皮瓣类型。皮瓣和植皮在移植组织的血供方面有所不同。皮肤移植是在没有自身血液供应的情况下进行的组织移植，皮片的存活完全取决于受区的血供。如中厚或全厚皮片移植，是完全依赖于受区创面血管床的长入而存活的。而皮瓣是携带自身血管供应进行转移的组织瓣。通常，有多种多样的皮瓣设计用来覆盖下肢的组织缺损。

皮瓣可以分为不同的类别。根据皮瓣的血供来源，或根据皮瓣的不同解剖结构，或根据供区位置对皮瓣进行分类。其中最常见的皮瓣类型之一是任意皮瓣（图14.1）。由于皮瓣血供来源是通过皮瓣蒂携带任意的皮内或皮下血管丛，因此被归为任意皮瓣。任意皮瓣的长宽比通常不大于1∶1，以保证皮瓣有足够的血供。根据皮瓣的设计和移动方式，任意皮瓣可分为两大类。旋转、换位或插入皮瓣是围绕旋转点旋转的任意皮瓣，而带蒂、双蒂或 V-Y 任意皮瓣是推进皮瓣。相反，轴型皮瓣通过沿皮瓣长轴的解剖上可识别的动静脉系统供血（图 14.2）。由于血液供应是直接通过已知的动静脉进入的，这使得长宽比更大，增加了皮瓣的灌注压力，因此具有更大的活动弧度。轴型皮瓣分为三种亚型：半岛状皮瓣，有一个直接的皮动静脉供应真皮下血管网并沿皮瓣纵轴走行；岛状皮瓣，由于皮瓣蒂部被完全解剖分离，直接由唯一的皮肤血管供应；游离皮瓣，是岛状皮瓣的血液供应在基底部被解剖离断，移植到身体的其他部位。

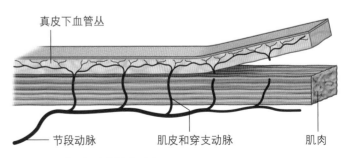

图 14.1　任意皮瓣图示（*Reproduced with permission from: Dockery, G.L., Christensen, J.C., 1986. Principles and descriptions of design of skin flaps for use on the lower extremity. Clin Podiatr Med Surg 3, 563–577.* ）

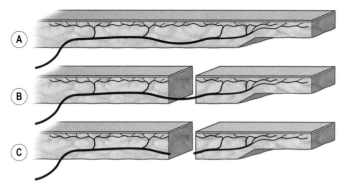

图 14.2　轴型皮瓣。（A）半岛状轴型皮瓣。（B）岛状轴型皮瓣。（C）游离皮瓣（*Reproduced with permission from: Dockery, G.L., Christensen, J.C., 1986. Principles and descriptions of design of skin flaps for use on the lower extremity. Clin Podiatr Med Surg 3, 563–577.*）

如上所述，岛状皮瓣是一种轴型皮瓣，其蒂部的大部分软组织从血管束中解剖分离出来。由于包括皮肤在内的软组织从血管束中移除，与半岛状皮瓣相比，该皮瓣具有更大的灵活性。然而，如果血管束因更广泛的软组织剥离而受损，则皮瓣坏死的风险更大。

根据被转移组织的类型对皮瓣进行的分类，明确了皮瓣的类型和每一类皮瓣的潜在风险。筋膜皮瓣已被证明对于覆盖大面积缺损是非常有效的。筋膜皮瓣是由皮肤、皮下组织和筋膜组成的复合皮瓣，但不包括邻近区域的肌肉。该皮瓣以深筋膜的血管丛为基础。

与肌瓣或肌皮瓣相比，筋膜瓣有几个优点，例如易于切取，体积较小，更容易转移，无功能障碍。肌皮瓣是由知名血管蒂供给的皮肤、皮下组织和肌肉组成。它可用作半岛状、岛状或游离组织瓣。游离皮瓣是切断血管束的轴型皮瓣，整个皮瓣和血液供应被转移到受体部位，并重新连接到受体部位可用的血管系统。由于吻合部位可能存在血栓形成，因此该皮瓣失败的风险增加。在某些特殊情况下，神经也可以与血管束一起转移，以保留皮瓣的感觉。这在承受负重、支撑等高压力的区域更为适用。

最终的皮瓣分类系统要考虑供区的位置。局部皮瓣是在缺损附近或毗邻转移组织的方法。根据皮瓣的转位方式，局部皮瓣分为四种主要类型。推进皮瓣直接向前移动，不需要横向移动，例如 V-Y 推进皮瓣。第二种局部皮瓣是旋转皮瓣，它是一种半圆形皮瓣，围绕一个轴点旋转到邻近区域，并以圆弧形式移动。转位皮瓣是指将皮瓣组织围绕一个轴点向外转移，通常设计成矩形，皮瓣通常比缺损长。转位在旋转时减少了缺损的长

度。例如 Z 形皮瓣或菱形皮瓣。最后一个局部皮瓣是嵌入皮瓣，它围绕一个轴点旋转到附近但不相邻的缺损处，蒂穿过皮桥的上方或下方。例如岛状带蒂皮瓣（见图 18.23）。

远位皮瓣是指从不相邻的解剖部位转移过来的皮瓣组织，例如从身体的不同部位转移过来的组织。带蒂皮瓣是一种距离较远的皮瓣，该皮瓣仍然保留原来的血供；而游离皮瓣是一种带蒂皮瓣，其本身的血液供应与原来供区血运断开，并重新连接在受区的血管上。显然，在皮瓣的分类中有明显的重叠，描述一种皮瓣设计的分类系统不能完全区分于另一种分类系统，因此可以使用多种分类。

皮瓣的血管解剖

为了真正理解不同的皮瓣设计和特定皮瓣的特点，必须清楚地了解皮瓣的血管解剖，以正确地将皮瓣应用于各种情况。皮肤的微循环和大循环模式都会影响皮瓣的存活。大循环由节段、穿支和皮肤血管系统组成。节段血管位于肌肉深部。穿支血管从节段血管分出并供养肌肉。皮血管分支从穿支血管发出，包含肌皮支，或直接起源于节段血管。肌皮血管垂直于皮肤，直接皮血管平行于皮肤表面排列。直接皮血管伴有并行静脉。皮肤血流分布是由位于真皮及皮下的直接皮动脉和肌皮动脉组成的广泛的网状血管丛（图 14.3）。

皮瓣微循环涉及循环系统内最小的末梢血管，包括小动脉、小静脉、毛细血管和动静脉吻合。这些小的末梢血管从上述皮肤和皮下动脉丛发出，然后继续走行在乳头状真皮层和真皮 - 表皮交界处，终止于皮肤毛细血管。血液流入毛细血管网，然后流入毛细血管后小静脉，收集小静脉血流。在动静脉系统之间也有动静脉吻合，可以绕过毛细血管系统。淋巴管也参与微循环，如果破裂可导致皮瓣水肿。微循环负责废物清除、营养交换、体温调节和局部血流调节。虽然皮肤循环是丰富和广泛的，但皮肤本身的新陈代谢需求较低，所以只需有一小部分潜在的皮肤循环就可以维持皮肤存活。这种循环机制与各种皮瓣的设计和存活高度相关。

血管体区

为了真正了解皮肤和软组织复杂的血管系统，了解足部、踝部和腿部血管体区的位置和重要性是至关重要的。血管体区是由源动脉提供的一种特定的三维立体

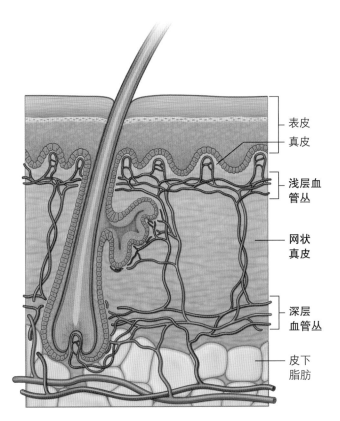

图 14.3 图示浅表及深层血管丛的关系，以及穿支血管和直接皮肤血管的分支

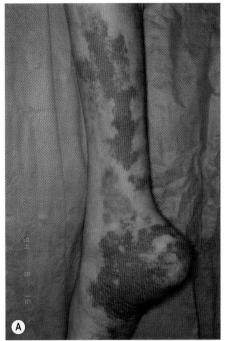

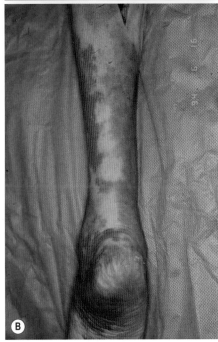

交通吻合组织，可以包含以下一个或多个部分：皮肤、结缔组织、肌肉和骨骼。静脉区域是一个血流共同汇入某知名静脉的三维立体区域，通过"变动"静脉与邻近的静脉区域相连。血管体区和静脉区域常常互相吻合形成一个区域称为血管节。每个血管体区覆盖一个特定的区域，但可以通过正常口径的血管或通过 choke 血管与附近的其他血管体吻合。choke 血管细小，其分支口径逐渐缩小，通常在血管体区之间关闭。然而，如果压力梯度下降，通过特定源动脉或血管体的血流减少，那么这些 choke 血管就会打开，允许血液从一个血管体区流向另一个血管体区，从而恢复已减少的血管体区的血流。（译者注：choke 意为逐渐缩小的管道。choke 血管指相邻穿支血管之间互相吻合的细小的血管网。）

　　足踝部有 5 个不同的血管体区，由以下 3 条源动脉供血：①胫前动脉，后延续为足背动脉；②胫后动脉，发出跟骨支和足底内侧、外侧动脉；③腓动脉，发出腓动脉的前穿支和跟骨支。总而言之，胫后动脉供养踝关节内侧及内后侧、足跟部和足底（图 14.4）。胫前动脉供养踝关节前方，然后通过足背动脉供养足背（图 14.5）。腓动脉供应踝关节前外侧上方、足跟部外侧及

图 14.4 胫后动脉的血管体区及其分支。小腿胫后动脉血管体区从小腿内侧延伸至小腿后内侧。跟腱正中线为其外侧边界，胫骨前内侧前缘为其前方边界（*Reproduced with permission from: Attinger, C., Cooper, P., Blume, P., et al., 2001. The safest surgical incisions and amputations applying the angiosome principles and using Doppler to assess the arterial–arterial connections of the foot and ankle. Foot Ankle Clin 6, 745–799.*）

跖侧（图 14.6）。

　　对重建外科医生来说，评估和了解足踝部每一个

125

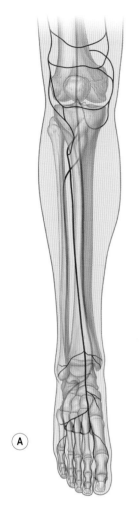

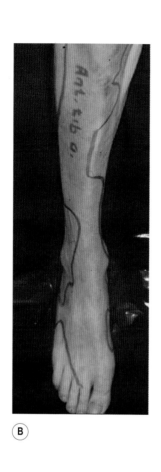

图 14.5 胫前动脉的血管体区及其分支。胫前动脉血管区分布于小腿的前方，供应前方间室，胫前血管体区的外侧边界为腓骨，内侧边界为胫骨前缘（*Reproduced with permission from: Attinger, C., Cooper, P., Blume, P., et al., 2001. The safest surgical incisions and amputations applying the angiosome principles and using Doppler to assess the arterial–arterial connections of the foot and ankle. Foot Ankle Clin 6, 745–799.*）

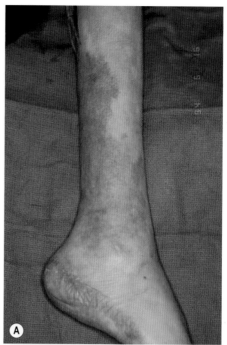

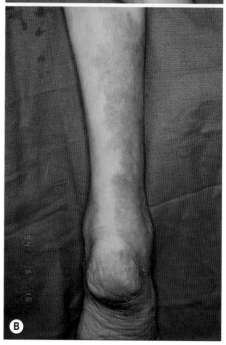

图 14.6 腓动脉的血管体区及其分支。血管体区自小腿后方的正中延伸至外侧间室的前缘，向下延伸至踝关节前外侧和足跟外侧（*Reproduced with permission from: Attinger, C., Cooper, P., Blume, P., et al., 2001. The safest surgical incisions and amputations applying the angiosome principles and using Doppler to assess the arterial–arterial connections of the foot and ankle. Foot Ankle Clin 6, 745–799.*）

血管体区及其源动脉血供的精确细节是至关重要的。胫后动脉发出的内踝后支与足背动脉的内踝前支相吻合，供养内踝区域。跟内支大约在同一水平处分支并供养足跟部。跟内支血供区域边界包括足跟后内侧、整个足跟跖侧以及足跟后外侧与跖侧之间的光滑区交界处。足底内侧动脉的供血区域范围包含足内侧部位（图 14.7）。它的近端边界为足跟跖侧的前内侧缘；外侧界为足底中线；远端边界为前足足底的后缘；内侧界为足弓上方的光滑区交界处。在某些情况下，前方边界存在变异，可以一直延伸到踇趾。

足底外侧动脉供应的血管体区包括足底外侧以及

前足足底。足底外侧动脉血管体区的边界包括：近端边界为足跟跖侧的前外侧缘；内侧缘近端为足底中线；内侧缘远端为前足跖内侧与前足背内侧远端光滑区交

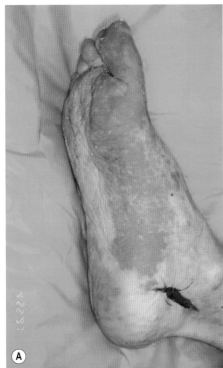

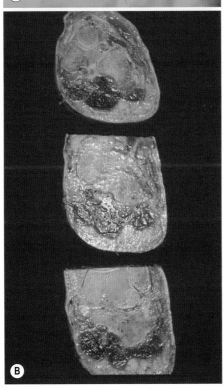

图 14.7 （A）在灌注的尸体标本中，由足底内侧动脉供应的血管体区。（B）在本例中，由于血管分支的解剖变异，血管供应区域也包括踇趾。踇趾可能是由第一跖背动脉与足底外侧动脉共同供应的血管体区。血管供应区域是三维立体结构，包括皮肤、皮下筋膜、肌肉和骨骼（From: Attinger, C., Cooper, P., Blume, P., et al., 2001. The safest surgical incisions and amputations applying the angiosome principles and using Doppler to assess the arterial–arterial connections of the foot and ankle. Foot Ankle Clin 6, 745–799. ）

界处。外侧缘为足背外侧与足底表面之间的光滑区交界处。前缘包括整个前足跖侧及踇趾跖侧。踇趾也可以是足底内侧动脉或足背动脉血管体区。足底外侧动脉和足背动脉共同形成足底深部横弓，足背动脉是足弓的主要供应血管。

腿前动脉供应小腿前间室和踝关节，并发出与腓动脉前穿支吻合的外踝前动脉。在同一水平，它发出内踝支并与胫后动脉的内踝后动脉吻合。然后胫前动脉继续延伸成为足背动脉。足背动脉血管体区包括整个足背，足背内侧由足底内侧动脉供应；足背外侧由腓动脉的跟骨支和穿支以及足底外侧动脉供应；前面，从足底外侧动脉的穿支到跖背。如上所述，足背动脉通过深横弓和足底外侧动脉一起对足底血供起到重要作用。

腓动脉在外踝水平以上分成跟外侧支和前穿支。跟外侧支供养区域包括足跟外侧和足底，内侧边界位于足跟内侧光滑区交界处，向前至第五跖骨近端，向上至外踝。前穿支穿过前肌间隔，直接与胫前动脉的外踝前动脉相连。前穿支直接供养覆盖在远端骨间膜上的皮肤。

这些主干的动脉通过交通支都有直接的动脉 - 动脉连接，如果一个主干的血流途径被中断，可以有其他血流途径供应。对动脉 - 动脉连接的了解，可使外科医生能够更好地了解每个血管体区的顺行和逆行血流模式，从而准确设计皮瓣或手术入路，获得更好的可预测结果。腓动脉与胫后动脉在小腿远端1/3处的跟腱后方通过 1~3 个横行交通支相连。腓动脉通过前穿支与胫前动脉相通。

胫前动脉与胫后动脉仅在 Lisfranc 关节的远端相沟通，在第一跖骨间隙近端足背动脉发出足底深支进入足底并与足底外侧动脉相连。利用手持式多普勒仪通过手指按压选择性阻断动脉上方或下方，可以快速准确地预测进入任何血管体区血流的存在和方向。如果源动脉在多普勒探头上方被阻断，动脉血流继续，那么该血管体区存在另一支源动脉的逆行血流充盈。如果所有的血流都停止了，那么只存在从源动脉发出的顺行血流充盈。如果源动脉在多普勒探头下方阻断，所有血流停止，则只有逆行血流，但如果血流继续，则是顺行血流供给该血管体区。通过这种方式，外科医生可以绘制出足部和踝关节 5 个血管体区的血流图，以达到皮瓣生存的最佳效果。

皮瓣设计

皮瓣的设计始于全面考虑组织缺损覆盖所需要的软组织类型、受区附近可用软组织的质量、受区的质量、缺损部位或供体组织的血流以及患者的整体健康状况。选择一个合适的供区，必须考虑供区整体情况；解剖的复杂性和皮瓣的耐用度；供区能直接或通过皮肤移植关闭创面以及患者的一些相关因素，如在皮瓣移植区域先前经历过手术、创伤或辐射等问题。

皮瓣的设计还应考虑皮肤的弹性、松弛皮肤张力线的位置、皮瓣的旋转点和蒂的位置（使蒂部的张力最小）以确保皮瓣有足够的血供。为了提高皮瓣的存活能力，外科医生设计皮瓣时需要考虑相邻血管体区 choke 血管的应用理念。如前所述，choke 血管通常在血管体区之间呈关闭状态。如果压力梯度下降，choke 血管将在血管体区边缘和缺血的血管体区之间打开（图 14.8）。如果压力梯度下降和局部缺血发生突然，choke 血管将开始开放，并在 ≥4 天后充分供给缺血的血管体区。这

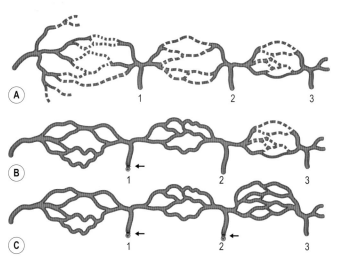

图 14.8　Choke 血管对邻近缺血血管体区的反应。（A）如果 1 号动脉失去血供，A 动脉有可能通过两者之间开放的 choke 血管，直接向由 1 号动脉供血的邻近区域供血。（B）切断血管 1。在接下来的 72 小时内，连接 1 号血管体区和 2 号血管体区的 choke 血管打开。皮瓣延迟供血以便于 B 动脉的血流可以提供曾经由 1 号动脉供血的区域，也有可能供给 2 号动脉供养的血管体区。（C）由于 2 号动脉已结扎，再过 72 小时，动脉 C 的供血范围进一步扩大。这种连续的延迟（先结扎 1 号动脉，然后再结扎 2 号动脉）使动脉 C 能够供应 1 号、2 号和 3 号动脉所供血的区域，因为它们之间的 choke 血管有足够时间打开（*Adapted from: Taylor, G.I., Corlett, R.J., Caddy, C.M., et al., 1992. An anatomic review of the delay phenomenon: II. Clinical application. Plast Reconstr Surg 89, 408–416.*）

就是所谓的延迟现象，这对皮瓣存活非常有用。如果该区域长期处于血管受损状态，则血管体区边缘的 choke 血管将会打开，并向缺血的血管体区供血。

在皮瓣的设计中，长宽比被认为是保证皮瓣血流充足的最重要因素。现在，随着对血管体区和 choke 血管扩大动脉供血范围能力的了解，它在整体设计中的重要性已经降低。

外科医生可利用延迟现象创建皮瓣来提高皮瓣的存活率，但 7 天左右不能进行皮瓣转移。这使得 choke 血管对手术损伤引起的压力梯度的突然下降做出反应，在血管体区之间打开，增加皮瓣的血供。但这并不是说不需要考虑皮瓣的宽度。当皮瓣蒂变得非常狭窄时，蒂部没有足够大的血管来供养它的可能性就会增加，此时，皮瓣的宽度就变得非常重要。

任何皮瓣重建的目标都是以最小的风险和组织创伤，获取最大的成功可能性，并以相似质量和外观的组织覆盖缺损或受区。这就要求外科医生评估受区和供区的组织，以确定相容性或在必要时寻找其他可能的供区组织。如果需要，可以使用皮肤组织扩张器获得更大的供区组织。

皮瓣失败与存活因素

皮瓣失败通常是由皮瓣设计不佳造成的。这通常发生在外科医生在术前设计时没有真正充分考虑到以上所有因素。皮瓣失败的原因既有内在因素，也有外在因素。外在因素往往是由于外科医生的错误造成的。常见的外在因素是可以避免的，如过度的皮肤牵拉、皮瓣大小不足、皮瓣蒂扭转或扭结、过度的压迫和在经受创伤或辐射组织内不适当地设计皮瓣。另一些外在因素不是完全在外科医生的控制范围内，如血管动脉硬化、低血压、吻合口血栓形成、感染和血肿。引起皮瓣失败的唯一内在因素是缺乏足够的营养血流量，无论是由于静脉还是动脉供血不足。

由于大部分皮瓣的失败可能是由于手术失误，我们可以采取一些措施来提高皮瓣的存活率。除了在皮瓣的设计和受区的准备上完全遵循的手术原则外，前面讨论的延迟现象原理大大提高了皮瓣的存活率。关于延迟现象如何增加皮瓣的存活有两种理论。第一种理论是，延迟供血使组织缺血，使皮瓣组织以比通常需要更少的营养血流量来提高存活率。第二种理论认为，延迟现象实际上改善或增加了 choke 血管的血管再分布。两者都对皮瓣的存活率有影响。有人曾尝试在不进行手术干预

的情况下，通过制造缺氧环境使组织产生反应来复制延迟现象的作用。一种方法是在手术前 4 周将患者和组织暴露于间歇性缺氧环境，然后置于正常有氧环境。这与一些高水平运动员为了提高竞技成绩，在高海拔地区训练的方法类似。另一种方法是在皮瓣的边缘缝合以减少血流，从而降低术前该区域的氧气水平。在这两种方法中，皮瓣灌注和血氧分压（PO_2）水平以及整体皮瓣存活率都有所增加。一些外科医生也会使用药物，如血管扩张剂，来增加皮瓣的血供，但这在医学界并不是标准方法。目前还没有发现肝素会影响皮瓣的整体存活率，但是大剂量阿司匹林在动物模型中显示出了效果，它可以调节移植部位的炎症反应，并通过直接扩张血管改善皮瓣循环。然而，人体所需的等效剂量太大，因此不推荐使用。另一种可能的药物是 β 肾上腺素能激动剂异舒普林。异舒普林能引起毛细血管扩张和血流增加而且副作用很少。

如果出现并发症，皮瓣的存活率取决于及时的干预。这需要密切监测皮瓣以评估其状态。临床观察仍然是评价皮瓣存活能力的最佳方法。苍白的皮瓣表示动脉供血不足，暗紫色的皮瓣表示静脉回流不畅或静脉淤血。如果不采取干预措施，这两种情况都将导致皮瓣的坏死。通常，皮肤出血和毛细血管再充盈结合临床观察和判断就足以判断皮瓣是否存活。客观的检查也可以用来帮助评估皮瓣，如荧光素染色评价毛细血管扩散、分光光度法、多普勒超声、激光多普勒和经皮氧分压。经皮氧分压是最早发现缺血、创伤最小的皮瓣缺血检测方法之一。

总结

成功的皮瓣手术需要综合而全面的手术计划，并为患者带来最好的预后。所有可能的选择，从简单的到复杂的，都应在手术之前予以考虑。对人体解剖学和血管解剖学的全面了解是实施皮瓣手术的关键。即使有充足的基础知识，外科医生也应该有一个备用方案，以应对皮瓣出现未能预期的一些特殊情况。如果皮瓣在解剖分离时出现损伤，就不能再被使用。对于每一种情况和每一位患者来说，都要对皮瓣可能出现的问题做出意料之中的预期判断。这就要求外科医生为皮瓣的各种反复无常做好准备，且最终仍能为患者提供一个成功的治疗结果。

（Mary E. Crawford 著　曹　乐　苗旭东 译
丰　波　孙　超　张建中 校）

延伸阅读

扫描书末二维码获取。

V–Y 成形术

V–Y 组织推进术是一种有效的外科技术，可用于处理下肢瘢痕、皮肤挛缩（尤其是外侧足趾）和足部其他部位皮肤缺损。为了成功地施行这项技术，必须制订一个详细的计划并很好地执行。重要的是要注意手术区域皮肤或组织下方的神经血管解剖结构。在手术开始时详细的计划将会减少许多潜在的并发症，这些并发症通常与皮肤移植和推进手术有关。

在基本分类方法中，皮瓣主要以两种方法分类：①皮瓣的供血类型；②皮瓣的形状和推进方向。了解一个皮瓣的血液供应对其存活是至关重要的，皮瓣的设计和放置亦是如此。基于血供的皮瓣类型的例子包括轴型皮瓣、随意皮瓣或岛状皮瓣。根据皮瓣的活动和位移情况对皮瓣进行分类的方法也是非常有用的。局部皮瓣可进一步分为两类：围绕固定点旋转以覆盖缺损的皮瓣（旋转皮瓣）和向前推进以覆盖缺损的皮瓣（推进皮瓣）。V–Y 推进皮瓣属于后一种，这种皮瓣主要是从供体部位到受体部位的直线移动，没有旋转或侧向移动（图 15.1）。在这种类型的皮瓣中，皮瓣主要移动的作用十分明显，以至于次要移动作用虽有时相当于或大于初级移动作用，但可能此作用并不明显（图 15.2）。

V–Y 推进皮瓣的最大优点是操作简单，皮肤颜色和质地与周围皮肤完美匹配，该区域的毛发生长基本不受干扰，皮瓣的厚度与邻近的皮肤组织一致。该术式适用于前足的锤状趾相关的组织挛缩以及跖趾关节区域的瘢痕或挛缩。对足背侧挛缩的足趾可行单个窄的 Wilson V–Y 手术，特别是在第五趾（图 15.3）。尤其适用于只有轻微的挛缩和趾长伸肌腱紧张的第五趾。当足趾有更大的挛缩或以前在该区域做过手术时，需要进行更宽的 V–Y 成形术（图 15.4~ 图 15.6）。

V–Y 成形术的前端移动到它的新位置只允许增加大约 20% 的距离。对于更大程度的挛缩这通常是不够的。而 Z 形成形术，更适合处理这种情况。组织的处理方式和术前准备直接关系到 V–Y 技术的结果。这样做的目的是在尽可能少剥离的情况下移动组织，并且不会对由此产生的皮瓣造成不必要的张力。最小限度的剥离将减少阻断血运的可能，特别是在皮瓣的尖端。

手术前应用记号笔将切口的轮廓标在皮肤上，并在 V 形皮瓣中间标出挛缩线（图 15.7）。第一个切口用手术刀刀尖（通常是 15 号刀片）从 V 形尖端的开始，然后用刀腹向底部推进，最后再次用刀尖完成切口（图 15.8）。第二个切口以类似的方式完成 V 形切开（图 15.9）。当切口用于跖趾关节挛缩时，V 成形术中三角形的顶点为近端。将切口深达皮下层，以钝性的方式进行分离，并仔细地游离周围组织。切开皮瓣时，皮拉钩

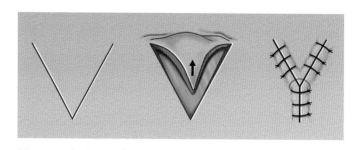

图 15.1　标准 V–Y 推进皮瓣。将皮肤切口做成 V 形，然后向前移动，从而减少与皮肤推进方向的挛缩或张力。尖端的直接闭合产生一个 Y 形的缝合线

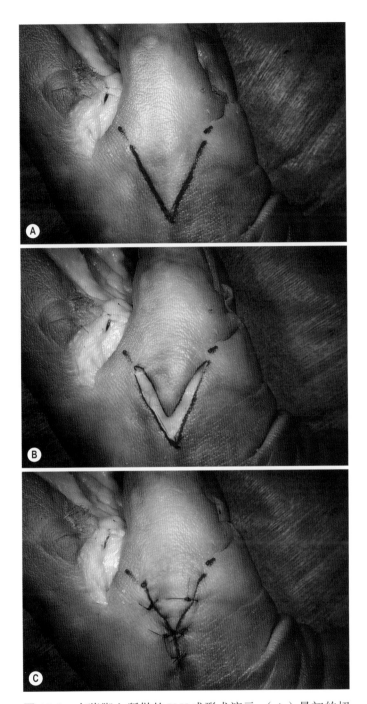

图 15.2　在猪脚上所做的 V-Y 成形术演示。（A）最初的切口计划在关节上，底部的宽度与需要移动的组织的宽度一致。（B）皮瓣组织在底部被小心解剖分离，可见明显的移位。（C）最终缝合显示出 Y 形外观

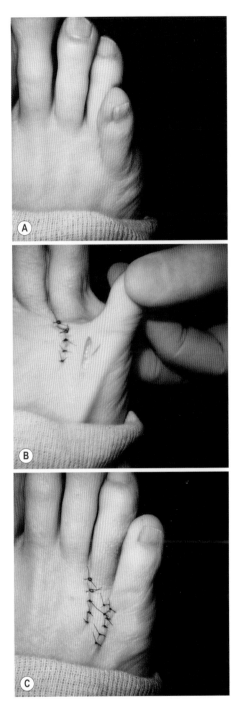

图 15.3　Wilson V-Y 成形术。（A）当皮肤和趾长伸肌腱有轻微挛缩时，第五趾的畸形很容易用手法矫正。（B）窄的 Wilson V-Y 成形术通常是必需的。（C）缝合后的最终外观，皮肤和肌腱松紧适宜。注意：外观畸形已得到纠正

应轻轻钩住皮下层，而不是用钳子抓持或夹住真皮或表皮层。皮拉钩可置于 V 形切口的顶端，深部解剖游离组织时，近端轻轻施以压力以帮助组织松解（图 15.10）。

　　当处理挛缩的足趾时，可以通过相同的切口进行软组织松解，包括肌腱和关节囊。并在解剖过程中，注意保护其下方的神经血管结构。当完成组织解剖分离后，V 形切口即转化为 Y 形切口（图 15.11）。当把足趾置于畸形纠正的位置时，皮瓣组织向前移动。此时周围深部组织、皮肤或皮瓣应无张力。首先关闭 Y 形切口的底部（图 15.12），然后是皮瓣的尖端，用简单的尖

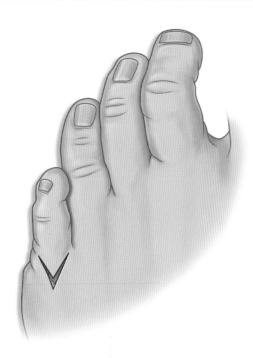

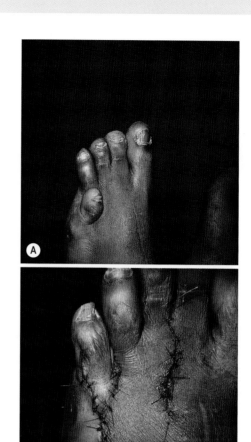

图 15.4　V-Y- 成形术。经典的 V-Y 切口，在第五跖趾关节上有一个更宽的底部。基底的宽度需要覆盖整个挛缩组织，因为较窄的底部皮肤没有足够的移动量

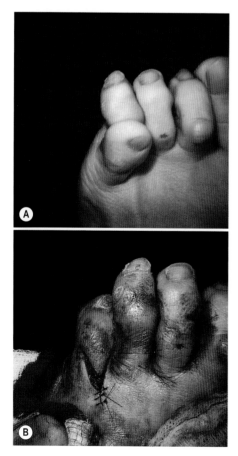

图 15.6　标准的 V-Y 成形术。（A）在先前的瘢痕形成和挛缩的情况下，畸形不容易纠正。（B）需要再次行更宽、更长的 V-Y 成形术，以松解目前中度的挛缩

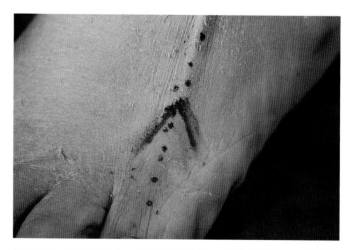

图 15.5　标准的 V-Y 成形术。（A）第五趾背侧皮肤挛缩越重，畸形也越明显。（B）需要更宽、更长的 V-Y 成形术来矫正足趾畸形

图 15.7　V-Y 成形术。在挛缩皮肤的中心线（虚线）上方画出了 V 形

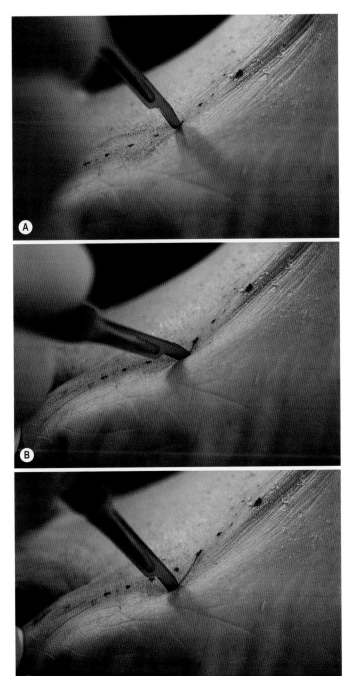

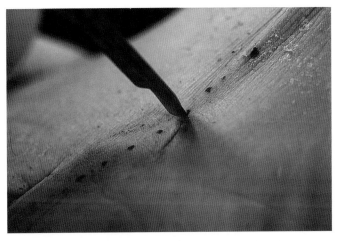

图 15.9　V-Y 成形术。以类似的方式完成第二个切口

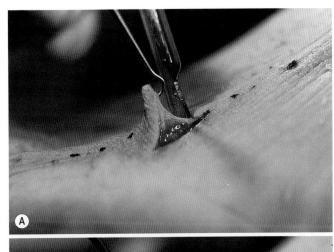

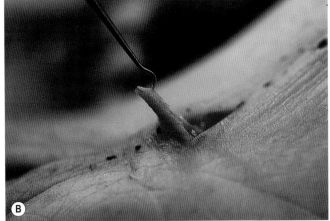

图 15.8　V-Y 成形术。(A) 用手术刀的尖部开始切口。(B)
继续用刀腹切开。(C) 再以刀尖结束切口

图 15.10　V-Y 成形术。(A) 当翻起皮瓣时，用皮拉钩固定
皮瓣。(B) 皮瓣完全展开，现在足趾可以复位

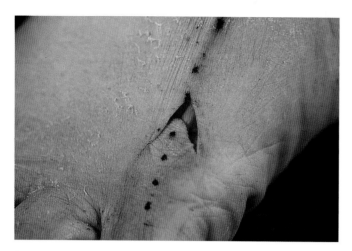

图 15.11 V-Y 成形术。允许 V 形皮瓣推进到其新的位置。此时还可以进行肌腱或关节囊的延长

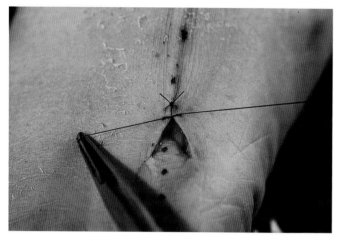

图 15.12 V-Y 成形术。Y 形切口的底部用间断的不可吸收缝合线闭合

端缝合（也称为三点角缝合或 Gillie 角缝合）或在 V 形顶端部分埋入的水平缝合（图 15.13、图 15.14）。其余切口用更多间断的非吸收缝线闭合（图 15.15）。皮肤边缘小心均匀地闭合，在切口的两边各缝上等量的组织，使皮肤边缘适当地外翻。当正确操作时，很容易看到张力的释放和适宜闭合的程度。虽然看起来可将 V 形皮瓣翻转设计，让底部近端在跖趾关节上方，可更好地改善潜在的皮瓣血供，但并不推荐这样做，因为这样操作会明显丢失皮瓣的推进量（图 15.16）。由于这种皮瓣即使正确操作也只能提供较少的推进量，因此降低了它的应用价值。

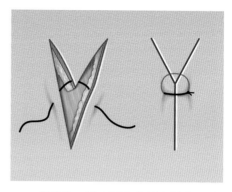

图 15.13 V-Y 成形术。用于固定皮瓣尖端的顶端缝合（或三点角缝合）的示意图

Y-V 成形术

另一种推进皮瓣是 Y-V 皮瓣。本质上说，这种皮瓣与 V-Y 皮瓣相反，它沿着 Y-V 方向增加张力，并垂直于皮瓣方向释放张力（图 15.17）。手术通常采用多个 Y-V 切口（图 15.18）。使用连续多个这种皮瓣可以解除前足背侧挛缩、烧伤瘢痕挛缩或足趾挛缩（图 15.19）。

Y-V 成形术的切口深达皮下组织层，轻微解剖分离周围组织。用皮拉钩轻轻拉住皮瓣尖端的皮下组织，小心不要损伤尖端的皮肤层。当挛缩解除时，Y 形切口在底部用简单的间断缝合来闭合，以释放尖端的张力。其闭合效果可与 Z 形成形术相媲美。

V-Y-S 成形术

该成形术结合了 V-Y 成形术和第 12 章所描述的具有旋转能力的 S 形成形术。这种组合最大限度地保护了组织并减少了对伤口边缘的破坏。圆形缺损适合于这一成形术，对四肢皮肤紧绷的区域很有效。

先在皮肤上标记勾画出病变的轮廓，然后在标记的圆形图形外以 3:1 模式画出椭圆形或梭形标记。该标记的长轴平行于最大皮肤张力线，沿着松弛皮肤张力线或皮肤皱褶设计。切除圆形缺损，在缺损的两侧留下两个三角形部分。将其中一个三角形完整的一面沿其整个长度切开皮肤，并沿着剩余边的 30%~50% 进行反向切开。这就产生了一个部分完整的皮瓣。在每一侧做反向切开时，切边不能超过一侧的 50%，这一点很重要。

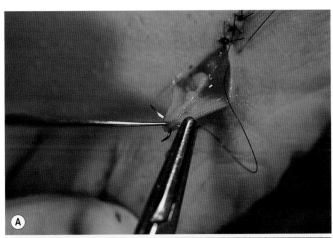

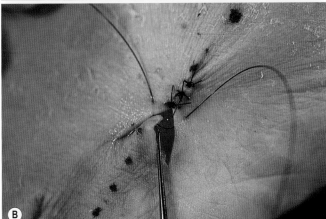

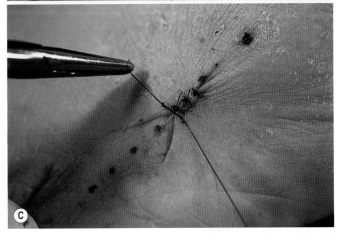

图 15.14　V-Y 成形术。（A）尖端缝合（Gillies 角缝合），恰好在皮瓣尖端近端的一侧，缝线穿过皮肤，然后穿过皮瓣远端的皮下组织。（B）将缝线从切口的另一侧皮肤相对于第一针入针点的位置穿出。（C）拉紧缝线打结。这样就将皮瓣固定于合适位置，又不影响血运发生坏死

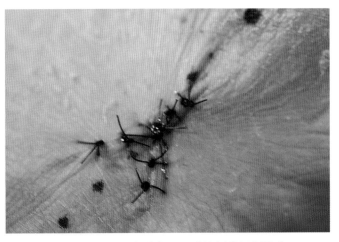

图 15.15　V-Y 成形术。Y 形的侧臂间断缝合

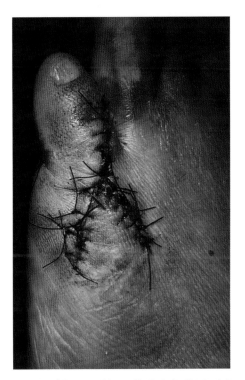

图 15.16 V-Y 成形术。V 形切口的基底部位置不当。这种切口设计的皮瓣推进能力较差，基本不能达到此手术的目的

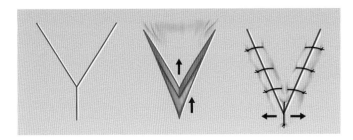

图 15.17　Y-V 成形术。图示 Y 形切口，V 形成形后皮肤张力释放的过程，获得的组织减张取决于三角形的角度和皮瓣移动的距离

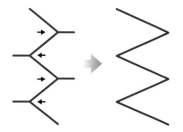

图 15.18　多个 Y-V 成形术。用于解除侧方挛缩的一系列 Y-V 切口的示意图。当发生从 Y 到 V 的转换时，连续线将加长

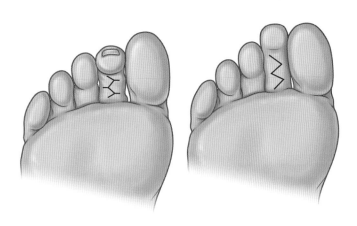

图 15.19　在足趾行多个短的 Y-V 成形术，延长皮肤，解除皮肤张力

超过 50% 的背部切开极大地增加了皮瓣血管受损的风险，从而导致皮瓣坏死的可能性增加。如果皮肤处于明显的紧张状态，这种可能性更大。在这些情况下，可能需要更广泛的组织解剖分离。

一旦制作了第一个皮瓣，第二个三角形就会以类

似的方式转变为另一个皮瓣，但切口的相对位置是颠倒的。然后，这两个三角形朝对方旋转并缝合到位。为了关闭皮瓣，可以在皮瓣之外进行少量的解剖分离，但通常不必要。然后用 V-Y 技术闭合残留的小缺损，使相邻组织移位最小。由此产生的闭合切口类似于一个美元符号（ $ ），因此，俗称为"美元成形术"（图 15.20 ）。

单侧筋膜蒂 V–Y 岛状皮瓣

了解了 V-Y 成形术的基本操作原理后，就可以解决更复杂的问题。以皮下筋膜蒂为基础的三角形岛状皮瓣可以修复较大的缺损（图 15.21）。岛状皮瓣利用组织推进的原理，一旦缝合到位，这个皮瓣的外观看起来像一个三角形皮瓣（图 15.22、图 15.23）。

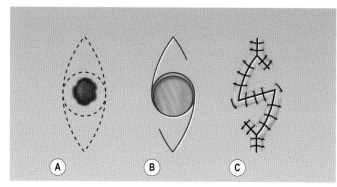

图 15.20　V-Y-S 成形术或"美元成形术"。（A）经典梭形切除病变的术前图示。（B）病变切除后形成皮瓣。采用 V-Y 成形术和旋转皮瓣相结合的方法。（C）缝合到位的皮瓣。内侧和外侧的尖端可以用尖端缝合或简单的间断缝合

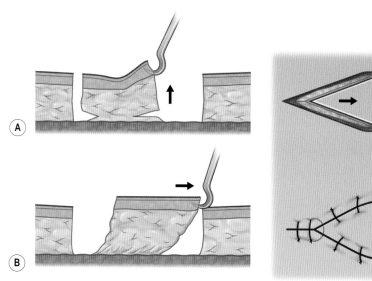

图 15.21　单侧 V-Y 岛状皮瓣。（A）病变已被切除，皮瓣在远端的解剖分离深度视需要而定。（B）当皮瓣移入缺损处时，蒂部的皮下组织和筋膜组织受到最少程度的损坏。直到到达最终的位置，周围的皮肤可以广泛分离

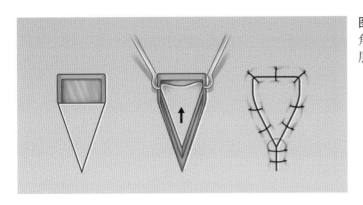

图 15.22　单侧 V-Y 岛状皮瓣。V-Y 岛状皮瓣设计示意图。三角皮瓣的长度是缺损直径的 1.5～2 倍。皮瓣推进到缺损处，深层组织结构完整。V-Y 岛状皮瓣推进后并缝合到位的最终外观

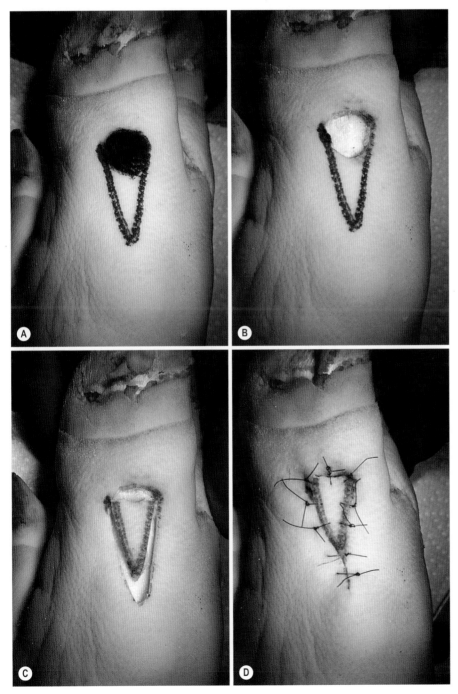

图 15.23　单侧 V-Y 岛状皮瓣。（A）猪脚标本上的圆形缺损。（B）切除病变。（C）V 形岛状皮瓣在缺损的下方形成，并向前推进。（D）V 形岛状皮瓣缝合到位，闭合缺损

V-Y 皮下（筋膜层）岛状皮瓣用于血供丰富、存在皮肤全层缺损、标准 V-Y 成形术不足以封闭缺损的部位。如果考虑到邻近的循环，那么可以使用手持 5 MHz 多普勒探头来识别 V-Y 筋膜皮瓣的筋膜皮穿支。在皮瓣推进的方向上，设计一个为缺损长度 1.5~2 倍的三角形皮瓣，且其基底部与缺损区垂直面的直径相当（图 15.24）。

小心解剖分离组织是最大限度地推进皮瓣移动的关键。皮瓣的远端在皮下层被最少程度地分离。对皮瓣近端的分离达到深筋膜的水平，制备了一个展开的弧形皮瓣。当皮瓣被拉入缺损时，用皮拉钩施加轻柔的牵引力。蒂部的剥离是切开组织到筋膜，然后利用剪刀将皮下组织分开，在保留血管的同时将其松解。在某些情况下，在进行解剖分离操作时，可以使用放大镜，以更加清楚地分辨血管。皮瓣最初在皮下水平用 5-0 可吸收缝合线固定到位。皮瓣的前缘被缝合到缺损的远缘和 V-Y 交界处。随后用简单的、间断的非吸收缝合线或皮钉缝合切口。如果局部组织柔韧，这种技术可以闭合较大的足底皮肤缺损。

延伸的 V-Y 岛状皮瓣

延伸的 V-Y 岛状皮瓣是 V-Y 岛状皮瓣的一个变体，可用于较大的缺损和组织移动性较差的区域（图 15.25）。与常规的 V-Y 岛状皮瓣一样，该皮瓣的长轴也位于最大延展线（LME）的方向，其长度仍为缺损直径的 1.5~2 倍。延伸的 V-Y 岛状皮瓣的宽度大于缺损的宽度，这是由于在缺损的一侧或两侧存在皮瓣的延伸。如果延伸部分只在缺损的一侧，则延伸部分的长度等于缺损的宽度。然而，如果在缺损的两侧进行延伸，则延伸的长度等于缺损宽度的一半。随着皮瓣的推进，延伸部分向下连接到缺损的远端，两个小的转位皮瓣在中间汇合在一起。

双侧 V-Y 岛状皮瓣

在缺损太大而不能用单一推进的 V-Y 岛状皮瓣闭合，或病损大于 2 cm 的情况下，可以在对侧建立第二

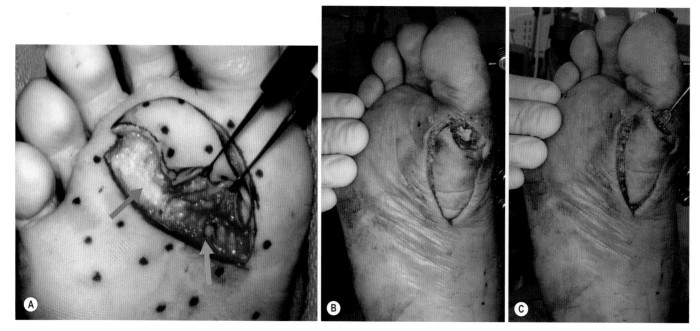

图 15.24 （A）术中照片显示了皮瓣解剖游离至足底筋膜深处的适当水平，松散的脂肪组织（蓝色箭头）与紧密附着在足底筋膜上的脂肪组织（绿色箭头）相比，后者维持了血管供应并增加了皮瓣的移动性。（B）切开皮瓣可见全层溃疡延伸至跖骨。（C）皮瓣推进，覆盖 1.7 cm 的缺损。（D）术后 72 小时和（E）2 年后的皮瓣外观。注意，这种"利用相似组织替代相似组织"的原则进行组织替换后，具有极佳的外观效果和承受反复负重的能力（*Courtesy of Dr Thomas S. Roukis.*）

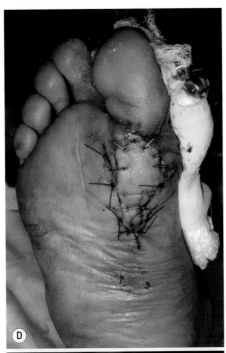

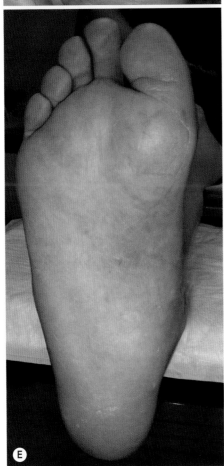

图 15.24 （续）

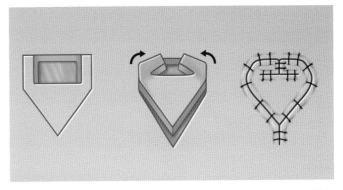

图 15.25　延伸的 V-Y 岛状皮瓣。在缺损的两侧，从 V 形皮瓣的远侧延伸出来两个较小的皮瓣。随着 V 形皮瓣的推进，两侧较小的皮瓣被旋转到缺损中，这就减少了整体 V 形皮瓣的推进距离。右侧图为关闭时的最后外观

个皮下筋膜岛状皮瓣（图 15.26）。这种双瓣设计的方式与单侧 V 形岛状皮瓣相同。每个皮瓣以同样的方式分离，并向缺损中心推进。两瓣的横向张力是通过组织解剖分离和先关闭切口的 V 形部分来降低的。该技术也适用于大的圆形或椭圆形缺损的闭合（图 15.27）。

斜 S 形岛状皮瓣

该皮瓣是 V-Y 岛状皮瓣的变体，适用于圆形、椭圆形或梭形缺损的闭合。在圆形和椭圆形的病变中，从缺损的相对两侧切除两个小三角形，它们的尖端指向

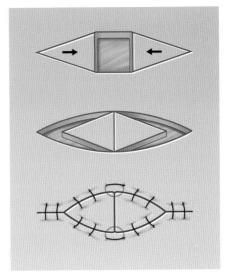

图 15.26　双侧 V-Y 岛状皮瓣。缺损的两侧设计两个 V 形岛状皮瓣。皮瓣朝缺损中心推进。关闭时的最后外观。缺损或切除区域的性质可以是方形、矩形或圆形

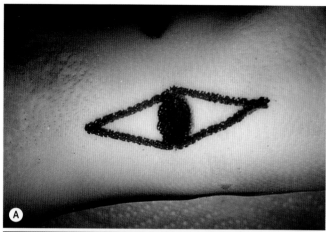

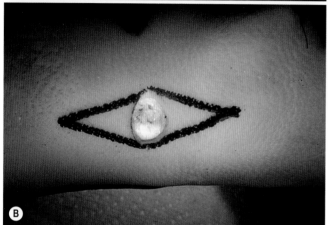

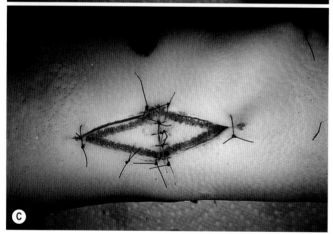

图 15.27 双侧 V-Y 岛状皮瓣修复椭圆形缺损。（A）在病损处的两侧分别设计 V 形岛状皮瓣。（B）切除病损。（C）皮瓣向中间推进并缝合到位

松弛皮肤张力线（relaxed skin tension lines，RSTL）（图15.28）。皮瓣的 S 形（即像字母 S 那样以两个方向弯曲）

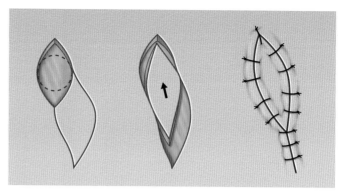

图 15.28 斜 S 形岛状皮瓣。画出圆形或椭圆形病变。从缺损的相对两侧切除两个小三角形，形成短梭形形状。S 形皮瓣的手术方式与其他岛状皮瓣相似，其深部组织保持完好。然后它被转移到缺损的中心并闭合

设计时要注意使皮瓣的宽度等于缺损的直径，长度是缺损的 2 倍。该皮瓣的设计使其距缺损中心的右下象限移动了大约一半的距离。切取皮瓣后，适当解剖分离皮瓣并向前推进，将携带完整筋膜蒂的皮瓣移位至缺损并缝合。从美容的角度来看，这种皮瓣对于下肢较小病变切除后的修复是非常有效的。

总结

相对于其他修复方法，V-Y、Y-V 及其变体皮瓣的质量和实用性必须根据最终的外观和功能结果来判断。V-Y 和 Y-V 皮瓣最适合局部组织需要少量延长或缩短的区域。岛状带蒂皮瓣具有良好的皮瓣颜色和质地匹配，适用于最终需要闭合的带有几何形状的皮肤组织缺损。如果选择和应用得当，这些修复不需要额外的翻修或其他手术就能获得良好的最终结果，而且通常比技术上更复杂的推进皮瓣的并发症更少。

（ G. Dock Dockery 著   曹 乐   苗旭东 译
　　　丰 波   陈兆军   张建中 审校 ）

延伸阅读

扫描书末二维码获取。

第16章 Z 形皮肤成形术和 W 形皮肤成形术

单纯 Z 形皮肤成形术

Z 形成形术是组织重新排列的较为常用的手术技术之一，它通常用于将紧张的皮肤或瘢痕挛缩区域的张力重新分布。Z 形成形术的基本原理是将可用的组织转移到先前瘢痕或挛缩组织的中轴线上，使其延长并缓解皮肤的张力（图 16.1）。标准或立体 Z 形皮肤成形术有一个中央切口和两个侧切口（侧边），侧边的长度通常与中央切口相同。连接两侧边的虚线在三角皮瓣移位后成为新的中线（图 16.2）。皮瓣移位导致纵轴延长，横轴等量缩短（图 16.3）。

从另一个角度可以把它看成是两个三角形构成了一个平行四边形的形状，其在挛缩线上的对角线较短，而其较长的对角线垂直于挛缩线。这两条对角线可以分别称为挛缩对角线和横向对角线（图 16.4）。重要的是，Z 形的共同边或中线位于挛缩线上。它明显处于张力之下，正因为如此，当掀起皮瓣时，沿线的组织张力会被释放出来，切口的远端往往会弹开。这会改变平行四边形的形状，导致三角瓣移位，挛缩对角线延长，横向对角线缩短（图 16.5）。

挛缩线的长度是有变化的，即移位后的挛缩对角线的长度等于移位前的横向对角线的长度。挛缩对角线的延长长度是与横向对角线缩短的长度相匹配的，即横向对角线的缩短与挛缩对角线的延长是相等的。换句话说，皮肤是从侧面拉紧的，导致横向对角线缩短，这使得皮肤可以沿着挛缩对角线拉长。

Z 形皮肤成形术的延长比例取决于于三角形的角度和中线的长度。理论上中线长度的增加是随着三角形角度的增加而增加的。例如三角形 30° 时，长度可增加 25%；45° 时，长度增加 50%；60° 时，长度增加 75%；75° 时，长度增加至 100%（图 16.6）。

由于个体皮肤差异性，如延展性和弹性的差别，一般情况下实际能够延长的量少于理论量。侧边最常用的角度是 60°。角度为 75° 时旋转的皮瓣侧向张力过大，可能导致失败。此外，在这个角度可以看到明显的组织变形。而 30° 角增加的长度太小，张力释放不足，无法显著改变瘢痕或获得足够的长度。此外，实现的延长量还基于中线的长度。侧边角度为 60° 时，较短的中线比具有相同角度的较长的中线在长度上的增长要小。

Z 形皮肤成形术的成功不仅仅取决于中线和侧边的长度及角度，侧边的方向将与新形成的瘢痕及其张力有关。新移位的侧边将与原始的侧边平行，并位于新的中线的对侧（图 16.7）。因此，关键是将原始侧边尽可能靠近松弛皮肤张力线（RSTL）。

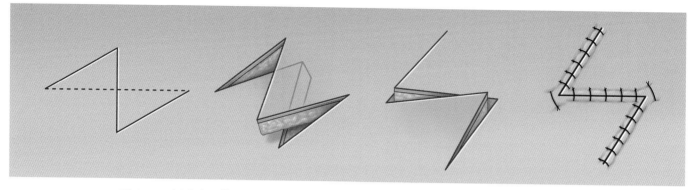

图 16.1　标准或立体 Z 形成形术。Z 形成形术从设计到最终闭合的几个阶段的示意图

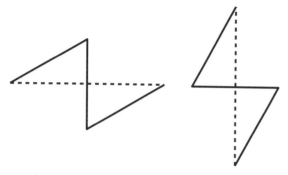

图 16.2　标准 Z 形成形术，角度 60°，侧边等长。一条连接两侧边的虚线在三角皮瓣移位后成为新的中线

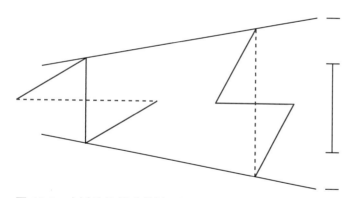

图 16.3　皮瓣移位导致纵轴延长，横轴等量缩短。当两个皮瓣移位时，整体长度增加

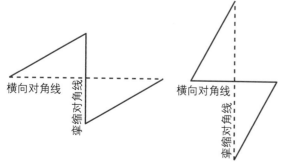

图 16.4　Z 形成形术的对角线，分别显示了挛缩对角线的延长和横向对角线的缩短

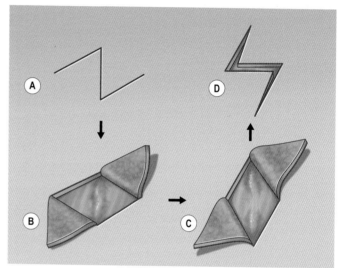

图 16.5　Z 形成形术的不同阶段。（A）中线置于挛缩线上。（B）分离并打开皮瓣。（C）挛缩解除，平行四边形形状发生改变。（D）由于平行四边的形状改变，皮瓣很容易转位

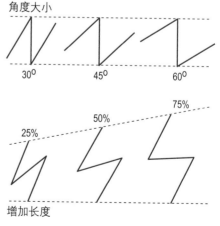

图 16.6　长度增加的百分比，是由于应用不同的角度形成的。理论上角度为 30° 时，长度增加 25%，角度为 45° 时，长度增加 50%，而角度为 60° 时，长度增加 75%

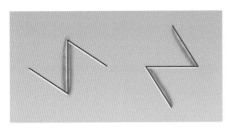

图 16.7　新移位的 Z 形成形术的侧边将与原始侧边平行，并位于新的中线的对侧。这有助于将瘢痕组织转移到新平面上。使原始侧边靠近松弛皮肤张力线是重点

Z 形成形术的设计

Z 形成形术的设计是手术最重要的步骤之一。需提前明确皮瓣的大小、位置和方向。在实际切开前应该用无菌皮肤画线器或标记笔在皮肤上准确地将切口标记出来。并把它作为一个标准的步骤，每次进行 Z 形成形术时都应该绘制设计图。

手术前需要识别皮肤的挛缩线或瘢痕的位置。画出与挛缩或瘢痕方向相同的中线（图 16.8 ）。通常，沿瘢痕中线做切口。根据新瘢痕的预期张力和原瘢痕的外观，通过将增厚的瘢痕移位到松弛皮肤张力线（ RSTL ）上便可获得显著改善，所以通常不需进行瘢痕切除。瘢痕切除会导致可延长的长度缩小并增加闭合张力，进一步加重瘢痕的形成。

在设计侧边切口时，可能很难决定应该将它们放在哪里。一种帮助确定位置的方法是在挛缩的两侧分别画一个等边三角形，从平行四边形的两组侧边中选择合适的一组。如果两组相比没有特别的优势，则可以使用任一组。应考虑将侧边放置在尽可能靠近 RSTL 的位置，并避免与任何重要的解剖结构相遇。最后还需注意，确保侧边位置对皮瓣有足够的血供。

随后，使用精确的测量装置绘制出计划的侧边（图 16.9 ）。首先要考虑的是周围皮肤的横向移动量。如果横向皮肤太紧了，可选择稍微小一点的角度，比如 45° 和一个更长的中线，这样可以增加长度而不会导致太大的张力。不过，60° 是可获得最大延长长度、降低张力的最佳角度，侧边的长度也应该与中线的长度相等。

在皮肤上准确地绘制 Z 形成形术切口线，切开皮瓣。此时需要遵守几条重要原则，以防止因血肿、张力释放不充分、血清肿导致手术失败，或瘢痕凹陷、隆起影响美观。手术过程通常不使用止血带或局部注射肾上腺素，因此在制作皮瓣时便应充分止血。离断的血管可根据情况，采用电凝或结扎止血。

通常，皮瓣的深度应该是全层的，包括部分或全部皮下脂肪。在脂肪较多的区域，皮瓣中可能会包含部分皮下脂肪，但整个皮瓣皮下脂肪的量须一致，才能保证整个皮瓣区域的厚度相同。否则，Z 形成形术可能会出现凹陷或隆起的区域，影响外观。正确实施 Z 形成形术最关键的一个方面是皮瓣分离的程度和位置。尽管三角形皮瓣的底部非常小，仍应解剖分离挛缩的皮肤或所有瘢痕周围区域的组织来实现两个皮瓣的侧向旋转和移位（图 16.10 ）。以便获得充分的侧移，而不影响皮瓣蒂部的血供。

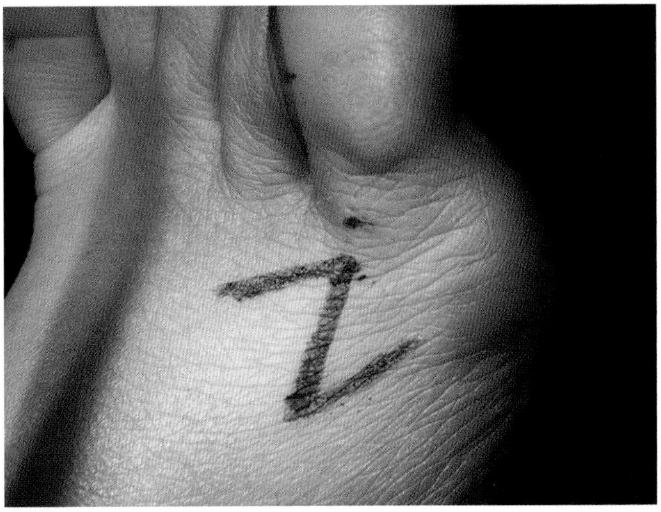

图 16.8　Z 形成形术的中线与挛缩的方向相同或置于瘢痕线上

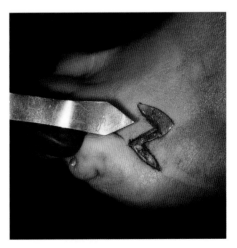

图 16.9　使用精确的测量装置，绘制出 Z 形成形术的侧边。这个病例，使用了 60° 角的仪器来绘制 Z 形的侧边

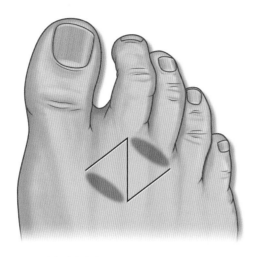

图 16.10 准确解剖分离 Z 形成形术的皮瓣是关键。皮瓣移位是通过分离挛缩皮肤或所有瘢痕区域完成的。尽量不要分离皮瓣底部阴暗区的组织，以避免影响血供

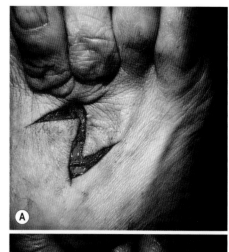

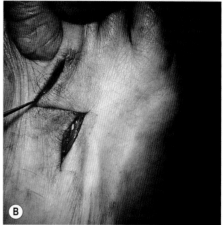

　　三角形皮瓣转位后，就立即检查皮瓣的颜色。如果皮瓣是苍白的，旋转的皮瓣上可能仍然有较大的张力，有必要进一步分离周围的皮肤。转位后的皮瓣应该轻松地放置在新的位置，顶端不需太多牵拉。使用皮下放置的皮拉钩或缝合线轻轻地在皮瓣顶端牵拉皮瓣，不要使用钳子，以免损伤皮瓣尖端最脆弱的部分（图 6.11）。

　　皮瓣转位完成后，Z 形成形术按以下顺序缝合。在新的中线的中点处缝合第一针，为关键缝合点，这对于减少剩余缝合的张力很重要。接下来，缝合侧边的中点，然后是皮瓣的底部，以保持位置并缓解皮拉钩施加在尖端的部分张力（图 16.12）。最后，可以用尖端缝合（部分埋藏在皮下）或单角缝合（简单的间断缝合）完成单尖端缝合（图 16.13）。对于小的或纤细的皮瓣尖端，笔者倾向于使用水平缝合技术；对于更宽、更健康的皮瓣尖端，笔者更愿意采用单次间断缝合技术。尖端缝合技术最重要的方面是顶端两侧缝合的等距。同样重要的是要记住，针越频繁地穿过顶端的皮肤，皮瓣尖端坏死的可能性就越大。可以不用缝线，而是通过使用皮肤胶带或免缝胶条固定皮瓣侧边于新的位置来降低皮瓣尖端坏死的风险。

　　在尖端（或单项点）缝合或胶带固定后，沿皮瓣边缘完成剩余的缝合，缝针从外侧皮肤进入皮瓣，以尽可能减少施加在皮瓣上的压力。闭合一般采用 5-0 或 6-0 非吸收线的间断缝合技术。转位皮瓣就位并完成缝合后，使用无菌非黏性敷料包扎，可使用蓬松的 4×4 纱布块，或者是 14 英寸的无菌毡或厚的滚卷敷料。应用纱布或毡进行轻到中度的加压，有助于防止转移皮瓣下的血清肿或血肿形成。

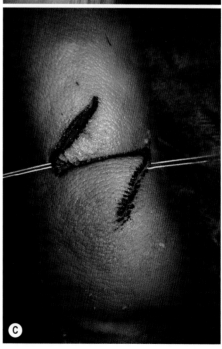

图 16.11 只需要用轻微的张力转位皮瓣。（A）Z 形成形已被完全分离。（B）皮瓣可以用皮下拉钩牵拉。（C）此外，还可使用皮下缝合线而不是钳子轻轻牵拉，以防止皮瓣尖端组织损伤

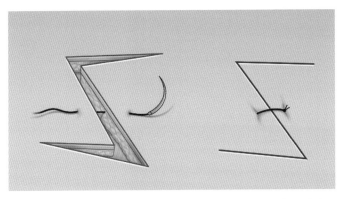

图 16.12　第一针缝合比较关键，它位于新的中线的中间。然后缝合皮瓣的底部和侧边的中心，以保持位置并缓解顶端的张力

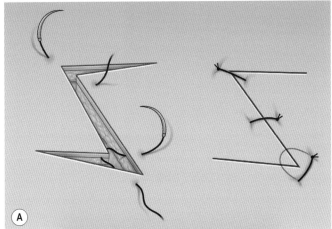

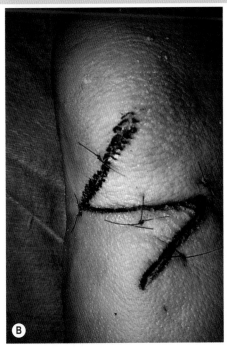

图 16.13　（A）尖端缝合可以是部分埋置的水平褥式缝合，也可以是单个尖端缝合（简单间断缝合）。（B）关键缝针闭合，每个侧边的中段缝合和尖端缝合到位

Z 形成形术的变体

在一些特殊情况下，可以将标准 Z 形成形术做出一些改变，以提供更好的瘢痕修复效果。如前所述，标准的 Z 形成形术是具有一个中线、相等的侧边和两个等角度的皮瓣。有时可能需要改变标准 Z 形成形术的一个或多个设计元素。

侧边或中线的延长

一个简单的 Z 形成形术的变化是，将一个或多个侧边延伸到相邻的区域以进行手术。例如，第五跖趾关节皮肤过度挛缩合并第五趾叠趾畸形、继发性痛性胼胝的患者，手术可以将 Z 形成形的侧边切口延长，以减少皮肤挛缩，并提供良好的术野显露，以便进行附加的手术，如肌腱切断、关节囊切除和第五跖趾关节成形术（图 16.14）。

非对称 Z 形成形术

有时，在空间有限的区域行皮肤成形术，可以采用非对称设计。在这种情况下，Z 形成形术是用角度不同的皮瓣完成的（图 16.15）。延长的量相当于两个大小相似的角度对称的皮瓣的平均值。换句话说，延长的量是根据皮瓣的两个角度的平均值来计算的。

长中线 Z 形成形术

另一种常用的改良方法是改变侧边和中线的长度。虽然通常两者长度相等，但有时中线可能更长。因为中线是沿瘢痕或张力线设计的，所以这个区域内的挛缩比侧边部分更多。为了弥补这种不均等的挛缩，中线有时会比侧边长 22%（图 16.16）。

曲边 Z 形成形术

在设计技术上的另一个变化是使用弯曲的边，在转位时可提供略宽的皮瓣。当邻近的皮肤因瘢痕而缺乏血运时，皮瓣移位存在坏死的风险。为了减少这种可能性，可以通过弯曲 Z 形切口的侧边来增加皮瓣尖端附近的宽度（图 16.17）。弯曲的侧边，可以在皮瓣底部增加更多的组织和血运（图 16.18）。皮瓣完全翻起，可能略高于底部，以便于旋转。如果设计准确，几乎不需要修剪，皮瓣转位后外观与标准的 Z 形成形术非常相似。

145

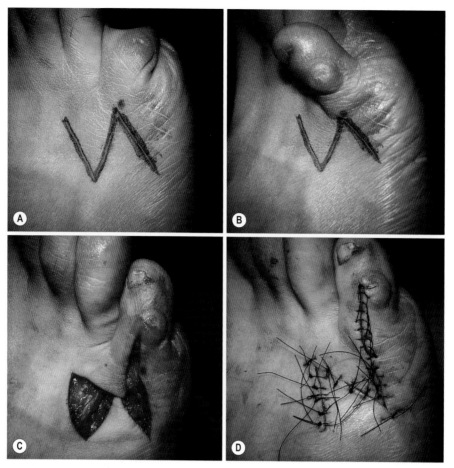

图 16.14 （A）Z 形成形术的中线与挛缩的皮肤和肌腱相一致。（B）在足趾挛缩和移位情况下，很难确定中线的位置。（C）完成 Z 形皮瓣、关节囊切除和肌腱切断后，中央切口可以延伸到第五趾，以便进行关节成形术。然后转位皮瓣。（D）最终闭合第五趾的皮瓣和切口，达到满意的矫正效果

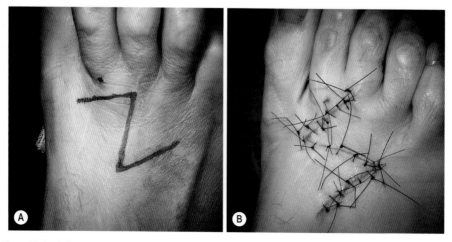

图 16.15 （A）非对称 Z 形成形术，采用不等角皮瓣（75° 和 60°）。在有限空间的区域手术或显露深层组织时，这种设计非常重要。（B）缝合后可获得良好的外观效果

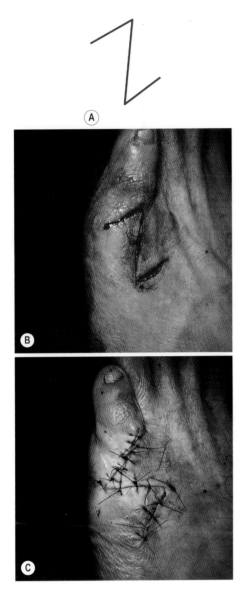

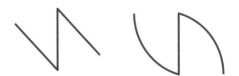

图 16.17　曲边 Z 形成形术。比较标准皮瓣与改良的 Z 形成形术皮瓣，以提供更多的的血供。这个皮瓣的尖端更宽，并尽可能厚地游离皮瓣

图 16.16　长中线 Z 形成形术。（A）在严重瘢痕或皮肤挛缩的部位，可能中线切口的长度需要大于侧边切口。中线切口可能比相邻的侧边切口长 22%。（B）第五跖趾关节上方的中线长切口。（C）缝合后，足趾位置良好，皮肤延长

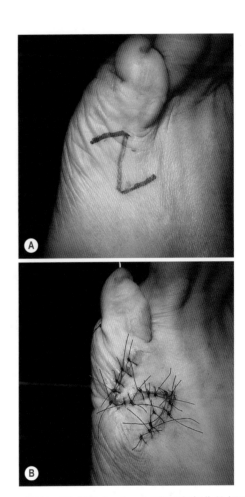

图 16.18　曲边 Z 形成形术。（A）采用略弯曲的侧边线可提供更宽的皮瓣。（B）皮瓣转位后，术后外观与标准 Z 形成形术皮瓣相似

小 S 弯 Z 形成形术

　　Nagao 等（2007）对标准的单 Z 形成形术做了改良，将传统的 Z 形成形术中的直线切口变成了三条弯曲线（小 S 弯切口）（图 16.19）。小 S 弯 Z 形成形术也被称为"鸟嘴样"成形术。在传统的 Z 形成形术中，会形成一对等边三角形皮瓣，在手术完成时，侧边与松弛皮肤张力线（RSTL）呈 60° 角。这些侧边与 RSTL 形成陡峭的角度，随着时间的推移可能会变得肥厚。为了避免这种情况的发生，可以将传统的直切口改为小 S 形。

每条边的 S 形须是相同的。设计完成后，两个皮瓣被翻起、旋转并缝合到位。由于弯曲瘢痕看起来不像直瘢痕那样肥厚，这种改良可以减少 Z 形成形术侧边增生性瘢痕形成的可能性（图 16.20）。

平面 Z 形成形术

　　这种变化有助于减少标准 Z 形成形术产生的锥形隆起和凹陷。这种平面设计显著缩小了中线与侧边的比

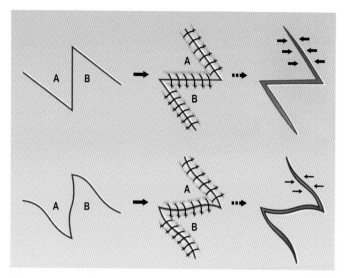

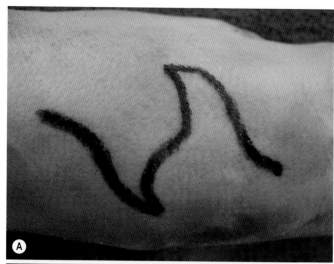

图 16.19 小 S 弯 Z 形成形术。皮瓣的每个边都是一个小 S 形。第一行图示显示了传统的 Z 形成形术设计、皮瓣移位后的外观以及术后瘢痕的潜在变化。侧边与松弛皮肤张力线形成陡峭的角度，随着时间的推移可能会变得肥大。第二行展示了小 S 弯 Z 形成形术设计，皮瓣移位后的外观，最终愈合后可减少瘢痕的增生（*Redrawn from Nagasao, et al. 2007.*）

例，并在皮瓣转位前去除了三角形的皮肤（图 16.21）。平面设计的区别在于直向的夹角为 75°。较长的侧边是较短的侧边的 2 倍长，是较短的中线的 4 倍长。较长的中线与较长的侧边一样长（图 16.22）。据估计，这种设计的效率提高了 28%，它的其他优势包括调整体表的平面，去除皮肤瘢痕和缩短术后瘢痕。平面 Z 形成形术最适合于较大的平坦表面，如足背或小腿后方，标准 Z 形成形术后表面明显不规则。这种设计的缺点是会增加垂直于瘢痕长轴的张力。

扩展平面 Z 形成形术

当切除的瘢痕较宽或较长，且横向皮肤张力较小时，可以切除平面 Z 形成形术的中线上的组织（图 16.23）。可通过检查两个平行的边是否可以很容易地被组织镊拉在一起，来确定切除的宽度。切取角度可略大于预估的三角形皮瓣，这样可以在皮瓣转位后对多余组织进行修剪。

连续斜形平面 Z 形成形术

在瘢痕更宽更长的情况下，可以对扩展平面 Z 形成形术进行改良，称为连续斜形平面 Z 形成形术，可用来切除更多的组织（图 16.24）。几个平面 Z 形成形

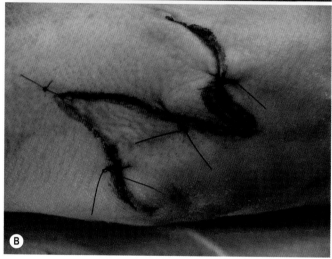

图 16.20 小 S 弯 Z 形成形术。在猪足上演示皮瓣移位及最终效果，皮瓣没有完全缝合。（A）传统 Z 形成形术中的每一条直边都被改为小 S 形曲线。（B）像标准 Z 形成形术一样进行皮瓣移位

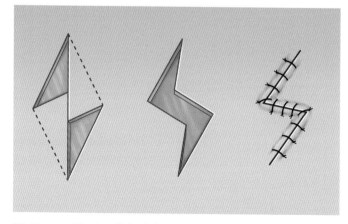

图 16.21 平面 Z 形成形术。这个改良术式显著缩短中线与侧边的比例，并在皮瓣转位之前去除了三角形的皮肤

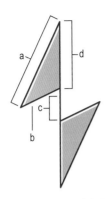

图 16.22 平面Z形成形术长度比例设计。较长的侧边（a）是较短的侧边（b）的2倍长，是较短的中线（c）的4倍长。较长的中线（d）与较长的侧边（a）一样长。较短的侧边与较短的中线之间的夹角为75°

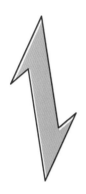

图 16.23 扩展平面Z形成形术。当瘢痕较宽或较长，且横向平面的张力较小时，可在平面Z形成形术基础上延长中线，切除多余的组织

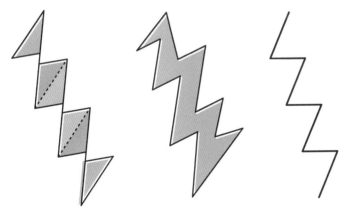

图 16.24 连续斜形平面Z形成形术。几个平面Z形斜向连在一起

倾斜连接在一起，实现沿斜形瘢痕轴线的平面延长。

传统Z形成形术的实施会产生立体伸长。用在趾蹼或跨越挛缩的关节时，它们非常有效。相反，当它

们应用于较大的平面时，会产生隆起的效果，因此平面Z形成形术可有效防止这种隆起。张力、皮肤弹性以及皮肤挛缩解除后皮肤张力的变化会在一定程度上降低这种隆起效应，但在皮肤缺乏弹性时，这种隆起效应表现得尤为突出。平面Z形成形术的瘢痕挛缩延长率小于立体Z形成形术，但其更为平整。在处理大面积增生性瘢痕，特别是伴有轻度挛缩的瘢痕时很有效。

多个Z形成形术

当由于一些原因不能单纯采用大的立体或平面Z形成形术时，可考虑采用多个Z形成形术。可将挛缩线看作是一系列收缩的节段，在每个节段上，制作一个小的Z形，从两个到更多，形成一系列分开的Z形线（图16.25）。在多数情况下，选择连续的多个Z形成形优于单个Z形成形术。可见多个Z形侧边沿挛缩线走行（图16.26）。另一类连续的Z形成形术，不考虑挛缩线内的中线。在一些情况下，瘢痕可能会影响重建，这时反向皮瓣更有优势（图16.27），但侧边平行可使皮瓣在转位时均匀旋转。还应注意预防常见于反向皮瓣中的狭底宽尖变形的出现，这种形态下的血供不理想。连续的反向结构将不可避免地导致这种宽尖皮瓣（图16.28）。

双对置Z形成形术

在这种变化中，两个Z形成形术在中线的中心点连接，侧边互为镜像；与平行侧边的连续多个Z形成形术不同（图16.29）。根据最终缝合的外观，也被称

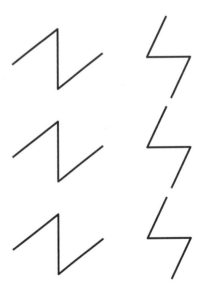

图 16.25 平行多重Z形成形术。沿着挛缩线可以做多个小的Z形成形术，而不是大的单个Z形成形术

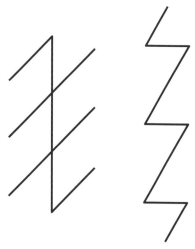

图 16.26　连续平行多个 Z 形成形术。Z 形不是独立的，而是沿着挛缩线连接在一起的

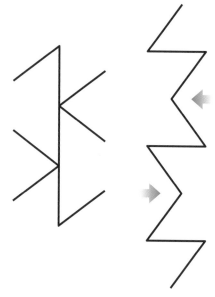

图 16.28　连续多个反向 Z 形成形术。箭头指示所形成的宽尖皮瓣

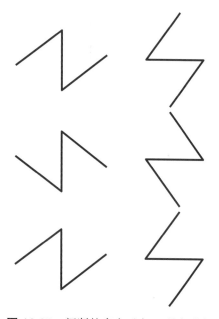

图 16.27　间断的多个反向 Z 形成形术

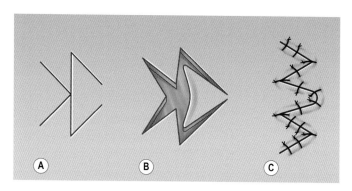

图 16.29　双对置 Z 形成形术。（A）两个 Z 形成形术在中线的中心点连接，它们的排列平行于松弛皮肤张力线。（B）切开、分离皮瓣。（C）皮瓣转位方式与常规 Z 形成形术相同

为五瓣 Z 形成形术。该技术与图 16.28 中描述的连续多个反向 Z 形成形术非常相似。可通过减小内侧边角度来减少闭合张力。然而，这也将缩窄内侧皮瓣的蒂部。在考虑趾蹼部位瘢痕修复时，相比双对置 Z 形成形术，应优先考虑连续 Z 形成形术。

双对置半圆形皮瓣

对圆形缺损可采用改良的双对置 Z 形成形术，从圆形缺损的两侧各做两个半圆形皮瓣，这样就可以在不切除额外的健康组织的情况下，转位修复局部缺损

（图 16.30）。有两种合适的设计方法，可以使其与松弛皮肤张力线平行，但首选的是不干扰或扭曲邻近解剖标志的位置。该技术可成功闭合圆形缺损，最适于直径 2~5 cm 的缺损（图 16.31）。该手术的优点是不需要将圆形缺损转变为菱形、正方形或椭圆形，从而切除相邻的正常皮肤，也不需要切除"狗耳"畸形或制作 Bürow 三角形。这种皮瓣设计可准确地适于圆形缺损的凹面，最终缝合的切口长度不会大于原始圆形缺损直径的 3 倍。在 Z 形成形术中，皮瓣移位后会形成"之"字形或 W 形瘢痕，可以最大限度地减少以后的瘢痕挛缩。最终缝合线的 5 条边中有 3 条与松弛皮肤张力线平行，使缝合变得容易，且愈合的瘢痕很容易隐藏在自然的皮

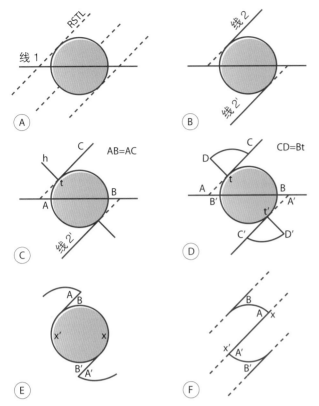

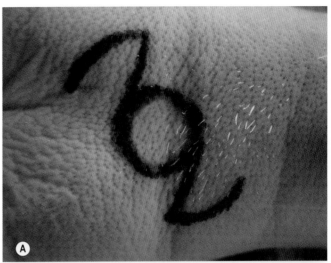

图 16.30 双对置半圆形皮瓣术式的设计。（A，B）表示皮瓣的初始设计。（C，D）表示皮瓣的最终设计。不切开"A-t"段。（E，F）表示皮瓣的最终缝合线。5 个缝合段中的 3 个与相应的皮肤张力线平行（*Redrawn from Keser et al. 1998.*）

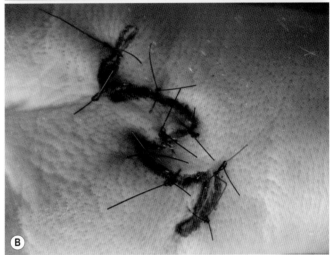

图 16.31 一对反向半圆形皮瓣。皮瓣在充分分离的情况下掀起，然后移位

肤皱褶中。由于最终产生的瘢痕不是半圆形，不会因收缩出现合页状畸形。

四瓣 Z 形成形术

四瓣、五瓣和六瓣 Z 形成形术主要用于修复指蹼部位瘢痕，尤其是足趾蹼部的瘢痕。设计以 90°～90°角为基础，然后将其一分为二，形成 4 个 45° 角的皮瓣（图 16.32）。皮瓣移位后，彼此交替排列，并缝合。这种皮瓣的主要优点是延长效果比标准的 60° Z 形成形术更大。与标准的 Z 形成形术相比，这种四瓣的应用可进一步减少缝合张力。

双 Z 形菱形皮瓣

双 Z 形菱形皮瓣的设计使用了两个 60° Z 形成形术，分别置于标准的 60°/120° 等边平行四边形菱形缺损的两侧（图 16.33）。覆盖缺损所需的组织是通过从缺损的两侧转移等量的组织来提供的。原始菱形缺损的闭合受4 个 Z 形成形术皮瓣翻起和移位的影响，这些皮瓣的移

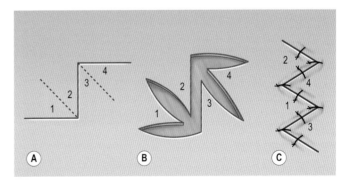

图 16.32 四瓣 Z 形成形术。（A）先设计 90° Z 形成形术，然后在虚线处平分，形成 4 个 45° 角的皮瓣。（B）加深切口，翻起皮瓣。（C）最终缝合

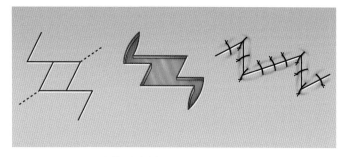

图 16.33 双 Z 形菱形皮瓣。该技术在等边平行四边形菱形缺损的两侧结合了两个 60° Z 形成形术。虚线表示松弛皮肤张力线（可与图 16.30 比较）

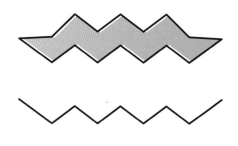

图 16.35 W 形成形术。瘢痕的两侧各有一锯齿形切口，完全切除瘢痕。然后，推进各个皮瓣的尖端到相应三角形底部的中心。闭合的切口看起来像两个相邻的 W 形

位方式与标准 Z 形成形术相似，最终缝合效果与两个相连的 Z 形成形术相似。然而，一旦切除缺损并修整边缘形成菱形，则可以采用两种方式设计双 Z 形菱形皮瓣（图 6.34）。与其他菱形皮瓣相比，双 Z 形菱形皮瓣更可靠、容易操作且美观。双 Z 形菱形皮瓣在可移动的解剖标志或小关节附近的缺损情况下更具优势，这使得这种手术在足趾、第五跖骨头区域以及各种瘢痕情况、前足足底和后足病变情况下都非常实用。

W 形皮肤成形术

标准 W 形成形术的几何基础是两端成角度的双侧推进皮瓣。与 Z 形成形术及其变体类似，W 形成形术也可以用来切除瘢痕，并将张力分散在挛缩线上。当用于瘢痕修复时，通过多个并列的三角形切除瘢痕组织，锯齿形闭合切口。通常，闭合的切口看起来像两个相邻的 W 形（图 16.35）。

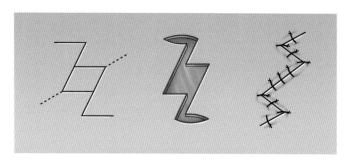

图 16.34 双 Z 形菱形皮瓣的另一种方法。一旦切除病变造成菱形缺损，有两种可能的方法来制作双 Z 形菱形皮瓣，这将允许以最小的张力闭合。虚线表示松弛皮肤张力线（RSTL）。双 Z 形成形术的 5 段闭合切口中的 3 个必须与 RSTL 平行（可与图 16.33 比较）

W 形成形术需要准确确定相应的侧边、切口角度、W 的个数和成形术的方向。在大多数情况下，W 形成形术的方向和长度取决于它所包含的原始瘢痕组织。侧方组织的推进通过 Y-V 移动延长了原有的瘢痕线，并产生了一种平整效果，有助于预防瘢痕凹陷。在标准的 W 形成形术中，切口两侧角度均被设计为 60°，这样它们将以榫卯结构的方式精确地匹配在一起。要尽可能使尖端角的平分线与瘢痕的长轴成直角。根据需要可将皮瓣底部以外的皮肤组织稍加分离，以减少收缩，并以最小的张力缝合。

缝合可能类似于 V-Y 切口或 Z 形成形术。如果切口处有张力，关闭 W 形成形术的一个简单方法是以可吸收缝线缝合，在每个三角形的尖端和底部中间做连续皮下缝合。然后用多个简单的间断缝合闭合切口。为了快速和方便，可以使用连续缝合，将切口一侧的所有皮瓣尖端闭合到对侧相应的凹形切口中。然而，该技术不允许分期拆除缝合线，因此也可采用多个间断缝合。

大的或非常长的 W 形成形术可能会导致切口末端形成"狗耳"畸形，可以用简单的梭形切口切除。如本例所示的另一种方式，是对 W 形成形的末端进行改变，在 W 形成形的两端减小三角形的大小（图 16.36）。这不仅可以减少"狗耳"畸形的形成，还可以使切口与 RSTL 更好地融合。

另外，为避免"狗耳"畸形或获得更大延伸效果，也可以在 W 形成形的末端使用其他方法。两种主要的方法是 M 形成形术（见第 12 章）或 Z 形成形术（图 16.37）。M 形成形术中切除两个三角形，内侧突出的组织可进行 Y-V 推进。另一种方式，Z 形成形术用于需要进一步延长的区域。

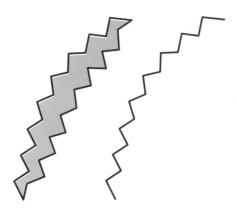

图 16.36 预防"狗耳"畸形。在 W 形成形的末端减小三角形的大小，以防止"狗耳"畸形的出现

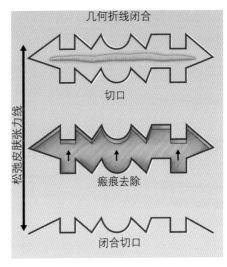

图 16.38 几何折线闭合（GBLC）。这是一种切除线性瘢痕的手术技术

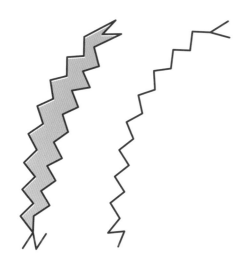

图 16.37 可以在 W 形成形的两端行 M 形成形术或 Z 形成形术，以预防"狗耳"畸形或得到更大的延伸效果

几何折线闭合

几何折线闭合（geometric broken-line closure，GBLC）是由 W 形成形术改进的一种线状瘢痕的切除技术。这项技术是从伤口或线性瘢痕的一侧切割出一系列随机的、不规则的几何形状切口，并在另一侧相应部位做出与之匹配的镜像切口（图 16.38）。所有几何形状的尺寸都应该在 3~7 mm 之间，以达到隐蔽的效果。<3 mm 的设计往往因太小而无法关闭，而 >7 mm 的设计往往太明显而无法产生隐蔽效果。GBLC 非常适于穿过皮肤张力线的连续瘢痕。由于目光容易被直线瘢痕吸引，不规则的图案形成的新瘢痕看起来就不那么显眼了（图 16.39）。皮下缝合有助于防止缝线产生的瘢痕。这项技术不会像 Z 形成形术那样影响瘢痕的总长度。为

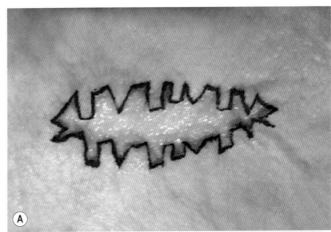

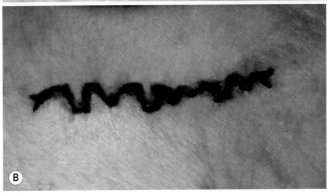

图 16.39 几何折线闭合。（A）从一侧切割多个不规则的几何形状，并在另一侧对应设计镜像切口形态，形成的不规则图案，有助于隐蔽线性瘢痕。（B）GBLC 的最终外观

实现无张力闭合，像 W 形成形术一样进行广泛的组织分离是必要的。

术后护理

对于所有这些手术，术后要鼓励患者在第 1 周内尽可能地保持肢体抬高。除非有医嘱，否则不要活动手术部位或去除覆盖的敷料。术后 5~7 天第一次换药时，检查切口并评估皮瓣的成活情况。然后重新使用无菌敷料和轻度加压包扎。

术后 10~14 天，在无菌条件下再次拆除敷料，如无血肿或伤口裂开迹象，非负重部位可拆除缝线。对于关节上或足底承重区，尖端缝合之外的缝线可间断拆除。在 18~21 天，拆除所有的缝线。有时，皮瓣的尖端可能出现深色或坏死，并覆盖着一层深色的痂（图 16.40）。在皮瓣血运重建的早期阶段，不要干预这些区

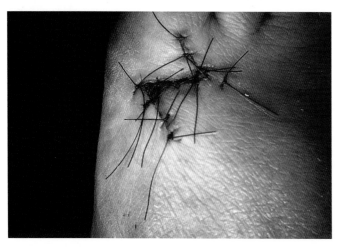

图 16.40　术后，皮瓣尖端可能呈深色或覆盖有痂。此时不要干预皮瓣尖端，不鼓励医生和患者去除血块或痂

域。患者、护士和医生都不要尝试去除这些痂。如果保持完好，尖端通常会存活并重建血运。

总结

Z 形和 W 形成形术最常见的并发症是皮瓣尖端的坏死，如果术前皮肤上有很多瘢痕，这种并发症可能会很常见。在手术的各个步骤中都应该采取预防措施以避免坏死。要为皮瓣提供最大的血供，避免皮瓣上的张力，防止器械损伤皮瓣末端，并在整个手术过程中进行细致的止血。尽管术中止血十分重要，但在皮瓣部位应避免使用肾上腺素。大部分的预防措施采用设计尖端宽（而不是非常窄）的皮瓣，减少剥离以避免皮瓣底部的瘢痕，并尽可能厚地切取皮瓣。当手术部位选择得当，并且按照病变的轮廓设计和进行手术时，转位皮瓣上的张力将会降到最小。

Z 形成形术及其变体和 W 形成形术是最常用的挛缩和瘢痕修复技术，也是预防皮肤挛缩的最常用技术。这是因为它们可以重新使皮肤平行于 RSTL，并缓解挛缩组织的张力。在瘢痕修复术中，产生的瘢痕虽然比原来的瘢痕大，但通常色素较少，肥厚和隆起程度较低。拉长皮肤并释放周围挛缩的组织结构，从而获得更好的功能。在许多情况下，这些皮肤成形术比在相同条件下的传统直切口手术更令患者和外科医生满意。

（G. Dock Dockery 著　曹　乐　苗旭东 译
张　树　丰　波　李国良　张建中　审校）

延伸阅读

扫描书末二维码获取。

第 **17** 章　推进皮瓣和旋转皮瓣

游离的皮肤是一块移植物。当你使用它时，它就死了。以后可能会复活。皮瓣是一块有部分附着的皮肤。当你使用它时，它是活的。以后可能会死亡。

Sir Harold Gillies 1920 (Plastic Surgery of the Face: based on selected cases of war injuries of the face including burns.)

推进皮瓣

推进皮瓣的优点是最终总的外观往往比游离移植更好，因为通常会有更好的皮肤与邻近组织匹配。缺点是如果推进皮瓣设计不当，那么缺血、血肿形成或感染可能会导致皮瓣失败。皮瓣失败在吸烟、糖尿病、正在接受抗凝治疗或有自身免疫缺陷的患者中更为常见（见第 30 章）。

推进皮瓣是消除简单病损最常用的皮瓣之一。这种皮瓣的推移是直接向前的，滑动、拉伸和推动组织，最终覆盖缺损，没有任何侧向或旋转的移动。皮瓣组织在缺损处伸展，切口以不等边方式闭合。组织解剖分离是必要的，而且是在皮下脂肪的水平上进行的，也就是众所周知的皮下平面。必须注意避免广泛的分离，这可能会导致皮瓣失败。总体而言，如果计划得当，推进皮瓣的结果是可以预测的。即便如此，这种皮瓣只有中等的覆盖潜力，因此用途有限。在大多数情况下，外科医生可以在手术前拉伸邻近组织，并以这种方式确定组织是否具有充分移动的能力。这种皮瓣很少能够产生比术前评估更多的牵伸量。

推进皮瓣的类型

从技术上讲，有许多皮瓣被列为推进皮瓣。它们包括单个推进皮瓣、缩放式扩张皮瓣、双推进皮瓣、一些切除技术（见第 12 章新月形椭圆切口和 T 形成形术），以及 V-Y 和 V-Y 推进皮瓣（见第 15 章）。单、双推进皮瓣在其上下两个层面上的推移是相同的。与皮瓣本身（主要移动）相比，紧邻皮瓣的组织移动很少（次要移动）。

单推进皮瓣

单推进皮瓣是最容易设计的皮瓣（图 17.1）。病变被切除，留下圆形、椭圆形或长方形的缺损。从缺损处延伸两个缺口，形成一个远端边缘与缺损区相邻的皮瓣。皮瓣的宽度应能提供充足的血液供应，长度应能提供皮瓣前移的充足的移动量。然后在皮下水平内解剖分离皮瓣，并推进到缺损中，同时将张力降至最低。该皮瓣的运动是直接向前覆盖缺损的，没有任何侧向或旋转的移动。主要移动的程度很大，次要移动较少。可以切除向前推进的皮瓣在其近端底部产生的"狗耳"或皱褶。这些被切除的角部称为 Bürow 三角（或楔形），这些切除需要足够大，从而去除多余的组织（图 17.2）。这还有助于直接缓解皮瓣本身的部分张力。在非弹性组织中，楔形切除可能会很大；而在柔软的皮肤中，楔形切除可能会很小，或者在大多数情况下是不必要的。

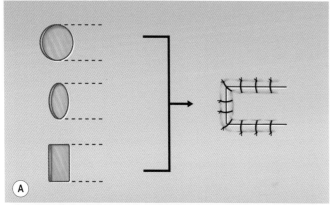

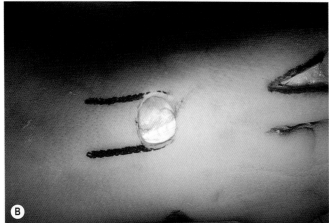

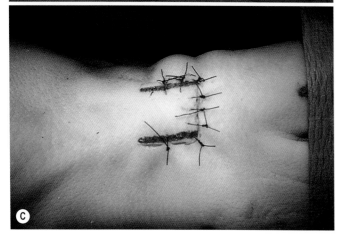

图 17.1　基本单推进皮瓣。（A）图示该皮瓣如何用于圆形、椭圆形或长方形缺损的覆盖。（B，C）椭圆形病变单推进皮瓣示范

当现有的皮肤线与皮瓣的切口平行时，这种推进皮瓣很有用。缝合线沿着皮瓣的边缘倾斜放置，以抵消部分向尖端的张力，角部也用简单的缝合线固定，以减少尖端的张力。

　　该种皮瓣适用于足侧方、足底和足跟部位直径≥1 cm 的病变切除后的缺损覆盖（图 17.3）。在足底，皮瓣底部应在内侧或外侧，以避免静脉受阻。在足跟区

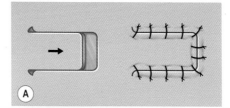

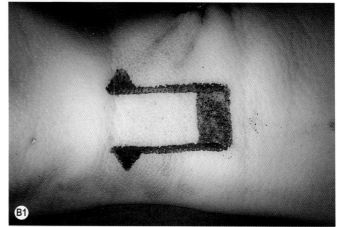

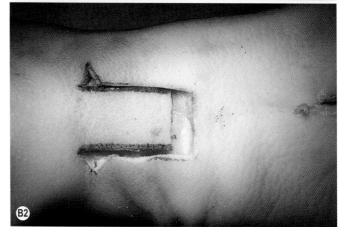

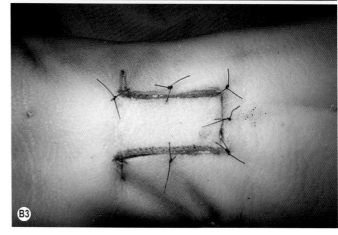

图 17.2　基本单推进皮瓣。（A）图示 Bürow 三角或楔形如何减少推进皮瓣末端的张力。（B1~B3）Bürow 三角演示

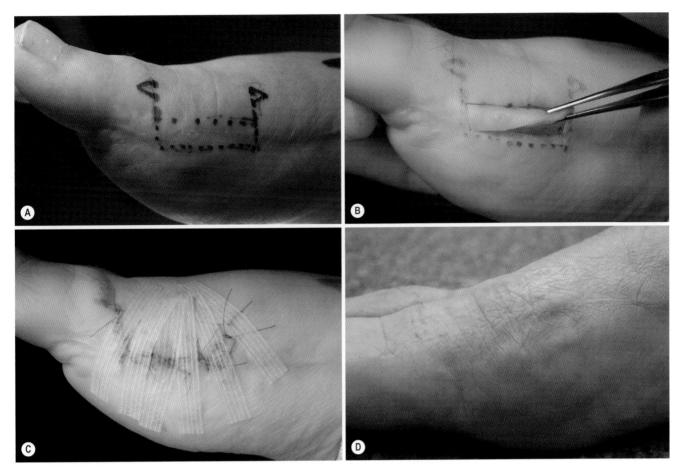

图 17.3 单个推进皮瓣用于去除第一跖趾关节内侧增厚的疼痛瘢痕。（A）带有小的 Bürow 楔形的皮瓣的设计。（B）切除疼痛的瘢痕并解剖游离皮瓣。（C）推进皮瓣、缝合和 Steri-Strips 免缝胶带。（D）术后 6 个月（*Courtesy of David Tollafield.*）

域，相同方向的皮瓣可以让大部分瘢痕处于松弛皮肤张力线上。这种皮瓣是否成功以及评估这种皮瓣是否合适的关键，不仅在于缺损的覆盖，还在于由此形成的瘢痕和"狗耳"的位置。

缩放式扩张皮瓣

缩放式扩张皮瓣是对单推进皮瓣的改进，有助于缓解移植物的张力，并且不需要切除 Bürow 三角（图 17.4）。皮瓣在底部略微加宽，同时在底部两侧的切口稍微向内弯曲，以增加皮瓣的移动量。一般来说，不推荐使用这种皮瓣，因为回转切口可能会危及皮瓣的血运。

双推进皮瓣

如果单个推进皮瓣没有足够的移动量以闭合缺损，则可以从另一侧形成第二个皮瓣（图 17.5）。因其外观通常被称为 H 成形术或 O-H 皮瓣。在这个过程中，切

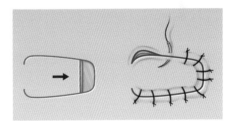

图 17.4 缩放式扩张皮瓣。这种改进的设计在皮瓣底部加宽，而且底部两端切口向内弯曲，以便在没有张力的情况下移动皮瓣

口是为了使皮瓣沿着最大的延伸线前移。在大多数情况下，两个皮瓣的宽度是相同的，但是它们的长度不需要相同。如果皮瓣的长宽比不大于 3∶1，则皮瓣的存活率较好。在可扩展性较差的区域，为了获得最佳结果，比率应该接近 2∶1。

与单个皮瓣一样，双皮瓣在皮下水平被解剖游离，两个皮瓣都向前推进以在缺损的中间闭合。主要移动是

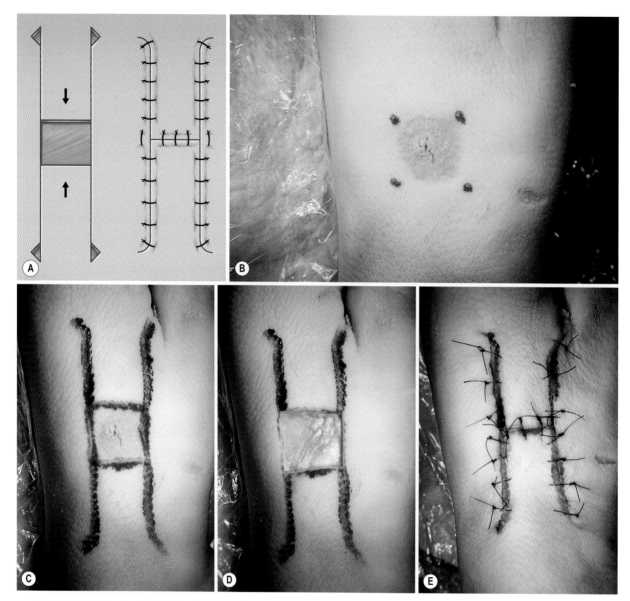

图 17.5 双推进皮瓣。（ A ）在缺损的两侧形成相邻的皮瓣，并向彼此推进以关闭缺损。（ B-E ）标记病变并画出双侧推进皮瓣。然后切除病变，解剖游离和推移皮瓣。最终缝合显示皮瓣对合良好

沿着皮瓣前进的方向进行的，通常很少有明显的次要移动。在皮瓣的底部可能会形成"狗耳征"。Bürow 三角的切除可以与前面描述的相同，以减少冗余，并且它们的位置应使皮瓣底部的宽度不受影响。

　　这种双推进皮瓣设计的主要问题是可能会破坏皮瓣的血供。由于大多数推进皮瓣的血供是随机的，未能规划正确的移动可能会导致皮瓣远端的额外张力，从而失败。下肢的推进皮瓣很少只设计成单次运动。仅需要一次移动的区域是缺损位于不能移动或变形的固定结构上的区域，例如在足趾或趾甲基底部。可以提供二次运动

的区域是那些皮肤没有弹性但可移动（或通过小心组织分离而活动）的区域，包括足跟的内侧和外侧、跟腱后部区域以及内踝和外踝区域。

旋转皮瓣

　　许多皮瓣被归类为旋转皮瓣，实际上是旋转皮瓣和推进皮瓣的组合。这些皮瓣有时被称为转位皮瓣，将在下一章中讨论。纯旋转皮瓣和旋转皮瓣结合推进皮瓣在修复足底等特定解剖部位的皮肤缺损方面非常有用。旋

转皮瓣可以是轴向的，也可以是随意的，这取决于所涉及的解剖平面和血供区域。这些皮瓣提供了从原始缺损到供体部位的张力重新分布和定向。在足底，皮瓣可以从非负重区转移到负重区。

旋转皮瓣是指围绕固定点旋转，然后沿半圆或圆弧移动的皮瓣。旋转皮瓣包括经典旋转皮瓣、Satterfield-Jolly 旋转皮瓣、单瓣旋转皮瓣和双瓣旋转皮瓣。每一种皮瓣都有设计上的优点，可以根据下肢的具体情况进行选择。

经典旋转皮瓣

经典的旋转皮瓣由一个三角形或两个弧度或楔形组成，这些弧度或楔形来自一个圆的一部分（图 17.6）。旋转围绕轴心点发生，可以看作是在一个圆内的移动度或旋转角度。在临床情况下，如果不作一些修改，可能很难应用旋转皮瓣修复三角形缺损。当圆形缺损转变为三角形时，为适应旋转皮瓣而产生的缺损的大小可能会明显增加。

在推进皮瓣中，所有组织推进必须来自皮瓣的直接移位，以覆盖缺损。而在旋转皮瓣中，额外的组织移位可以有好几个方向。如果旋转皮瓣不能覆盖整个缺损，它可以设计得更大，或者可以延长弯曲切口的长度以释放更多的组织。此外，如果需要更多的移动度，可以对皮瓣的弧线进行反向切开。用于闭合圆形缺损的旋转瓣通常是主要运动和次要运动的结合（图 17.7）。主要运动是皮瓣本身在缺损上的旋转和前移，最大张力线从轴心点向缺损部位延伸（图 17.8）。这一远端张力点是血管受损程度最大的区域。次要运动是指邻近或周围皮肤沿与皮瓣运动方向相反方向的运动。与皮瓣相对的缺损侧的皮肤在缺损上的移动比皮瓣本身在缺损上的移动更多。这需要较少的皮瓣旋转，并且在瓣蒂上产生较少的皱褶。当出现皱褶时，可以通过在切口末端切一个 Bürow 三角来消除皱褶（图 17.9）。

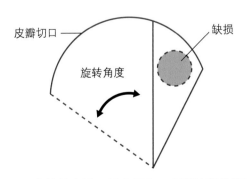

图 17.6　经典旋转皮瓣。用来闭合三角形缺损的旋转皮瓣

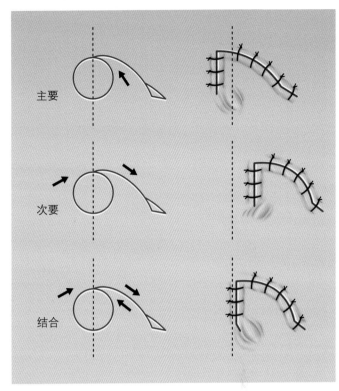

图 17.7　软组织在旋转皮瓣中的运动。这三种运动都显示在插图中

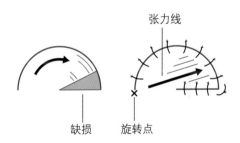

图 17.8　经典旋转皮瓣。最大张力线从旋转点延伸到缺损部位

Satterfield–Jolly 旋转皮瓣

该设计是对经典旋转皮瓣的改进，对于切除足底跖球部楔形或不规则的瘢痕非常有用（图 17.10）。横向切口是沿着足底边缘的自然弯曲的弧线进行的。然后切除一块长的三角形楔形皮肤，其中包括足底病变，使切口的底部由最初的横向切口形成。切除组织的顶端在近端。从本质上讲，这种长楔形切除类似于长梭形切除，其好处是邻近组织通过旋转皮瓣转移。根据需要减小或增加皮瓣的解剖分离，使皮瓣获得足够的移动。用

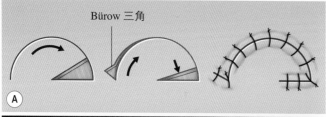

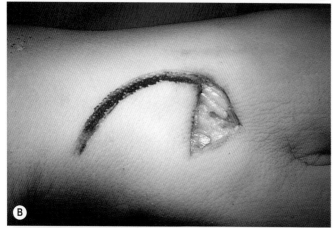

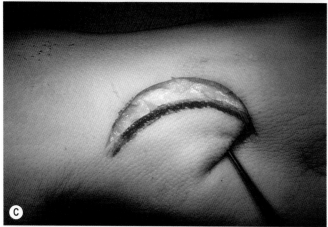

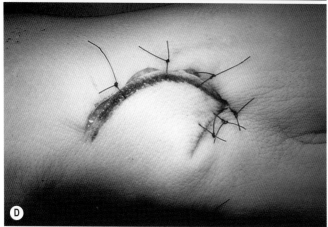

图 17.9　经典旋转皮瓣。（A）用来防止"狗耳征"形成的
Bürow 三角的图示。（B-D）不使用 Bürow 三角的旋转皮瓣

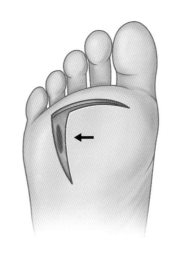
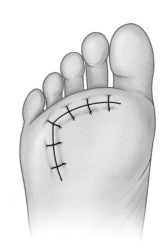

图 17.10　Satterfield-Jolly 旋转皮瓣。横向切口和跖球部的自
然弧线一致，沿足趾沟的边缘从内侧向外侧切开。做一个长
且窄的纵楔形切口切除病变，然后闭合切口，使切口瘢痕处
于非负重区

这种方法闭合要比单独梭形切除容易一些，但稍微复杂
一些。在横向切口的末端通常需要做一个 Bürow 三角，
以减少切口闭合部位的张力。这最终会形成一个愈合良
好的非负重瘢痕。

Catanzariti-Wehman 旋转皮瓣

Catanzariti 和 Wehman 在 1988 年描述了一种非常
类似旋转皮瓣的改良方法。然而，在他们的手术中，
旋转皮瓣的位置明显不同（图 17.11）。他们描述的楔形
切口要小得多，沿着弧形的切口更长。这样确实能够完
全闭合，而且不需要切一个 Bürow 三角，但这样的设

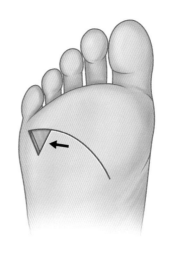
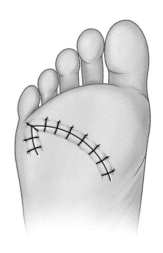

图 17.11　Catanzariti-Wehman 旋转皮瓣。楔形切除呈小三角
形。弯曲的切口穿过足底跖球部向下，试图尽可能避开承重面

计将更多的切口放在了脚掌上。

　　最终，这些手术切取了大量的组织来覆盖相对较小的缺损，但如果选择得当，这两种改良的旋转皮瓣在足部手术中还是有一席之地。它们在去除足底肥厚性瘢痕或三角形病变方面特别有用。

单叶旋转皮瓣

　　经典旋转皮瓣的一种变体，单叶旋转皮瓣，或称单叶皮瓣，是转位皮瓣和旋转皮瓣的组合（图 17.12）。用于闭合缺损的皮瓣和缺损本身都被切割成圆形。其又被称为摆动-滑动成形术，或 Schrudde-1 型皮瓣，用于闭合圆形缺损。该皮瓣可以在圆形缺损上的任何点形成。切除缺损的方式是在缺损底部形成一个直角（90°角），以启动皮瓣。皮瓣底座被放置在提供最佳潜在血供的位置。这种方法可以防止皮肤在翻转时在这个直角点上鼓起，减少了形成"狗耳征"的可能性。由此产生的主要和次要皮肤运动减小了以前圆形缺损的大小，使得闭合缺损的形状与皮瓣的形状或多或少相对应。

　　为椭圆形或长椭圆形缺损设计的皮瓣称为 Schrudde-2 型皮瓣（图 17.13）。切除缺损使其在缺损的底部形成 60° 角做皮瓣。在这种情况下，在关闭继发性缺损时，必须注意确保周围皮肤的移动以缩短原始缺损

长度。

　　设计用于半圆形缺损、有限的空间区域或有限的组织时的皮瓣称为 Schrudde-3 型皮瓣（图 17.14）。这种皮瓣的底部非常大，可以保持血液供应，但在继发性缺损闭合部位经常会出现组织突出或"狗耳征"。这是所描述的三种旋转皮瓣中最不人性化的一种。

　　这三种单叶旋转皮瓣具有局部或经典旋转皮瓣的所有优点，并允许使用非常大的皮瓣。这些皮瓣的原理确保了充分的血供，并且皮瓣长度和宽度之间的正常关系通常可以超过 1：1。作为成形术的一部分，对缺损周围皮肤的额外松解可以减小缺损的整体大小。因此，皮瓣可以切割得比缺损部位小。这种利用邻近皮肤储备的效果是减小了缺损的大小，并减少了由此产生的瘢痕程度。创建的皮瓣在顶端缩小，并且所有三个皮瓣上的切口永远不会平行。皮瓣的两侧没有被切割成相同的长度，从而增加了皮瓣底部的大小和潜在的血供。

　　与传统的游离皮瓣相比，这种皮瓣的另一个优点是所用组织的相似性。皮下组织，甚至位于皮下的肌肉，都可以随着皮肤旋转。就缺损的大小和位置而言，它具有普遍适用性。这种皮瓣还有一种产生于宽阔基底的特殊的阻力，有助于确保良好的血液供应。其主要的优点是避免了继发性缺陷，这可能需要皮肤移植或额外的切口，可能会造成更多瘢痕。

　　这些皮瓣可用于治疗足部和腿部不同部位的多种不同类型的病变。修复圆形缺损的单叶皮瓣更适合于切除小趾病变，如纤维瘢痕、难治性角化病或趾端黏液囊肿（图 17.15）。蹋趾跖侧的单叶皮瓣提供了足够的组织活动度（图 17.16）。在负重区，特别是在足跖球部或足底跟部，单叶皮瓣可以达到完全切除大的病变、良好的闭合和减少瘢痕（图 17.17~ 图 17.19）。这项技术在小腿切除癌前病变或疑似病变时也很有用，因为最终的瘢痕的大小对美观有明显影响（图 17.20）。

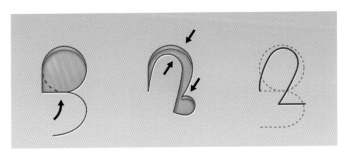

图 17.12　单叶旋转皮瓣。Schrudde-1 型皮瓣修复圆形缺损。皮瓣底部与缺损呈 90° 角

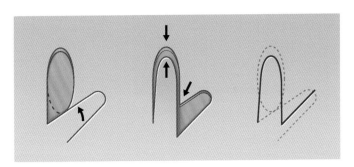

图 17.13　单叶旋转皮瓣。Schrudde-2 型皮瓣修复椭圆形或长椭圆形缺损。皮瓣底部与缺损呈 60° 角

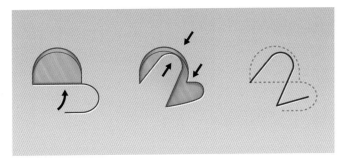

图 17.14　单叶旋转皮瓣。Schrudde-3 型皮瓣适用于有限的组织或空间区域

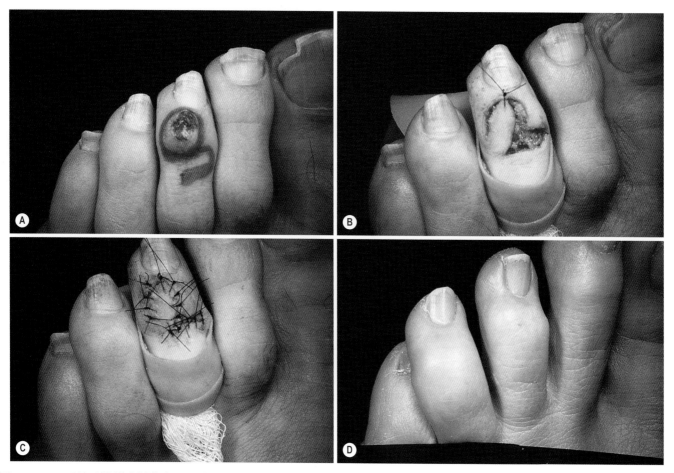

图 17.15 1 型单叶旋转皮瓣修复趾端病变。(A)设计皮瓣并勾画出趾端黏液囊肿的轮廓。(B)切除病变,单叶皮瓣转移至缺损。(C)最终闭合。(D)1 年后外观

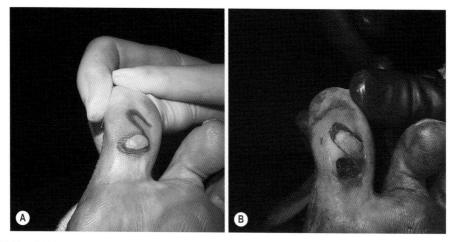

图 17.16 Ⅱ型单叶旋转皮瓣修复踇趾跖侧痛性病变。(A)标记椭圆形病变并绘制皮瓣。(B)切除病变并形成皮瓣。(C)旋转缝合皮瓣。(D)3 个月后外观

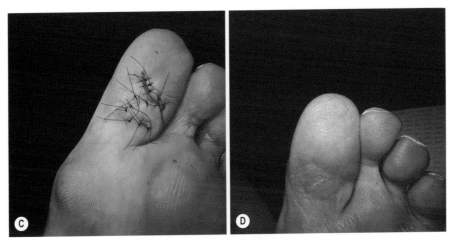

图 17.16 （续）

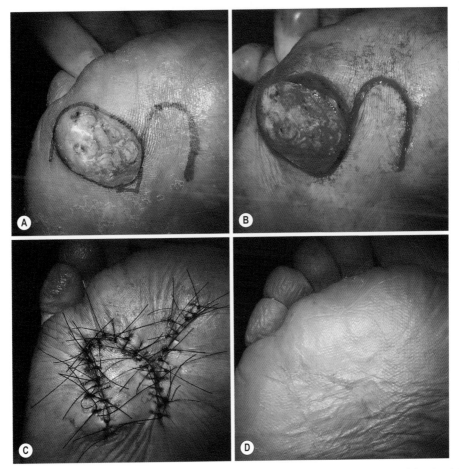

图 17.17 Ⅰ型单叶旋转皮瓣修复足底大面积病变。（A）勾画出巨大角化棘皮瘤的轮廓，设计皮瓣。（B）切除病变，切开翻起皮瓣。（C）旋转并缝合皮瓣。皮瓣周围的张力会因皮肤弹性而在 10 分钟内减少。（D）1 年后最终出现的瘢痕

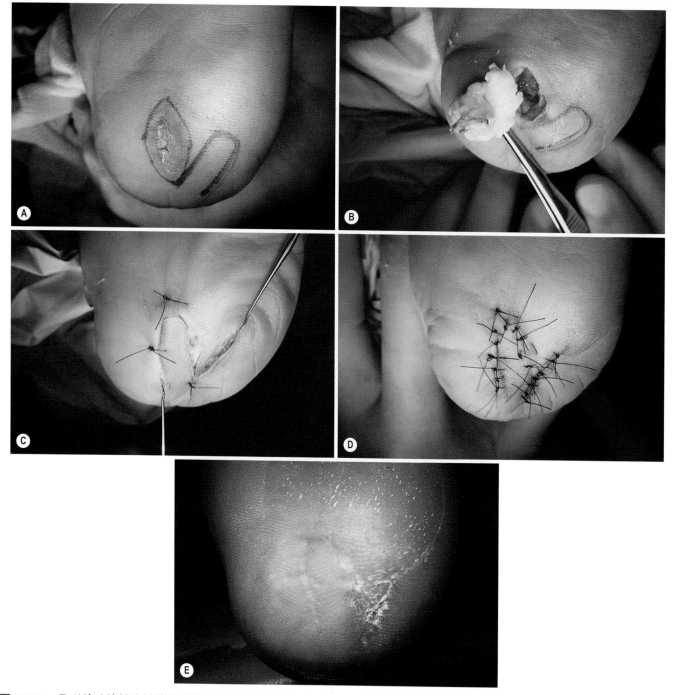

图 17.18 Ⅱ型单叶旋转皮瓣修复足底负重区足跟深部痛性病变。（A）勾画出病变轮廓，设计皮瓣。（B）切除病变和皮下肿块，形成皮瓣。（C）将皮瓣旋转至缺损区并缝合。（D）最终闭合。（E）4周后的外观

  单叶旋转皮瓣在足部、踝部和小腿手术中有多种用途。在大多数情况下，Schrudde皮瓣是标准或经典旋转皮瓣或其他更复杂皮瓣的首选变体。这项技术可以极好地暴露下层的组织，完全切除大多数圆形或椭圆形病变，并完全闭合由此产生的缺损。这种手术的并发症很少见。少数情况下，单叶皮瓣旋转可能有困难。在这

些情况下，可以将皮瓣保留原位并缝合（图17.21），或者可以将皮瓣转换为双叶皮瓣。

双叶旋转皮瓣

  双叶皮瓣通常被描述为由两个皮瓣组成的旋转皮瓣，两个皮瓣之间的夹角为90°，这两个皮瓣共用一个

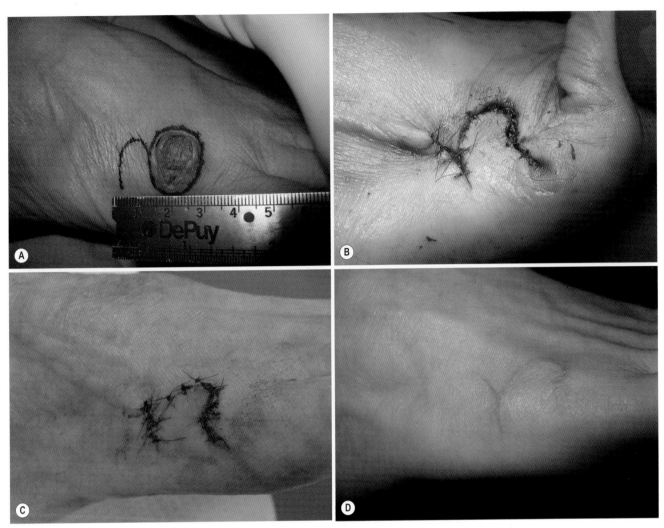

图 17.19 足部 I 型单叶皮瓣。（A）勾画出病变轮廓，设计皮瓣。（B）缝合时的术中照片。（C）术后 2 周。（D）3 个月后外观（*Courtesy of Dr Jeffrey C. Christensen.*）

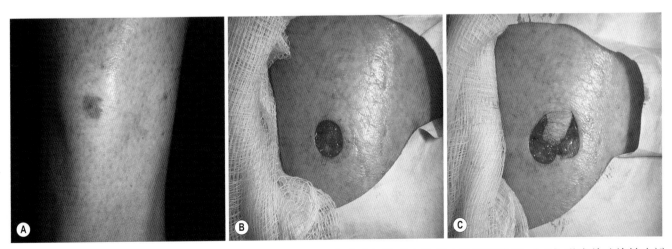

图 17.20 下肢 1 型单瓣旋转皮瓣。（A）小腿色素病变。（B）完全切除病变进行皮肤病理检查。（C）形成单叶旋转皮瓣。（D）皮瓣旋转至缺损区后缝合。（E）3 周内拆除缝线的结果

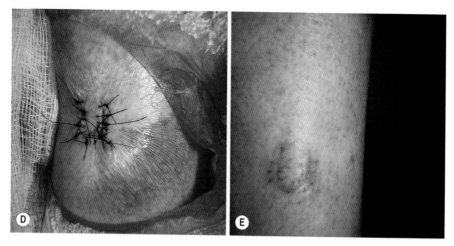

图 17.20（续）

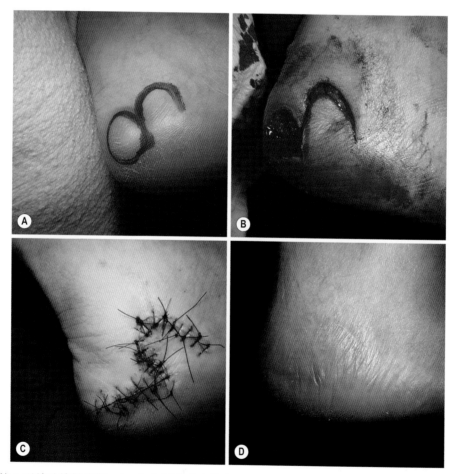

图 17.21 足跟外侧的 1 型单叶旋转皮瓣。（A）勾画出病变轮廓，设计单叶皮瓣。（B）切除病变并解剖游离皮瓣。当时发现，皮瓣难以旋转。（C）皮瓣所带来的额外的活动性和进一步的组织解剖游离使得皮瓣可以被置于其原来的位置，伤口也能基本愈合。（D）3 个月后外观

蒂部（图 17.22）。与单叶旋转皮瓣相比，这种皮瓣可以在更大的距离内移动更多的组织。这在皮肤较厚或皮肤活动受限的区域很重要。由于该技术使用了两个皮瓣，因此创建了两个相邻的供体位置来关闭缺损。第一皮瓣旋转到缺损处，而第二皮瓣关闭主要供体部位。在足底侧，皮瓣之间的夹角应小于 90°。皮瓣间的夹角可在 30°~90°，因为这一区域的组织活动度比下肢其他部位要低。90° 皮瓣的改良包括 30° 双叶旋转皮瓣（图 17.23）和 45° 双叶旋转皮瓣（图 17.24）。

在大多数病例中，旋转皮瓣的主瓣小于缺损部位（约为缺损大小的 80%），而次瓣小于主瓣（约为主瓣大小的 80%）。一般的经验法则是，第一个叶是初始缺损

宽度的 75%，第二个叶是初始缺损宽度的 50%。

一旦病变被切除，设计皮瓣并切开，在皮下水平小心地解剖游离皮瓣，避免形成皮瓣蒂。然后使用皮拉钩将皮瓣移动，并同时旋转。第一瓣放置在原缺损部位，第二瓣放置在第一瓣移位后的缺损部位。如果准确地操作，所有的部分都应该很好地结合在一起。切口末端与原发皮瓣相邻可形成"狗耳征"，但这通常不是问题。如果"狗耳征"较大，可能需要切除。

关闭时，将次瓣固定到原发供体部位，用几根关键缝合线，然后将原瓣放置到原始缺损中，用几根位置良好的缝合线固定。然后做两个尖端缝合固定，最后使用等间距的简单间断缝合关闭切口，直到完全关闭为止（图 17.25~图 17.27）。就像其他类型的皮瓣一样，拆除缝线是分期进行的。通常，对于足底旋转皮瓣，术后 2 周首先拆除张力最小区域的缝线。其余缝线可在 3 周后拆除。强烈建议足底皮瓣手术后 3 周内不能负重。

总结

推进和旋转皮瓣是外科医生需要掌握的重要技术，特别是在处理不能简单切除的足底病变时。与其他类型的足跖侧皮瓣一样，供区不应从明显突出部位或承重表面上切取，这将使其更容易受到压力和重复创伤。需要再次指出的是，这些手术具有优点，因为避免了需要额外移植或手术来闭合的继发性缺损。

在考虑组织移植时，必须了解组织的可移动性和组织的弹性，以期获得可预测的良好效果。组织的可移动性要么是与生俱来的，比如小腿的背部，要么是通过组织解剖游离、反向切开或 Bürow's 三角而产生的。皮肤的弹性在身体各处都是不同的，很难准确预测。弹性组织在切割时会张开，而非弹性组织则不会。最后，弹性组织可以旋转，皱褶最小，但非弹性组织旋转时会形成大的"狗耳征"。

考虑到这些因素，一旦决定使用皮瓣，预先考虑皮瓣移动能力是很重要的。确定使用哪种类型的皮瓣，以及使用该皮瓣需要完成哪些操作，必须深思熟虑。如果术前慎重考虑哪一种皮瓣最适合组织转移，同时又能提供最佳的美容效果，手术通常会更简单。当既要考虑邻近组织的次要运动，又要考虑皮瓣的主要运动时，皮瓣的设计和技术难度会显著增加。

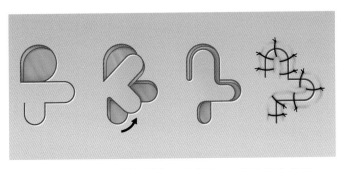

图 17.22 双叶旋转皮瓣。两叶呈 90° 角的经典表现

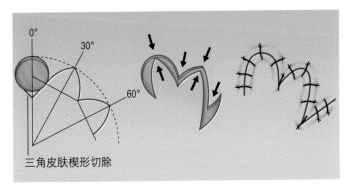

三角皮肤楔形切除

图 17.23 Bouché 等（1995）所描述的 30° 双叶旋转皮瓣

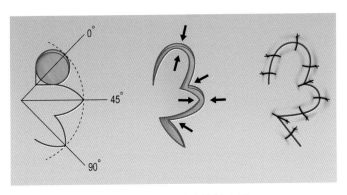

图 17.24 45° 双叶旋转皮瓣

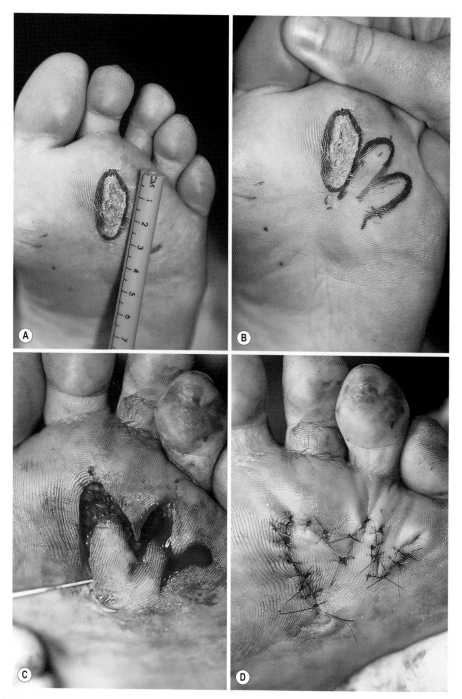

图 17.25　双叶旋转皮瓣（A）勾画出病变的轮廓。（B）设计皮瓣。（C）用皮拉钩将皮瓣牵拉旋转就位。（D）最终缝合

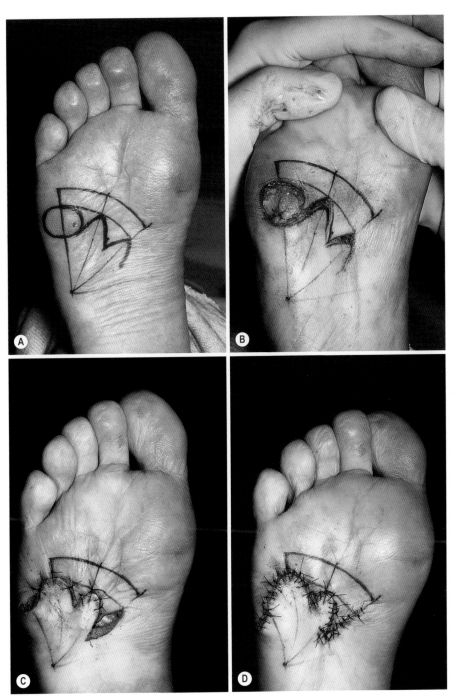

图 17.26 双叶旋转皮瓣。（A）病变上画出精确的两个 30° 皮瓣。（B）切除病变并解剖游离皮瓣。（C）皮瓣旋转到缺损处。（D）最终缝合（*Courtesy of Dr Richard T. Bouché.*）

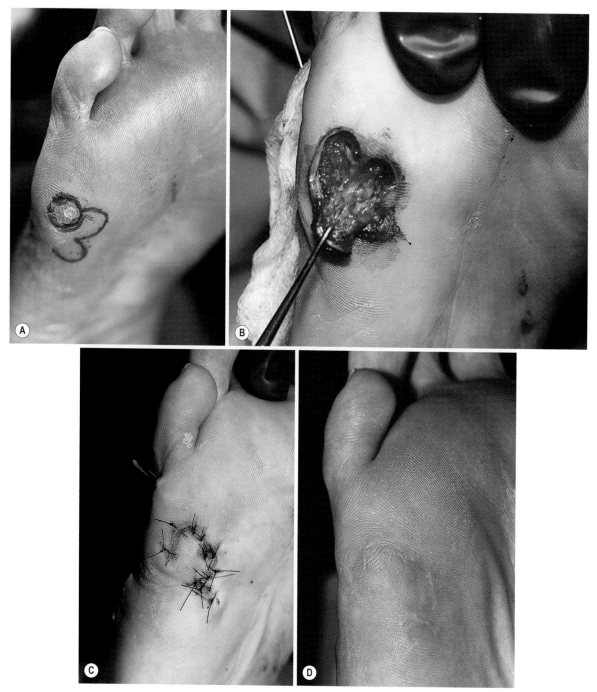

图 17.27 双叶旋转皮瓣。(A)在足底外侧绘制经典设计的双叶皮瓣。(B)切除病变，掀起和旋转皮瓣。(C)最后缝合。(D)在 6 个月时外观(*Courtesy of Dr Jeffrey C. Christensen.*)

(G. Dock Dockery 著　曹　乐　苗旭东 译
陈兆军　张建中 审校)

延伸阅读

扫描书末二维码获取。

基本概念

皮肤解剖结构的多样性赋予了皮肤独特的生物力学特性。所有的皮肤结构，包括真皮胶原蛋白、弹性蛋白、皮下脂肪、血管和神经都与这些特性相关。与其他组织不同，皮肤的应力 - 应变关系随时间而变化。皮肤既具有黏弹性又具有各向异性（这意味着它的拉伸性是非线性的，或者说它具有方向依赖性，与之相反，各向同性则意味着在所有方向上都具有相同的特性）。皮瓣生理学有四个重要概念，即应力、应变、蠕变和应力松弛。应力是指施加在每个单位面积横截面上的力。应变是指力作用于组织后长度变更除以该组织的原始长度。蠕变是指当皮肤承受恒定应力时，应变的逐渐增大。这种现象发生在数分钟内，原因是液体从真皮中被挤出及真皮框架的破裂。应力松弛是指在一定时间内使皮肤保持恒定的应变所需的应力逐渐降低。这发生在数日至数周内，是由于皮肤细胞结构的增加和皮肤组织的永久性伸长。皮肤组织多次切除的概念是基于张力下闭合的皮肤会随着时间的推移表现出一定的应力松弛和蠕变这一特性，这种特性非常利于皮瓣创建。

转位皮瓣

转位皮瓣（transpositional flaps）是指矩形或方形的皮肤和皮下组织围绕皮瓣蒂部旋转覆盖皮肤缺损区。供区可通过植皮、直接缝合或邻近皮肤的二次皮瓣进行闭合。对于外科医生来说，转位皮瓣的设计是最复杂的，需要丰富的经验才能胜任。转位皮瓣通过在正常皮肤组织上分离出一个皮瓣桥，通过皮瓣桥（不是一个完整的皮肤桥）由正常组织旋转到缺损区。

转位皮瓣在需要将缝合张力从原发性缺损转移到继发性缺损的情况下尤为有效。天窗样变形（trapdoor defect）在转位皮瓣中很常见。"天窗"是指与皮瓣相对于周围皮肤的穹顶状隆起。天窗样变形可以通过彻底切除原发缺损区坏死组织及用垂直褥式缝合伤口来避免。从旋转皮瓣中学到的组织运动的理念对于转位皮瓣的实施是非常重要的。

皮瓣设计的一个最基本的要素和原则就是在闭合供区缺损时既要恢复其功能，又要美观。如果供区缺损不能完全闭合或需要再次转移修补，就无法达到这一基本要求。应注意的是，大多数文献反复描述了使用锐角转位皮瓣修补三角形缺损时，只有将椭圆形或圆形缺损转化为三角形，才能成功地将上述的技术应用到临床实际情况。这就是外科医生有时很难设计出临床病例所需皮瓣的原因。一般来说，和其他皮瓣移植一样，精确的角度测量并不是必需的，相比之下，更重要的是评估供区是否有足够的皮肤组织可供转移修补缺损区，同时必须要成功闭合供区缺损。

从技术上说，根据定义，Z 形成形术、单瓣及双瓣

（双叶）旋转皮瓣也被称为转位皮瓣。在本章节中，转位皮瓣还包括简单型或经典型转位皮瓣、复杂型转位皮瓣。复杂型转位皮瓣包括90°菱形皮瓣、60°~120°菱形皮瓣、Limberg皮瓣、Dufourmentel皮瓣、30°或Webster皮瓣、双菱形或Cuono皮瓣和Iida双转位皮瓣。最后，我们还要简要讨论转位皮瓣中常包含的嵌入型皮瓣（interpolation flap）。

简单或经典型转位皮瓣

简单型或经典型转位皮瓣通常被认为是方形或矩形皮瓣，闭合伤口时只闭合原发性缺损，而出现次发性缺损（图18-1）。皮瓣可以绕着一个轴心点转移到邻近的缺损区，皮瓣的远端必须盖过邻近的缺损区。然后，当皮瓣转移时，最大张力线位于旋转弧半径处，皮瓣旋转方向的远端被拉长。最后用中厚皮片修补二次缺损区，或直接缝合伤口，或二次皮瓣修补。

这种转位皮瓣最重要的用途之一是修补位于关节或骨性突出部的皮肤缺损，如踝关节和跟骨后部。在以前的临床实践中，许多经典型转位皮瓣没有获得满意的长期治疗效果。一个原因是一次皮瓣手术成功后要进行二次植皮；另一个原因是随着瘢痕的出现，皮瓣出现天窗样变形。这两个缺点不仅会导致不美观，而且可能在功能上不如其他皮瓣。事实上，本章节讲述的许多其他皮瓣可能更适合，并且往往不需要额外的植皮或其他手术步骤。

复杂型转位皮瓣

顾名思义，这些皮瓣在设计和功能上要复杂得多。供区需要有足够的皮肤组织，以便进行切取。从一端切断，提起，旋转，然后转移到原发缺损处。所形成的二次缺损，以及中间的正常组织，必须与完整的皮瓣同时设计其排列方式。大多数转位皮瓣的角度在30°~120°范围内。在所描述的各种类型的转位皮瓣中，没有一种适用于所有情况，术者必须要对每个患者所需皮瓣的角度做出最佳的判定。

菱形皮瓣

转位皮瓣的一个基本前提是，术者在皮瓣的设计上做出了慎重抉择，考虑了选择皮瓣形状和旋转到缺损区的角度，皮瓣移植效果如何。标准的90°转位皮瓣通常被称为菱形皮瓣（图18.2）。如前所述，外科医生必须在椭圆形或圆形缺损区周围设计好菱形皮瓣，并对最后的结果心中有数（图18.3）。

Limberg 菱形皮瓣

菱形即前述的斜角等边平行四边形，形状可看作是等边的梭形。另外，长菱形指的是一种邻边不等的斜角平行四边形。60°~120°菱形转位皮瓣作为一种优良的皮瓣修补皮肤缺损，已得到广泛的接受和普及。该皮瓣被设计用于修补60°菱形皮肤缺损，有两个互补角度分别为60°和120°（图18.4）。Limberg菱形皮瓣是通过邻近组织的转移和旋转并避免了张力，使其在许多下肢修复案例中成为理想的局部带蒂皮瓣（图18.5）。菱

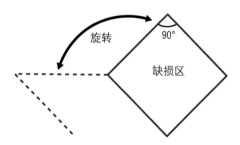

图18.2 菱形转位示意图。标准的等边、直角菱形。使菱形对角线延长并与菱形的边长相等，另一条线段与对角线延长线相连并平行于菱形的边

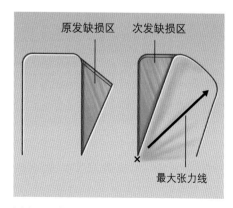

图18.1 皮瓣可以绕着一个轴心点转移到邻近的缺损区。次发缺损通常用皮片修补

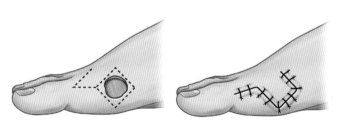

图18.3 圆形缺损区及附近的菱形皮瓣的临床模拟图和潜在的最终瘢痕

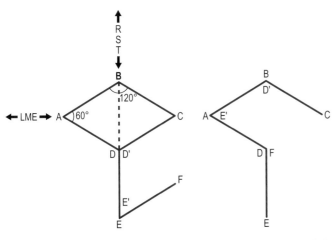

图 18.4 设计 Limberg 菱形转位皮瓣。这个菱形缺损区转化为 60° 和 120° 菱形缺损区。短对角线（将 120° 角平分）与皮肤最小张力线一致

形皮瓣是一个很实用的皮瓣，它可以从任何一边转移到缺损区和折线瘢痕部位，具有良好的美观效果。根据临床经验，菱形皮瓣可以通过设计并转移覆盖圆形、三角形或其他不规则的皮肤缺损。皮瓣第一次和第二次转移都应该尽可能使功能及外观最优化。第一次转移是皮瓣本身向缺损部位转移，第二次转移是缺损周围邻近组织向皮瓣供区转移。

为了在闭合时的张力尽量小，原发菱形缺损应使其长对角线与最大延展线（LME）平行，并沿自然皮肤皱褶或松弛皮肤张力线（RSTL）移动。在这样定位皮瓣的过程中，组织是从 LME 中提取的，这样可以取得最多的皮肤组织，然后转移到缺损处。每个菱形缺损区都具有 4 个潜在的供区皮瓣（图 18.6）。想要确定哪

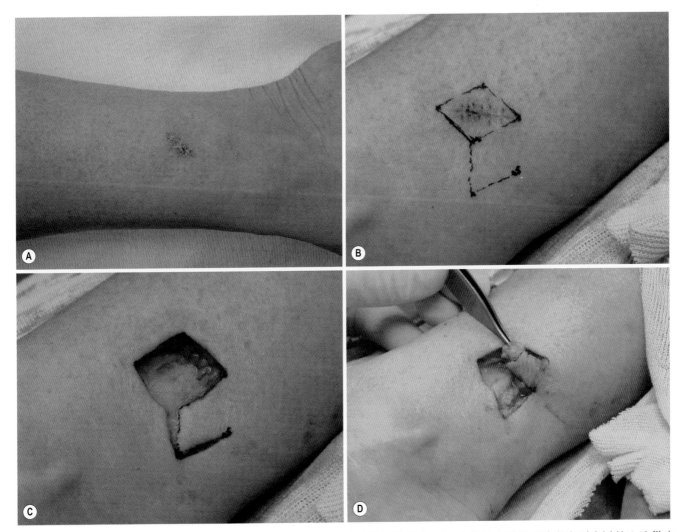

图 18.5 菱形转位皮瓣。（A）需附加扩大边缘切除的踝关节原发病灶切除部位。（B）菱形皮瓣的设计考虑到皮瓣的血液供应。（C）病灶彻底切除。（D）在不损伤皮肤的情况下小心转移皮瓣。（E）缝合后外观。（F）拆线时的外观。（G）术后 6 周外观（Courtesy of Dr Stephen Schroeder.）

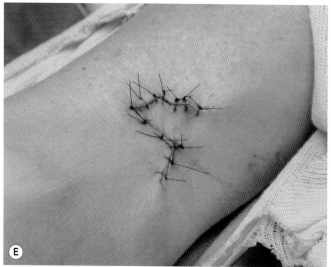

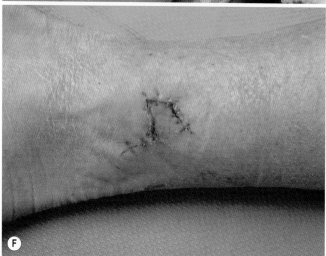

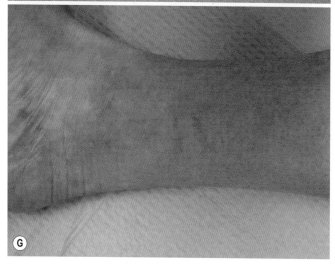

图 18.5 （续）

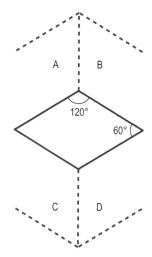

图 18.6　菱形转位皮瓣。每个菱形缺损区有 4 个潜在的皮瓣供区

个供区皮瓣是修补特定缺损区的最理想皮瓣，必须先确定缺损区周围的 LME。LME 的方向与 RSTL 垂直。在缺损周围沿着 LME 绘制两条平行线。再绘制两条附加平行线以创建 60° 和 120° 角。短对角线向两边延伸与菱形边长相同的长度。从短对角线的延长线分别沿着 LME 并平行于菱形的两边。这样，就有了两个潜在皮瓣，术者必须要确定哪一个皮瓣最适合修补缺损区并可以更好地隐匿瘢痕。如果画出一个简单的缺损区的菱形图，并标明它的方向，使皮瓣的边缘远端点沿着 LME，那么选定一个正确的皮瓣是很容易的。

　　由于无法确定菱形缺损区与邻近皮瓣的方向之间的关系，以及二次缺损的闭合线，使得菱形皮瓣的标记难度较大。90° 角的金属三角尺易于消毒并可用于外科手术，大大降低了菱形皮瓣的标记难度。利用三角尺的 30° 和 60° 角可以轻松、快速和准确地标记皮瓣。

　　菱形皮瓣的设计和放置原则包括对缺损或病变区做菱形切除（形成一个具有倾斜侧边的等边平行四边形）。皮瓣应沿菱形四个侧边中解剖关系上最方便或可行的一侧设计（图 18.7）。这种转位皮瓣通常用于小腿或踝关节病变、足部远端和足底溃疡的修补（图 18.8）。对受区进行充分的切除后，可以用比创口稍小的供区皮瓣修补缺损，不要破坏皮瓣根部，也不建议从皮瓣本身切除组织，因为这可能严重损害皮瓣的血液供应。首先应缝合固定供区，以降低皮瓣缝合的张力。不能拉伸皮瓣，因为这样也会影响皮瓣血液供应。应切除"狗耳"畸形或皱褶，但要远离皮瓣蒂。应尽量减少皮瓣根部的缝合，以避免影响皮瓣血液供应。术后应避免对皮瓣过

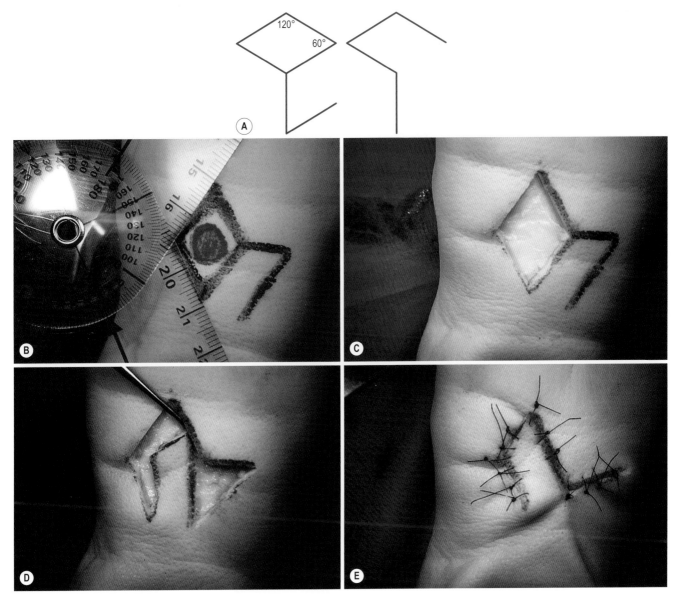

图 18.7 （A）菱形转位皮瓣。（B）红色标记代表病变，并在其周围绘制 60° 和 120° 角。（C）切除包括病灶在内的菱形区域皮肤组织。（D）切取皮瓣并用皮拉钩移动以覆盖缺损区。（E）缝合皮瓣。在术后恢复期，皮肤皱褶会逐渐消失

度移动或压迫，以防止组织坏死、血肿或血清肿形成。

由于菱形转位皮瓣的力学特点，其应用存在一定的局限性，可能出现的问题包括张力过大、解剖标志易位和天窗样变形。较大的张力可能表现在皮瓣供区的创口缝合上，以及推移皮瓣的一个或两个"狗耳"畸形。超过一半的总张力集中于供区创口缝合线上，其余分布在推移皮瓣的两个尖端。此外，由于菱形缺损修补所需的所有组织都是从另一个区域转位的，而且皮瓣供区是通过推进封闭缺损后缝合的，因此存在解剖学标志易位的可能性。皮瓣两个尖端的张力可能导致皮瓣远端角变钝或变圆，从而使前缘和两侧呈半圆形。半圆形瘢痕的

收缩力可能会使皮瓣出现天窗样变形。

在皮肤张力高的区域，通常很难将皮瓣转移到菱形缺损区或进行无张力闭合。为此整个区域都需要松解，包括菱形缺损的边缘和皮瓣的底部。当缺损较深时，还应该松解皮下脂肪。尽管可能会增加破坏皮瓣血运的风险，也需要确保可以完成皮瓣转位并且供区创面以较小的张力闭合。

Dufourmentel 皮瓣

Dufourmentel 皮瓣设计用于闭合锐角的皮肤缺损；然而，这种皮瓣的设计比 Limberg 皮瓣要稍微复杂些

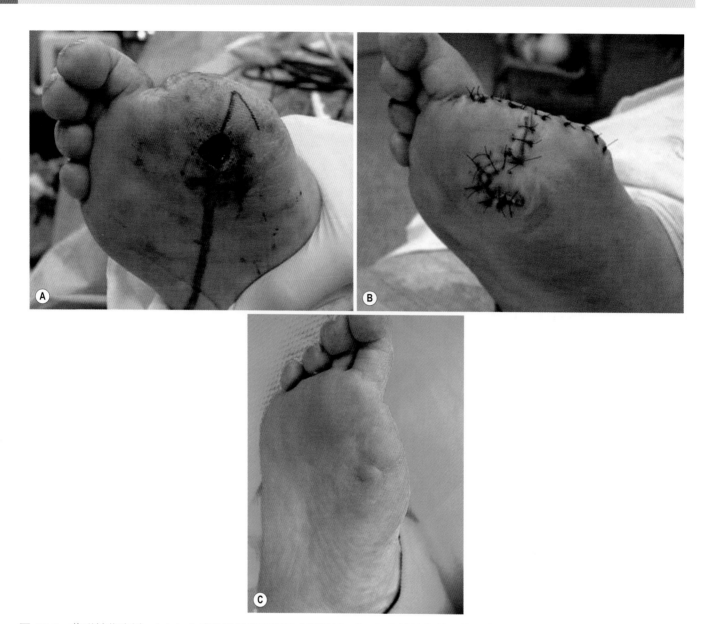

图 18.8　菱形转位皮瓣。（A）非感染性足底溃疡的皮瓣设计。（B）皮瓣转位并最终闭合。请注意，额外的修复手术已经在背侧进行了。（C）术后 6 周外观（*Courtesy of Dr Stephen Schroeder.*）

（图 18.9）。在 Dufourmentel 皮瓣中，供区短对角线和菱形缺损区的短对角线比在 Limberg 皮瓣中更接近。

　　Dufourmentel 皮瓣没有利用最长延展线（LME）和松弛皮肤张力线（RSTL）之间的张力差异来达到 Limberg 皮瓣的效果。供区闭合时张力的大体方向与原发缺陷的直线闭合方向相近。我们之前已经确定过，除非排除了直线闭合（梭形或椭圆形闭合）的可行性，否则局部皮瓣不会被用来覆盖皮肤缺损。因此，如果局部菱形皮瓣用于下肢皮肤缺损修复，Limberg 皮瓣的设计比 Dufourmentel 皮瓣更实用。

Webster 皮瓣

　　30° 转位皮瓣或 Webster 皮瓣也是对 Limberg 皮瓣的改进。这项技术为使用 30° 皮瓣代替传统的 60° 皮瓣提供了可能性（图 18.10）。这使得切口长度显著增加，在大多数情况下，菱形缺损的下端行 M 形成形术，形成了两个 30° 闭合而不是一个 60° 闭合（图 18.11）。这样可以保护组织，而且由于这个皮瓣比传统的菱形皮瓣窄，因此可以让缺损的边缘分担部分张力。与 Limberg 皮瓣相比，Webster 皮瓣的设计和制作更困难，而且皮瓣转移时的张力更大。

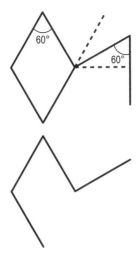

图 18.9 Dufourmentel 菱形皮瓣。皮瓣的角度由原发缺损（虚线）的水平切线和对角线切线之间的一条平分线形成的夹角决定，最后一条边的切割长度相等，并与缺损的长轴平行。这样减少了皮瓣移位的弧度

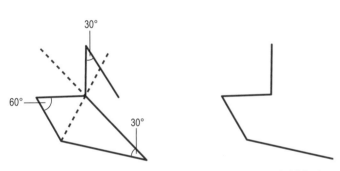

图 18.10 Webster 30° 转位皮瓣与 Dufourmentel 皮瓣相似，除了远端角和皮瓣均为 30°

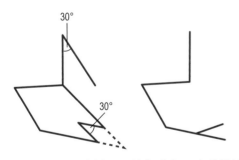

图 8.11 Webster 30° 皮瓣与 M 形成形术。这种设计是通过在远端角使用 M 形成形术来缩短切口长度

双菱形皮瓣

双菱形转位皮瓣可用于闭合长宽比为 2:1 的 60° 平行四边形缺损。使用这种方法闭合上述缺损很容易操作，因为 2:1 平行四边形由两个 60° 菱形组成（图

18.12）。双菱形原理对于闭合长缺损非常有优势，可以在 120° 角上作出四个可用的菱形，然后根据局部情况选择菱形皮瓣。

与图 18.13 所示的皮瓣设计相比，图 18.12 所示的皮瓣设计很少被使用。这两个菱形皮瓣设计几乎是完全相反的。在大多数情况下，这似乎是最适合应用于下肢的皮瓣设计。

三菱形皮瓣

对于闭合难度较大的缺损区，可以考虑采用三菱形皮瓣（图 18.14）。缺损区设计为一个六边形，或三个相连的 60° 菱形。菱形皮瓣可以在 120° 角的外角处设计，因此有六种潜在的皮瓣。根据方便、功能和美观的要求选择三个皮瓣，并且它们的臂都应指向同一个方向（图 18.15）。大的圆形缺损可以将它们转换成六边形来闭合，然后，将六边形分割成三个菱形。

三菱形皮瓣的设计比其他皮瓣更复杂，并且会留下星状瘢痕。这个瘢痕不易隐匿在自然的皮纹中，因此，会在缝合处留下明显的星状瘢痕（图 18.16）。这种皮瓣技术仅适用于瘢痕对局部影响较小的区域。

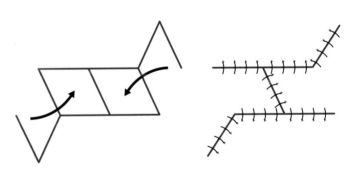

图 18.12 双菱形皮瓣。两个 60° 菱形设计放置在一起。根据皮瓣的选择，可以设计出四种不同的构型，但这种皮瓣设计不常用

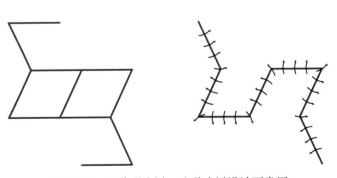

图 18.13 双菱形皮瓣。这种皮瓣设计更常用

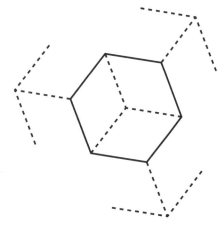

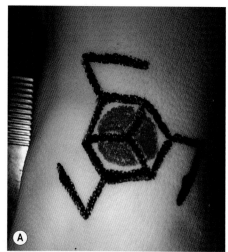

图 18.14 三菱形皮瓣。有六个供选择的皮瓣，选择的三个皮瓣应该往同一方向旋转

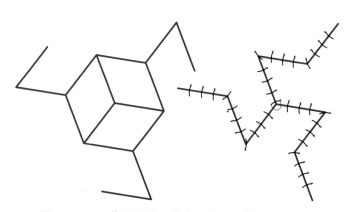

图 18.15 三菱形皮瓣。其中一种的三菱形皮瓣设计

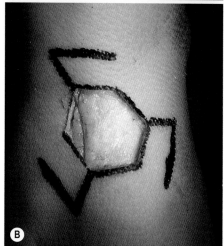

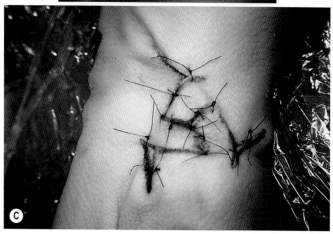

Iida 双转位皮瓣

　　Iida 双转位皮瓣又被称为双叶皮瓣，它是围绕 60°和 120° 的菱形设计的（图 18.17）。如果缺损可以很容易地转化为菱形缺损，并且缺损部位的皮肤是可以移动并且有部分完好者，那么这种方法是有效的。准备好两个三角形皮瓣闭合菱形缺损。第一个三角形皮瓣的角度比菱形皮肤缺损的角度小 1/4，第二个三角形皮瓣的角度也比第一个小 1/4。设置一个适当的皮瓣旋转角度，还要保持皮瓣的良好血液循环，尽量减少在皮瓣转移后"狗耳"畸形的出现。皮肤缺损区共用三角形皮瓣的两个邻边，皮瓣上的张力可以均匀分布。使第二个皮瓣与缺损部位之间的旋转角度<90°，以减小皮瓣转移后的"狗耳"畸形。

　　这种方法可应用于足和腿等皮肤类型、颜色和特性的兼容性要求较高的部位。由于足跟和跟腱组织的伸展性较小，当用该皮瓣修复该区域的缺损时，如果强

图 18.16 三菱形皮瓣。（A）病灶外周画有六边形，六边形内部画有三个菱形。三个皮瓣在外角处设计，臂部方向一致。（B）切除中央六边形和病灶。（C）每个皮瓣被分离、移动并向内转移。闭合后呈现出了这个皮瓣的独特外观。小的"狗耳"畸形在每个尖端都很可能会出现，但通常不需要额外的处理

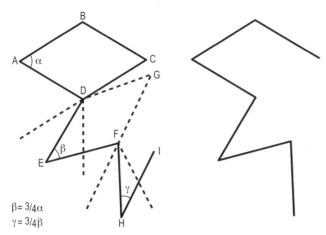

$\beta = 3/4\alpha$
$\gamma = 3/4\beta$

图 18.17 Iida 双转位皮瓣。在病灶周围画一个 ABCD 菱形，有 60° 和 120° 互补角。画出 CD 的延长线和 BD 的延长线的等分线，并在等分线上画点 E，使线段 DE 与菱形的边相等。画出点 F，使 ∠β 等于 3/4 ∠α（β=3/4α）。绘制 DEFG 菱形。使用相同的方法制作点 H，然后制作点 I，使 ∠γ 等于 3/4 ∠β（γ=3/4β）。使用上述方法，可以制作两个三角形皮瓣。第一个三角形的 ∠β 比菱形缺损区的 ∠α 小 1/4，第二个三角形的 ∠γ 也比第一个三角形的 ∠β 小 1/4。第一个三角形皮瓣用于修补菱形缺损区，第二个三角形皮瓣用于修补至第一供区，最后第二供区直接拉拢闭合（*Redrawn from: Iida, N., Ohsumi, N., Tonegawa, M., et al., 1999. Simple method of designing a bilobed flap. Plast Reconstr Surg 104, 495–499.*）

行牵拉闭合，则更容易发生皮瓣坏死。因此，术后瘢痕可能更加明显。当缺损部位的活动性较低，转位皮瓣可能引起邻近组织偏移和变形时，建议第一个皮瓣的大小与缺损区相同。

伴多重 Z 形成形术的菱形皮瓣

该皮瓣设计为菱形，一个斜向平行四边形，具有 60° 和 120° 互补角且邻边不等长，在两钝角端行 Z 形成形术（图 18.18）。这种 60°~120° 斜形转位皮瓣作为一种极佳的皮瓣形状已获得广泛的接受和普及，用于重建需要将张力从创面转移到皮肤低张力区域的增生性瘢痕损伤及缺损。这种切除性缺损修复技术的特点是从缺损的不相邻的两端借用所需的组织（图 18.19）。大多数其他皮瓣从单个相邻区域或所有相邻方向借用所需组织。来自两个相反方向的组织共同分担张力，使该方向的张力最小化，而不从其余区域借用组织，可以防止位于该方向的解剖标志的易位。通过围绕菱形缺损的中心轴旋转，可以控制最终瘢痕的方向和组织张力的方向。

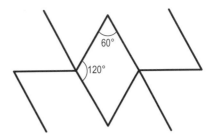

图 18.18 伴多重 Z 形成形术的菱形皮瓣。皮瓣设计为一个菱形及斜向平行四边形，两邻边有 60° 和 120° 不同的互补角，在相反两端行 Z 形成形术

"阅读者"转位皮瓣

这项技术主要是利用不对称的 Z 形成形术所得的额外的皮肤应力松弛来关闭缺损。这个手术被命名为"阅读者"（reading man）皮瓣，是因为它的手术设计形状类似于一个手上拿着书并认真阅读的人（图 18.20）。在这项技术中，两个皮瓣是以不均等 Z 形成形的方式设计的。为了瘢痕方向更好地与松弛皮肤张力线对齐，Z 形的中心臂应垂直于这些线（图 18.20B）。不均等 Z 形成形术的中心臂绘制为一条穿过圆形缺损边缘的假想切线（图 18.20C）。Z 形成形术的中心臂的长度设计为比圆形缺损的直径长 50%。从该线的自由端，以 60°的角度绘制另一条假想线（图 18.20D），然后从中心臂的另一端开始，以 45°的角度绘制第三条假想线（图 18.20E）。获得两个皮瓣（f1 和 f2）。提起皮瓣 f1，移位至缺损区；皮瓣 f2 移位覆盖第一个皮瓣的供区。皮瓣缝合到相应的位置后，最终的手术效果如图 18.20F 所示。

"阅读者"转位皮瓣是一种实用且简单的方法，可用于闭合下肢不同解剖部位的环状皮肤缺损。它使术者能够在切除最少健康皮肤的情况下，进行无张力皮肤闭合（图 18.21）。

皮瓣的比较

在大多数情况下，当一个病灶可以切除并且可以用单一皮瓣闭合时，作者更倾向于使用圆形切除技术和圆形皮瓣，而不是棱角分明的菱形和有角度的皮瓣（图 18.22）。对这两种方法进行比较可以看出它们的相似之处。相对于单瓣或双瓣皮瓣，笔者很少会选择单菱形或双菱形皮瓣，多选择行叶状皮瓣修补手术，这样不必

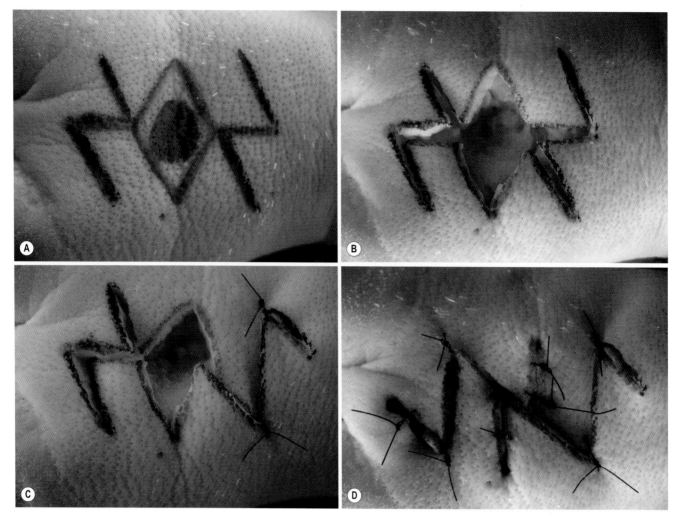

图 18.19　伴多重 Z 形成形术的菱形皮瓣（猪脚）。（A）病变部位在菱形区内，沿 RSTL 轴切除。（B）沿着标记作切开，并切除菱形区域。（C）皮瓣被移动，开始转位。（D）最后皮瓣被转位，并闭合

担心出现转角问题，且瘢痕较柔软。另一方面，菱形皮瓣的潜在优点是它具有直线和角度，可能正是这种组合防止了挛缩瘢痕的产生，从而具有与圆形皮瓣相同的效果。在选择这两种方法时，应考虑到这一点。

嵌入型皮瓣

嵌入型皮瓣是一种二级皮瓣，其中皮瓣的根部不直接与受区相连通（图 18.23）。当周围组织或皮肤活动性不足以支持使用一期闭合或者皮瓣技术来覆盖缺损时才可使用这一技术。

嵌入型皮瓣与转位皮瓣不同，嵌入型皮瓣在掀起皮瓣后需要旋转跨过正常皮肤区才到达缺损区。转位皮瓣的根底与缺损区相连，而嵌入型皮瓣的根部与缺损区有正常皮肤隔开。此设计使皮瓣基底部和缺损区域之间形

成组织桥或蒂，在覆盖皮瓣和缺损部位的血管重建后，这种组织桥或蒂必须在二次手术中被切除。

根据皮瓣的位置，皮瓣蒂部通常在 2~3 周内与皮瓣尖端分离。分离后，修整供皮区并关闭缺损区，并拆除一期的固定缝线，2 周后拆除所有剩余缝线。

嵌入型皮瓣很少应用于下肢，但可用于下肢骨性突出的部位，如踝关节、第一和第五跖趾关节区域以及足跟等部位（图 18.24）。踝关节骨性突起皮肤缺损区利用踝关节周围的皮瓣来修复。跖趾关节皮肤缺损区利用足背区的皮瓣覆盖关节，足跟皮肤缺损区利用足跟内侧或外侧的皮肤修复。嵌入型皮瓣的一个主要局限因素是需要进行两阶段手术干预，在两次手术间隔期间，患者对皮肤桥及嵌入型皮瓣护理的依从性也是一个重要限制其应用的因素。

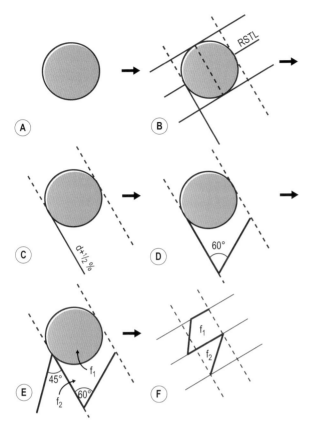

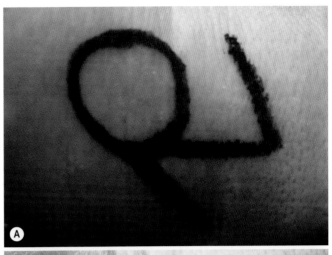

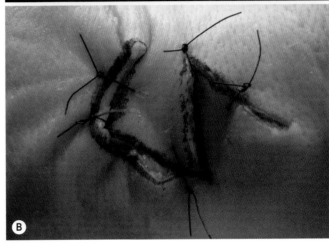

图18.20 "阅读者"转位皮瓣。（A）圆形缺陷。（B）确定Z形成形术中心臂的方向（虚线）。这条线应垂直于松弛皮肤张力线。（C）Z形成形术的中心臂绘制为一条穿过圆形缺陷边缘的假想切线。（D，E）其他"Z"的臂，分别作成45°角和60°角，形成不均等"Z"。（E）皮瓣f1用于闭合缺损，皮瓣f2转位用于闭合第一个皮瓣的供区。（F）切口闭合后的外观（*Redrawn from: Mutaf, M., Sunay, M., Bulut, O., 2008. The 'Reading Man' procedure. A new technique for the closure of circular skin defects. Reconstr Burns 60 (4), 420–425.*）

图18.21 "阅读者"转位皮瓣。（A）皮瓣按照设计指导原则绘制。（B）在猪脚上显示皮瓣被转位并部分闭合的外观

总结

所有下肢皮肤缺损均应认真对待，并慎重做出二期修复、植皮、旋转皮瓣、推进皮瓣、转位皮瓣和嵌入型皮瓣的选择。当一期缝合不能进行时，术者可以用邻近的皮肤组织做成皮瓣来修复缺损。邻近皮肤具有良好的颜色和纹理匹配度，这些皮瓣在功能和美容效果上优于二期修复和植皮。

吸烟、阿司匹林、过量饮酒和抗凝剂会干扰皮瓣的愈合并增加并发症的发生概率，是转位皮瓣的相对禁忌证。含有银杏叶或水杨酸盐等物质的草药制剂也有一定的抗凝血活性，可能会延缓愈合。应在手术前数周停止服用这些药物。

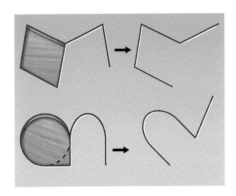

图18.22 比较菱形转位皮瓣和单瓣转位皮瓣。二者闭合后外观相似

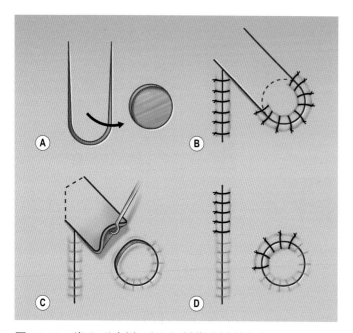

图 18.23　嵌入型皮瓣。（A）制作皮瓣并掀起。（B）将皮瓣尖端嵌入到缺损区中，并一期部分闭合供区及缺损区。（C）待移植皮瓣血管重建存活后，剩余皮瓣从根部切除。（D）修整并二期完全闭合供区及缺损区

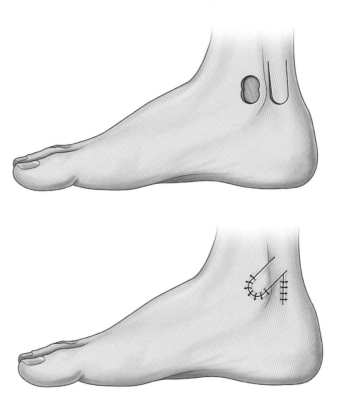

图 18.24　嵌入型皮瓣。内踝区图示，一期手术

（G. Dock Dockery 著　梁晓南 译
张洪涛　程 宇　张建中 审校）

延伸阅读

扫描书末二维码获取。

第19章 皮肤移植

引言

　　皮肤移植是现代外科治疗的一种常见辅助手段，尤其在足踝部的重建中有着独特的作用。任何用于移植的游离组织均可定义为移植物[1]。其中皮肤移植是指将全部或部分皮肤从供体部位和局部血液供应中分离出来，然后移植到受体部位[2]，最终移植的皮肤能完全依靠受体部位的血液供应存活。

　　皮肤是人体最大的器官，由表皮和真皮组成。皮肤移植包括所有的表皮和不同深度的真皮。全厚皮片由表皮和整个真皮组成，而中厚皮片由表皮和不同厚度的真皮组成。根据真皮厚度的不同，中厚皮片可分为薄层、中层、厚层三种。薄层的中厚皮片由表皮和0.2~0.3 mm厚的真皮组成。中层的中厚皮片由表皮和0.3~0.4 mm厚的真皮组成，而厚层的中厚皮片由表皮和0.4~0.5 mm厚的真皮组成[2-3]。自体移植是指在同一个体中将移植物从供区移植到受区。同种异体移植是指移植物来自同一物种的不同个体。异种移植是指移植物来自不同的物种（例如猪），而同基因移植是指在相同基因的供体和受体间的移植（例如同卵双胞胎）（见第20章）。

历史背景

　　关于皮肤移植的最早记载出现在公元前2500年之前，而直到1869年才由Reverdin第一次明确地报道关于薄皮移植成功的案例，随后他在1872年又报道了同种异体皮肤移植成功的案例。以后又有其他医生陆续报道了他们各自取得的技术突破：Ollier的薄中厚皮肤移植（1872年），Wolfe的全厚皮肤移植（1875年），Thiersch的薄中厚皮肤移植（1886年）和Krause的全厚皮肤移植（1893年）。直到20世纪，众多研究人员在移植生理学以及在硬件和器械方面取得巨大的进步，促使了现代皮肤移植概念的出现，并使皮肤移植技术取得进一步的发展[6-7]。

皮肤解剖学

　　整个身体的表面均被皮肤所包裹，它由两层组成：

最外面的一层称为表皮，最里面的一层称为真皮。表皮由复层扁平上皮构成，从深到浅依次为生发层（基底层）、有棘层（棘细胞层）、颗粒层、透明层（仅存在于手掌和足底）和角质层[8]。这些层代表了基底层产生的角质形成细胞生命周期的不同阶段。角质形成细胞由基底层开始逐步迁移到角质层，并最终在大约19天内到达角质层并脱落。表皮中没有血管分布，主要由角质形成细胞组成。表皮深层分布着黑色素细胞、默克尔细胞和朗格汉斯细胞（图19.1）（见第2章和第3章）[9-12]。

真皮分为两层：表层（乳头层）和深层（网状层）[9-10, 12-14]。乳头层含有丰富的弹性胶原蛋白、网状纤维和毛细血管网。

乳头层可见真皮乳头突入表皮，这些乳突作为表皮嵴插入到表皮中，形成指纹。网状层由结缔组织纤维组成，与乳头层相比，结缔组织纤维更密、更紧、更粗。结缔组织纤维在密度较低的区域会产生皮肤张力线。弹性蛋白分布于真皮各处，它能使网状层交织得更紧密[9-10, 12, 14]。在正常皮肤真皮中分布的结缔组织细胞包括联系在一起的成纤维细胞、肥大细胞和含色素的噬黑色素细胞。

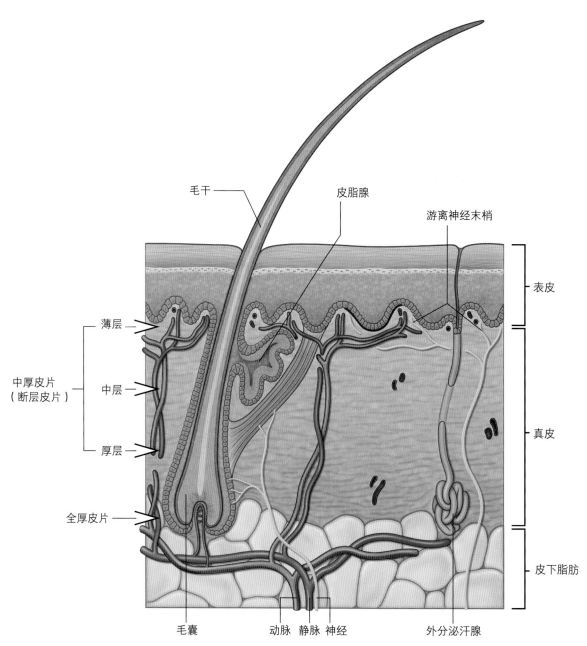

图19.1 皮肤解剖。皮肤解剖学横断面，图示薄层（0.2~0.3 mm）、中层（0.3~0.4 mm）和厚层（0.4~0.5 mm）的中厚皮片和全厚皮片的水平

真皮中包含两种腺体：汗腺和皮脂腺。汗腺又细分为小汗腺和大汗腺。小汗腺是指盘绕在真皮底部的管状腺，主要分泌一种无味的低张溶液。小汗腺主要分布于足底和掌侧皮肤，由交感神经系统控制[14]。大汗腺主要位于腋窝和肛周。大汗腺的导管终止于毛囊，主要分泌一种无味的由脂肪和蛋白质组成的物质，但是这些分泌物在大汗腺分泌部位的细菌内酶的作用下，使分泌物产生麝香气味。全厚皮片移植恢复了大部分汗腺的功能，而全厚皮瓣移植则可以恢复所有原来汗腺的功能。在移植后汗腺与神经分离后的大约 10 个月，移植物缺乏湿润，因此有必要使用润肤剂[15-16]。中厚皮片移植一般缺少汗腺，因此，为了移植物存活和防止破裂，必须长期使用润肤剂。同时，移植后的皮片必须长期注意湿润和压力保护，以防止交界处瘢痕组织的形成和皮片的破裂。

皮脂腺内充满脂肪颗粒，最终将被分解成皮脂分泌出体外，而皮脂既能润滑头发，保持皮肤柔软，又能保护皮肤免受摩擦损伤，同时皮脂还能防止水分流失。人体皮肤除了手掌和足底的皮肤外，均含有皮脂腺[12, 14]。皮脂腺可能存在于全厚皮片移植物中，但在中厚皮片移植物中通常不存在，因为它们位于真皮深层。皮脂腺不依赖于自主神经支配，因此如果移植物中存在皮脂腺，皮脂腺的功能会在几周内恢复[16]。

皮肤的血管全位于真皮内，由表层（乳头状血管丛）和深层（网状血管丛）组成。表皮的血液供应完全依赖真皮。到达真皮乳头时，乳头状血管丛呈树枝状分布[17]。通常认为中厚皮片移植比全厚皮片移植能更快、更有效地重建血液循环，因为移植的皮肤血管更多地是在真皮上[17-18]，并且在中厚皮片中，横断的血管数量增多，可供受体床穿透的入口数量也增多，因此植皮的血运重建发生得更快。

皮肤感觉由触觉小体、环层小体、根毛丛和游离神经末梢组成[16, 19]。触觉小体位于真皮乳头内，负责传递传入的轻触觉信号[19]。触觉小体的所在位置，意味着其在全厚皮肤移植和所有中厚皮肤移植中都不会受到影响。环层小体受体位于真皮深层或皮下，传递深部压力信息。在全厚皮肤移植物和部分厚的中厚皮肤移植物中得以保留。根毛丛负责传递毛发运动的感觉。毛根位于真皮较深处，在全厚皮片移植中可以不受影响，但在中厚皮片移植时会被切断。游离神经末梢遍布真皮，可以感觉疼痛刺激。游离神经末梢通常不会自主出现疼痛感，但有时在移植后会对疼痛刺激更敏感。

皮肤移植生理学

植皮的过程是指移植皮片的血运重建和再附着到受体部位的过程[2]。皮肤移植是组织移植的一种形式，移植物需要与受体床粘连并形成新的血液循环，植皮愈合的三个阶段是：①血清吸入期（血浆循环）；②血运重建期，新生血管形成并与供体血管相互吻合；③组织化期[2, 20-21]。

血清吸入期也称为血浆循环，因为移植物和受体床之间不存在真正的循环，两者之间存在的是不含纤维蛋白原的血清，而不是血浆，血清会逐步被动地进入移植物，因此，这一阶段最好称为血清吸入期[2, 20, 22-27]。最初，移植物是没有血管连接的，依赖于受体床上的体液提供营养。移植物放置后，从受体床渗出的血清沉积了一层薄薄的纤维凝块，将移植物脆弱地黏附在受体床上[2, 12, 22-23, 28-29]。当移植物毛细血管扩张时，不含纤维蛋白原的红细胞悬浮液在大约 24 小时后进入覆盖皮肤的毛细血管。最初的几天，这种液体注入移植物会导致水肿。直到移植后第 9 天左右，当静脉和淋巴循环建立后，水肿会慢慢消退[2, 22-23, 29]。受体床分泌的血清在伤口愈合的早期阶段，主要作用不是营养移植物，而是保持移植物的湿润和移植物血管的畅通，以便更有效地进行血运重建。在这一初始阶段，为了促进血清从受体床到移植物的渗透，保持移植物与受体床表面尽可能贴合是至关重要的。

预伤（prewounding）受体床的概念是指在将移植皮片永久放置在受体床上之前刺激受体床内的血清和血管[30]。例如在使用永久性移植物之前，可以通过将猪皮作为移植物或其他生物敷料临时覆盖在受体部位来实现预伤[18, 31]。在皮片移植到受体床上之前，先浸泡到营养液中，这样可以让皮片在移植前充分吸收营养[27]。这种"荷载"作用是通过采集皮肤移植物并立即将移植物放置供体部位 24 小时形成的。"荷载"可以增加移植物抵抗缺血期的能力。这些技术在皮片移植中的重要性与患者受体床上血管功能不全相关。从理论上讲，预伤和"荷载"均能增加植皮成功的机会，但在实际情况下很少运用到[27, 30, 32]。对比这两种技术，预伤的植皮成功率更高。即使猪皮移植物或生物敷料不能对伤口产生预期的刺激效果，患者也至少可以减少一个供体部位的伤口[30]。

如果移植物覆盖到新的伤口上，血清吸入期大约持续 48 小时，但如果放置在血管化较差的伤口上，则血清吸入期可能会延长；如果受体部位已经达到增殖期，则血清吸入期可能会缩短。即使在缺血4天后，中厚皮片也可能存活良好，而全厚皮片只能耐受缺血大约5天[12, 29, 33]。临床上导致移植失败的最常见的并发症是在移植期间血肿或血清肿形成，这时可以使用19号针抽吸血肿并重建移植物与受体床的位置。移植物的存活依赖于术后对血肿和血清肿的控制。

植皮愈合的第二阶段是血运重建期，分为新生血管期和吻合期[2]。关于哪个时期占主导地位仍存在争议。新生血管期是指血管以每天2 mm的速度从受体床向移植物真皮生长。新生血管从受体床长入移植物，移植物中的旧血管随之退化[2, 22-23, 28-29]。新生血管可分为初次新生血管或二次新生血管。

初次新生血管在受体床和移植物之间紧密接触的情况下出现，新的血管从受体床伸出，穿过移植物血管留下的孔，并增殖到这个框架中，使移植物重新血管化。24小时后，新生血管可以侵入约六分之一的移植真皮厚度；48小时后，可到达真皮-表皮交界处[2, 28-29]。在这个阶段，血液流入移植物，移植物变成粉红色，这是由于移植物下面的纤维渗出造成的，这意味着正在形成吻合口。随着血液流入移植物，血管吻合的进展抑制了受体床中的血管增殖，这是一种负反馈机制。由于缺乏移植物与受体床的对接，移植物边缘通常没有吻合。当血管增殖不受抑制时，就会发生二次血运重建[28-29]。在二次血运重建过程中缺血期延长，移植物内发生许多不可逆的退变过程。当血管生长缺乏抑制时，毛细血管以一种与正常皮肤下血管生长不同的方式生长到移植物中，这样移植物表面就会愈合，这时可见表面光滑、纤细、紧密、有光泽。在较大的移植物中，这两种类型的血运重建都是常见的。吻合指的是通过与受体床血管的吻合恢复原始移植物血液的循环。移植真皮内新生毛细血管通道占优势，提示有活跃的新生血管生长过程[2, 12, 28-29]。

当移植物完全附着在受体床上时，组织化期就开始了[2]。移植物此时的功能与天然外周皮肤相似。移植物的匹配性和耐久性与真皮移植百分率呈函数关系。这一阶段始于移植物与受体床的黏附，而受体床会产生含有血浆、红细胞和白细胞的渗出液[12, 28-29]。渗出液中的纤维蛋白原沉淀到纤维中，从而使移植物黏附到受体床上。随后不含纤维蛋白原的血清穿透纤维蛋白层，进入移植物真皮，既能为移植物提供营养，也能为移植物的生存创造一个湿润的环境，直到血液循环建立起来[27]。白细胞进入真皮，最终集中在退化的附件和表皮[12, 27-29]。在

血液循环重建之前，白细胞会一直存在。从第4天到第8天，随着纤维凝块的吸收和重组，成纤维细胞渗入纤维素层和白细胞层。到第9天，成纤维细胞连同新的血管系统已经将真皮深层固定在受体床上。

静脉大约在术后第6天开始充血，第9天可观察到静脉血流[28-29]。淋巴管在术后第4~7天开始充盈，在第9天能观察到淋巴液流动[12, 28-29]。这一微妙的血运重建过程可能会受到移植物部位剪切力或血肿形成的影响。严格的围手术期方案可以对血运重建过程产生积极影响。其中包括抬高肢体以减少水肿，严格卧床休息，并严格遵守术中结扎和电凝止血的方法[18, 34]。

移植物移植后25~30天，移植物神经退化[16, 35-36]。大约2个月后重建神经再支配，首先是痛觉恢复，然后是触摸、温度觉，最后是发汗能力[16, 37-38]。完成这一过程可能需要长达1.5~2年的时间。移植物神经再支配在全厚皮片中最完整，在薄中厚皮片中最不完整，但感觉恢复速度在薄中厚皮片中最快，在全厚皮片中最慢。一般认为，神经再支配始于边缘，然后往中间汇聚[16]。在所有类型的感觉中，移植物倾向于呈现受体床的感觉模式[16, 37]。然而放在骨膜或肌肉上的移植物感觉很差[16]。平行于长入神经的移植物神经纤维的位置似乎不影响神经再支配的速度或质量[16]。许多因素会阻碍轴突内突和功能性神经的生长。这些因素包括受体部位近端神经损伤、瘢痕组织、感染、深穿透伤口和血肿形成。同时移植几个小移植物而不是一个大移植物，同样会对神经再支配过程产生不利影响[16, 37]。这也导致了痛觉的恢复可能不具有典型性，而表现为感觉过敏或感觉减退。中厚皮片很少含有功能性汗腺（外分泌腺），而全厚皮片则含有一些功能性汗腺[12, 14, 16, 28]。转移的汗腺能承担受体床上原有汗腺的功能，但缺乏知觉的移植物通常没有功能性汗腺。皮脂腺功能不依赖于神经支配[28]。中厚皮片通常缺少汗腺，因此更容易出现发汗障碍，局部补充水分是很有必要的。同时，皮脂腺是在第3~4周开始出现的，这时外用的润肤剂可以减少。全厚皮片在整个过程中保持了光滑和柔软的特性。

皮肤移植中的皮肤收缩

皮肤移植会发生两种类型的皮肤收缩。当移植物从供体部位移除，就会发生初次收缩。这是由于真皮中存在弹性纤维，因此全厚皮肤移植比中厚皮肤移植收缩更明显。移植物中的真皮越多，弹性纤维的被动回弹就越多。全厚皮片回缩约44%，中层的中厚皮片回缩约

22%，薄层的中厚皮片回缩约 9%[8, 28, 42]。当移植物放置于受体床并施加拉伸应力时，会导致移植物长度和宽度的改变。

移植物放置到受体床后，会发生二次收缩[41]。二次收缩是由于受体床上的肌成纤维细胞在伤口内拉动皮片造成的。全厚皮片比中厚皮片更能抵抗二次收缩，这是因为皮片中真皮层所占比例越大，皮片二次收缩越少。对二次收缩的组织学评估显示，它与伤口中存在的肌成纤维细胞生命周期长度呈函数关系。肌成纤维细胞的初始侵袭在全厚皮片、中厚皮片和肉芽创面中概率是相同的。根据观测，与中厚皮片相比，全厚皮片的肌成纤维细胞的生命周期要短得多，因此，移植物真皮的相对厚度越大，肌成纤维细胞生命周期就越短[41]。相对厚度是指真皮在移植物中的百分比。除了肌成纤维细胞生命周期较短外，与中厚皮片相比，全厚皮片合成胶原所需的脯氨酸羟化酶受到更大程度的抑制，因此，全厚皮片比薄中厚皮片更能抵抗二次收缩[12, 18, 28-29, 34, 43]。关节和负重面的二次收缩会产生相关的临床症状，包括活动范围减小和色素沉着改变。可能有必要用适当的夹板固定一个区域，并进行早期物理治疗，以降低由于挛缩导致活动范围缩小的风险。一般来说，全厚皮片移植比中厚皮片移植能更好地进行色素沉着匹配。移植物越薄，色素沉着改变的可能性就越大。由于色素产生细胞与非色素产生细胞的比例改变，中厚皮肤移植物可能会导致色素沉着，对肤色较深的人影响更大[12, 16, 18, 28, 34]。尽管色素沉着对于面部是一个难题，然而对于下肢重建来说，这并不是主要的考虑因素，功能恢复才是下肢重建最重要的因素。

植皮术的适应证

足部和踝部重建手术中皮肤移植的适应证多种多样。无菌溃疡、烧伤、创伤性软组织丢失、供皮区缺损、肿瘤切除、切口引流和并趾手术造成的软组织缺损是下肢皮肤移植的常见适应证[44-51]。

皮肤移植是闭合伤口的几种方法之一。只有在合适的情况下，才应尝试一期缝合伤口，而其他伤口则需要二期缝合或植皮。在植皮前需要考虑解剖位置和多种合并症。同时伤口或缺损的闭合应个体化，综合考虑各种因素[18, 52-54]。

皮片可移植到真皮、筋膜、骨膜、软骨膜、腱膜或腱旁组织，但不能移植到无骨膜的皮质骨或无腱鞘的裸露肌腱。如果裸露的肌腱或骨的宽度小于 5 mm，则此规则例外[18, 34]。在这种情况下，移植物可以从周围组织获得足够的营养，使其得以存活。对于有暴露脂肪的急性伤口，对其进行植皮可能会因为创面干燥而失败。因此，最好推迟植皮的放置，直到伤口上有大量的肉芽组织覆盖。

受体床必须有充分的血流灌注，才能使移植物黏附和收缩。手术前可能需要进行彻底的非侵入性血管检查，包括踝肱指数。如果患者被诊断为中到重度血管疾病，要行下肢血管搭桥术[55-58]。

踝肱指数是踝关节动脉收缩压与肱动脉收缩压的比值。在休息时测量，然后在标准化的跑步机运动后再次测量，包括在 12% 的坡度上以 3.22 km/h 的速度步行 5 分钟。正常的踝肱指数略高于 1.0。运动后，静息指数不应下降 >20%，并应在完成运动测试后 3 分钟内恢复到该基线。踝肱指数 >1.3 提示糖尿病患者中常见的血管内钙化。踝肱指数 <0.92 提示动脉阻塞。中度至重度跛行发生，踝肱指数在 0.4~0.8。当踝肱指数 <0.4 时可发生缺血性休息疼痛，踝肱指数 <0.15 提示肢体存活受到威胁。当怀疑血管充盈不全时，静息踝肱指数可以很容易地在室内进行测量[18, 34, 56-58]。

经皮氧分压是对靶组织代谢状态的测量。由于经皮氧分压不受动脉钙化的影响，因此对于糖尿病患者来说，这是一种有效的测量方法，因为他们的踝肱指数可能由于中、小动脉钙化而使得测量结果不准确。虽然在较低的经皮氧分压下移植物也可以愈合，但 >40 mmHg 的经皮氧分压预示着移植物具有更高的存活率[1, 18, 34, 56-58]。

如果在术前各种检查有明确合理的参数，移植皮片的存活率将大大提高。而当创面周围红斑和水肿完全消退，pH 7.4 就是移植物最佳的生存条件。肉芽组织出现是皮肤移植准备就绪的指征，但在移植前应彻底清创，以减少每克组织中的微生物数量（<10^5）[7, 18, 34, 59-62]。

承重面受到较高的剪切力，而且植皮的相关并发症多发生在该部位。因为移植物可能会因为无法承受过大的张力，导致组织破裂，或在皮片边缘与受体床交界处形成疼痛性的瘢痕连接。骨骼畸形和生物力学异常通常在峰值压力最小的非负重区域造成剪切力增加。例如 Charcot 足（夏科氏足）和糖尿病足的不良内在病变。必须注意避免在这些区域进行皮肤移植。

伤口闭合的决定性因素

伤口闭合的目标是采用对身体伤害最小的方法获

得尽可能好的愈合。伤口闭合的好坏取决于伤口的位置和宿主因素（即组织延展性和个体的愈合潜力）。从最简单到最复杂，临床医生应考虑以下事项：①允许创面二期闭合；②应用各种创面护理产品，如藻酸盐、水胶、水凝胶或血小板衍生生长因子，作为二期闭合的辅助手段；③伤口一期闭合；④局部随机皮瓣移植；⑤皮肤移植；⑥局部筋膜皮瓣或肌筋膜皮瓣移植；⑦岛状皮瓣移植；⑧游离组织移植 [17-18, 34, 53, 63-70]。伤口评估再加上各种缝合技术及其适应证的知识，将有助于外科医生成功闭合创面。

中厚皮片与全厚皮片的比较

与全厚皮片相比，中厚皮片有着自己的优点和缺点。①移植的皮肤越薄，移植成功的机会就越大，因为有更多的横断血管通过这些血管进行血运重建。中厚皮片移植比全厚皮片移植更容易、更快。②较薄的移植物初次回缩较少，因为较薄的皮肤移植物中弹性蛋白纤维较少，引起的初次回缩较少 [12, 28-29]。全厚皮片以及厚度较小的厚中厚皮片有更多的初次回缩。③但在较薄的移植物中有更大的二次回缩，这是由于肌成纤维细胞生命周期延长和脯氨酸羟化酶活性升高引起的。全厚皮片和厚中厚皮片的二次回缩较少，程度较轻。④由于汗腺位于真皮深处，而横切的中厚皮片只有一部分导管而没有腺体，因此在薄中厚皮片中起作用的汗腺较少。全厚皮片和厚中厚皮片有更多的汗腺功能。由于中厚皮片的厚度不同，其愈合质量介于全厚皮片和薄中厚皮片之间。在选择皮肤移植物的类型和厚度时，必须牢记每种皮肤移植物的特点。

供区位置

可以从身体的不同部位获取中厚皮片。理想情况下，供体部位应该是身体一个比较隐蔽的区域，因为在温暖的天气里穿着休闲服可以遮挡住供体部位的瘢痕。常见的供体部位包括臀部、大腿、腹部、小腿和足部内侧弓（图 19.2）[2, 71-72]。

中厚皮片切取器械

采集中厚皮片的方法有以下几种：徒手切割法、滚筒皮刀和动力皮刀。一般情况下，徒手切割皮刀和气动、电动皮刀用于四肢的纵向皮肤切割，滚筒皮刀用于全身的横向切割 [12]。

在动力皮刀和滚筒皮刀发明之前，徒手切割法是

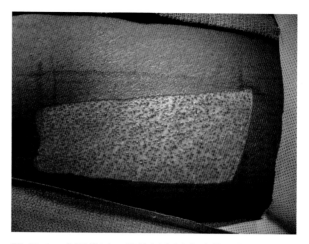

图 19.2　大腿供区。股外侧中厚皮片供区伴点状出血

仅有的取皮方法，切皮的动作与切面包的动作相似。徒手切割法现在很少使用，这是因为使用这个方法切割时难以控制皮片的边际和深度。现在，大型的滚轴型取皮刀已经很少使用了，但较小的勾连型皮刀或表层皮刀仍在门诊使用，因为那里可能没有动力皮刀 [24, 37, 73]。许多急诊科使用的一次性塑料电池供电的小皮刀大约和表层皮刀一样大小。滚筒皮刀主要有两种类型：Reese® 滚筒皮刀和 Padgett-Hood® 滚筒皮刀（Padgett Instruments）。Reese® 滚筒皮刀较重，需要在滚筒上贴上胶带，并在皮肤上涂抹胶水。但 Reese® 滚筒皮刀的主要缺点是皮片去除过程中不能调整刻度，且 Reese® 滚筒皮刀仅适用于 17.8 cm×10.2 cm 大小的皮肤移植物 [2, 12]。Padgett-Hood® 滚筒皮刀更轻、更易于操作，而且只用在滚筒和皮肤表面使用组织胶。如果移植物太薄或太厚，它可以在皮肤切取期间重新校准，还可以移植 20.3 cm×7.6 cm（10.2 cm、12.7 cm）宽的皮肤。但 Padgett-Hood® 滚筒皮刀在皮肤切取期间可能会意外地改变移植物切取厚度，因而可靠性不足 [12]。

在美国，大多数中厚皮片移植物都是使用电动 Padgett-Hood® 皮刀或气动、电动 Zimmer® 皮刀（Zimmer Patient Care）切取的，因为它们可靠且易于使用（图 19.3A）。这些皮刀的宽度可分别设置为 2.5 cm、5.0 cm、7.5 cm 和 10.0 cm（图 19.3b）。中厚皮片的平均移植厚度为 0.38 mm。

受皮床的术前准备

受皮床的准备是植皮过程中不可或缺的一部分。每克肉芽组织的细菌计数应 $<10^5$ [60, 74]。创面检查和细菌

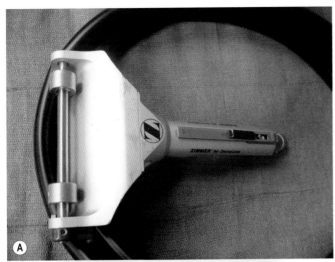

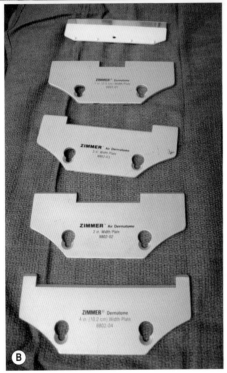

图 19.3 （A）Zimmer 气动皮刀（Zimmer Patient Care, Dover, OH）。（B）Zimmer 皮刀宽度设置有 10 cm、7.5 cm、5 cm、2.5 cm 的刀片

定量计数有助于确定细菌生长情况[74]。一种名为快速玻片法的技术大约需要 15 分钟就能完成检测，是一种快速有效的诊断方法。传统的细菌定量计数技术与快速玻片技术的不同之处在于，前者涉及一个长时间的连续试管稀释过程，时间跨度为 24~36 小时，而后者仅需使用一份 0.02 ml 的革兰氏染色的混悬液。如果在载玻片上分离出一个微生物，则说明每克肉芽组织的细菌计数 $>10^5$。除了每克肉芽组织的细菌计数应 $<10^5$，准备进行皮肤移植的受皮床应该有一个红色的坚实的颗粒状

基底，在伤口边缘有更多的皮肤纹和新上皮。应注意如果伤口附近出现皮肤纹理线，表示水肿减轻，周围红斑应消失。综上所述，伤口从慢性到急性的转变是成功植皮的关键[18, 34, 75]。

创面清创能通过以下技术完成：①局部治疗；②连续清创；③试验猪皮移植或使用另一种生物创面敷料[76]。连续清创后，每天 3 次使用磺胺嘧啶银局部治疗，通常会减少创面细菌数量。磺胺嘧啶银可能实际上起到了刺激上皮化的作用[77-79]。其他药剂如 3% 过氧化氢、1% 聚维酮碘、0.25% 醋酸和 0.5% 次氯酸盐可一次性使用，以减少细菌数量。这些药物不应该每天使用，因为它们对上皮有细胞毒性作用[28]。这些药物的细胞毒性取决于特定药物的浓度。前面提到的常用浓度都具有细胞毒性。这些药剂浓度较低时是无毒的，但也可能会导致它们不再具有抗菌的作用；这些药剂浓度较高时则相反[80]。

猪皮异种移植有助于提高中厚皮片的存活率。异种移植的优点是能减少供体部位并发症的发生。因为受体床是预先损伤的，这不仅使受体床转换到增殖期，还可以在应用永久性移植物时减少移植所需的时间。猪皮移植物可以用来清洁伤口，除非伤口感染了革兰氏阴性菌[31]。一旦革兰氏阴性菌在猪皮移植物中大量繁殖，说明伤口实际上已经恶化了。而如果猪皮移植物在 7~10 天内显示出剥离的迹象，那么说明伤口已经足够干净，可以接受自体移植物[18]。肉芽组织内有许多缝隙，细菌可能在其中定植。因此移植前，受皮床（包括所有缝隙）应完全清创[18, 34]。肉芽组织的存在表明创面已经发生了转化，中厚皮片很可能会存活下来。同时，止血在防止血肿和血清肿形成方面都有重要的意义，移植前可考虑局部应用凝血酶、电凝和结扎的方法来止血[17, 18, 34]。

受皮床的术中准备

植皮失败通常是由于受皮床准备不当所致，因此，应重视植皮前清创。术中准备受皮床的第一步是切除伤口边缘，并从伤口底部刮除肉芽组织，为植皮创造一个干净、健康的受皮床。而之所以要刮除伤口底部的肉芽组织，是因为肉芽组织有许多细小的缝隙，细菌能在这里定植[81]。清理这些区域是很有必要的，特别是应该用刮匙进行锐性清创（图 19.4、图 19.5）。然后用 3~6 L 生理盐水或乳酸林格液对受皮床进行脉冲式冲洗。用于协助冲洗的物品包括塑料肠袋、吸引头和灌肠

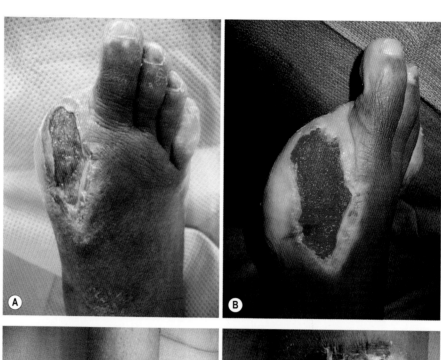

图 19.4 （A）清创前的伤口。（B）清创后
的伤口

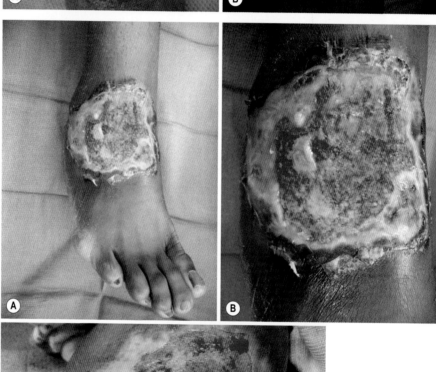

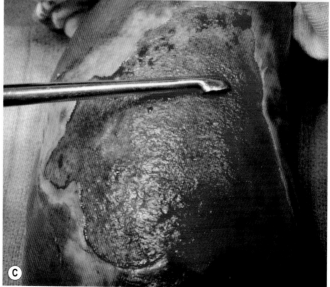

图 19.5 （A）清创前的伤口。（B）清创前
的伤口。（C）用刮匙清创后的受皮床

器。而用这些液体以一定的速度和数量来冲洗组织的行为被称为去垢作用，它在清洁伤口时起到重要作用。脉冲式冲洗时，不需要使用含抗生素的液体。而一旦冲洗完毕，就需要更换手套、手术衣和灯柄。手术区域应重新覆盖无菌单，并使用一个单独的无菌封闭手术间进行后续的手术。

动力器械切取供区中厚皮片技术

供体部位应该在术前进行选择和测量，以便受皮床在选择移植皮片时能准确定位。供体区域应在手术前备皮，并进行常规术前准备。麻醉方式可以选择全身麻醉、椎管内麻醉、麻醉监护或局部麻醉。供体部位在局部麻醉下可以选择加或不加肾上腺素进行局部止血[79,82-83]。

聚维酮碘可用于手术时对供皮区的准备阶段，但应在切取皮片前冲洗掉，因为聚维酮碘可能会使皮刀粘在皮肤上。一般情况下，在取皮部位涂无菌矿物油，可使取皮刀在切取皮片期间更容易滑动。Zimmer 建议在切取皮肤移植物时，使用无菌盐水以延长器械的寿命。或者使用无菌的 HIBICLENS® 抗菌、杀菌皮肤清洁剂，它能作为一种极佳的润滑剂应用于供皮区，从而使皮片顺利地被切取。

在开始切取移植皮片前，通过在切割刀片和底座之间插入 15 号 Bard-Parke 手术皮刀，可以在 0.015 英寸（0.038 cm）处检查皮片厚度。但在皮刀和底座之间连续通过 15 号刀片会使皮刀变钝[12,18,34]。

移植物的切割需要在动力驱动的情况下将皮刀固定在皮肤上。然后用力持续向下压，沿着皮肤表面推进皮刀。将皮刀想象为一架飞机降落在航空母舰上，沿着跑道移动，然后再次起飞，这种类比的想法很有用。让助手用压舌板在皮刀前面的皮肤上施压，可以通过在皮肤上产生均匀的张力来简化这一过程，从而在移动过程中进行更精确的切割。然后，当皮刀切开皮肤时，另一名助手可以用拾物器抓住皮肤，以便判断移植物的厚度。较厚的皮片是不透明的，而较薄的皮片是半透明的。

评估移植物相对厚度的一个有效方法是从取皮部位观察出血情况。切口较深的中厚皮片在伤口处留下较少的出血点和点状出血。而切口较浅的表层移植物留下的是多个较小的出血点，与浅层血管丛被切断相一致。

一旦移植物被切取，应该将移植物放在无菌生理盐水浸泡的纱布上，直到可以移植。目前常见的移植物样式为网状或馅饼状。如果供体床出血较多，可在供体部位喷洒局部凝血酶或 1 : 200 000 稀释的肾上腺素。术

中，供体部位可能会暂时覆盖生理盐水浸泡的纱布或一片 Xeroform® 敷料（Sherwood Medical Industries）直到主刀医师准备覆盖创面。

（译者注：Xeroform 纱布是一种医用敷料，由精细编织的网状医用纱布组成，其中注入了凡士林和 3% 三溴苯铋的混合物，是一种非黏附性敷料，具有抗菌的作用。）

网状和馅饼状植皮

中厚皮片植皮通常以整块、网状或馅饼状移植[84]。网格化技术是指将移植物放在塑料载体上，并通过网格机手动转动组织（图 19.6）。网状移植物扩张的比例不应超过原来 1.0~1.5 倍。比值 >1.0~1.5 倍会在皮肤上留下纵横交错的图案，因为较大的缺损无法通过周围上皮迁移达到完全填充。另一个不能过度扩张网状移植物的原因是：这样会使受皮床比较小的网状移植物收缩得更多。

网格化有三个明显的优点：①能将植皮范围扩大并覆盖更大的区域（图 19.7）。②与非网状皮肤相比，它对不规则表面的黏附性更好。③它可以使液体从受皮床上排出，从而防止移植物下血肿或血清肿的形成[12,18,34]。馅饼状植皮（pie-crusting）是将皮片放在坚硬的表面上，真皮一面朝上，然后用手术刀在移植物上切割不同数量的小切口或缝隙（图 19.8）[88-89]。馅饼状植皮与网状植皮相似，允许液体从受体床上流出，以减少移植物下血肿或血清肿形成的可能性。馅饼状植皮虽然在愈合的皮肤上没有网状植皮那样纵横交错的图案，但缺点是不利于移植物的血肿或血清肿扩张或引流。

中厚皮片的应用

中厚皮片尤其是网状皮片有向后折叠的趋势。而植入移植物需要耐心和稳重的手法操作。可将有光泽的真皮一面朝上并拾取至网格板，或生理盐水浸泡的纱布，或 Telfa®（Kendall Co, Boston, MA）上，再将移植物转移到受皮床上的适当位置。将移植物缝合到受皮部位基本上可归纳为四种方法：①皮钉（图 19.9）；②使用 4-0 或 5-0 单丝尼龙线的单纯间断缝合技术；③使用 5-0 聚乙醇酸、聚乳酸、铬线或普通肠线缝合；④局部的皮肤黏合；⑤完全不缝合。应该注意的是，既不能把移植物伸展得太大，也不能让它自己折叠起来。一旦嵌入皮片固定好，多余皮片进行修剪就行了。

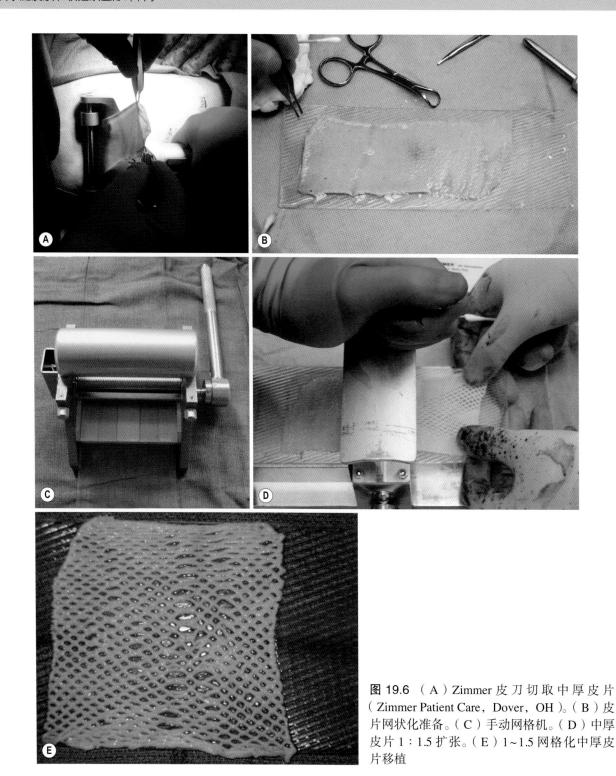

图 19.6 （A）Zimmer 皮刀切取中厚皮片（Zimmer Patient Care，Dover，OH）。（B）皮片网状化准备。（C）手动网格机。（D）中厚皮片 1∶1.5 扩张。（E）1~1.5 网格化中厚皮片移植

植皮敷料

一旦移植物在受体床上完成固定，就可以放置两种类型的支撑敷料。移植物可以用传统的支撑式敷料覆盖，例如使用 Xeroform® 直接放在移植物上，然后用生理盐水浸泡的纱布压迫。这种支架或支撑敷料可以将压力均匀施加到受体床上的移植物上，防止移植物下方血肿和积液的形成，并通过将移植物黏附在不规则表面上来降低机械剪切力。紧接着用 4×4 纱布、纱布卷、铸型填充物、红十字会棉卷、弹性绷带（ACE, Becton, Dickinson, and Co, Franklin Lakes, NJ）和 Coban（3M

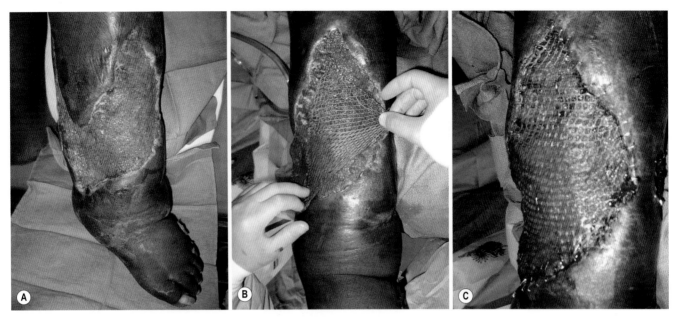

图 19.7 （A）中厚皮片移植前小腿颗粒状伤口。（B）网状中厚皮片移植。（C）网状中厚皮片移植完成的效果图

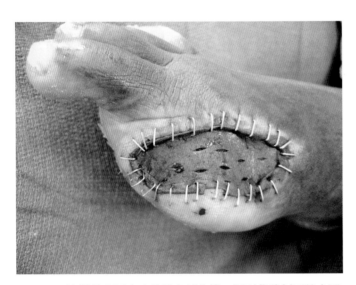

图 19.8 馅饼状中厚皮片移植在部分第一跖列截肢创面的应用

Heatlh Care, Tustin, CA）进行包扎。另一种包扎移植物的方法是将圆顶贴绷带（Unna Boots, Miles, West Haven, CT）在支撑材料上包扎[84, 90-93]。

伤口负压引流（negative pressure wound therapy, NPWT）（Vacuum-Assisted Closure, VAC®, Kinetic Concepts Inc.K., SanAntonio, TX）是一种替代敷料，可用作皮肤移植的支撑材料（图 19.10）[94]。NPWT 能促进创面愈合，可能是由于去除了间质中的液体，增加了组织的氧气和营养供应，促进了血管和肉芽组织生长，减少了细菌定植，消除了慢性创面的抑制因子[95]。在猪中

厚皮片移植模型中，NPWT 可减轻创面水肿，使移植物与受皮创面之间的分离面更快变窄，并提前终止急性炎症反应[96]。在 VAC 作为支撑敷料的应用中，在植皮和VAC 海绵之间施加一种非黏附性敷料。非黏附性敷料选择包括但不限于 Xeroform（Sherwood Medical Industries, St Paul, MN）、Mepitel（Mölnlycke Health Care Norcross, GA）或 Adaptic（Johnson and Johnson，New Brunswick, NJ）。非黏附性敷料和 VAC 海绵在使用前被切割成伤口的大小，且 VAC 需要在术后这段时间内保持 120 mmHg 的持续压力下维持 4~5 天。

术后护理

术后肢体护理是预防潜在并发症的关键。肢体应严格抬高 5 天，使移植物 - 受体循环得以重建。采用顺序悬挂疗法，第 7 天悬挂抬高肢体 5 分钟 / 小时，第 8 天 10 分钟 / 小时，第 9 天 15 分钟 / 小时，使皮片重新适应静脉重力，而不会过度水肿。可在术后第 3 周左右开始物理治疗，以增加活动范围。术后 4~6 周，患者可以在适当的辅助装置的帮助下进入有保护的负重状态。无论何时，足部处于独立位置时都应该用 ACE 绷带包扎。术后 6~8 周，患者可在可耐受的情况下逐渐减少辅助，达到完全负重。术后物理治疗和步态训练通常是有益的。这一时间表可能会根据移植物的百分比、受体部位的位置、实施的手术和患者的病史而改变。

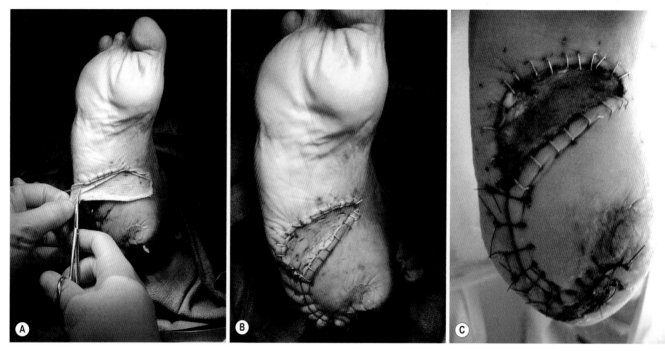

图 19.9 （A）足跟皮瓣旋转后应用中厚皮片移植。（B）中厚皮片移植后采用皮钉固定。（C）移植后第 5 天的状况

全厚皮片移植

中厚皮片之所以比全厚皮片有更高的移植成活率和更高的成功率，是因为受皮床上通过血管网进入中厚皮片的毛细血管数量比进入全厚皮片的数量更多。全厚皮移植比中厚皮片移植更耐用，通常可以恢复汗腺的功能。这些特性使得全厚皮片移植一旦被采用，就会变得更加可取和可行。全厚皮片通过长宽比为（3~4）：1 的椭圆形切除获得，随后供体部位进行一期闭合，而不像中厚皮片需要用皮刀采集。一般说来，足部和踝部的全厚皮片移植是一种小面积皮肤移植，用于覆盖有限的区域，如撕脱性损伤或并趾手术。

全厚皮片供区位置

全厚皮片移植几乎全是取自皮肤较薄的区域，因为皮肤越厚，坏死率和移植物失败率就越高。一般来说，屈曲皱褶处皮肤例如腹股沟折缝处、腘窝或肘前窝是最好的全厚皮片移植取皮区域[12, 18]。在足部，跗骨窦上方的区域是切取（3~4）：1 全厚椭圆形皮片以固定小缺损的理想部位（图 19.11）（见第 25 章）[97]。创伤性截肢可切除肢体上的脂肪，并将余下皮肤用作全厚皮片进行移植[98]。通过适当地选择供区的位置，可以避免移植皮片以后生长的毛发影响患者的外形和正常生活，

这对于儿童的皮片移植尤为重要。当选择腹股沟区域的皮片移植时，阴毛可能会重新生长，因此供体部位的选择非常重要。

足部的跗骨窦区对获取全厚皮片，是一个特别有用的区域[97]，由于组织的良好延展性，使得供体部位易于闭合，所以使用了一种称为夹持移植的技术。为了确保供体部位的适当闭合，临床医生必须采取（3~4）：1 的组织长宽比（最好是 4：1）。可能需要轻微剥离供区边缘皮肤，以便在没有张力的情况下使皮肤达到足够的闭合。

全厚皮片切取

全厚皮片的切取首先应测定创面尺寸。然后，将覆盖在创面上的布片沿痕迹剪下，其长轴沿着屈曲皱褶放在供体区上。接下来，绘制一个长宽比为（3~4）：1 的椭圆，并在最大可伸缩性区域中包含被测定的布片长轴。接着，以与真皮成 90° 的角度切出一个椭圆形，这样就能尽可能少地切取脂肪。全厚皮片移植时伴随的脂肪必须从真皮上修剪掉。将全厚皮片与缺损处相匹配，并进行修剪，以便适当地嵌入。需要注意的是，受皮部位的准备方式与用于中厚皮片移植时受皮部位的准备方式相同。受皮床不能有感染，否则移植将有很大的失败可能。

然后，全厚皮移植物要么皮钉闭合，要么用单丝

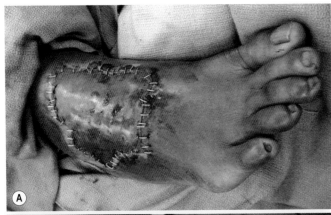

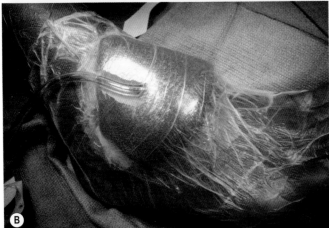

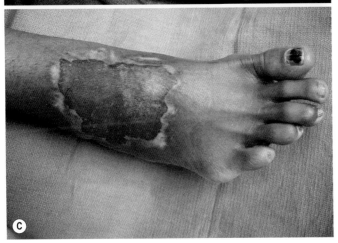

图 19.10 （A）烧伤后前踝部中厚皮片移植情况。（B）VAC 充当支撑敷料。（C）踝关节前方移植物 100% 愈合

全厚植皮敷料

支撑敷料的应用方式与中厚皮移植物相同，尽可能最大限度地提高全厚皮移植物与受体床的接触，并防止移植物下血肿或积液的形成。此外，还可以使用保护性敷料和后部夹板或 Unna® 引导器。

术后护理

根据植皮生理学分析，移植后肢体至少应抬高 5 天。然后，可以使用类似于中厚皮片移植的悬挂疗法。而全厚皮片总共需要 3~4 周的应力保护。

供体区愈合

大多数全厚皮片移植供区在一期分离创口边缘后关闭。另外，中厚皮片移植供区一般都覆盖 Xeroform® 敷料，同时上面还覆盖一层 Telfa® 敷料和一层厚厚的纱布敷料。术后第一天，取出 Telfa® 敷料，让 Xeroform® 敷料自然干燥。然后，应用加热灯或尝试应用红外线烤灯加速上皮化。这在当今的外科领域很少使用。目前，Xeroform® 敷料仍在继续使用，它会一直留在供体部位，直到脱落。此外，半封闭敷料如 BioBrane®（Dow B. Heckman, Sugar Hill, TX）和封闭敷料如 OpSite®（Smith and Nephew Medical, Hull, England, UK）或 Tegaderm®（3M Medical-Surgical Division, St Paul, MN）已被证明可以将供区疼痛降至最低，增加上皮化，并为伤口愈合创造潮湿的环境[101]。如果液体在敷料下面积聚，应在无菌条件下排出。如果怀疑引流不畅，应对伤口分泌物进行培养，并开始应用适当的抗生素治疗，然后每天更换磺胺嘧啶银敷料。

炎症阶段代表愈合的初始阶段，随后伤口表面开始有血液凝固并有纤维蛋白形成。上皮化发生在伤口边缘和上皮附属物，如毛囊、皮脂腺或汗腺。这些供体部位表面的小而暗的斑点被认为是附属物存在于上皮组织的证据。

移植皮片的存储

自体皮片库是指将移植物重新应用于供区部位，以备日后使用。皮片必须在第一次从供体部位切断后 5 天内再次切取重新应用。这还有一个额外的好处，那就是在将移植物放到受体床上之前，可以将移植物先装入营养液中[27, 102]。

移植皮片的冷藏是一种常用的皮片保存方法，可以

尼龙线进行缝合，因为皮肤对单丝尼龙线的反应性很低[99]。紧接着在移植物上切出多个小口，这可以防止引流液在移植物下聚集。而防止移植物下血肿或积液的形成对全厚皮片移植是非常有必要的。最后对供区周边游离后一期闭合，并常规包扎覆盖[76]。用 Xeroform® 或 Floffy 加压敷料覆盖在切口部位。

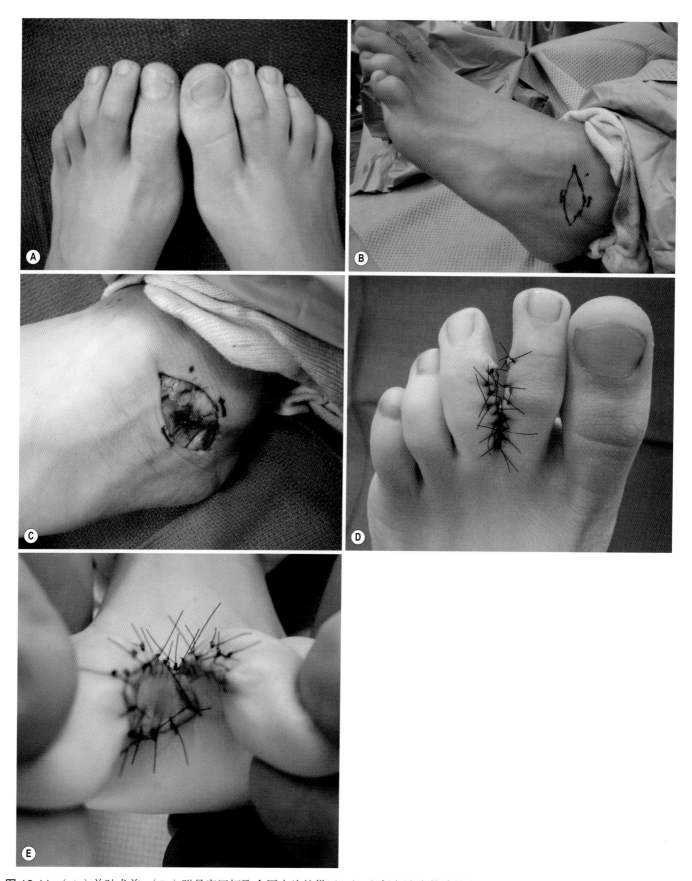

图 19.11 （A）并趾术前。（B）跗骨窦区切取全厚皮片的供区。（C）保留浅表静脉的全厚皮片切取后的状况。（D）并趾切除后全厚皮片移植的应用。（E）移植物位置的特写

保存皮片 21 天。为此，多余的皮片应该冷藏起来。而冷冻时一旦不使用保护剂，如与水结合的甘油，就会导致移植物的细胞死亡[98]。自体移植皮片在用甘油保存和液氮快速冷冻后可以保存在自体皮片库。猪皮移植物也可以选择使用新鲜的或冷冻的皮片来覆盖伤口。如果没有同种异体皮肤，冷冻干燥的人皮移植物和冷冻干燥的猪皮移植物也是有用的，不过新鲜的同种异体移植物无疑是首选[12,98]。

植皮并发症

有几种植皮后并发症可引起植皮失败。其中最常见的并发症是血肿。其他并发症包括感染、机械剪切力、受皮床血运不足、血清肿、植皮位置选择不当和技术误差[12,17,62]。血肿阻止了移植物与受皮床的接触，延长了缺血期，降低了移植物存活的机会[1,18,80]。如果移植物与受皮床之间有 0.5 mm 的液体，则血运重建延迟 12 h；如果液量增加到 5.0 mm，假如移植物能成活，血运重建将延迟 5 天[18]。防止血肿形成首先也是最重要的是止血，如果术中出血过多，则移植物放置可能需要推迟 24 小时。

感染是移植失败的第二常见原因。移植物植入前，受皮床必须进行完全的清创灭菌。在移植前，测定受皮床细菌数量（每克肉芽组织微生物 <10^5）和特定的致病微生物都是很重要的[74]，如金黄色葡萄球菌、假单胞菌和乙型溶血性链球菌，比其他微生物更易导致移植失败[79,103]。一项研究显示，感染金黄色葡萄球菌和假单胞菌的移植物的存活率分别减少了 35% 和 25%[104]。这是因为细菌能产生纤溶酶和蛋白水解酶，这些酶可以分解纤维并减少移植物的黏附性。

机械剪切力会破坏受皮床的微循环，导致受皮床不能使移植物进行血运重建[34]。当患者过早走动并对移植物部位施加压力时，就会发生这种情况。适当地应用支撑敷料，再加上外层的大敷料，可以降低机械剪切力。而患者的依从性对机械剪切力影响最大，因此在移植的肢体上应保持严格的非负重状态。

通过全面的体检和非侵入性的血运检查来选择合适的患者，以避免受皮床血运不足[7,57-58]。如果患者有外周血管疾病，那么与血管外科医生密切合作是至关重要的。通常，血液灌注量减少的患者在植皮前需要血管搭桥，以便使血液灌注受影响的区域得到再灌注。

血清肿多发生在淋巴管汇合的区域，如腹股沟[12,28-29]。在中厚皮片移植中，积液引起的隆起可使移植物下侧上皮化，阻碍了再血管化，从而导致移植物脱落。

另外，植皮前应解决长期的力学承重问题。在未充分考虑移植物必须承受的压力的情况下，不应将皮肤移植物放置在足的承重面上[88,105-107]。通常情况下，需要植皮的患者没有正常的足底压力分布。许多患者之前有过足部重建，造成机械和结构不稳定或有明显的足部畸形[105,108]。例如具有异常结构的 Charcot 足患者可能有负重力学改变。在植皮重建前，X 线和生物力学检查是有必要的。

非承重表面很容易因某些鞋具而损坏。例如，严重蹞外翻畸形患者的第一跖趾关节内侧时常受鞋具挤压，如果畸形得不到处理，可能不适合植皮。因此，在考虑进行皮肤移植时，了解与患者相关的生物力学知识十分重要。

在全面的病史采集和体格检查中，应密切关注其他可能影响植皮的因素。其中最为重要的是出血史和抗凝药物使用史，如阿司匹林和非甾体抗炎药[7,99]。这些因素可能会导致移植物下面形成凝块。而许多系统性药物，如皮质类固醇、化疗和免疫抑制药物，可能会干扰伤口愈合，这些都应该在手术前进行评估[7]。

在完成移植后，还有很多因素可能会使移植物 - 受皮床界面血供减少，并导致移植最终失败。其中最值得注意的是吸烟，另外，糖尿病、营养不良、使用导致维生素、微量元素或蛋白质缺乏的药物也会增加移植物失败的风险[7,55,109]。供体部位疼痛、感染或愈合延迟可能是一个难以解决的长期问题。皮肤移植后，受体部位也可能会出现感觉过敏、感觉减退、感觉异常、皮肤变色、水疱和毛发异常生长的困扰[16,18,34,74]。

总结

在这一章中，作者探讨了皮肤移植的解剖学、生理学、力学和生物学的相关知识。掌握了这些知识，就可以预测潜在的并发症，从而避免并发症的发生。作者强调了在植皮前将慢性感染创面转变为急性无菌创面的重要性，并讨论了评估患者血管状况的必要性。总而言之，如果使用得当，皮肤移植术将成为一种有价值的辅助伤口闭合和重建的方法（图 19.12）。

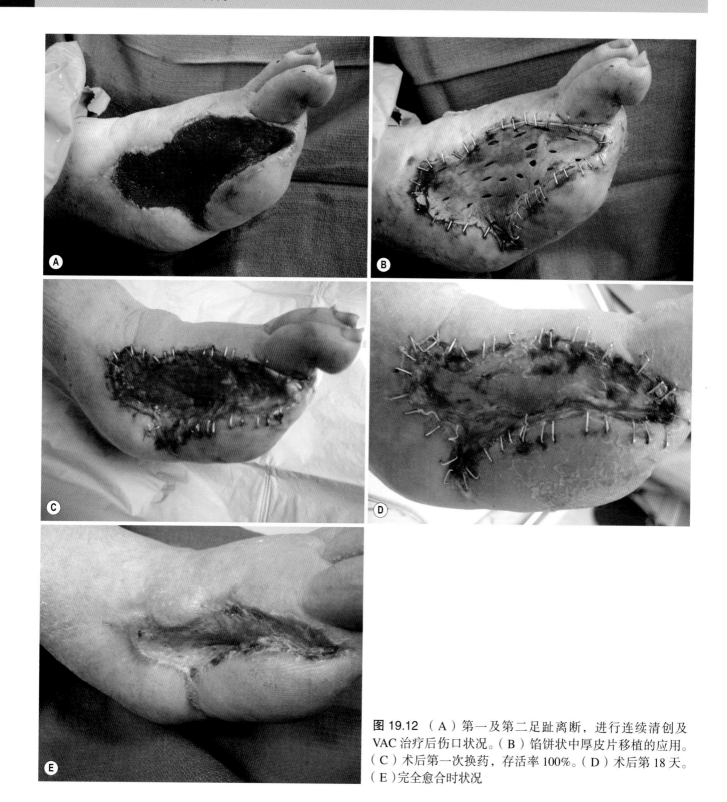

图 19.12 （A）第一及第二足趾离断，进行连续清创及 VAC 治疗后伤口状况。（B）馅饼状中厚皮片移植的应用。（C）术后第一次换药，存活率100%。（D）术后第18天。（E）完全愈合时状况

（Peter A. Blume 著　梁晓南 译
张洪涛　程　宇　张建中 审校）

参考文献及延伸阅读

扫描书末二维码获取。

第20章

自体、异体和异种移植在皮肤外科中的应用

引言

对于皮肤外科来说，皮肤移植的供区部位的选择和取皮后对肢体的影响以及受区接受移植的条件始终是需要考虑的问题。根据患者的需求和可用的组织，有多种不同选择。了解不同组织的特点将有助于外科医生在不同情况下选择最好的组织。

移植物的定义是与供体血管床分离后依靠受体区血管重建生存的组织，它自身没有血供。相比之下，皮瓣要么仍然与供区相连，有供体血液供应，要么有自身的可用血管，可以与受体血管吻合。如果受体部位预先备好血管床，有良好的肉芽组织存在并切除失活组织，移植物的存活率通常高于皮瓣。

根据皮肤移植组织的厚度和来源可以对皮肤移植进一步分类。中厚皮片（split-thickness skin graft，STSG）移植，包含表皮和真皮各种组分，是修复创面的金标准。全厚皮片（full- thickness skin graft，FTSG）移植包括表皮和整个真皮，可为伤口提供良好的覆盖。与全厚皮片相比，中厚皮片的优点是可用供区大，获取更易，但移植物收缩和增生性瘢痕形成的风险更大。全厚皮片挛缩程度小，同时比较美观，但是获取来源太少，限制了其推广应用。

所有皮肤移植和皮瓣手术都面临的一大困境是供体（或供区）组织来源短缺。如果有广泛的皮肤缺损，如一些烧伤患者，可能剩余的正常皮肤组织不足以覆盖伤口。即使将中厚皮片扩张至 1：1.5 甚至 1：9，以增大覆盖面积，但可能仍然不够用。这时可以考虑采用其他种类的移植物。

自体移植是将同一个体的组织从一个部位移植到另一个部位。这包括上述的自体中厚皮片和全厚皮片移植。同基因移植（isograft）是将基因相同的同卵双胞胎供体的组织移植给受体。同种异体移植（allograft）是指在同一物种的不相关个体之间进行组织移植，而异种移植（xenograft）是指不同物种之间的组织移植。医生在选择各种移植时，应该认真考虑每一种移植类型的利和弊。

皮肤自体移植

在部分和全厚自体皮肤移植中，移植皮肤组织的初始营养来自于受体部位的血清，这被称为渗吸。虽然移植物是在受体上缝合，但它并没有固定在血管床上，因此很容易受到机械剪切损伤造成移植失败。在术后早期形成血清肿或血肿也会导致移植失败，这是由于供体组织从下面的营养层上剥离造成的。

移植后大约48小时内，受区床上的血管开始向内生长，称为吻合。在此期间供体组织非常容易受到外部或内部因素的影响，这些因素可能会损害移植组织的血液供应。移植皮片的网格化可以扩大移植物的覆盖范围，并可增加移植皮片对创面渗出液体的渗吸，获得额外的营养（图20.1）。新移植的皮肤很脆弱，尤其是有以下的情况时皮肤移植可能会失败：①患者有动脉血管疾病、糖尿病、衰老性疾病等基础病；②局部条件不理想；③移植部位并发感染或有坏死组织、血肿及过多血清形成或被机械推动。当供区有足够多的皮肤组织可供移植时，自体皮肤移植比其他类型的皮肤移植的成功率更高，并发症更少（图20.2）。

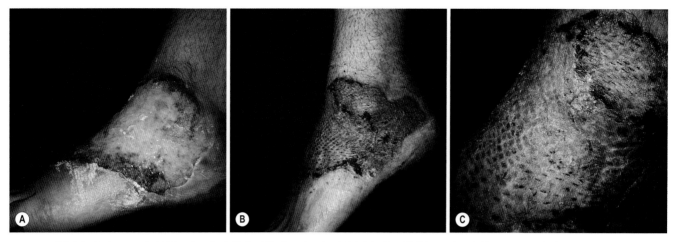

图 20.1　中厚皮片（STSG）移植。（A）足背广泛烧伤。（B）用中厚皮片覆盖创口。（C）特写显示网格化移植组织可以增加覆盖面积

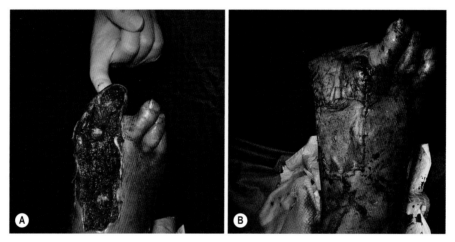

图 20.2　中厚皮片移植。（A）割草机事故造成大量组织缺损。（B）足趾皮瓣和中厚皮片移植覆盖缺损。这里有足够的移植组织覆盖创口，无须网格化。在移植组织上做了几个馅饼样切口，以便排出渗液

皮肤同种异体移植和异种移植

当供区可用组织有限时，应考虑其他创面修复方案。同种异体移植或异种移植不受可用组织量的限制，也没有供区相关并发症，但移植物可能会受到免疫介导的排斥反应，而导致移植失败。所有的移植物最终都必须由患者自己的表皮细胞进行表面修复替代。同种异体组织的排斥反应包括细胞免疫反应和体液免疫反应。当宿主免疫系统检测到供体细胞表面表达的某些抗原时，就会发生免疫反应。皮肤的某些成分具有很强的抗原性，例如角质形成细胞，而人类成纤维细胞几乎没有免疫原性。

同种异体皮肤作为大面积伤口的临时生物覆盖材料

仍然是非常有效的，因为其表皮要么因免疫排斥而脱落，要么是由于冷冻保存导致表皮 - 真皮连接处的损伤而脱落，留下了能够支持自体皮片移植的真皮组织。与单纯自体移植相比，广泛网状自体中厚皮片与网状同种异体皮片覆盖创口愈合更好。烧伤患者在烧伤后的几周内免疫功能通常会降低，因此，移植排斥反应会延迟。由于存在免疫排斥反应，为了使这些移植物存活更久，需要长期应用免疫抑制剂。随着区域性组织库低温保存及甘油保存移植组织的技术出现及改善，同种异体皮肤移植变得越来越广泛。同种异体移植应用的推广仍然受到排斥反应和疾病传播风险的限制，特别是肝炎和人类免疫缺陷病毒感染。

异种移植带来了同种异体移植所没有的其他问题。首先，一个物种的细胞在另一个物种的身体环境中可能

丧失功能。然而，一个更为紧迫的难题是，如果术前受体曾受该种组织致敏，那么机体内存在的抗体会在移植后的最初数分钟至数小时内发生针对异种移植物的超急性排斥反应。这些特异性抗体的存在阻碍了异种移植物应用的推广，除非大量应用免疫抑制剂。猪异种皮肤移植作为一种临时"敷料"覆盖伤口，同时通过刺激肉芽组织生长为后续移植准备了底层受体床，并取得了部分的成功（图 20.3）。

目前正在研究的一个领域可能会促进同种异体和异种移植物的使用，即诱导移植物组织免疫耐受而不是免疫抑制。免疫耐受是指受者对供者同种异体或异种移植物的免疫接受或无反应状态。同种或异种组织移植后，将不需要长期应用免疫抑制剂。

细胞培养和复合移植物

现今仍在寻找容易获得、低风险及疗效良好的创

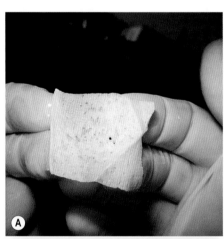

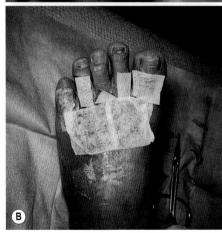

图 20.3　猪皮片异种移植。（A）将照射后的猪皮肤切成 4 cm × 4 cm 的小片，以匹配小范围组织损伤。（B）完全覆盖足背大面积烧伤

口覆盖物。由于自体组织移植的并发症最少，因此这种组织需求量在迅猛增加，但自体组织移植的推广应用还有诸多困难。自体上皮组织经培养增殖后能将可移植组织面积扩大 1 万倍。小角质形成细胞在实验室培养 3~4 周后，可进行移植。培养自体表皮移植的一个例子就是 Epicel®（Genzyme Corporation，Cambridge，MA，USA）。

培养自体表皮移植的一些缺点是：从取材到移植要 3~4 周；容易受到细菌污染；不如中厚移植物可靠；费用昂贵。培养自体表皮移植物缺乏真皮成分，这使得最终的皮肤看起来有些萎缩，并且使得移植物下的缺损轮廓很明显。由于真皮缺失，锚定纤维的形成也会延迟，真皮 - 表皮交界处界限不清，使得移植物容易发生剪切损伤和自发性水疱。

为了克服自体培养上皮移植的时间差缺陷，也可以使用培养的同种异体表皮移植物；但是，由于角质形成细胞具有强抗原性，这种培养的组织移植后仍然存在移植物排斥和疾病传播的风险。

培养的表皮移植物，无论是自体的还是同种异体的，因缺少真皮层而带来一些问题。真皮层的缺失会导致移植物收缩加剧、缺损轮廓突显和自发性水疱形成。解决办法是制造一个人造真皮和一个复合移植物。开发移植物用于全层真皮缺损的修复有利前提是：人成纤维细胞具有无抗原性的特性，而且是产生真皮蛋白和胶原基质的关键细胞。

如专栏 20.1 所述，目前正在使用多种皮肤替代品。一种方法是以聚乙醇酸或聚乳酸膜作为培养基基质，注入从包皮环切术获取的包皮标本分离的异体人真皮成纤维细胞。这些异体成纤维细胞在培养基中繁殖，然后种植到聚乳酸网中。随着细胞不断增殖，它们分泌多种基质蛋白，包括 I 、 II 、 III 、 VI 型胶原和弹性蛋白，纤连蛋白和其他蛋白质。人造真皮移植后，聚乳酸网或聚乙醇膜会通过水解（而不是酶降解）而逐渐消失，所致的炎症反应减少和排斥反应非常轻微。

培养的自体成纤维细胞也可以注入到牛去细胞胶原膜和糖胺聚糖膜中，形成人造真皮。去细胞真皮层最终由自体纤维血管组织长入后重建。由于真皮成分中含有了牛胶原蛋白，患者有可能对外源蛋白产生反应甚至可能发生排斥反应。培养的自体成纤维细胞也可以注入到已消毒的去细胞尸体网状真皮中，以消除抗原性和防止疾病传播。同样，成纤维细胞会增殖，并产生足够的基质，能够支持角质形成细胞。

在一些真皮制品中，基底膜被保留下来，这使得

专栏 20.1　目前可用的皮肤替代品

AlloDerm®

AlloDerm® 是一种去细胞真基质（同种异体移植）、来源于组织库提供的捐赠人体皮肤组织，该组织库使用美国组织库协会（AATB）和美国食品和药物管理局（FDA）指南的标准。AlloDerm 经过最低限度处理，与天然组织在结构上没有显著变化，FDA 已将其归入人体组织库。

Apligraf®

Apligraf® 是一种活的双层皮肤结构。表皮层由新生角质形成细胞形成，真皮层由新生的成纤维细胞和牛 I 型胶原网组成。

Dermagraft®

Dermagraft® 是一种冷冻保存的单层真皮替代品，由新生成纤维细胞、细胞外基质和聚乙醇或聚半乳聚糖生物可吸收框架组成。将人成纤维细胞植入一个框架内增殖，填充空隙，分泌人真皮胶原、基质蛋白、生长因子和细胞因子，形成三维人体真皮替代物。

Integra®

Integra® 是一种合成的双层膜系统的皮肤替代品。真皮替代层由牛腱胶原和糖胺聚糖（软骨素 -6- 硫酸软骨素）纤维的多孔模板制成。表皮替代层由薄薄的硅胶制成，以控制伤口的水分流失。

OASIS® 伤口基质（Wound Matrix）

OASIS® 伤口基质是一种异种移植物，由猪的去细胞小肠黏膜制作而成，用于伤口治疗。OASIS® 伤口基质是一种源于细胞外基质的伤口治疗用品。它有较强的人体组织兼容性。

OrCel™

OrCel™ 是一种双层细胞模板，将幼稚表皮角质形成细胞和真皮幼稚成纤维细胞在牛胶原蛋白细胞膜上分两层培养。当 OrCel™ 用于伤口时，它可以作为一种伤口保护敷料，并为体细胞的生长和分泌各种生长因子提供一个有利的环境，帮助伤口愈合。随着伤口逐渐愈合，OrCel™ 溶解，患者自己的皮肤组织细胞将取代它，生成一层新的表皮。

TransCyte®

TransCyte® 是一种皮肤替代品，由聚合物尼龙膜和播种在胶原蛋白中的幼稚成纤维细胞组成。外层硅树脂是透明的，可以直接对创面床进行视觉监测。

异种移植

传统的皮肤异种移植用的是猪的皮肤，已经沿用了数十年。猪的皮肤在解剖学上与人的皮肤很接近，所以猪皮是最早的伤口治疗的敷料之一。现今它仍很常见，但随着更好的替代材料的开发，它正在被淘汰。

上皮细胞在灭菌的真皮上快速生长。这些真皮替代物可以覆盖一个中厚皮片或培养的自体角质形成细胞移植物。复合移植给伤口提供了良好的覆盖，减少了伤口收缩、缺损区轮廓突显、剪切损伤和水疱形成。复合移植物的主要缺点是感染，因为培养的细胞需要在实验室培养数周才能增殖到可用数量，从而为细菌的生长繁殖提供了充足的时间。移植替代物的总有效利用率仍然只有 50% 左右。

真正的人造无细胞皮肤也正在开发，称为双层基质伤口敷料，它将交联的牛腱胶原和软骨素 -6- 硫酸软骨素（糖胺聚糖）多孔基质与半透性聚硅氧烷（硅酮）弹性体表成分结合。这样可以使纤维血管组织从宿主体内快速长入，同时允许接近正常水平的水分通过硅树脂层，又可以保护伤口免受机械损伤或微生物入侵。然后患者被送回手术室，剥离硅酮，留下血管床，接着是自体广泛的薄网状中厚皮片移植覆盖伤口和伤口闭合（图 20.4）。

还有一种包含了牛胶原凝胶中的幼稚包皮细胞和角质形成细胞的复合移植物。这种移植物治疗慢性溃疡非常有效，但费用昂贵，且材料难以储存。

总结

自体皮肤移植提供了最佳的伤口覆盖和最少的并发症。但在广泛皮肤缺损情况下，没有足够可用的供体区组织时，必须要考虑其他伤口覆盖材料。

同种异体和异种组织较容易获得，但是具有较高的移植排斥反应和疾病传播的风险。这些组织通常可以作为生物敷料来临时覆盖伤口，同时等待更稳定持久的人工培养伤口覆盖组织替换生物敷料。复合移植物和生物工程皮肤替代品的发明有很大的潜力，终有一天可能会取代中厚皮片和全厚皮片。

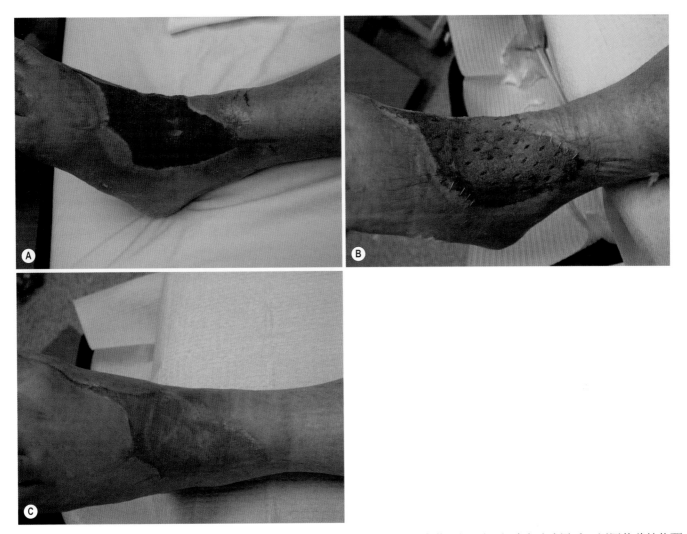

图 20.4　双层网状创面敷料。(A)伤口清创后,采用负压疗法,随后会长出肉芽组织。(B)移去硅胶层后,用网状移植物覆盖创口。此时可以去除皮钉。(C)术后 3 个月,伤口愈合良好(*Courtesy of Dr Stephen Schroeder.*)

(Mary E. Crawford 著　梁晓南 译
胡　勇　张建中 审校)

延伸阅读

扫描书末二维码获取。

第 **21** 章　足部分截肢术的软组织处理方法

引言

　　上肢或下肢的截肢术由来已久，甚至在有文字记载之前便已存在。历史上，截肢手术的实施与战争的发生息息相关，随着火器的广泛使用，截肢术更是成为四肢枪伤的标准疗法。因为枪伤伤口污染严重，败血症发生率极高，因此直到 19 世纪末，截肢术都是其标准疗法。尽管义肢的发展减少了术后功能障碍，但是大截肢往往导致残疾。

　　到 20 世纪初，随着人们逐渐了解细菌污染对伤口的影响，清创及伤口护理在四肢伤口处理中的重要性被广泛认可。Fleming 发现青霉素以及随之而来的其他抗生素以后，人们对细菌感染及败血症的恐惧显著减少，外科医生开始更多地尝试重建手术，而不是单纯的切除手术。随着胰岛素疗法在 20 世纪的广泛应用，糖尿病患者的平均寿命显著延长，但是随着寿命的延长，糖尿病造成的组织坏死，尤其是足相关并发症逐渐显现，和平时期的截肢率开始上升。

　　现今，糖尿病患者面临下肢大截肢手术的风险是非糖尿病患者的 46 倍[1]，多是由溃疡、缺血、感染及严重畸形所致。随着远端搭桥手术的开展，大截肢手术显著减少。由于保留了膝关节，甚至是踝关节，患者在活动期间的能量消耗减少[2]。保留腿和脚也降低了患者对心脏储备的要求，而在这些人群中，心脏储备常常受损。从减少能量消耗的角度考虑，足部分截肢术逐渐增多。

　　随着管理式医疗在美国医疗中的引入，治疗糖尿病足的费用问题不容忽视。因糖尿病足感染入院的患者，往往需要多次手术才能稳定足部情况。然而，和一个伤口开放、需要靠局部护理的出院患者相比，让一个伤口已初步闭合的患者出院当然是更好的选择，而且从长远来看，更具成本效益。毕竟，日常换药、包扎材料、护士的服务以及每周去看外科医生的费用都相当可观。慢性开放创面的门诊治疗费用固然不菲，但有证据表明，大截肢（膝关节以上或以下）后两年内的平均治疗费用也同样相当高，往往超过 40000 美元，这一数字还不包括康复费用、患者未来收入损失、家庭成员因照护患者而带来的收入损失，更不包括患者因失去一条腿而带来的社会心理成本。因此，尽量保肢显然是合理的。

　　为了保肢，一系列足部软组织重建手术相继开展。这对于软组织屏障受损的患者尤其重要，这类患者软组织覆盖不稳定，随时可能破溃。尽管外伤、肿瘤或感染仍可导致足部分截肢，但这类手术目前主要应用于糖尿病患者人群，本章的大部分内容也都集中在这一类患者身上。

软组织重建手术的基本原则

任何足部分截肢手术的成功都取决于多种因素。包括患者的营养状况，下肢及足的动脉灌注，感染情况，足部软组织条件，以及患者的依从性。值得注意的是，一个足部重建外科医生的成功在很大程度上取决于与之合作的血管外科医生的技能。伴有外周血管病变的糖尿病患者，通常表现为股浅动脉梗阻，或腘动脉分叉处及分叉以远部位的损害。只有血管外科医生重建膝关节以远的血运，这些患者的手术才能成功。糖尿病患者下肢搭桥手术远端搭至足背动脉、腓动脉或者胫后动脉的情况并不少见[3-10]。

足部的供血动脉主要有三条。每条知名动脉供应特定区域的组织，称为血管体区。有些部位，如足跟软组织，由两个血管体区供血，一个来自足跟内侧动脉，一个来自腓动脉。疾病状态下，一条或多条足部供血血管受损后，组织 PCO_2 降低，侧支血管反应性扩张，从而允许血液从一个血供区域流向另一个血供区域。足部软组织含有丰富的真皮下及皮下血管丛，即使膝下动脉发生严重的闭塞性疾病，也能保证足部的血流灌注。设计软组织修复手术时，充分了解这些解剖变异以及主要的血流方向至关重要，特别是涉及足部分截肢的软组织修复手术[11,12]。

为保证肢端截肢手术可行，术前必须对软组织的完整性及耐久性进行仔细评估，以确保其能够承受体重带来的机械应力。二期愈合的全层伤口常常会发生反复破裂，需持续关注。由于瘢痕组织与正常组织的可塑性系数及弹性系数存在本质区别，当瘢痕组织受到外力作用时，其边缘显著的应力改变常常导致与周围正常组织的交界处发生撕裂[13,14]。

营养不良患者手术成功率要低于营养状况良好的患者。同样，相较于糖化血红蛋白控制良好的患者，血糖控制不佳的患者面临伤口并发症的风险要更高[15]。只有通过良好的团队合作，包括足踝重建外科医生、血管外科医生、内科医生、放射科医生、传染病专家、营养学家和矫形/修复师，才有可能成功治疗糖尿病足。

足底软组织

足底表面覆盖着一层独特的软组织，可以抵抗穿刺伤，分散剪切应力，帮助减震。足底皮肤无毛发，且明显比身体其他部位皮肤厚。厚厚的角质层可以抵御大部分穿刺伤。真皮和深筋膜之间由大量被称为皮系韧带的结构连接，可以将皮肤牢牢固定于筋膜上，以抵抗剪切力，防止在负重运动中发生撕脱。皮系韧带之间由排列成柱状的脂肪颗粒填充，以吸收一部分轴向负重能量，减少足跟着地及前足负重时的冲击（图 21.1）。正是这些皮肤、皮系韧带、柱状脂肪，使得足底软组织如此独特，且难以替代[16]。

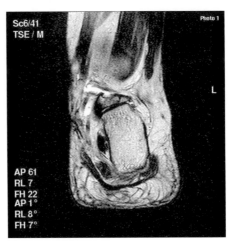

图 21.1　足跟平面横断组织的 MRI。可以看到皮系韧带（黑线）和柱状排列的脂肪颗粒

当创伤或溃疡造成足底软组织缺损时，由于伤口周围组织的收缩和瘢痕的产生，伤口会发生二期愈合。但遗憾的是，瘢痕组织并不能很好地承受剪切力和轴向应力，因此瘢痕上会产生明显的摩擦，导致边缘撕裂，以及摩擦性水疱。雪上加霜的是，这些患者常常伴有感觉迟钝，以致其运动量远远大于足底软组织的承受能力。由于足底全层瘢痕的慢性不稳定，外科医生应该首选一期缝合以减少瘢痕的产生。对于接受部分足部截肢的患者来说，这一点尤为重要，因为足部分截肢术后，足的负重面积减少了，足底压力峰值及其持续时间延长了，因此，如果想保足，足底的残余软组织必须保持稳定[1,17,18]。

足部分截肢的创面闭合原则
清创

在计划闭合伤口之前，必须彻底清除创面的失活组织。接受急诊足部分截肢手术的患者，常常多次返回手术室行进一步清创手术，直到伤口干净到可以闭合为止。虽然定量微生物检测可以协助外科医生确定伤口何时清洁到可以闭合，但有经验的外科医生常常通过组织的外观就足以做出判断。伤口边缘的红斑、水肿以及存在灰色非颗粒状组织，都是清创不彻底的表现。只有健康的、刮匙清创时出血活跃的且没有纤维或坏死组织的创面，才是适合闭合的创面[19-25]。

血管评估

开放性足部分截肢手术通常是在面临严重感染时的紧急手术，以避免进一步的组织丢失、全足截肢、下肢大截肢、败血症甚至死亡。在这种紧急情况下，通常建议术后进行全面的血管评估。外科医生在最初的清创过程中也会对组织灌注及出血情况有初步评估。但在最终闭合伤口之前，应该进行更充分的血管检查，必要时包括血管造影。开放性截肢手术闭合伤口之前，如果有明显的血供受损，应采取适当的干预措施。

通过评估足功能和感知能力，可以确定合适的截肢平面。非侵入性血管检查、数字体积描记术、血管造影术和经皮氧分压检查常常有助于决定截肢平面。足背动脉搏动不明显是血管功能不全的显著特征，此时需要血管外科医生进行评估。在糖尿病患者群中，足背动脉有搏动并不意味着足远端一定有充足的灌注。血管钙化降低了血管的顺应性，在非侵入性血管检查中会人为地增加踝部压力。需要注意对于糖尿病患者不要过分依赖这种方法。血管造影是评估糖尿病患者血管通畅性最可靠的方法。对于肾功能不全的患者，可以使用二氧化碳代替造影剂，或应用磁共振血管造影（MRA）来替代。最重要的是，在清创术或截肢术时，创面活跃的出血是预示创面顺利愈合最可靠的指征[26-34]。

感染的治疗

由于大部分的足部分截肢手术是在感染或有细菌定植的情况下进行的，所以初次清创时获取足够深层的细菌培养至关重要，以便尽快使用合适的抗生素。此外，如果组织学上已确定存在骨髓炎，则需充分切除病变骨组织，以防感染复发。如果可行的话，可以切除整块骨骼以达到外科治愈。同样，关闭切口前需要留取培养，如有细菌定植，需要及时调整抗生素。

软组织感染的治疗周期不尽相同，传统观点认为需要2周左右。对于组织学证实有骨髓炎，且受累的骨未完整切除的患者，可以考虑给予6周的肠外抗生素治疗，然后进行一段时间的口服抗生素治疗[35, 36]。

合并症的处理

面临足部分截肢手术的糖尿病患者，通常伴有多种合并症，其中尤为重要的是感觉神经病变（专栏21.1）。正是这种保护机制的缺乏，导致患者常常察觉不到溃疡和感染的进展，直到引起全身症状。治疗这种自我保护机制发生变化的患者时，必须提高患者及家属对神经病变影响的认识。

专栏21.1 糖尿病患者足部分截肢术相关合并症

- 冠状动脉疾病
- 感觉神经病变
- 充血性心力衰竭
- Charcot 神经关节病变
- 高血压
- 自主神经病变
- 肾功能不全
- 慢性病性贫血

Charcot（夏科氏）神经关节病导致的足底压力异常是前足和/或中足关节跖侧溃疡形成的常见原因[37-40]。在Charcot病中，畸形和感觉神经病变的协同作用不可忽视。因此，在给足部分截肢患者闭合创面之前，必须矫正畸形，包括继发的马蹄足畸形。对于合并Charcot畸形的神经病变患者，同时患有中足畸形及中足溃疡，需要行足趾或跖列切除甚至整列切除的情况并不少见。创面闭合时，应该同时闭合足部的所有创面。

自主神经病变影响广泛，可导致心律失常、血压波动明显、胃肠蠕动问题以及足部无毛发皮肤出汗减少。这可能会给足部分截肢患者带来困扰，增加残端激惹的风险。应使用足够的保湿剂来减少这些风险。

血管疾病

糖尿病与心血管疾病密切相关，主要累及下肢。对于伴有充血性心力衰竭和（或）终末期肾病的患者，严重的足部水肿会破坏截肢切口的完整性，导致伤口延迟愈合。患者心搏量降低，同时合并闭塞性周围血管疾病，导致下肢组织灌注降低[41-44]。有开放性伤口的患者如果合并有股浅动脉（SFA）或膝下血管闭塞，可适当放宽血管介入治疗的适应证范围[45]。

贫血

慢性贫血在长期糖尿病患者中较常见，通常与慢性肾功能不全有关。由于他们的活动量通常不大，许多患者的红细胞压积维持在 26%～30% 之间而没有症状。足部伤口增加了身体的新陈代谢需求，而携氧能力降低又会严重影响伤口的愈合，因此可能需要输入浓缩红细胞。在多次足部清创术后，患者常常需要输注几个单位浓缩红细胞。对于有冠脉病史的患者，急性失血也可导致急性心肌梗死 [46,47]。

创面闭合

关闭伤口时，应尽量减小创伤，皮缘要轻柔操作，避免器械造成挤压损伤。另外，不要强行拉拢对合伤口。皮缘张力过高，尤其是对于糖尿病患者，不可避免地会造成伤口裂开。遵照之前章节推荐的软组织处理和缝合的建议是很有必要的。

足部分截肢术后创口的闭合有多种方式。最简单、最理想的方法是一期闭合，理论上，这可以通过设计截肢平面，预留足够长的软组织瓣来实现（图 21.2）。但如果没有足够的软组织覆盖创面，进一步提高截肢平面又不可取时，可考虑使用张力辅助装置或负压治疗来延迟闭合伤口 [48,49]。

不同类型的足部分截肢术后的创面闭合

应当注意的是，目前的许多软组织重建原则并不适用于踇趾或其他足趾。由于踇趾与第一跖列有一些特殊的解剖与功能，在治疗上不能对所有足趾一视同仁。在适当的时候，我们会讲到第一跖列与其他跖列的区别。

趾端切除术

趾端切除术通常是由于甲尖受损而为之，这个平面

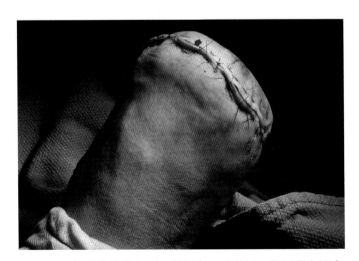

图 21.2 足部分截肢创面一期闭合，注意切口是无张力缝合

的截趾也可能是因为持续的、慢性的甲畸形，或是因为创伤造成的趾端软组织撕脱。趾端的血供来自于内、外侧趾动脉终末支吻合形成的血管丛 [50]。

如果截趾平面是整齐的，趾腹推进皮瓣有助于闭合创面。手术操作主要是从足趾的骨膜水平游离出一个双蒂皮瓣。皮瓣通常设计成顶点在近端的泪滴形状。分离近端皮肤，直至血管丛近端，有助于增加皮瓣活动度。然后将皮瓣绕着足趾尖旋转，皮瓣的后缘与周围皮肤缝合。供区以 V-Y 方式一期缝合（图 21.3）。

在伴有神经病变的糖尿病患者中，由于内在病变和爪形趾，踇趾端常有溃疡形成。这通常是由于缺乏踇长屈肌（FHL）的拮抗力量造成的。对于这些病例，可以考虑将踇长屈肌腱止点转位至近节趾骨基底，这可以有效地屈曲跖趾关节（MTPJ），如有必要，也可以考虑同时于肌腱转位的远端水平切断踇长伸肌腱，还可考虑松解趾间关节跖侧关节囊，以松解足趾的僵硬性挛缩（图 21.4）。

截趾术

截趾可位于趾间关节水平（IPJ）、近节趾骨干水平及跖趾关节水平。截趾后应考虑将踇长屈肌腱止点在近节趾骨跖侧骨皮质上重建以替代减弱的内在肌。同样，也应考虑将踇长伸肌腱（EHL）固定于近节趾骨背侧骨皮质，维持趾间关节中立位，防止趾间关节下垂 [50]。经趾间关节截趾时，尤其对踇趾来说，常常无法获得一个耐用的皮肤表面，这是由于跖侧屈曲横纹处的皮肤非常菲薄，无法承担体重的压力，尤其是在步态推进过程中。经近节趾骨干中间水平截趾能获得一个更耐用且稳定的皮肤覆盖。

对于截趾后近节趾骨失去内在肌作用的患者，由于没有长伸肌的拮抗和长屈肌的支持，可能会把截趾残端拉向跖屈，进而产生新的溃疡。尽管从心理学或美学的角度来看，患者经常会希望保留足趾的一部分，但是从功能角度讲，从跖趾关节处离断，同时切除籽骨和所有关节面软骨，对于足趾截趾来说更为合适。然而，踇趾截趾术后，需要特别注意邻近关节的压力分布。研究表明，踇趾截趾术后第二、三趾及各跖趾关节会出现进行性畸形的加重 [18,51,52]。

剔骨皮瓣

足趾软组织是修复前足缺损的极好的供区 [53,54]，即使趾骨存在骨髓炎，只要有足够的抗生素治疗，足趾的软组织也可以被保留下来用于重建。通过多普勒确

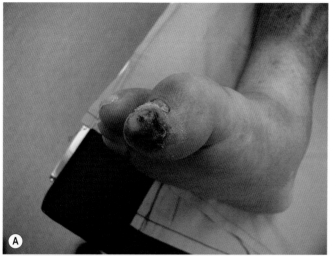

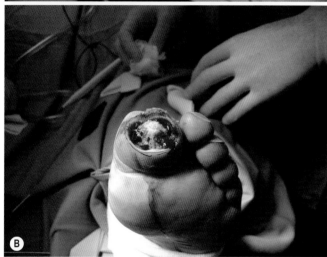

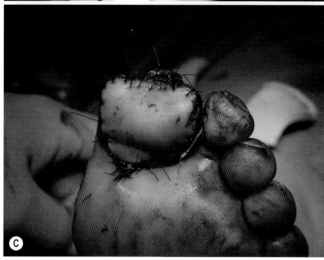

图 21.3　V–Y 推进皮瓣（Atasoy）。（A）蹞趾远端创面。（B）清除所有坏死组织。（C）将趾腹皮瓣向远端推进（Atasoy E, Loakimidis E, Kasdan ML, et al. 1970. Reconstruction of the amputated finger tip with a triangular volar flap. A new surgical procedure. J Bone Joint Surg Am. 52(5): 921-926. ）

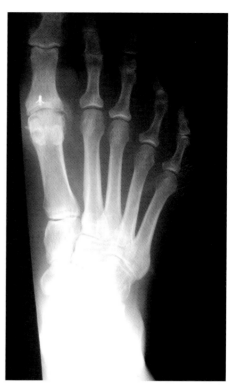

图 21.4　从足部平片上可以看到近节趾骨上的锚钉，用于将蹞长屈肌腱直接固定于近节趾骨

定至少一条趾动脉完整是重建手术成功的良好指征，如果两侧动脉都完好，则成功概率会明显增加。

从定义上讲，剔骨皮瓣是半岛状皮瓣，由于皮肤的限制，它们转移范围有限。但因为皮瓣包含一条甚至两条趾动脉，因此可以转化为带蒂皮瓣，对于包含两条动脉的剔骨皮瓣来说，还可以转化为双蒂皮瓣。背侧 V-Y 技术有助于将皮瓣转化为岛状皮瓣，以使皮瓣可以覆盖更近端的足底创面 [55, 56]。需要记住，这种皮瓣包含了无毛的皮肤、皮系韧带以及柱状脂肪，其表面非常适合承重（图 21.5、图 21.6）。

第一跖列切除术

站立时，蹞趾和第一跖骨承担了前足负重的近 60%。因此，失去蹞趾，尤其是失去第一跖骨头，将会严重破坏足部的生物力学 [18, 52]。第一跖列可于任何平面截断，包括跖楔关节离断，但为了避免外侧跖列负荷过重，术后应当使用定制的摇椅鞋。对于感觉障碍的足来说，外侧跖列过度负重，导致的后果可能是灾难性的 [57]。第一跖列截断时，如果第一跖骨受损且伴有软组织丢失，可以考虑用蹞趾剔骨皮瓣来覆盖创面（图 21.7、图 21.8）。

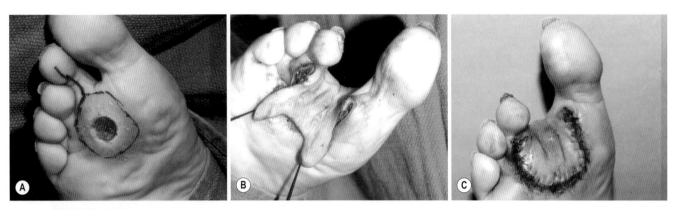

图 21.5　足趾剥骨皮瓣。（A）第二跖骨切除后跖侧溃疡形成。画线标记为切除范围。（B）第二趾制备成剥骨皮瓣。（C）根据创面修剪皮瓣，覆盖创面

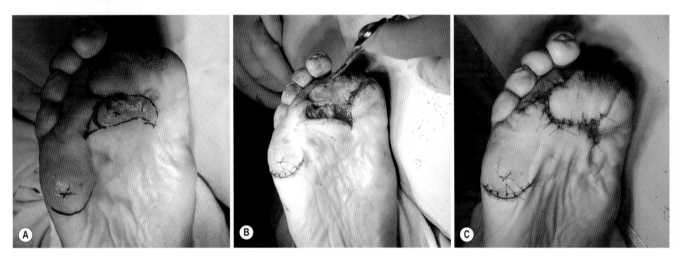

图 21.6　足趾岛状剥骨皮瓣。（A）用制备成岛状皮瓣的剥骨皮瓣重新覆盖第一跖骨部分切除术后的区域，皮瓣愈合后将替代该区域内功能较差的瘢痕。（B）切除瘢痕组织后。（C）切取皮瓣，覆盖创面

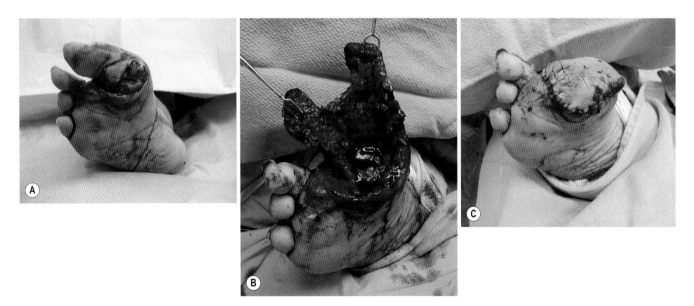

图 21.7　剥骨皮瓣用于修复第一跖骨头下方的组织缺损。（A）跖骨头与近节趾骨骨髓炎导致的跖侧大面积溃疡。（B）第一跖列自跖骨干切除，足趾剥骨制成皮瓣。（C）修剪皮瓣，覆盖创面

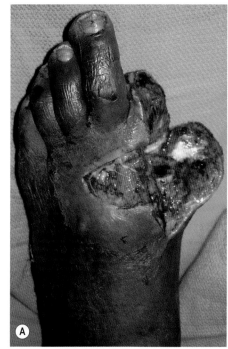
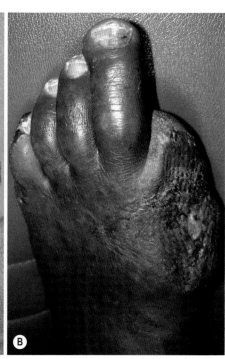

图 21.8 （A）第一跖列部分切除术前。（B）清创并中厚皮片移植术后，创面最终愈合情况

需要注意的是，第一跖列自跖楔关节处离断时，可能导致胫前肌和腓骨长肌的功能丧失，为了尽量减少这种风险，肌腱的止点应重建到内侧楔骨上。第一跖列的丢失也意味着姆长伸肌腱背伸踝关节力量的丢失，相应的，小腿三头肌的力量会相对较强，同时前足底压力峰值以及峰值持续时间也会增加。为了抵消这些影响，应积极考虑行跟腱延长术。

对于已行第一跖列截断术，又出现足底溃疡伴有一个跖骨头骨髓炎的患者，不宜考虑行单个跖骨头切除术。前足仅有 3 个外侧跖骨头负重时，通常会导致负荷过载、角化过度并最终破溃。对于这类患者，可考虑切除所有剩余跖骨头或经跖骨截断[1, 2, 58, 59]。

随着前足皮肤有效面积的减少，跖侧剩余的软组织覆盖必须是耐用的，并且没有瘢痕或胼胝。局部功能障碍的组织是溃疡形成的高风险部位，需予以特别注意[56]。

中央跖列切除术

中央跖列切除术适用于多种情形，包括跖骨头骨髓炎。手术可位于任何平面，近至跖楔关节。对于确诊骨髓炎的患者，完整切除一块跖骨及其对应的足趾和软组织是手术治愈的重要保障，同时也能避免患者长时间使用抗生素。正如治疗足部的任何感染一样，首先行清创手术，可以获得培养和药敏结果，经过适当的抗生素治疗后，再进行创面延迟闭合。如果足底存在明显的软组织缺损，可以用足趾剔骨皮瓣或邻近区域的局部转移皮瓣修复创面。这些皮瓣血供来自跖底动脉穿支，在皮下形成血管网[60]。逆行岛状推进皮瓣或旋转皮瓣也可用于修复该区域创面（图 21.9、图 21.10）[61]。

第五跖列切除术

第五跖列部分切除相对来说没有禁忌，前提是其他跖列完好，相关的软组织缺损可以通过小趾剔骨皮瓣、足底旋转皮瓣、推进皮瓣来覆盖。或者，如果创面位于足背或外侧，可采用中厚皮片移植来修复。当患者皮肤缺损面积太大，无法通过局部旋转皮瓣来修复，或足趾剔骨皮瓣不可用时，可以考虑从足内侧以足底内侧动脉穿支为蒂切取逆行岛状皮瓣修复（图 21.11）。包含第五跖骨粗隆在内的整列切除，由于同时失去了腓骨短肌，常常引发一系列问题，继发的内翻畸形常常导致中足外侧溃疡。如果第五跖骨粗隆必须要切除，应将腓骨短肌腱止点重建于骰骨背面。

经跖骨截肢技术

经跖骨截肢技术（transmetatarsal amputations，TMA）已被证实是一种行之有效的足部分切除方法[62-64]。前足跖侧皮瓣为残端提供了一个极好的承重表面，将其向背侧翻转覆盖截肢远端时，它也能与假肢鞋的填充物契合

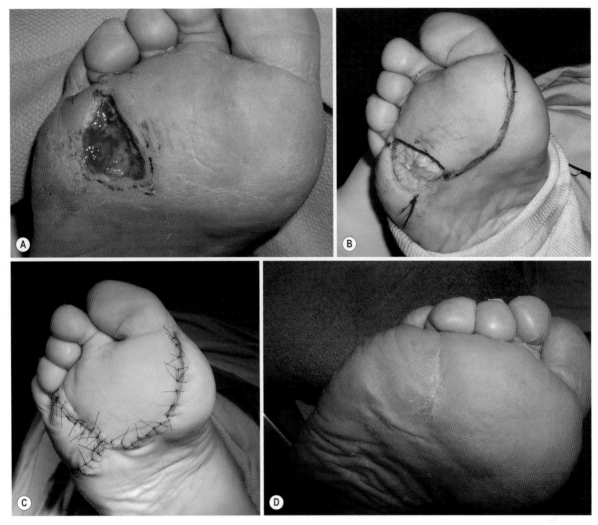

图 21.9 逆行旋转皮瓣修复第四跖骨切除术后产生的溃疡，注意手术保留了第四趾。（A）溃疡外观。（B）设计皮瓣。（C）切取皮瓣并转位。（D）最终愈合情况

良好（图 21.12）。行经跖骨截肢术时，术者应预先考虑好保留跖骨远端的抛物线形状，因为对于有感觉障碍的足来说，突出的跖骨常常会导致足底溃疡。

将跖底动脉保留到足底皮瓣中可能是最重要的技术考虑，这能大大提高皮瓣成活率。沿跖骨干仔仔细解剖，避免损伤这些血管。截除骨质后，残余的跖板、跖深横韧带以及术野内的所有屈伸肌腱，都应进一步清除。这些组织主要成分是纤维性的，缺乏血供。去除这些组织也有助于皮瓣减容，使创面更易闭合。

前足跖侧溃疡并不是经跖骨截肢术的绝对禁忌证，除非合并远端血供不足。溃疡可以通过基底在远端的楔形切口切除，旋转两侧组织闭合切口。通常来讲，跖侧皮缘要相对长一些，这也能有效解决缝合时常常出现的"狗耳"问题。截肢的实际平面取决于组织的质量以

及术中观察出血的活跃程度。只要保留胫前肌腱和腓骨短肌腱止点，截肢范围可以扩大到自中间跖列的跖楔关节离断。经跖骨截肢术后会失去姆长伸肌腱和趾长伸肌腱背伸踝关节的功能，为了重建足踝的肌力平衡，可以考虑行跟腱延长术 [65, 66]。

糖尿病合并血管病变的患者，经跖骨截肢术（TMA）后切口可能会很脆弱，切口愈合前，患者应避免负重，以减少切口的张力。此外，术后应用填充良好的短腿石膏也能有效保护残端。由于糖尿病患者（尤其是合并慢性肾功能不全的患者）伤口愈合通常较慢，因此拆线可以延长至 4 周甚至更长。

如果患者足趾血供良好，且没有坏疽风险，全跖骨头切除术可作为 TMA 的替代方案。任何软组织缺损通常都可以通过简单的跖侧横向椭圆形切除来闭合。

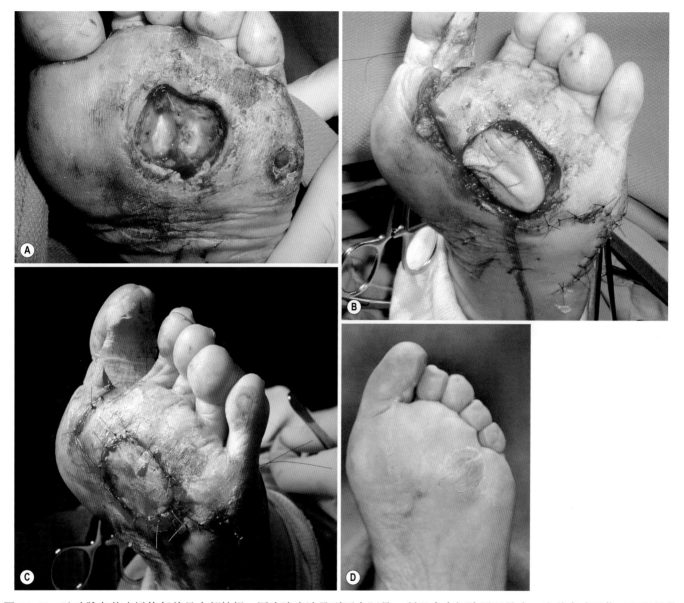

图 21.10 趾动脉岛状皮瓣修复前足中部缺损。因为溃疡涉及到两个跖骨，所以术中切除了跖骨头，这种术式要优于经跖骨截肢。（A）术前足部外观。（B）清创并切除跖骨头后，从跗趾外侧切取岛状皮瓣，覆盖创面。（C）缝合皮瓣。（D）愈合后外观

Lisfranc 关节离断术

这一水平的截肢并不常见。术后常导致残端马蹄内翻畸形，并继发外侧柱溃疡[67,68]。行跗跖关节离断时，应同时行跟腱延长及经皮胫后肌腱切断术，这有助于弥补由于腓骨短肌、趾伸肌丧失和胫前肌功能失去拮抗产生足旋后导致的肌力不平衡（图 21.13）。

不同于 TMA，Lisfranc 关节离断术不必依赖于足底长皮瓣，因为这会增加皮瓣远端的血供负担。跖侧和背侧的皮瓣长度应该相仿。遗憾的是，这会导致切口以及随之产生的瘢痕横跨残端前方。应特别关注假肢填充

物的表面，以避免残端愈合后再次破溃。从定制假肢鞋的角度来看，Lisfranc 关节离断后的残端是很难处理的，因此，该术式可能更适用于对功能期望较低的患者。

Chopart 关节离断术

Chopart 关节（中跗关节）离断术在文献中一直存在争议，在糖尿病患者中并不常规应用。这可能归因于频繁报道的残端并发症，包括马蹄足、内翻足以及踝关节前脱位[67,68]。即使完全切断跟腱，分离所有的外在肌，在步态周期的站立阶段，由于胫骨向前方的剪切力，踝关节仍有跖屈趋势。为了减少这种趋势，可

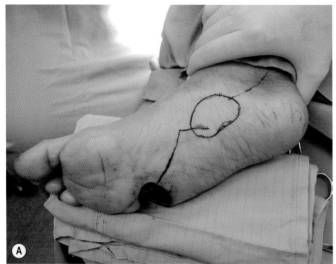

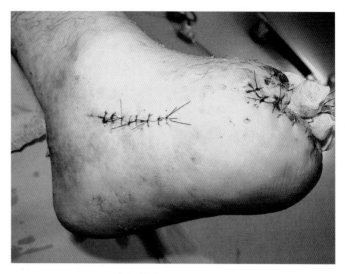

图 21.13　Lisfranc 关节截肢，经皮胫后肌腱切断及跟腱延长术后

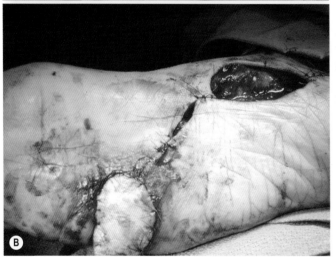

图 21.11　足底内侧逆行带蒂皮瓣修复足底皮肤缺损（已行截趾术）。（A）第五跖列切除术后足底出现溃疡。（B）分离蒂部，将皮瓣转移至创面

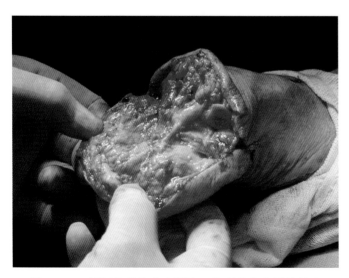

图 21.12　经距骨截肢术中照片，注意足底皮瓣的长度

以将胫前肌止点转移至距骨颈，以减少步态周期中重心在下肢前移时的跖屈力矩 [69, 70]。

为了做好 Chopart 关节离断术，可以将趾伸肌腱缝合到足底筋膜的远端，这也有助于防止足底软组织向近端移行。术后，一个功能良好的残端有赖于一个好的假肢，这个假肢能够帮助稳定踝关节，能够通过减少剪切来保护残端软组织，以及能够还原步态中足跟到足趾的推进力 [71-73]。有一款目前在用的假肢是由两部分相关节而成，包括与残端连接的假肢套以及供假肢套插入的鞋子，这两部分都是由热塑塑料制成（图 21.14、图 21.15）。

足跟切除术

跟骨切除术已经成为一种常见术式，通常适用于后足及跖侧软组织缺损的患者（图 21.16）。当出现大面积溃疡时，软组织缺损经常与足跟骨髓炎有关，此时可以切除部分跟骨结节，以便一期闭合创面。这似乎有些极端，因为有很多不需做跟骨次全切除的替代方案，如足内侧皮瓣、基于足底内侧动脉的带蒂岛状皮瓣以及逆行腓肠动脉皮瓣 [74-80]。

足弓处的皮肤血供来自于跗内、外侧动脉和足底内、外侧动脉穿支，这些血管在皮下通过血管网形成侧支循环。转移皮瓣可以从足弓处切取，向近端转移覆盖足跟跖侧创面，也可以视足底内侧动脉穿支的通畅情况，将其制备成岛状皮瓣（图 21.17）。

相较于足跟跖侧，足跟后方是一个更难处理的区域。褥疮性溃疡造成的软组织缺损是足跟切除术最常见

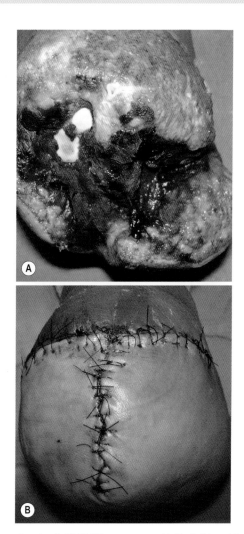

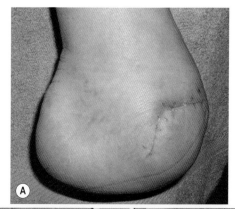

图 21.14 （A）术前情况，Lisfranc 关节离断，创面开放。（B）翻修术后，Chopart 关节截肢，局部双推进皮瓣闭合创面

的原因。为了避免跟骨切除或膝下截肢，已发展出多种技术来修复该区域的创面并保留小腿三头肌功能。有文献报道了一种依赖于胫后动脉及腓动脉皮肤穿支的 V-Y 推进皮瓣，但这种皮瓣仅限于高度不超过 2 cm 的皮肤缺损（图 21.18）[79]。

直到 20 世纪 90 年代早期，踝和足跟的软组织重建只有游离肌瓣移植一种办法。1992 年，Masquelet 等介绍了一种以腓肠动脉为蒂的带蒂皮瓣[81]。从那以后，文献报道了数百例腓肠动脉皮瓣。这种皮瓣的蒂是基于腓肠动脉、腓肠神经伴行血管、小隐静脉的伴行动脉以及小隐静脉本身。皮瓣由腓动脉肌间隔穿支供血（图 21.19）。逆行腓肠动脉皮瓣也可用于覆盖足跟跖侧创面（图 21.20）[82, 83]。尽管早期关于腓肠动脉皮瓣的报道都是用于创伤或肿瘤造成的创面的修复，但最近也开始用于治疗糖尿病患者或血管疾病患者[84-88]。

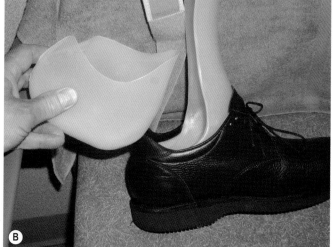

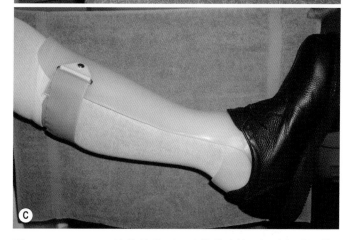

图 21.15 Chopart 关节截肢。（A）截肢残端。（B）假肢组件。（C）假肢安装后

总结

近 30 年以来，足部分截肢的手术量是增加的。与之相对应，大截肢（膝上或膝下）的手术量是减少的。这种截肢部位的转换很大程度归功于外周血管手术的进步。足部分截肢术不应该被当做破坏性手术，而应被视

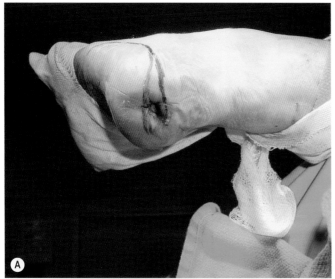

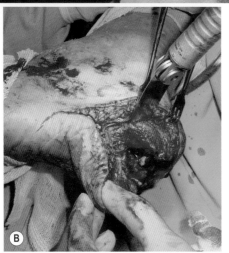

图 21.16 足跟切除术。（A）跟骨骨髓炎伴后方窦道形成。（B）行跟骨次全切除术，利用前方皮瓣闭合创面

为重建性手术。

　　成功的足部分截肢手术能保留住患者的主要肢体，并使其能从事一定的日常活动。为此，足踝外科医生必须熟知足部软组织的解剖、生理及生物力学，并有能力行软组织重建手术以保留肢体功能。

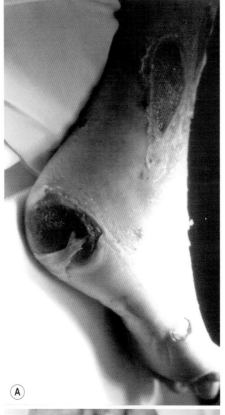

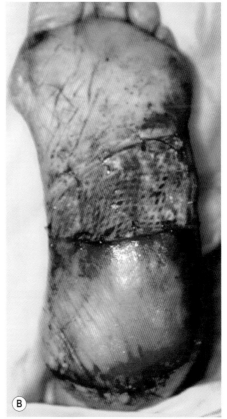

图 21.17 足跟全层焦痂覆盖有骨髓炎的跟骨。（A）术前外观。（B）急诊行跟骨切除并血运重建术后 3 天，术中于足底内侧取局部转移皮瓣，以内侧为蒂，修复足跟创面，供区行中厚皮片移植

图21.18 跟骨部分切除术后，足跟后方组织缺损。尽管血供重建，后侧 V-Y 推进皮瓣仍在活动后变苍白。（A）将皮瓣（V-Y 皮瓣和足底内侧皮瓣）放回供区 3 天，给侧支血管网的扩张提供时间。（B）皮瓣延迟转位，中厚皮片移植

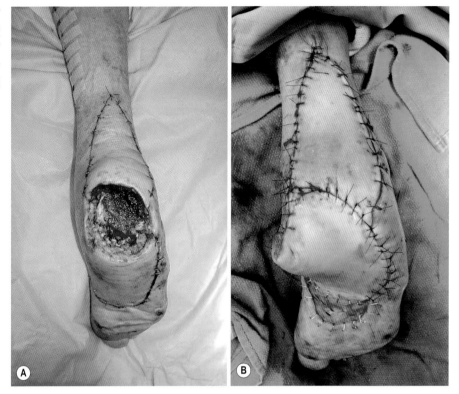

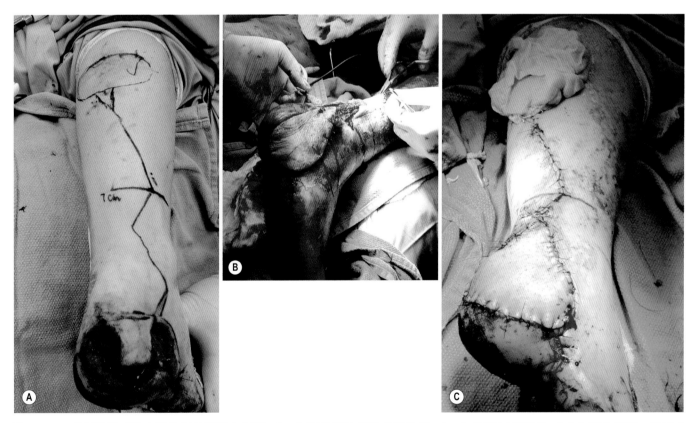

图21.19 逆行腓肠动脉皮瓣修复足跟巨大创面。（A）跟骨部分切除术后外观。（B）皮瓣初步覆盖。（C）缝合皮瓣。供区中厚皮片植皮，打包加压

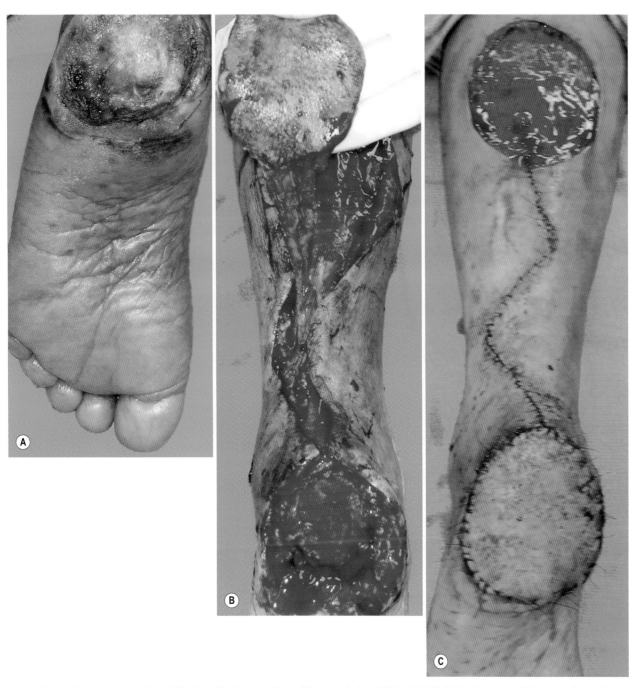

图 21.20 （A）术前照片，可见跟骨部分切除术后，创面开放。（B）切取腓肠血管带蒂皮瓣。（C）修复足跟受区。（D）近端供区行中厚皮片移植。（E）避免负重式外固定架，可以方便观察皮瓣，也能提高患者依从性

图 21.20 （续）

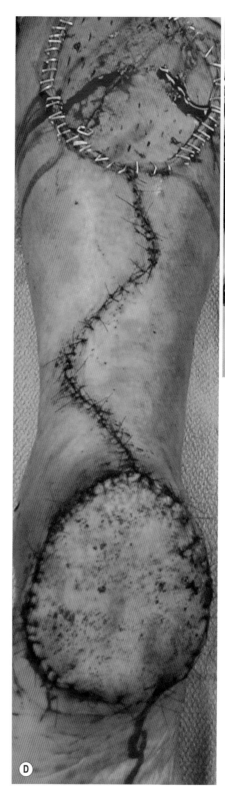

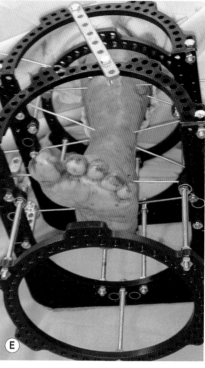

（Gary P. Jolly, Thomas Zgonis 著　朱　磊 译　曾参军　郭　浩　张建中 审校）

参考文献

扫描书末二维码获取。

显微外科游离皮瓣在足踝部的应用

引言

近 40 年来，显微外科游离组织移植在重建复杂的软组织缺损、骨和肌腱外露创面以及治疗可能截肢的复杂创伤方面具有良好的作用。重要的是，外科医生应该坚持重建外科的基本原则和概念，即"阶梯重建"，并用简单合理的办法治疗特殊创面。显微外科游离组织移植已成为一种近乎常规的软组织重建技术。下肢的特殊情况，如骨性突起、肌腱的滑动、需要保护感觉和组织的弹性等，都对重建外科医生提出了独特的挑战。过去几十年的重大发展和创新提高了游离皮瓣的存活率，降低了供区的损伤。手术显微镜、显微外科器械和显微技术的发展推动了显微外科手术的进步。重建外科医生需要对身体不同部位血管解剖有全面了解，然后将身体的各个部位想象成由单个血管蒂供给的组织块，这些组织块可以从一个部位移植到另一个部位。充分了解皮瓣缺血的生理机制和其他潜在的损伤机制可以减少皮瓣的坏死。

随着皮瓣准备、手术技术、术后处理以及对皮瓣生理学认识的进一步深入，显微外科组织移植已成为一种非常可靠的方法。这些进展提高了初始生存率，并能够很好地检测术后并发症，从而改善长期疗效，并在一定程度上挑战了"阶梯重建"作为游离皮瓣重建的原则。由于创伤、慢性伤口或糖尿病等并发症可能导致局部软组织血管受损，所以在足踝部软组织缺损重建中特别适用游离皮瓣。最近穿支皮瓣的应用使皮瓣供区部位的并发症降至最低。不但保留了供区良好功能，而且供区可获得良好外观创面修复。

显微镜和显微器械

手术显微镜最早由瑞典的 Nylen[1] 用于耳科手术，后来在 1946 年被 Perrit[2] 用于眼科手术。20 世纪 60 年代开始关注吻合技术。Jacobson 和 Saurez[3] 在 1960 年描述了显微镜在吻合小血管中的应用，并且能够在直径为 1.4~3.2 mm 的兔和狗颈动脉中实现 100% 的通畅率。Green 等[4] 能够在直径 0.8~1.5 mm 的大鼠主动脉中实现 90% 的通畅率。更值得注意的是 Acland[5] 能够在 0.5 mm 大鼠腹壁浅动脉获得 95% 的通畅率。

在成功进行小动脉吻合的同时，显微镜也在进行改良，以适应显微外科的要求。[6] 蔡司（Thornwood，NY）推出了双头显微镜，由于有一个共同的中心棱镜，两个外科医生可以同时进行手术（图 22.1）。1967 年，显微镜得到了改进，增加了电子控制装置和脚踏板，使显微镜可以上下移动，进行粗略和精细的调节，并能够改变放大倍数。而且引入了分束器（允许图像以 90° 的角度从原来的路径传播），为电视监控提供了一个单独的端口。冷照明也得到了改善，这样手术野就不会发热，减少了照明区域组织干燥的风险。

显微外科医生最初使用放大镜解剖皮瓣及其受体血管（图 22.2）。然后使用它们进行显微外科吻合，取得了巨大成功。放大倍数为 3.5′~5.5′ 的放大镜[7, 8] 足以

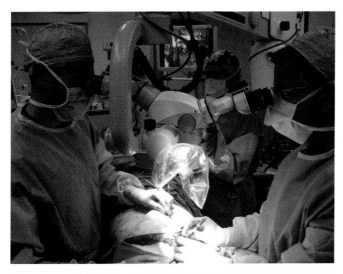

图 22.1　双头显微镜允许两名外科医生在良好的照明下观察同一视野。放大倍数可从 ×4 调整到 ×24。显微镜可以在 X、Y 和 Z 轴上移动，这允许外科医生改变视野（X 和 Y 轴）和调整景深（Z 轴）

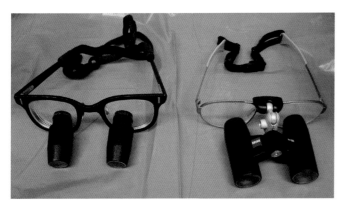

图 22.2　放大镜允许外科医生在没有显微镜的情况下进行显微手术。放大率范围为 ×2.5~×6。在解剖游离皮瓣的蒂部和受区血管时，也可使用放大镜以避免损伤小血管

对 <1 mm 的血管进行血管吻合。一些制造商生产专门为特定外科医生设计的可直接连接到眼镜上的放大镜。还有一些公司生产可调节放大镜，安装在镜框上，可以随意翻转。这些可调放大镜可以从镜架上拆下，换上不同放大率的放大镜。最后，放大镜可以附在带光源的头带上。

使用手术显微镜的主要优点是光学性能好，景深大，放大倍数高，照明效果好。使用老式显微镜的缺点是体积大，移动受限，需要无菌覆盖。新型的手术显微镜采用手持控制和平衡设计，大大提高了显微镜的移动性。放大镜因无须特殊的设备或覆盖可以缩短手术时间，而且非常轻，可操作性好。其主要缺点是放大率、

视野和景深都受到限制。这会对较小血管（<1.0 mm）的吻合造成困难。放大镜在教学中也受到限制，因为手术医生和助理医生并不能总是看到同一个手术区域。辅助医生的前照灯可提供额外照明。

随着外科用显微镜的出现，显微器械和显微缝合也应运而生[9, 10]。该器械（图 22.3）设计用于操作直径为 20~50 μm 的缝线和直径为 60~100 μm 的针。器械最好是无磁性的。被磁化的器械会吸引或排斥显微手术的缝针，增加了缝合的难度，尤其对于本来就很困难的病例。把器械短暂地放在消磁器的线圈内，就可以消磁。器械手柄应该是圆形的，这样就可以很容易地在指尖上滚动，以便精确控制。要有弯曲的和直的、细的无齿镊子，用来打结缝线，以及末端有细齿的长镊子，用来抓持血管外膜。剪刀应该是弹簧加载的精致锋利的 15 mm 刀片，既圆又直。弯剪刀用来修剪外膜，直剪刀用来剪缝合线。持针器同样应为弹簧式。器械应保持良好状态，以便最佳使用，每个单独的器械应保存在一个特殊的保护盒内。

显微缝合线通常由聚丙烯或尼龙制成，并固定在无创针上。黑色的尼龙缝合线在手术野中更容易看到。针在设计上应该有一个锥形点和 3/8 的圆弧。对于直径为 0.5~1 mm 的血管，应使用 ETHICON 针头（BV 75-3 和 BV 100-4）或 Sherwood-Davis & Geck 针头（TE 70 和 TE 100）。对于直径为 1~3 mm 的血管，应考

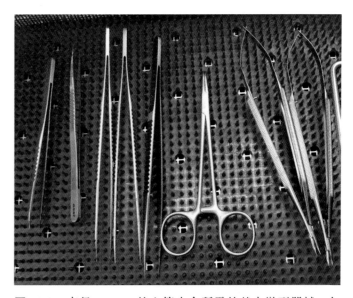

图 22.3　直径 <3 mm 的血管吻合所需的基本微型器械。包括带小齿的夹持外膜的镊子，缝线镊（弯的和直的），弹簧式持针器，直的、有角度的和弯的显微剪和血管扩张器。微型器械存放在一个带有凸起橡胶垫的容器中，以防止器械移动。这个垫子是必要的，因为器械很脆弱，很容易受到轻微损伤

虑直径为100~140 μm的针（ETHICON BV 130-5或Sherwood-Davis & Geck TE 143）。对于直径大于3 mm的血管，标准7-0和8-0的血管缝合线是适用的。下肢重建可能会面临吻合存在动脉粥样硬化的血管。对于有斑块的血管壁，使用用于心脏手术的特殊硬化针（ETHICON VISI-black laser drilled taper BV 1针头）非常有效。

微血管夹（图22.4）用于在端-端吻合过程中将血管相互靠近，从而使血管保持在很近的位置。它们应该是小的、轻的和无损伤的，并且应该有不同的大小，这样才能与正在修复的血管的大小相匹配。对于较小的动脉和静脉，血管夹压力应该在15~30 mmHg。对于较大的血管需要更高的压力。

另一个有助于进行显微外科手术的附件是放置在吻合口下方的一小块亮黄色背景材料。这样更容易从周围区域突出针或缝线。手术中应使用微型吸引器来保持血液流出视野外，为了避免意外抽出血管和撕裂刚缝合的吻合口，微型吸引器头端必须要非常小。目前有预制的垫子可提供适当的背景并适于持续的抽吸。Weck-Cell（Alcon Surgical, Fort Worth, TX）微海绵对于吸收吻合口多余的液体或血液非常有用（图22.5A）。细的器械，如角膜切开刀和有角度的显微剪刀，对动脉切开术是有

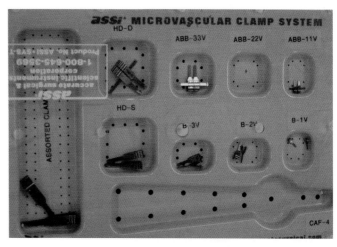

图22.4　微血管夹的大小与吻合血管的大小相适应。在进行显微吻合术时，使用双夹使血管的两端接近

用的（图22.5B）。用弯的注射器针头和3 ml注射器装载肝素化的生理盐水经常冲洗吻合口，有利于扩张血管、冲掉血凝块和更好地显示吻合口（图22.5C）。吻合完成后，应使用多普勒监测吻合口远端动脉侧良好的三相血流，以及吻合口近端静脉充盈。氧气分析系统（Oxygen-to-see, LEA-Medizintechnik GmbH, Gießen, Germany）可以监测血流、流速、血红蛋白浓度和氧饱

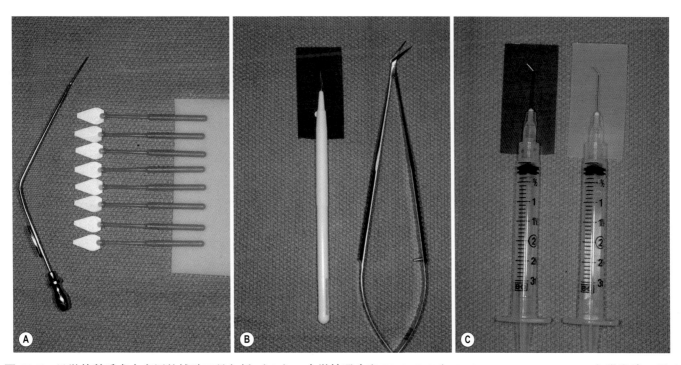

图22.5　显微外科手术中有用的辅助工具包括：（A）一个微抽吸头和Weck-Cell（Alcon Surgical, Ft Worth, TX）微海绵，用于防止血块进入视野。（B）一把11°角膜切开刀和一个用于动脉切开的弯显微剪刀。（C）3 ml注射器，弯的眼科25号冲洗针，用于扩张静脉和冲洗血块

和度[11]。同样，光学扩散成像和光谱（ODIS）技术可以无创、直接、实时地测量局部组织氧饱和度，并可用于补充术后监测[12]（Vioptix，Fremont，CA）。这些设备的使用可以评估血管吻合后的皮瓣存活情况。Bernard O'Brien 的著作介绍了很多有关显微外科技术的信息[13]。

显微外科历史

第一个成功的临床显微外科手术是在马萨诸塞州总医院（Massachusetts General Hospital）完成的，Malt 和 McKhann[14] 成功地再植了一条离断的手臂。由外科医生在手腕水平再植了一只手[15]。Kleinter 和 Kastan[16] 描述了小血管吻合技术在断指再植中的应用。使用放大镜代替显微镜，并强调使用静脉移植来避免血管张力。Komatsu 和 Tamai 成功地再植了第一个离断的拇指[17]。Buncke 和 Schultz[18] 接着展示了再植兔子耳朵和在猴子身上进行足趾到拇指移植的可行性[19]。在跟随 Buncke 学习之后，Cobbett[20] 成功进行了足趾到手的移植手术。

Nakayama[21] 报道了 19 例患者成功地将空肠移植用于颈部食管重建，随访 1 年。血管大小 3~4 mm，未采用显微外科技术。Krizek 等[22] 在犬模型上成功地移植了腹股沟游离皮瓣，无须显微外科技术，成功率 >90%。Strauch 和 Murray 将大鼠腹股沟皮瓣转移到颈部（1 mm 血管），是第一个成功利用显微外科技术转移皮瓣的人[23]。Antia 和 Buch[24] 报道，他们将游离的上腹部皮肤和脂肪皮瓣转移到面部，以填补面颊软组织缺损。McLean 和 Buncke[25] 进行了一次大网膜游离瓣移植，覆盖了一个裸露的头皮，存活了 3 周。Daniel 和 Taylor[26]，以及后来的 O'Brien 和 Macleod[27]，他们各自成功地将腹股沟皮瓣移植到下肢伤口上。在接下来的 30 年里，显微外科蓬勃发展，报道了各种皮瓣且具有更高的成功率[8, 9, 28-32]。O'Brien[33] 回顾了 20 世纪 70 年代和 80 年代显微外科期间发生的变化，在 20 世纪 90 年代，Khouri 和同事[34] 在世界上最顶尖的显微外科中心开展前瞻性的研究并建立了当前显微外科实践的基准，尽管理想的方案仍然存在争议。

显微外科基本概念

为了成功地进行显微外科手术，外科医生必须了解动脉和静脉的生理学，并了解导致血管损伤、促进或抑制修复和再生的机制。外科医生必须熟悉血管痉挛

的表现，血栓形成的生理学，以及如何通过药理学作用来调控两者。外科医生必须意识到缺血和缺氧如何影响血运重建的组织。

血管壁损伤导致内皮下层暴露（图 22.6），促进血小板聚集，这是血栓形成的第一步。暴露在血管中膜和外膜内的胶原是血小板聚集的刺激物[35]。在两条血管吻合后，内膜与内膜接触，一层血小板覆盖在吻合口。血小板对暴露的缝线几乎没有亲和力。血小板在接下来的 24~72 小时内消失，因为吻合口上已形成假内皮。吻合后 1~2 周，假性内皮被新内皮取代[36]。吻合口血栓形成的关键时间是血小板和假内皮覆盖吻合口的前 3~5 天[37]。

内皮细胞通过周围细胞的迁移而再生。然而，如果受损的不仅仅是内皮，那么肌内皮细胞就会迁移到该部位并分化为内皮细胞。血管壁的其余部分，包括弹性成分和肌肉成分，不能像内皮细胞一样再生[34]，随后的修复在吻合口留下增厚的胶原沉积区域[38]。

在解剖或吻合过程中破坏血管壁会导致内皮下结构暴露增加，并增加血栓形成的概率。这表明良好的外科技术对于最大限度地减少血管内皮损伤和降低吻合口血栓形成是非常关键的。要吻合的血管从周围的血管床剥离得越少，内皮损伤的可能性就越小。侧支应在距主血管至少 1 mm 处用双极电凝或结扎，以免损伤管腔内皮细胞。血管应保持湿润，因为干燥会导致内皮细胞损伤。应避免长时间的血管痉挛（>2 小时），因为这会导致内皮细胞丢失。在吻合过程中，应使用压力 < 30 mmHg 的扁平血管夹子将血管固定在适当的位置，固定的时间越短越好[39]。

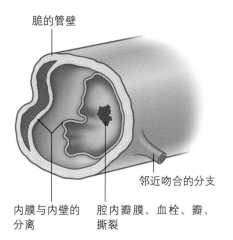

脆的管壁

内膜与内壁的分离

腔内瓣膜、血栓、瓣、撕裂

邻近吻合的分支

图 22.6 外部和外科创伤对血管壁造成的损伤（From: O'Brien, B.M., Morrison, W.A., Gumely, G.J., 1990. Principles and techniques of microvascular surgery. In: McCarthy, J.G. (Ed.), Plastic Surgery. WB Saunders, Philadelphia, pp. 423.）

当缝合针穿透血管壁时，血管会在吻合过程中受损。使用的针头越小，穿过血管的路径越直，对内皮下层和内皮的损伤就越小。缝合线应该有足够的强度来结扎血管，而不会造成渗漏。缝合过紧会导致内皮细胞脱落。缝合过松会导致吻合口漏，使该区域易于凝固。重复针刺造成的过度创伤，扩张器对内皮的刺激，以及缝合线上的过度张力，都可能导致内皮细胞脱落和随后的血栓形成。

对微血管吻合失败的分析表明，除了技术差之外，创伤病例在损伤区域内进行吻合也是一个额外的危险因素 [40]。Benacquista 等 [41] 回顾了一系列失败的下肢游离皮瓣，发现创伤患者的失败率为 11%，而非创伤患者的失败率为 6.7%。在处理受辐射的血管时，内皮很容易从底层基质中分离出来。针应该总是从里到外（即从内皮到外膜），以防止这种分离的发生。闭塞的另一个重要原因是血肿、引流管或敷料对吻合口的外压迫（图 22.7）。与动脉相比，静脉面临的风险要大得多。

吻合完成后，可能发生血管痉挛。这可以通过切除靠近吻合口边缘的外膜来治疗。更有效且创伤更小的技术包括在痉挛血管上外用 20% 的利多卡因 [42]。其他辅助手段包括在吻合处使用温生理盐水。最后，也是更重要的一点，是确保血管吻合口两侧没有无意中遗留的侧支血管。这些都是导致严重血管痉挛的重要原因。任何可疑开口应采用 9-0 或 10-0 缝线缝合。

血栓形成是吻合失败的主要因素。当血小板黏附在暴露的内皮下组织上时，就会触发凝血级联反应。纤

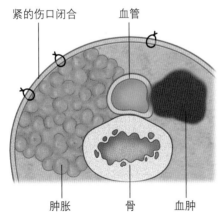

图 22.7 外部因素可导致血管腔阻塞。如果血管位于坚硬的结构（如骨骼）的顶部，问题就更复杂了（*From: O'Brien, B.M., Morrison, W.A., Gumely, G.J., 1990. Principles and techniques of microvascular surgery. In: McCarthy, J.G. (Ed.), Plastic Surgery. WB Saunders, Philadelphia, pp. 423.*）

图中标注：紧的伤口闭合、血管、肿胀、骨、血肿

维蛋白原转变为纤维蛋白，形成一个网，捕获更多的血小板。随着越来越多的血小板聚集，循环不断重复，直到血管闭塞。显微外科文献中有大量有关试图调节凝血级联以尽量减少闭塞机会的研究。肝素和组织纤溶酶原激活剂可在局部使用，而肝素、阿司匹林和右旋糖酐可全身使用，以尽量减少血栓形成的风险。Davis [43] 回顾了 73 个中心的治疗方案，发现使用抗凝和不使用抗凝的中心在微血管通畅率上没有差别。Khouri [28] 在调查顶级显微外科中心的游离皮瓣结果时也发现了同样的结果。对于断肢再植，使用抗凝治疗的总体成功率低于不使用抗凝治疗的患者 [41]。因此，目前认为以下关于抗凝治疗的结论是合理的。如果机械和血管因素是最佳的（即在选择性游离皮瓣转移期间），则不需要进行抗凝或抗纤溶治疗。当围手术期确实发生血栓时，皮瓣再探查、纤溶治疗（尿激酶、链激酶、组织纤溶酶原激活剂）及随后的抗凝治疗应谨慎。抗凝或纤溶治疗可用于临床上存在高度闭塞可能的情况（如手指再植、静脉移植）。

技术因素

在显微外科手术中，血管吻合最好采用八条简单的缝合线 [44]（图 22.8），使用的技术是改良的 Carrel 三角法 [45]。缝合较少会导致出血过多和血栓形成。缝线过多会导致内皮损伤和血栓形成。缝合针应该垂直于血管壁穿过血管，而不是斜向穿过血管，以最大限度地减少组织损伤量。外科医生应尽量减少缝合针刺穿血管壁的量，并避免在穿透前用针尖盲刺或触摸血管内皮细胞。在显微外科手术中，连续缝合与简单间断缝合技术在显微吻合术中仍然存在争议 [47]。一些病例组采用简单间断缝合取得了更好的效果 [46]，而另一些病例组在连续缝合的情况下取得了相同或更好的通畅率。连续缝合技术的主要优点是将吻合时间缩短了一半。主要缺点是缝合线可能卡在夹钳中而断裂，需要重新吻合。如果必须重复吻合，则应将两个血管边缘修整到未受损的血管壁，因为远端已经被以前的缝线穿孔，如果包括在内，血栓形成的风险会增加。还有一种危险是在连续进行静脉吻合术时，可能会出现皱缩，从而使吻合口变窄。

另一种流行的套管技术是一条血管末端套入另一条血管（图 22.9）。它由一条贯穿外壁的缝线固定在适当的位置，该缝线缝住血管的外膜或外壁。Laretson [48] 首先尝试了这一技术，并由 Duminy 进行了改进 [49]。虽然

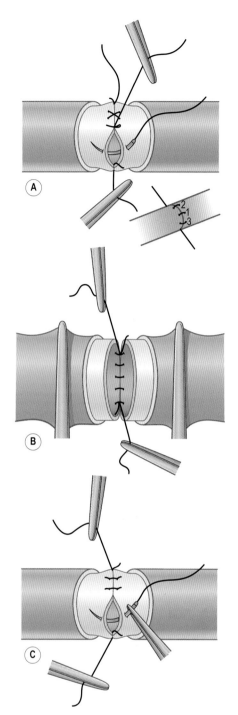

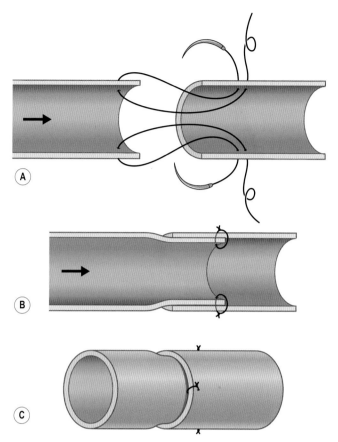

图 22.9　套管吻合。（A）一针穿过外壁并抓住另一血管壁的边缘。（B）两针固定内嵌血管。（C）不穿过内皮的额外针可用于进一步缝合（From: O'Brien. B.M., Morrison, W.A., Gumely, G.J., 1990. Principles and techniques of microvascular surgery. In: McCarthy, J.G. (Ed.), Plastic Surgery. WB Saunders, Philadelphia, pp. 423.）

图 22.8　最初的两针分别缝在血管吻合口的两端，互为180°。（A）在血管吻合口的前侧缝三针。（B）吻合口翻转。（C）后侧缝三针，共八针（From: O'Brien, B.M., Morrison, W.A., Gumely, G.J., 1990. Principles and techniques of microvascular surgery. In: McCarthy, J.G. (Ed.), Plastic Surgery. WB Saunders, Philadelphia, pp. 423.）

这项技术造成的内膜损伤较少，促进内皮化的速度更快，但大多数研究组发现，通畅率低于间断缝合[50]。

关于微血管吻合应该是端 - 端还是端 - 侧的方式还存在争议（图 22.10）。许多报告显示端 - 侧吻合技术的成功率更高[51-53]。Acland[54] 提出假设：通畅率增加的原因是较高的血流速度造成的。很明显，在足部和踝部周围进行显微外科手术时，端 - 侧吻合比端 - 端吻合更可取，因为它不会牺牲足部的一条主要供血动脉。然而，端 - 侧吻合在技术上更为困难。尤其是当受体血管壁硬化时，糖尿病和肾衰竭患者更是如此。当进行端 - 侧吻合时，最好做一个长的动脉切开，使动脉吻合口与主动脉成 45° 夹角，这已被证明优于 90° 和 135° 夹角[55]。进行静脉修复时，如果直径相似，则最好是端 - 端吻合。如果受体静脉远大于供体静脉（即隐静脉），则应考虑端 - 侧吻合。

吻合口也可以钉合在一起。这一概念由 Androsov[56] 提出，并由 Nakayamaetal 改进[57]。目前，MCA 自动吻合装置（Medical Company Alliance, Birmingham, AL）

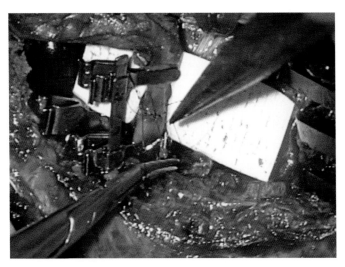

图 22.10　端 - 端吻合的术中视图

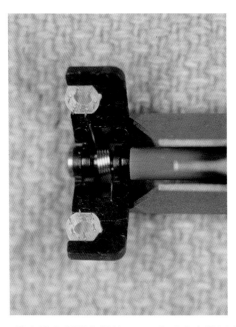

图 22.11　带血管内径测定器的 MCA 自动吻合装置（Medical Company Alliance, Birmingham, AL）。打开的联结装置允许两端血管末端分别通过其中一个环并外翻在钉子上

在美国使用（图 22.11），其工作原理是使血管穿过带有金属钉的塑料环。然后将血管末端外翻到这些钉子上，另一端也是如此。最后将两个环锁在一起，使一条血管的内皮与另一条血管的内皮完全接触。环的直径从 1 mm 到 4 mm 不等。静脉壁较薄，比动脉更容易操作。吻合器吻合的优点是没有腔内异物（即缝线）。由于必须牵动长段血管以使血管通过环并到顶端，所以这一优势被削弱。远端血管的解剖游离会损害内皮。血管外翻时牺牲的血管长度缩短了两条血管，并可能导致吻合口有张力。

在足踝部微血管重建中，重要的技术因素包括避免直接压迫血管蒂，防止血管蒂扭曲，采用端 - 侧吻合动脉，进行两条静脉的端 - 端吻合，避免血管张力，采用细致的手术技术，获得良好的止血效果。当游离皮瓣吻合的蒂比较长时，有时会出现要用足够的组织覆盖蒂部的问题。如果软组织闭合意味着对血管蒂施加过大的压力，那么最好让血管蒂暴露在外。然后用未拉网的中厚皮片覆盖，继续愈合应该不会有任何问题。为避免血管蒂扭曲，血管蒂的外表面应简单地用墨水标记，以便可以立即看到任何不经意的扭曲。在切取皮瓣前充分暴露受体血管也非常重要，以减少缺血时间。应找到静脉并将其分离，以便进行端 - 端吻合。虽然缺血时间不会成为问题，但我们的方案是在切取皮瓣前 5 分钟注射 4000 U 的肝素，吻合口本身用 3 ml 注射器和细小针头用肝素盐水冲洗。吻合口必须仔细处理，因为受体动脉经常是钙化的，内皮细胞很容易分离，应该只允许受体动脉由内向外缝合。术后每日两次皮下注射 5000 U 肝素预防深静脉血栓形成。

患者因素

患者的状况与显微外科游离皮瓣转移的成功与否密切相关。曾经被认为有较高失败率风险的患者包括老年人、儿童、糖尿病患者、吸烟者或接受放射手术的患者。Khouri 等 [34] 在不同国际中心进行的一项研究表明，在极端年龄、吸烟者或糖尿病患者中进行显微外科皮瓣移植并不会增加失败率。然而，放射治疗对失败率有影响。

大量报告表明，高龄并不影响游离组织移植 [30, 55, 58]。伤口愈合并发症与正常人群无明显差异。青少年也不会带来额外的风险 [29]。Parry 等 [29] 证明了这一点，在儿童中，游离组织移植成功率达 96%。因此，任何一种极端年龄都不是进行游离组织移植的禁忌证。然而，Wettstein 等 [59] 发现，在血栓形成需要皮瓣探查的病例中，皮瓣最终失败的患者年龄明显高于成功患者的年龄。Potparić 和 Rajacić[60] 发现，无论是非神经支配的皮瓣还是有神经支配的皮瓣，老年患者的感觉恢复都明显较差。

同样，全身性疾病也没有被证明是影响显微外科游离皮瓣的一个复杂因素。但因为这种手术通常时间较长而且复杂，任何有心脏病史的患者都应该在手术前排除心血管疾病禁忌。糖尿病不是显微外科游离组织移植的禁忌证。虽然 Colen 等[61]表明，高血糖可加速吻合口静脉血栓形成，但这种降低的通畅性可通过己酮可可碱的应用而纠正。Barr 和 Joyce[62]认为糖尿病大鼠有缺陷的再内皮化可能导致更高的吻合口失败率。而 Cooley 等[63, 64]则发现糖尿病对大鼠的通畅率没有影响。临床上，有几个系列的研究表明糖尿病患者选择游离皮瓣转移的失败率没有增加。Karp 等[65]的研究显示，糖尿病足修复的通畅率为 95%，尽管其中 5 条腿在修复后 6~37 个月因生物力学异常继发的反复溃疡而行膝下截肢。Ioshi 等[66]在糖尿病患者的游离皮瓣移植中显示出相似的通畅率。在随后的 22 个月里，尽管有成活的游离皮瓣，他们最终还是失去了 20 个肢体中的 6 个。Lai 等[67]用显微外科游离皮瓣修复糖尿病患者肢体的成功率为 100%。

Colen[68]总结了确保糖尿病患者成功进行游离皮瓣移植的一些主要原则。他强调，在进行游离皮瓣之前，伤口必须干净，没有感染。这至少需要 1 周，或者可能需要更长的时间。至少在移植前 7 天进行血运重建，这有两个目的。它确保了血运重建的成功，也有助于在伤口周围重建血流，以便将必要的白细胞和抗生素输送到伤口。据报道，在没有血管床的血管损伤的足部进行游离皮瓣移植时，直接实施静脉移植术可使皮瓣存活，但足部最后终将缺失。除非血管床本身血运重建，否则将游离皮瓣转移到这种受区上很可能是徒劳的。Banis 等[69]提出了一些显微外科技术辅助设备，它们有助于确保糖尿病患者的成功治疗。

过去接受放射治疗的患者有较高的游离皮瓣失败率，并且阻碍了显微外科医生将游离皮瓣转移到此类区域。Mulholland 等[70]表明，头部和颈部手术中接受放射治疗的患者的成功率没有统计学差异，尽管辐射对小血管有明显的影响[71]。血管的光滑程度和密度降低，内皮细胞破裂，从而形成极其脆弱的内膜，而动脉壁也继发于血管壁纤维化而增厚[72]。动脉比静脉更容易受到损伤。辐射结束后很长一段时间，对这些血管的损害仍在继续。Guelinck 提出了一些在处理受辐射术区增加血管通畅率的建议[72]。应尽量减少对受体血管的解剖，以限制对内皮的损伤。动脉侧支不应电凝，而应缝合，以尽量减少对内膜的损伤。同样，应使用较小的针头（70 μm 针头和 10-0 缝线），以减少对内膜的损伤。在进行吻合时，针头应从内向外而不是从外向内穿刺，以避免内皮细胞与中膜分离。在血管上放置血管夹的时间应该尽量减少，吻合时应用肝素化的生理盐水冲洗血管。尤其是对于辐射损伤，如果可能的话，应该

将吻合口放置在"损伤区域"之外，这可能需要使用更长的蒂或静脉移植。

最后，吸烟被认为是显微外科手术的禁忌证，因为尼古丁是一种血管收缩剂。但这在临床上还没有得到证实。Rues 等[73]研究吸烟者与非吸烟者血管通畅率无差异，但确实发现显微外科皮瓣转移部位的伤口愈合有较高的并发症。Khouri 等[34]同样发现吸烟对微血管成功率没有影响。但应努力减少吸烟，以获得最佳的伤口愈合。

游离皮瓣和游离皮瓣失败

显微外科现在已经成为治疗复杂伤口或缺损的标准治疗的一部分。由于美观和功能的原因，它已经发展到能够成功地转移组织，并且变得更加精致。成功率同样也有了显著提高。Khouri 等[34]发现，显微外科手术的成功率为 96%，较高的失败率与使用静脉移植和在受辐射区域的移植有关。Schusterman 等[74]发现，唯一重要的影响成功率的因素是患者曾行手术治疗和需要行静脉移植。然而，Khouri 等[34]发现，端 - 端吻合还是端 - 侧吻合、是否用肝素生理盐水冲洗血管、是否使用抗血栓药物等均不影响整体结果。

决定手术成功的首要因素是手术医生的经验。在前 25 个病例和随后的病例之间有一个显著的学习曲线。这在 Khouri[28]关于避免游离皮瓣失败的文章中做了很好的总结。对于外伤或放射伤，游离皮瓣失败的频率增加。在计划皮瓣的放置时，在损伤区域外进行吻合是非常重要的。在损伤部位的近端或远端，吻合也可以同样成功。静脉血栓形成是最常见的失败原因。静脉移植的使用同样会增加失败率[55]。大多数失败是由技术因素引起的，包括血管蒂的张力或扭曲、血肿或外部来源的压力。

皮瓣的选择

游离皮瓣可由以下一种或多种成分组成：①皮肤、②筋膜、③肌肉和 / 或④骨骼。Schusterman 等[74]已经证明，熟悉一定数量的显微外科游离皮瓣技术可以确保更高的成功率。在足踝重建方面，选择应该局限于几个选项。

对于足背缺损，最成功的显微外科游离皮瓣是由皮肤和脂肪组成的皮瓣或筋膜加植皮的皮瓣。它们提供了一个薄的覆盖，美观且容易正常穿鞋。如果用感觉神经为皮瓣区域提供感觉，则皮瓣也可以被感觉到。在特定

的重建手术中，皮瓣还可以含有带血管的肌腱或骨。已证明非常成功的皮瓣包括前臂桡侧皮瓣、臂外侧皮瓣、肩胛旁皮瓣和股前外侧皮瓣。

以旋肩胛动脉为血管蒂的肩胛旁皮瓣（图22.12）是治疗大面积缺损的理想选择[75,76]。但其感觉迟钝，且由于体积较大，经常需要在以后进行修整。该皮瓣的另一个问题是患者必须侧卧位，这可能会使医生难以同时在供体和受体部位操作，或者在微血管吻合过程中需要患者改变体位。Colen等[77]描述了一种皮瓣的改良方法，即仅切取筋膜，筋膜上覆盖一层薄薄的脂肪，然后进行植皮，最终得到更薄的皮瓣。

Katseros等[78]首先描述了以桡骨后返血管为蒂的

臂外侧皮瓣（图22.13），它是一种具有较长血管蒂（最长可达14 cm）的感觉皮瓣（臂外侧皮神经），包括肘部的皮肤可以扩大皮瓣的大小。当受区尺寸较大时，会在肘外侧留下一个裸露的供区，行皮肤移植时，会造成美观和功能问题。该皮瓣已广泛应用于手部再造。

前臂桡侧皮瓣（图22.14）是足背缺损的一个很好的选择[79,80]。前臂桡侧皮瓣的优点是薄，柔韧，可与感觉神经（前臂外侧皮神经）一起切取。如有必要，掌长肌腱也可用于重建足背缺失的伸肌腱。前臂桡侧皮瓣在踝关节周围也很有用。桡动脉与伴行静脉提供了一个良好的长达14 cm的血管蒂。如果在皮瓣转移时准确放入，几乎不需要修剪。供区部位可以植皮，非常容易

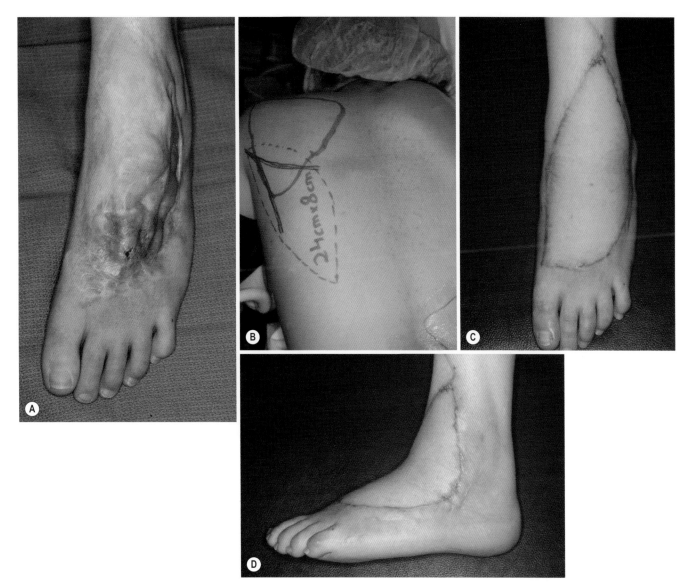

图22.12　这名患者小时候脚被碾过，足疼痛、不稳定（A）。（B）在进行踝关节融合术之前，需要充分的软组织覆盖，并从她的左背部切取肩胛旁皮瓣。（C，D）皮瓣血管与胫前动静脉吻合。最后去除脂肪修整皮瓣

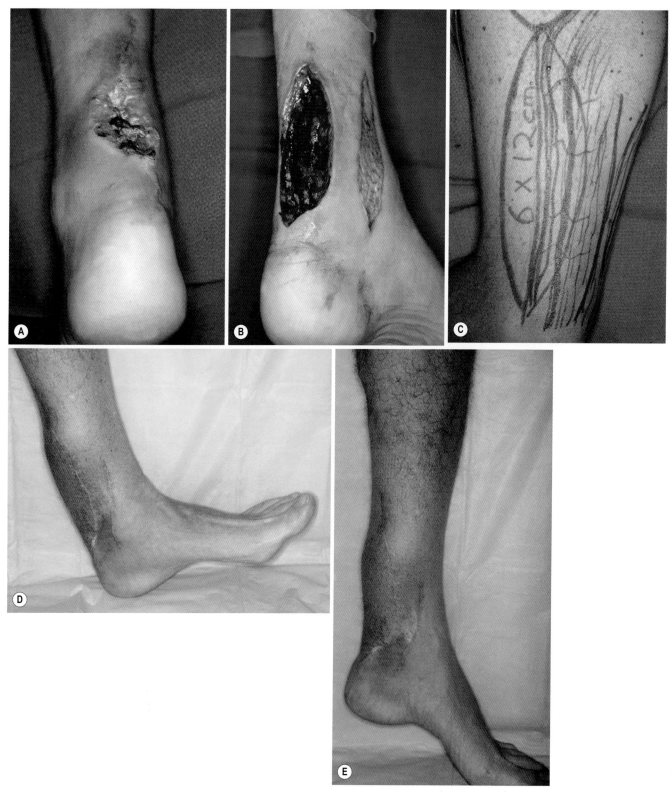

图 22.13 这名患者的跟腱再次断裂，随后感染（A），需要切除远端跟腱（B）。切取带部分肱三头肌腱的臂外侧筋膜皮瓣，与胫后动静脉吻合，用带血管蒂的肱三头肌腱重建跟腱（C）。术后 6 个月，患者能够屈伸踝关节并恢复打网球和滑雪（D，E）

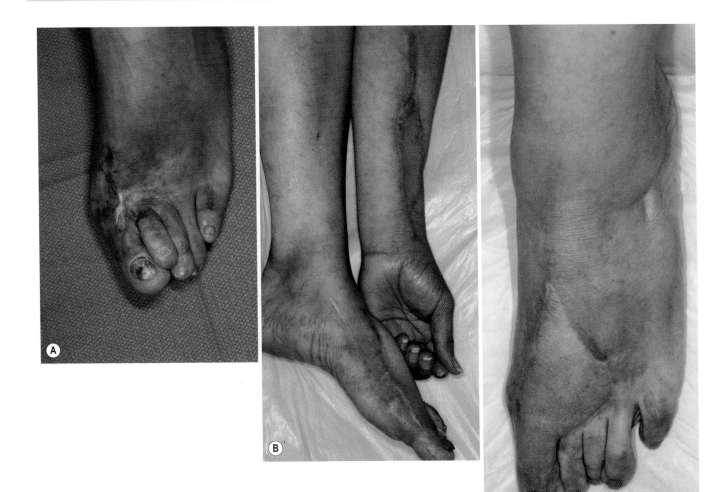

图 22.14　该患者在进行了踇囊切除术后出现严重感染和皮肤破损，导致前足背侧瘢痕、踇趾外翻和第二足趾背伸（A）。瘢痕组织被切除，第一跖趾关节融合，第二足趾软组织松解伸直。缺损处用前臂桡侧皮瓣与足背动静脉吻合修复（B，C）

处理，但是有明显的颜色差别。

　　股前外侧（anterolateral thigh, ALT）皮瓣是一种以旋股外侧动脉降支为穿支的皮瓣[81]，最初由 Song 等[82] 描述并由 Koshima 等[83,84] 推广。股前外侧皮瓣被广泛接受，能在安全可靠的蒂部上提供大量的皮下脂肪和皮肤，且无功能性供区并发症。股外侧皮神经既可以支配皮瓣，也可以穿过皮瓣[85]。皮瓣可以修至很薄，甚至可以达到真皮下神经丛的水平，以适应特定的缺损[86]。ALT 皮瓣的解剖对于头颈部和下肢的缺损都有很好的应用[87]。该皮瓣也可以作为带阔筋膜张肌的复合瓣或嵌合瓣切取，以同时重建软组织和肌腱缺损。ALT 皮瓣蒂部平均长 10 cm，平均血管直径大于 2 mm，适用于踝关节内、外侧及足背缺损[86]。术前使用便携式手持式多普勒测量皮肤血管。ALT 皮瓣的区域是一个平行于大腿的椭圆，中心位于从髂前上棘到髌骨上外角的连线上。宽达 8 cm 的区域仍可基本闭合。皮瓣的切取从内侧开始，向下切开至大腿，包括大腿深筋膜。皮瓣可由穿过股外侧肌的肌皮穿支或肌间隔穿支供血。ALT 皮瓣特别适用于二次修整手术，如抽脂整形。

　　在裸露的骨骼和足底部位首选肌皮瓣。与单纯皮瓣相比，肌皮瓣具有更好的抗感染能力。这一点在骨髓炎患者中尤其适用。最常切取的肌肉包括腹直肌、股薄肌和前锯肌，植入肌瓣并植皮。在步行的过程中，足底表面的肌肉加皮肤移植与筋膜皮瓣相比是否能更好地支撑，仍存在一些争议。肌皮瓣和皮肤移植目前在足底方面最受欢迎[88,89]。肌皮瓣为受区提供了更好的血液供应，使其成为治疗感染创面修复的最佳选择[90]。如果有神经支配，筋膜皮瓣在非神经性患者的足底部可能会更有效 [60, 76]。筋膜皮瓣是提供皮肤覆盖和肌腱活动的理想选择。关于背阔肌皮瓣的使用需要注意，虽然这种皮瓣在身体的许多其他部位是一个很好的选择，但在下肢重建中必须考虑背阔肌的功能丧失，因为这些患者将长期依赖拐杖或轮椅。

腹直肌皮瓣 [91]（图 22.15）是非常有用的，因为它容易切取，有一个很好的蒂部，而且是一块薄而宽的肌肉。如果肌肉在受体部位伸展，它可能会变得更薄。供区伤残率很低。股薄肌 [92]（图 22.16）是一种用于足踝重建很好的肌肉 [93]。应该从同侧腿上切取，将手术重建限制在一侧肢体上。蒂部略短于腹直肌。根据缺损的位置和受区血管的状态，其使用可能受到限制。使用前锯肌底部的 2 块或 3 块肌肉也是一个很好的选择 [94]（图 22.17）。血管蒂部比上述两块肌肉长得多，最长可达 18 cm。只要不超过下面 3~4 块肌肉，就可以同时切取神经，因为过多的肌肉或神经切取可能导致翼状肩胛。前锯肌可以提供血管状态良好的薄肌肉，以覆盖缺损区域。

在肌皮瓣转移中，肌皮瓣往往会肿胀，这使得脚难以放入鞋子中。为了最大限度地减轻肿胀，应该通过两个静脉吻合来优化肌皮瓣血液的流出（图 22.18）。为了最大限度地减小肌皮瓣的外形，应该在张力的作用下将其放入，使其平坦，并与周围组织的高度相同。在肌皮瓣成活和植皮愈合后，压迫疗法有助于减少肌肉的体积，患者应该穿压力至少 30 mmHg 的长袜。如果这还不够，肌肉可能需要去除。最好的方法是使用刀将肌肉切到合适的厚度，前提是不破坏血管蒂部。原来的皮片可以保留下来，然后放回变薄的肌肉上。

特殊的肌皮瓣包括大网膜和带血管的骨瓣。当面对广泛的长骨骨髓炎（即胫骨）或足脱套伤时，大网膜是一种很好的组织瓣。通过提供富含巨噬细胞和白细胞的血运丰富的组织，似乎能够非常有效地抵抗细菌的攻击。它具有极强的延展性，因此很容易放入不规则表面上。唯一的缺点是需要开腹手术。对于带血管的骨瓣，以腓动脉为血管蒂的腓骨显然是目前首选的骨瓣。如果需要，可切取带肌皮瓣的腓骨。因为切取肌皮瓣意味着牺牲腓

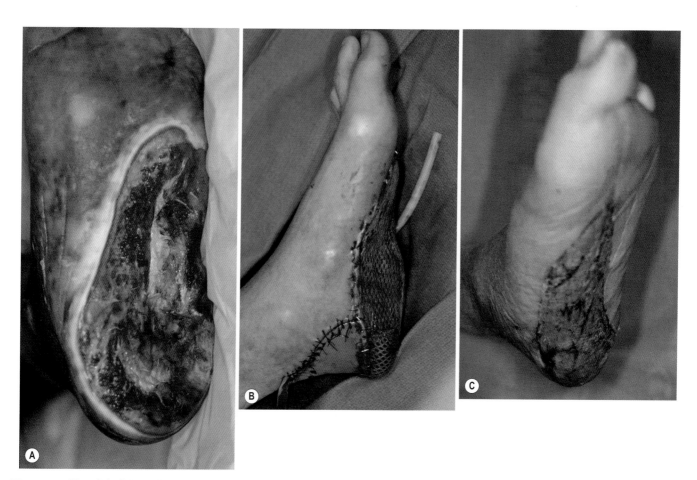

图 22.15 糖尿病肾衰竭恶病质患者足底坏疽面扩创（A）。缺损用吻合胫后动静脉的腹直肌肌皮瓣覆盖。（B，C）患者 3 个月后完全愈合

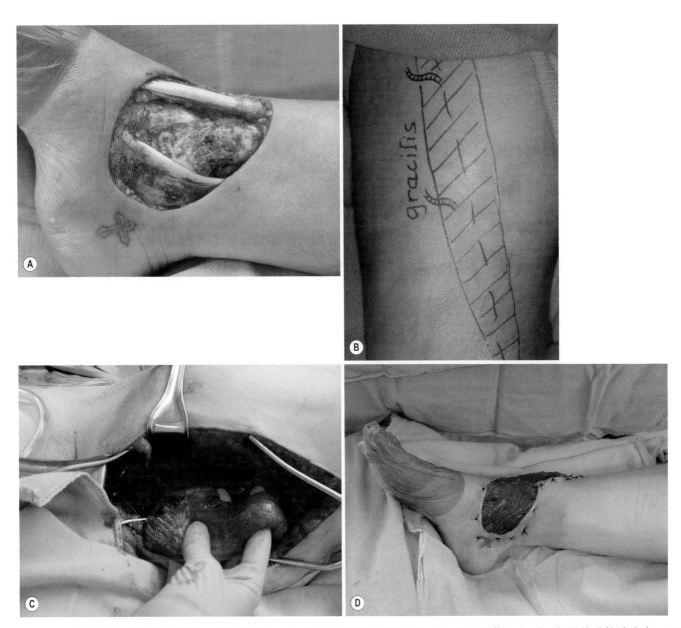

图 22.16　该患者有内踝创伤性缺损，肌腱外露（A）。选择股薄肌填充缺损（B）。切取股薄肌（C），与胫前动静脉吻合，以覆盖大面积缺损（*Courtesy of M. Venturi, MD.*）

动脉，所以足部的另外两条动脉要保持通畅是至关重要的。最近的报道显示踝关节可能会发生不稳定，因此应考虑将剩余的腓骨远端固定在胫骨上。另一种证实的非常成功的解决方案包括使用 Ilizarov 技术和三层皮质的髂骨植骨，在这些情况下，游离皮瓣只需要由软组织组成。

对于许多已描述的肌皮瓣，可以缝合神经以增加神经再支配的可能（图 22.19）。缝合神经的结果和总体效益仍有争议。一些研究报道神经支配和非神经支配肌皮瓣的存活率或溃疡率没有差异。无论年龄大小或是否尝试了神经缝合，慢性创面造成的神经病变或严重瘢痕形成的患者，与周围组织相比在肌皮瓣再神经支配方面

可能没有改善[60]。

根据受区位置的不同，术后肌皮瓣可能会发生不同的组织学改变。与供区相比，转移到足部负重或非负重区域的肌皮瓣与受区发育相似（图 22.20）。由于乳头增生，移植组织平均是供区组织真皮 - 表皮交界处厚度的 2 倍。真皮乳头层和网状层胶原纤维和弹性纤维增多。除了转移到足跟的肌皮瓣外，受区部位的血管生成增加[95]。在有神经支配的肌皮瓣中，敏感性测试显示，平均而言，患者在移植后 6 个月能感觉到触觉，18 个月能感觉到热感，6 个月能感觉到冷，12 个月能感觉到疼痛[96]。

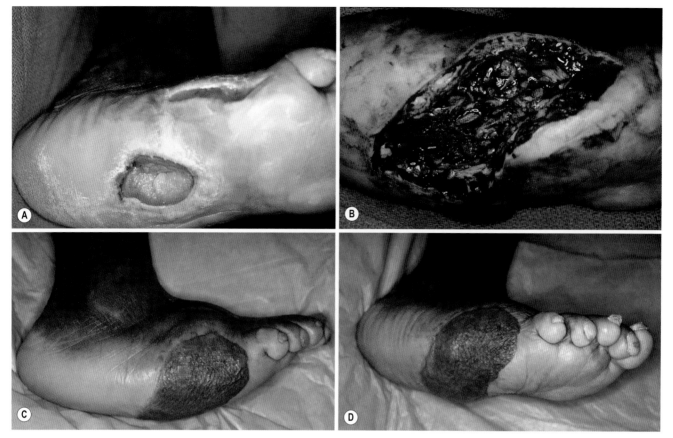

图 22.17 糖尿病患者因中足 Charcot 关节病导致中足破溃（A）。伤口积极扩创（B）。（C，D）切取 3 条底部的前锯肌。足部在过去 8 年里一直保持愈合状态

与血管外科、骨科和足踝外科医师合作

当患者的问题涉及到多个学科的专业知识时，整个重建计划必须遵循以下三个"规则"：第一个先决条件是四肢血运良好；第二是伤口没有感染；第三是坚强的骨性固定。只有这样，外科医生才能规划重建所需的软组织。

如果脉搏可触及或动脉上的多普勒血流是三相的，则足部有足够的血液供显微外科血管吻合[97]。在评估足部时，必须注意确定动脉是顺行还是逆行通过侧支系统，如第一跖背动脉，是通过闭塞胫后动脉时评估足背血流来实现的，反之亦然。如果在彻底的体格检查后，对血管血流仍有怀疑，患者应该进行血管造影，以评估血流是否足以成功地进行微血管吻合。如果不够，就应该咨询血管外科医生进行搭桥手术。当计划显微血管吻合时，足背动脉或胫后动脉必须有足够的血流量。这些动脉的直径比腓动脉远端大，更容易进行端-侧吻合。

在处理踝关节内侧和足底创伤时，与胫后动脉吻合更容易。在处理足背及踝前损伤时，与胫前动脉吻合较为简单。如果是踝关节外侧或足跟伤口，胫前动脉或胫后动脉都可以。通过将供体血管穿过跟腱深层的脂肪垫，就在跟腱止点的上方，可以到达胫骨后部。这样就可以直接、更短地进入胫后血管（平均 6 cm）。

如果腿部需要进行血运重建，血管外科医生应复查血管造影。如果可能的话，用于血运重建的血管应该最接近计划重建的血管。最重要的是血管外科医生了解软组织重建需要什么。血管搭桥后，推迟 5~7 天重建更安全，而血管成形术后，可能需要等待 3~4 周。这种延迟可以使伤口周围的组织重新血管化，能够控制伤口感染，并确保搭桥移植物保持畅通。在治疗糖尿病足感染创面时，作者的经验是，使用换药或负压治疗（VAC）后出院，只有在伤口边缘有肉芽组织时，才能计划游离皮瓣修复。

为了优化伤口，使其能够成功地进行游离皮瓣，必须进行彻底的清创。除非伤口干净且无感染，否则不应进行游离皮瓣。根据作者和其他中心的经验，在感染

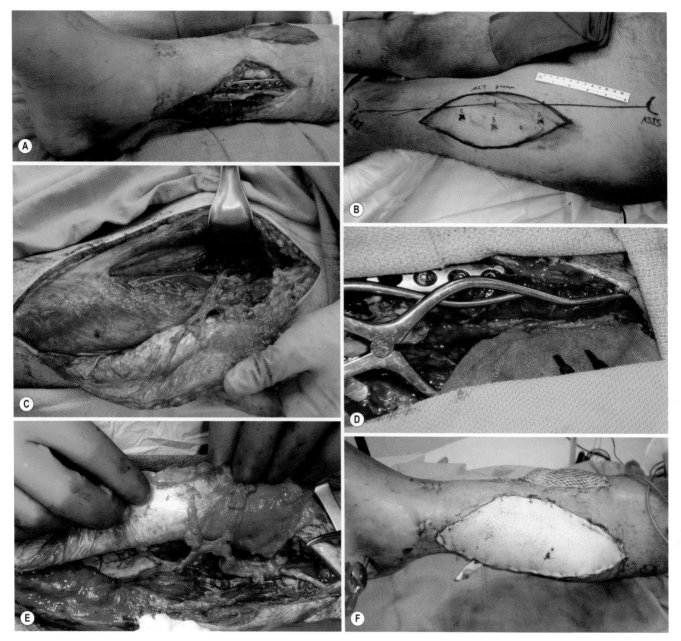

图 22.18　患者内踝有一个大的开放性伤口，内固定和抗生素骨水泥外露（A）。（B）术前设计。（C）切取皮瓣。（D）胫后受体血管。（E）吻合后皮瓣颜色红润，出血活跃。（F）皮瓣移植

伤口处坏死的游离皮瓣通常是因为静脉血栓造成的，作者认为这是潜在的感染导致的。这就是为什么要反复清创，然后局部使用磺胺嘧啶银或使用 VAC 来减少细菌数量，这是成功地在伤口和溃疡上进行游离皮瓣转移的关键。

　　骨性稳定是伤口愈合和闭合伤口的必要条件。伤口处的持续活动会阻碍愈合并导致破溃。骨科医生或足踝外科医生必须决定是采用内固定还是外固定，对于清洁

伤口，最好应用立即覆盖软组织的内固定，对于污染的伤口，应用外固定器是最安全的治疗方式。必须仔细设计外固定架的放置，以便伤口进行反复清创。它还必须允许受体血管置入和足够的空间进行显微外科吻合。当在外固定架周围进行显微外科手术时，作者发现与显微镜相比，使用放大镜操作给了外科医生更多的空间来进行血管吻合。

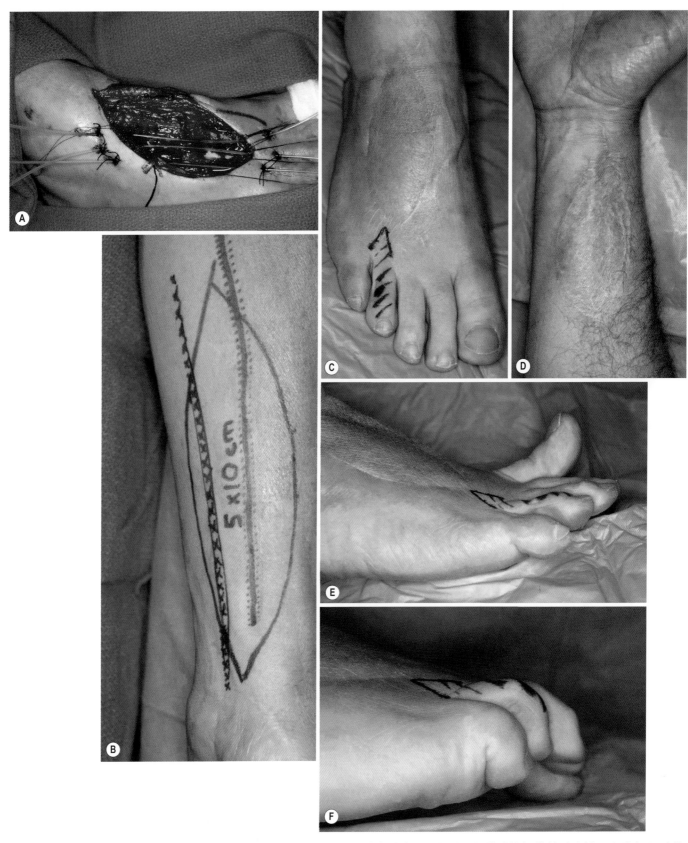

图 22.19　该患者因足背肉瘤，软组织和肌腱切除后进行了后续的放射治疗（A）。（B）前臂桡侧带前臂皮神经和掌长肌腱的肌皮瓣修复伸肌腱缺损。（C）术后除第四趾外，其余感觉正常。（D）皮瓣供区。（E）背伸和（F）屈曲

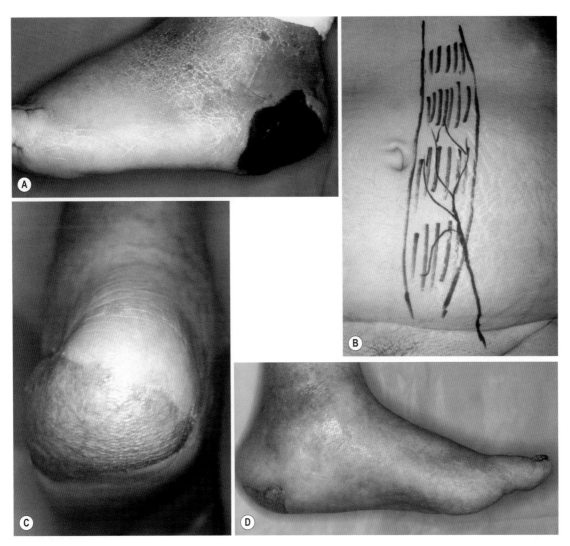

图 22.20　该患者有肾移植史和病态肥胖，发生足跟坏疽（A）。（B）腹直肌肌皮瓣的术中设计。（C，D）患者行清创、游离腹直肌肌皮瓣加植皮修复术后 1 年

术后处理

术后用 9.0 MHz 手持式多普勒对皮瓣进行监测。要指导护士和住院医师懂得识别所听到的声音，包括动脉阻塞的声音，或是皮瓣受压导致静脉扩张的声音。皮瓣留有观察窗以确保颜色正常，皮温正常。在最初 24 小时（每 15～30 分钟）密切监测皮瓣。以后监测频率降低，直到第 4 天或第 5 天后，不再进行监测。患者通常住院直到吻合口重新内皮化（大约 5 天）。大多数血管闭塞发生在最初的 24～48 小时内。在肢体的初始活动过程中，可能会出现血栓、血肿和皮瓣裂开等并发症。必须监测患者皮瓣的张力，因为皮瓣危象可能需要及时的手术探查。

患者保持非负重姿势，腿部用外夹板或外固定器固定。如果皮瓣位于承重区，患者在伤口完全愈合前（4～6 周）保持不负重。如果伤口在足踝或足背，患者可以提前活动。显然，如果涉及到骨的固定，骨科医生或足踝外科医生会决定最终的非负重时间。订购合适的鞋子，包括从硅胶矫形器到订制带或不带足踝矫形器（ankle-foot orthoses，AFO）的鞋子。

游离皮瓣的修整

虽然所有的努力都是为了确保游离皮瓣被修整得尽可能薄，以便它可以穿进正常的鞋子，而不会造成过大的压力，但它通常仍然很笨重。修整前至少要等 6 周，最好是 3～6 个月。随着时间的推移，肌皮瓣显示

出萎缩的迹象，从而减少了体积。在皮瓣和周围组织软化之前，不应计划修整，这可能需要 6~12 个月的时间。如果皮瓣是筋膜皮瓣，那么它可以去除脂肪，其中一个边缘可以被修剪并重新缝合。尽管有报道称在术后 6 周可以切断蒂部而不损伤皮瓣，但应该注意尽量不要损伤蒂部。如果组织瓣是肌瓣，那么可以用刀将其修剪得薄一些，直到达到所需的厚度。最初的皮片应该保留下来，放回薄的肌瓣上。出血是通过局部应用肾上腺素、局部凝血酶或凝血酶胶来控制的。一旦出血停止，皮片就可以放回肌肉上，然后伤口就可以愈合了。

未来发展方向

正如近 40 年前，血管外科所建立的基础使显微外科成为可能，所以现在显微外科也带来了复合组织同种异体移植（composite tissue allo-transplantation，CTA）的可能。未来不难想象，CTA 可能成为假肢的可行替代品和截肢的最终解决方案。近 10 年来，CTA 在面部和上肢移植中得到了广泛的应用。Zuker 等[98]于 2006 年描述了第一例成功的下肢 CTA 重建病例。一例 3 个月大的坐骨联胎双胞胎无法存活，她的正常的下肢被移植到健康的双胞胎妹妹的骨盆的适当位置，重建血运，并重新神经支配。由于相容性的原因，移植不需要免疫抑制治疗，肢体已经显示出肌肉和全部感觉功能的恢复。

随着对血管蒂和穿支皮瓣认识的不断提高，已经有了无数潜在的游离皮瓣供区。任何供应全身皮肤的穿支都可以用来切取游离皮瓣，其中皮瓣的切取只基于术前对特定区域多普勒信号的了解[99]。皮瓣选择的未来趋势是选择质地、厚度和柔韧性合适的组织，使其与受体部位的要求紧密匹配，同时最大限度地降低供区的并发症。

总结

局部皮瓣仍将在下肢重建中起着重要的作用，尤

其是对于具有合并症，而不能行显微外科手术的患者。然而，显微外科手术是足踝重建手术的重要组成部分。它需要显微外科医生与血管、足踝外科和骨科医生之间的多学科合作。理想情况下，团队的每个成员都应该特别关注保肢。显微外科医生越有经验和知识，计划就越好，成功的机会就越高。目前在大型显微外科中心的游离皮瓣存活率超过 95%。应选择适当的皮瓣并优化植入技巧，以确保最佳的美观和功能效果，同时尽量减少后期修整的需要。皮瓣转归取决于某些危险因素。年龄、吸烟和糖尿病似乎不影响皮瓣的成功率；受区的放射损伤确实会导致皮瓣失败率较高。吸烟者切口处伤口愈合较差。

目前的努力应该是只抢救那些有功能的足，同时避免在其他情况下进行保肢手术。考虑供区可能带来的伤残和受区要求有助于确定最佳的游离皮瓣手术方式。显微外科手术不应仅仅因为在技术上是可行的，如果医生确定在特定的时间范围内，手术不能达到功能恢复，那么应该强烈考虑膝下截肢，这样可以使患者早日恢复日常活动。保肢外科医生运用显微外科游离皮瓣技术可明显提高保肢率。否则，肢体重建极其困难，并因此被截肢。

（Christopher E. Attinger，Mark W. Clemens，Ivica Ducic，
Eric B. Unger，Lawrence B. Colen 著
朱 磊 译 胡 勇 崔 军 张建中 审校）

参考文献

扫描书末二维码获取。

第23章　局部肌瓣在足踝重建中的应用

引言

　　下肢远端软组织缺损的治疗难度较大。这一区域的皮肤菲薄，肌腱表浅，软组织覆盖少。因此，损伤后经常会导致重要结构外露，使外科医生在创面的处理上常会面临困难。在过去的几十年里，经常会使用显微外科技术切取游离肌皮瓣来修复足踝部的缺损。然而，最近研究表明，随着对小腿血管解剖的了解及创面护理技术的改进，局部肌皮瓣又逐渐流行起来[1]。对于那些骨髓炎或不能耐受较大手术的患者，带蒂肌皮瓣为外科医生提供了一个可靠且相对简单的选择[2, 3]。肌瓣覆盖裸露的肌腱和骨的作用不仅在于其缺损创面的物理覆盖，还可以引入新的血管，给创面提供血供以促进创面愈合。外科医生若可以熟练地进行解剖、切取和转位，则可以快速、高成功率地完成带蒂肌瓣手术[4]。

　　纵观历史，第二次世界大战结束时首次提出下肢肌瓣[5]。20 年后 Ralph Ger[6] 率先使用比目鱼肌和趾长伸肌瓣来覆盖静脉淤积性溃疡和不稳定骨折区域。在接下来的 10 年里，他设计了包括胫前肌、拇长展肌、腓骨短肌和第三腓骨肌肌瓣在内的各种小腿肌瓣[6-11]。此外，他还提出了肌瓣的特定适应证、常见并发症，如肌瓣部分坏死、移动范围受限、创面覆盖不够和原有功能的丧失。同时，他证实了这些肌瓣可通过增加血供和改善植皮条件来促进创面愈合。此后，Ger 又提出了足部内在肌肌瓣（拇展短肌、小趾展肌、趾短屈肌）在治疗足跟、后足和踝关节创面中的应用。他的研究为这些肌瓣的成功使用奠定了基础。

　　20 世纪 80 年代初，Maths 和 Naha[12] 提出了一种基于肌肉血供的分类系统。身体的每一块肌肉都可以归入该 5 种分型之中（图 23.1）。通过了解肌肉的血供模式，推断特定的肌瓣是否可能覆盖一个特定的缺损。Ⅰ型肌瓣常有一个主要蒂，这种带蒂的肌瓣可以安全地切取。在下肢，腓肠肌是唯一的Ⅰ型肌肉。Ⅱ型肌瓣由一个主要蒂与一个或多个次要蒂组成。切取肌瓣后，肌肉依靠单一的主要蒂而存活。小趾展肌、拇展肌、小趾屈肌、拇短屈肌、趾短屈肌和比目鱼肌均是腿部和足部的Ⅱ型肌肉。Ⅲ型肌肉有两条优势动脉，每条动脉都可以单独支撑肌肉血供，但腿部没有Ⅲ型肌肉。Ⅳ型肌肉含有节段性蒂沿肌肉走行进入，以供应紧邻其入肌点的一小局部区域。通常情况下，分离切断几个（2~4 个）这样小的血管蒂是安全的，但切断更多会导致远端肌肉的坏死。通过连续地绑扎断蒂来延迟获取肌瓣也不能起到作用。腿部的大部分肌肉，包括拇长伸肌、拇长屈肌和胫前肌，都是Ⅳ型。遗憾的是，这严重限制了获取具有丰富血供的肌肉数量。Ⅴ型肌肉在起始端有一个主要蒂，在支点处有几个次级节段蒂。如果切断其中一端的供给，这些肌肉仍可以存活。股外侧肌就是Ⅴ型肌肉。

　　幸运的是，足部的 6 块内在肌（趾短伸肌、小趾展

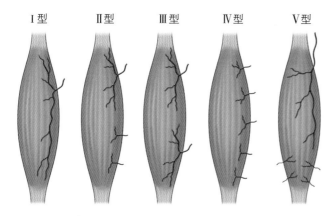

图 23.1　肌肉 5 种解剖类型：Ⅰ型：单个血管蒂；Ⅱ型：一个优势的血管蒂和几个更多的远端小蒂；Ⅲ型：两个优势的血管蒂；Ⅳ型：较小的阶段性蒂；Ⅴ型，一端为主要蒂，另一端为小蒂（*Reproduced with permission from: Daniel, R.K., Kerrigan, C.L.,1990. Principles and physiology of skin flap surgery. In: McCarthy, J.G. (Ed.) Plastic Surgery. WB Saunders, Philadelphia, pp. 283.*）

肌、姆展肌、趾短屈肌和小趾屈肌）均为Ⅱ型，且允许较大弧度的旋转。然而，就像在腿部一样，这些肌肉的远端体积较小。尽管如此，它们仍然可以应用于修复足踝部创面[13]。

小腿血管解剖

如 Ian Taylor 所描述[14]，使用带蒂肌瓣或穿支肌瓣来有效地覆盖胫骨远端的创面，需要对相关血管解剖学有详细的认识，尤其是腿部的血管。血管体区指由动脉供应的三维血管区域，而 Mathes 分类关注于血管蒂到单个肌肉的大小、数量和解剖结构。1998 年，Taylor 将小腿分为 4 个主要血管体区，分别由腘动脉、胫前动脉、胫后动脉和腓动脉供给。下面将阐述每个血管的血管体区，因为它与各种肌皮瓣的营养有关。

胫前血管体区由胫前筋膜室及其肌肉组成，包括胫前肌、姆长伸肌、趾长伸肌和第三腓骨肌。当腘动脉通过腘窝下降时，它沿着腘肌下缘发出胫前动脉。胫前动脉最初向腓骨长肌与腓骨短肌发出小蒂。然后穿过骨间膜沿着骨间膜的前面在胫前肌和趾长伸肌之间下降，并在踝关节附近延续为足背动脉。然后向胫前肌、姆长伸肌和趾长伸肌发出小蒂（Ⅳ型）。还在胫骨与胫前肌之间、胫前肌与趾长伸肌之间发出小的穿支，以供养上面的皮肤。这些较小的血管在腿部向远端延伸时管径会逐步减小[15]。近来，Schaverien 对胫前动脉

穿支进行了尸体研究，结果显示，沿小腿有两个 5 cm 的间隔，其中最有可能出现大于 0.5 mm 的穿支[16]。该间隔以内踝和外踝（踝间线）之间的点为参考，位于该线近端 4~9 cm 和 21~26 cm 之间，为外科医生在准备穿支皮瓣时提供了一个更可靠的定位点。23% 的穿支位于胫骨与胫前动脉之间的间隔内（距胫前动脉 3.7 ± 1.3 cm），93% 的小腿在该间隔内有穿支。约有 29% 的穿支位于趾长伸肌和腓骨长肌之间的间隔，在距踝间线近端 21~26 cm 之间（距胫前动脉 2.6 ± 1.5 cm）。

胫前动脉与胫后动脉或腓动脉之间仅通过该区域骨膜和皮肤的微血管系统进行交通吻合。因此，当需要分离胫前动脉的肌皮瓣时，前侧间室尤其容易受到血管损伤的影响。

胫腓主干起始于腘肌的下缘，行经较短距离分为胫后动脉和腓动脉。这些动脉向远端走行发出穿支和较小的肌支，到达小腿的浅层、后方深层和外侧间室[17]。胫后动脉穿支主要出现在趾长屈肌与比目鱼肌之间[18]，并在距踝间线 4~9 cm（Ⅰ区）、13~18 cm（Ⅱ区）、21~26 cm（Ⅲ区）之间的 3 处间隔内恒定出现。在Ⅰ区，可见 1~4 支平均直径为 1.3 mm 的肌间隔穿支，肌皮穿支有 1~6 个，平均直径为 0.8 mm。Ⅱ区平均有 1~3 支肌间隔穿支（平均 1.2 mm）和 2~5 支肌皮穿支（平均 0.6 mm）。Ⅲ区有 0~2 个肌间隔穿支（平均 0.8 mm），0~3 个肌皮穿支（平均 0.4 mm）。肌间隔穿支更可能伴有 1~2 条伴随静脉。腓侧穿支近端穿过比目鱼肌或腓骨长肌，远端穿过姆长屈肌和腓骨短肌，在距踝间线 13~18 cm 处聚成一组[19]。腓侧皮支为 3~7 支，平均每条腿 4.8 支[20]。皮肤穿支可以是肌皮穿支（34%），或是肌间隔穿支（66%）。肌皮穿支多位于小腿上 2/3 处。肌间隔穿支主要位于小腿的下 2/3 处。腓骨后缘皮肤穿支直径 0.3~1.5 mm，平均 0.6 mm。值得注意的是，腓骨骺近端和腓骨头的血供并不在腓动脉的血管范围内[21]。

后侧浅间室包含三块肌肉 [腘肌、腓肠肌（两个头）和胫后肌] 和四个较小血供区，由腓肠肌内侧、外侧动脉和胫后动脉、腓动脉供应。每个腓肠肌动脉供应腓肠肌的一个头和覆盖的皮肤。两块肌肉之间的间隔有效地隔离了腓肠肌内侧和外侧的血液供应。另外，比目鱼肌有一个来自胫后动脉近端的主要蒂和来自腓动脉（外侧）和胫后动脉（内侧）的小蒂。这些穿支布满了后面的皮肤，每个血供区的边界是后中缝。

后侧深间室与浅筋膜间室具有相同的血管供应，包含趾长屈肌、姆长屈肌和胫骨后肌。值得注意的是，胫

后肌位于三个血管体区内：近端是胫前动脉，远端是胫后动脉内侧以及腓动脉外侧。因此，胫后肌也提供了腿部大动脉之间重要的吻合。

在足部，胫后动脉在内踝发出内踝后支。内踝后支与足背动脉的内踝前支相连，在胫后动脉和胫前动脉之间形成重要的连接，供应内踝区。在同一水平，跟骨内侧动脉在胫后动脉下方分支出来，发出多个分支，沿冠状面方向以供应足跟。然后胫后动脉进入屈肌支持带下方的踝管，在姆长展肌和趾短屈肌之间的横隔水平处分叉成足底内侧动脉和外侧动脉。

足底内侧动脉分为浅支和深支两个主要分支。足底内侧动脉的浅支斜行向上至舟楔关节，沿楔骨和第一跖骨上缘下降至跖骨远端的足底内侧。皮支近端与足背动脉的内侧皮支相连，远端与第一跖背动脉的分支相连，与胫前动脉树存在相互连接。然后，该动脉向足底外侧延伸，与足底内侧动脉的深支和第一跖底动脉（足底外侧动脉的一个分支）汇合。足底内侧动脉的深支沿姆展肌和趾短屈肌之间的内侧肌间隔深部走行。它为姆展肌和姆短屈肌提供主要蒂，也为姆展肌、姆短屈肌和趾短屈肌提供较小的蒂。穿支供应足底内侧。在第一跖骨颈部，通过屈肌腱下方与第一跖底动脉和/或足底远端外侧动脉吻合。

足底外侧动脉进入足的中间间隔，在趾短屈肌和足底方肌之间向第五跖骨底部斜行。它为趾短屈肌、小趾展肌和小趾屈肌提供主要蒂，并为三个肌肉提供次要蒂。然后，它远端通过小趾屈肌下方的第五跖骨近端，转向内侧，形成足底深弓，并穿过第二、三、四跖骨近端。最后在第一、二跖骨间隙近端与足背动脉直接吻合。如果足背动脉或足底外侧动脉阻塞，足背侧和足底循环之间的直接吻合有助于确保血流可以维持到整个足部。

动脉间的交通

即使存在一条或多条动脉闭塞，动脉间的交通仍然可使血液不间断地流向整个足部。通过了解这些动脉交通支在足踝部的位置，外科医生既可以确定源动脉是否有血流，也可以确定支配肌皮瓣的主要动脉[22]。

腓动脉与胫前动脉经前穿支和外踝支相通，腓动脉与胫后动脉共用三个横通支。胫前和胫后动脉在Lisfranc关节远端相连接，足背动脉在此进入第一、二跖骨近端间隙，与足底外侧动脉直接汇合。腓动脉通过1~3个横向交通支与胫后动脉在远端相通，这些交通

支位于跟腱深处的脂肪垫内，踝关节上方5~7 cm。在踝关节处，就在跟腱止点的上方。

如前所述，评估胫前和胫后动脉之间远端连接是否通畅是非常重要的。如果两条动脉中的一条动脉阻塞，而这条连接对足背或足底表面的供血又是至关重要的，那么在切取肌皮瓣时破坏这条连接可能会导致皮瓣损伤和依赖逆行血流的那部分足部坏疽。

小腿远端1/3肌瓣

Hughes和Mahoney对比目鱼肌、腓骨短肌、趾长伸肌和第三腓骨肌的带蒂肌瓣进行了很好的描述，但在使用这些皮瓣之前，有几个注意事项需要考虑（图23.2）[23]。

1. 在原创伤区域的肌肉有高达40%的坏死风险[24, 25]。
2. 对于向远端转移的肌瓣，如果将肌腹从肌腱中剥离，但肌腱本身保持完整，肌肉功能可能得以保留。
3. 对于向近端转移的肌瓣，切取肌肉后残留在原位的肌腱应尽可能缝合到小腿筋膜室中作用最相似的肌肉或肌腱上，以保持功能。
4. 在肌瓣切取前，磁共振检查可以确定远端肌肉是否有足够的体积。
5. 前间室仅由胫前动脉供血，因此，只有远端部分可以安全地切取，并不会威胁到血供区中的其他结构。

对于较长的肌瓣，一些外科医生在手术前7~10天通过结扎2或3个穿支进行延迟手术。这可以让肌肉内及周围邻近血管间的交通血管得以开放，并将血液输送到其中的缺血部分。根据我们的经验，结果不是很满意，远端肌肉容易出现坏死。肌肉可以沿着小腿的主要动脉之一顺行或逆行方式切取，尽可能多地保留穿支来保持肌肉的血运及可利用的体积（图23.3）。重要的是确保在剩余的两条主要动脉之间有足够的侧支血流，从而使足部有足够的血供。因此，在老年人或动脉粥样硬化患者中应避免牺牲大动脉来切取肌瓣，而在年轻、健康的个体中仍是可行的选择。

比目鱼肌肌瓣

比目鱼肌是 II 型肌肉，可覆盖小腿中部和远端1/3处较大的缺损（平均26 cm²）。其腱腹交界处平均在内踝远端上方6.0 ± 1.7 cm，其主要蒂直接来自腘动脉或胫后动脉近端[26]。许多（4~10）个小蒂来自胫后动脉和腓动脉。如前所述，由三个相邻的血管体区形成的密

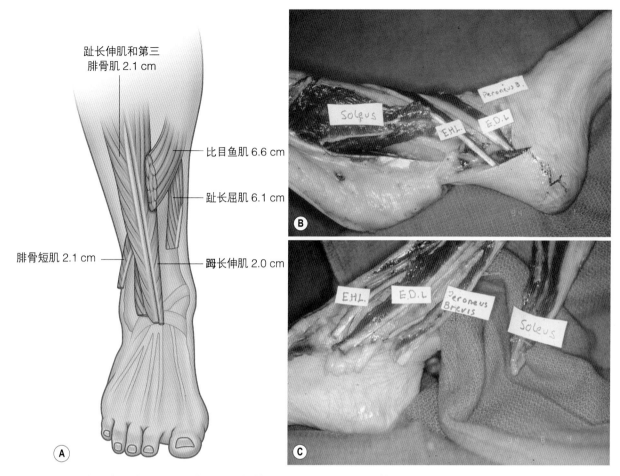

趾长伸肌和第三
腓骨肌 2.1 cm

比目鱼肌 6.6 cm

趾长屈肌 6.1 cm

腓骨短肌 2.1 cm

𧿹长伸肌 2.0 cm

图 23.2 （A）所示为从内踝尖测量的肌肉最大可能伸展的距离。（B）在尸体标本中，解剖游离小腿肌肉的全长，可翻转覆盖内踝。（C）注意，带肌腱或不带肌腱的远端肌肉较窄且伸展受限。当尝试覆盖外踝时，其覆盖范围也受到限制，因此这些肌瓣在足踝部重建中的作用有限。EDL 趾长伸肌，EHL 𧿹长伸肌，Peroneus Brevis 腓骨短肌，Soleus 比目鱼肌（*Reproduced with permission from: Attinger, C.E.,1995. Soft tissue coverage for lower extremity trauma. Orthop Clin North Am 26, 316-317.*）

集肌内血管网络为腿部动脉之间提供了重要的吻合，在切取肌瓣时为比目鱼提供了良好的血液供应。

将两侧的 4~5 个穿支切断，从跟腱上剥离肌肉的远端部分，可获得 18~20 cm 长的大块肌肉，可向内侧或外侧旋转。远端旋转的肌肉可覆盖内踝上方平均6.6 cm 的组织。

为了尽量减少其他组织的破坏，需要对比目鱼肌进行详细解剖。比目鱼肌最好通过位于后筋膜室边缘的内侧或外侧切口进入，分别保留隐神经或腓肠神经血管束。腓肠肌和比目鱼肌之间的平面可在小腿中部钝性分离，而在更远端，两者连接在一起共同形成跟腱，因此必须进行锐性分离。从胫腓骨后方解剖分离来自后侧深筋膜的穿支。切断结扎穿支可以获取更大的肌瓣活动度（图 23.4）。另外，对于较小的缺损，也可以切取比

目鱼肌远端内侧或外侧半部分。可切取一半比目鱼肌肌瓣[27]（下半部分的内侧或外侧），所保留的部分肌肉仍然具有屈曲踝关节的功能。部分比目鱼肌肌瓣对于较小的胫骨前侧缺损非常有效。文献还报道了基于远端穿支的比目鱼肌逆行肌瓣[28]。但该方法可导致供区并发症，供血差，甚至远端肌肉坏死[26]，所以不推荐使用逆行比目鱼肌肌瓣。

腓骨短肌肌瓣

腓骨短肌是Ⅳ型肌肉，可用于覆盖相对较小的远端缺损（平均 15.6 cm²）。该肌肉位于外侧筋膜室，腱腹交界位于内踝上方平均 0.85 cm 处。近端由胫前动脉提供小蒂，远端由腓动脉提供其他几个蒂（平均 4 个）[12]。

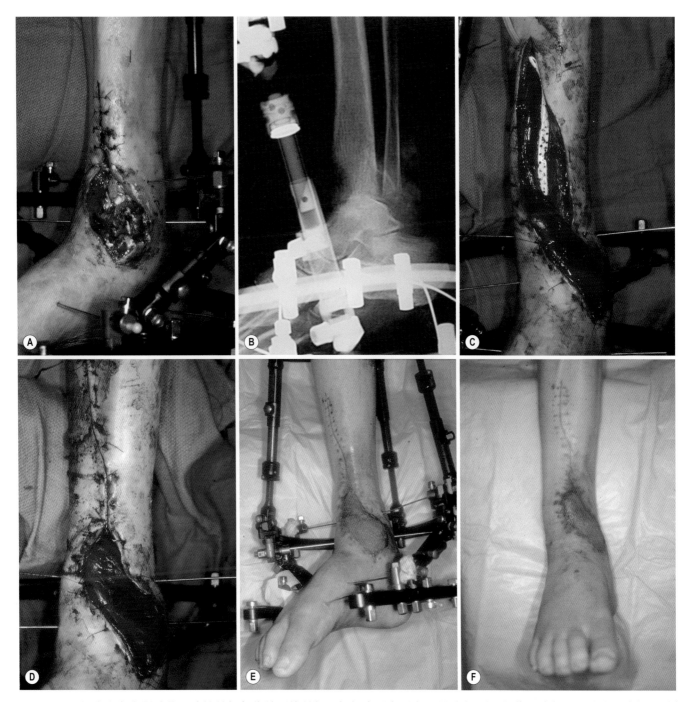

图 23.3 （A）该患者在踝关节开放性骨折复位并用接骨板和螺钉内固定后发生骨髓炎。（B）伤口清创，去除内固定物，并使用外固定架融合踝关节。（C）在胫前动脉远端 1/3 处取胫前肌。胫后动脉经足底外侧动脉和足背动脉的良好逆行血流使该手术成为可能。因为踝关节是融合的，胫前肌是可牺牲的。其余的前侧筋膜室肌肉继续接受来自剩余的胫前动脉近端 2/3 的顺行血流。（D）肌肉向下旋转以覆盖缺损并植皮。（E）显示已愈合的伤口及固定架。（F）拆除外固定架

可将肌肉解剖游离 11~15 cm，并向前旋转以覆盖胫骨远端，平均向下至内踝远端上方 4 cm 处。沿腓骨远端后缘切开是显露该肌肉的最佳方法。随肌腱近端切取肌瓣，将剩余的远端肌腱转位至腓骨长肌腱上，以避免腓骨短肌功能完全丧失。

趾长伸肌与第三腓骨肌肌瓣

趾长伸肌和第三腓骨肌是Ⅳ型肌肉，因为它们的近端肌腹和血液供应经常紧密相连，所以常一起使

图 23.4 （A）该患者有静脉淤积症和胫骨远端浅表骨髓炎。（B）创面清创，切取比目鱼肌肌瓣。（C）旋转后覆盖创面。（D）肌瓣上游离植皮，肌瓣及植皮均顺利愈合

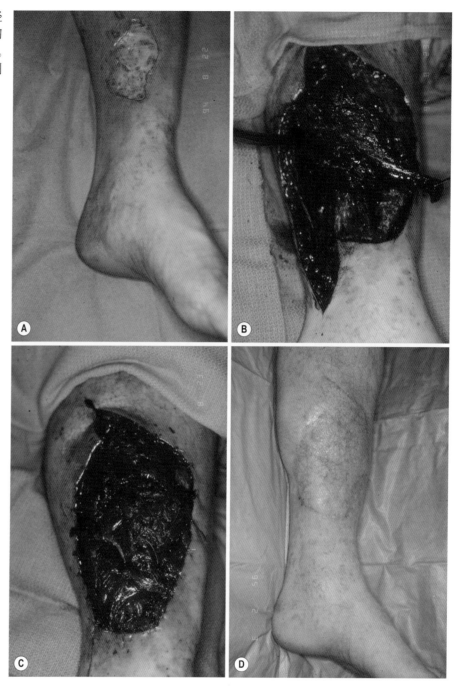

用。通常可用来覆盖胫骨远端高达 18.7 cm² 的缺损。趾长伸肌和第三腓骨肌的腱腹交界处平均延伸至内踝上方 0.65 cm。它们都是Ⅳ型肌肉，平均有来自胫前动脉的 10 个小蒂。通过结扎远端 3~5 个蒂并向近端解剖 10~12 cm，肌肉可用来覆盖内踝远端上方平均 2.1 cm 的缺损。当与覆盖的皮肤一起切取时，又被称为肌皮瓣[29]。

趾长伸肌的远端可与胫前动脉一起切取。手术保留

远侧小蒂，确保血液更好地流到远侧肌肉。逆行趾长伸肌可以提供大量肌肉，可以安全地旋转，以轻松覆盖任何中等大小的踝部缺损。在切取皮瓣之前，必须保证胫前动脉有良好的顺行血流及来自胫后动脉的足背动脉逆行血流通畅。一旦肌肉旋转到位，可切下肌肉远端的趾长伸肌腱，并将肌腱远端转位至姆长伸肌腱，以保留趾长伸肌功能不会完全丧失。

蹈长伸肌肌瓣

蹈长伸肌为 IV 型肌肉，可覆盖胫骨最远端平均 14.4 cm² 的缺损。腱腹交界处位于内踝上方平均 0.7 cm，平均有 9 个小蒂来自胫前动脉。通过结扎底部的 2~3 个小蒂，可以向近端解剖游离肌肉 10 cm，并覆盖内踝上方平均 2 cm 处的缺损。这块肌肉的最佳切开方式是切开筋膜前室的内侧部分。

蹈长伸肌的远端可与胫前动脉远端一起切取，以保留远端小蒂并形成逆行蹈长伸肌肌瓣。该肌瓣提供了大量的肌肉，可安全地旋转，以轻松覆盖任何中等大小的踝部缺损。在切取肌瓣之前，必须保证胫前动脉顺行血流良好及来自胫后动脉的足背逆行血流通畅。将肌肉旋转到位后，切断蹈长伸肌腱远端并将其固定到趾长伸肌腱。这确保了蹈长伸肌的功能不会完全丧失，患者也不会出现蹈趾屈曲畸形

胫前肌肌瓣

胫前肌为有节段性血供的 IV 型肌肉。胫前肌较厚且量大，是局部皮瓣重建的良好选择。胫前肌在足背伸活动中的作用非常重要，所以作为肌瓣重建组织的用途受到了很大的限制[30]。只有在踝关节融合的情况下，才可使用全部肌肉作为肌瓣。该肌肉起源于胫骨外侧髁和骨间膜，止于内侧楔骨和第一跖骨基底。肌肉相互重叠，胫前肌由胫前动脉和腓深神经支配。部分肌肉可以矢状劈开，旋转以覆盖胫骨正中 1/3 的伤口，且不会丧失功能[31]。在特定的踝关节融合病例中，可以进行全部肌肉转移。因此，它可以与远端胫前动脉一起切取，并旋转以覆盖胫骨远端和踝关节部位的组织缺损。同样，必须确保胫前动脉有良好的逆行血流。

小趾展肌肌瓣

小趾展肌是 II 型肌肉，用于修复踝关节外侧、跟骨、中足外侧或足底外侧的缺损（图 23.5）。对于跟骨骨折术后愈合不良的切口尤其有用（图 23.6）。甚至在难治的跟骨骨髓炎患者中，该肌瓣仍可以存活（图 23.7），而且非常耐用（图 23.8）。它也可以与蹈展肌联合用于较大的足跟缺损。它的主要优点是供区的并发症较少，因为切取该肌瓣的部位为足底和足外侧皮肤移行处，即相邻的两个血管体区的边界。但该肌肉的主要缺点是肌瓣较小，

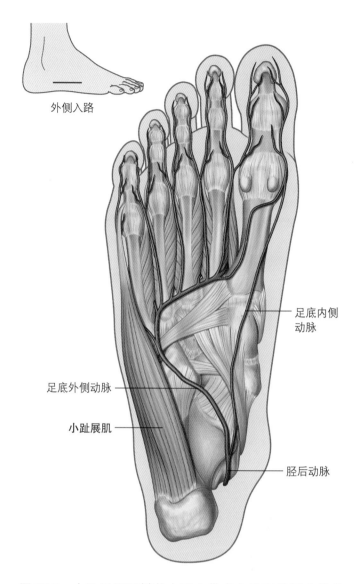

外侧入路

足底内侧动脉

足底外侧动脉

小趾展肌

胫后动脉

图 23.5 小趾展肌肌瓣的主要血供来自足底外侧动脉的近端，而较小的分支则来源于更远端（*Reproduced with permission from: Attinger, C.E., 2000. Plastic surgery techniques for foot and ankle surgery. In: Myerson, M. (Ed.), Foot and Ankle Disorders. WB Saunders, Philadelphia, pp. 1–1151.*）

在远端需要大量肌肉的地方不适合使用。

足底外侧动脉沿跟骨的外侧结节内侧靠近起点处进入肌肉供血[32]。肌肉在第五跖骨基底部慢慢变细，到第五趾的近节趾骨外侧止点处形成肌腱。肌肉的大部分位于第五跖骨的近端。

小趾展肌可通过足背外侧与足底之间的皮肤移行处的外侧切口进行解剖（图 23.9）。切口沿肌肉向远端延伸，显露远端肌腱。切断肌腱，缝线固定游离肌肉的远端，以便在最小创伤的情况下进行操作。多普勒可用于定位近端和远端的穿支血管，然后从远端至近端进行解剖。当主要的近端蒂完好无损时，任何中间的小穿支

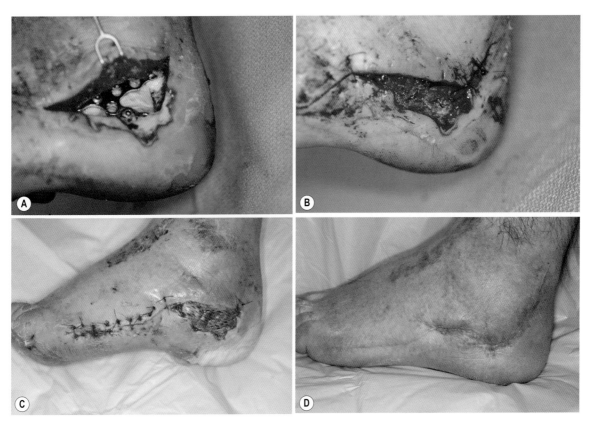

图 23.6　跟骨骨折切开复位。（A）切口下部裂开，内固定外露。（B）切取并旋转小趾展肌以覆盖外露的内固定物。（C）术后2 周肌瓣外观。（D）完全愈合

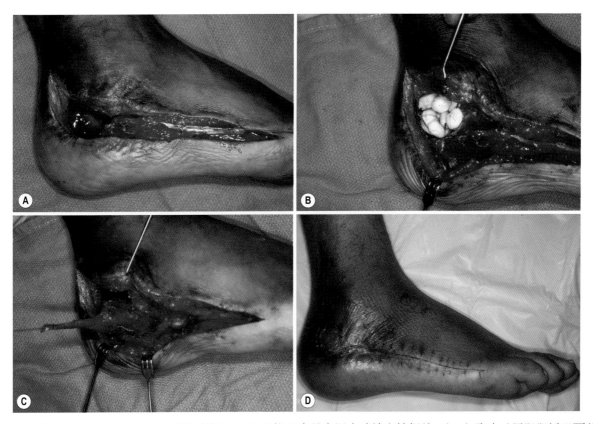

图 23.7　（A）跟骨后 2/3 部骨髓炎，已完全清创。（B）用抗生素骨水泥小球填充缺损处。（C）取小趾展肌肌瓣以覆盖缺损区抗生素骨水泥。当肌瓣愈合时（D），取出抗生素链珠，进行植骨

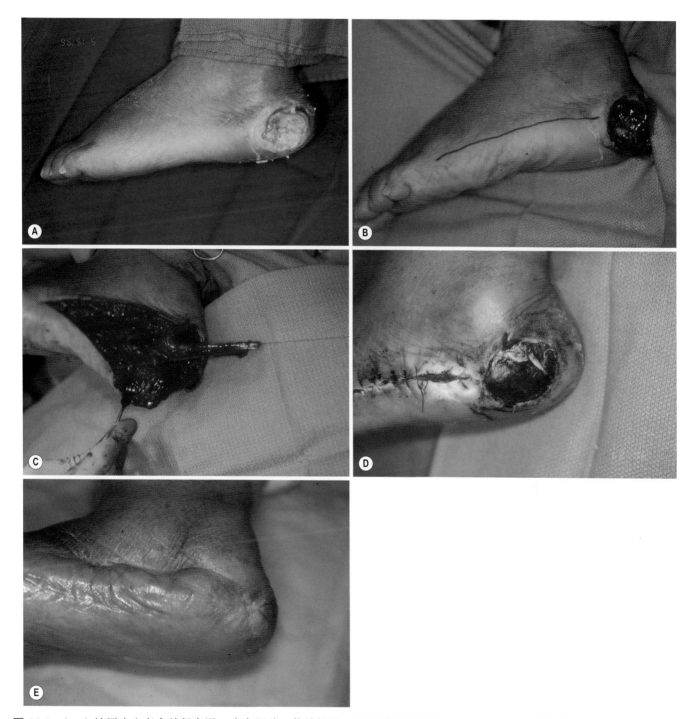

图 23.8 （A）糖尿病患者合并肾衰竭，病态肥胖，依从性差，跟骨外侧骨髓炎。（B）对伤口进行连续清创，并切取小趾展肌肌瓣。（C）解剖游离肌瓣，结扎小蒂。（D）由于患者依从性太差，所以仅缝合固定肌瓣，未植皮。（E）术后 3 个月，肌肉上皮化，伤口痊愈

都可以安全结扎。如果需要更大的旋转度，肌肉的起始处也可以分离。将小趾展肌向后旋转到软组织或骨缺损中，供区没有明显的功能丧失。肌肉表面植皮，供区部位可直接缝合。

踇展肌肌瓣

踇展肌是 II 型肌肉，可用于重建内踝、跟骨、中足内侧和足底、跟骨跖侧缺损（图 23.10、图 23.11）。它可以与小趾展肌一起增加体积用于修复足跟缺损。这个皮瓣的主要优点是供体部位并发症发生率极低，而主要缺点是供区体积较小。失去踇展肌可能会使足更容易发展成踇外翻畸形。切取时，用锚钉将切下的远端踇展肌肌腱的近端固定在跖骨头上可能有一定作用。

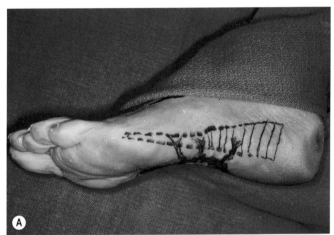
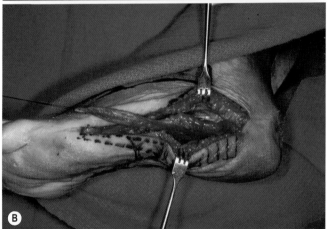
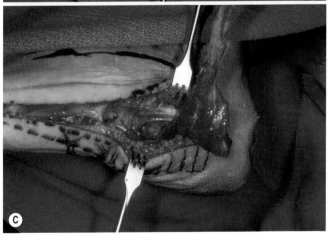

图 23.9 （A）小趾展肌解剖。（B）沿着足背外侧与足底的皮肤移行处切开显露。（C）切取肌瓣后将近端主要蒂小心保留

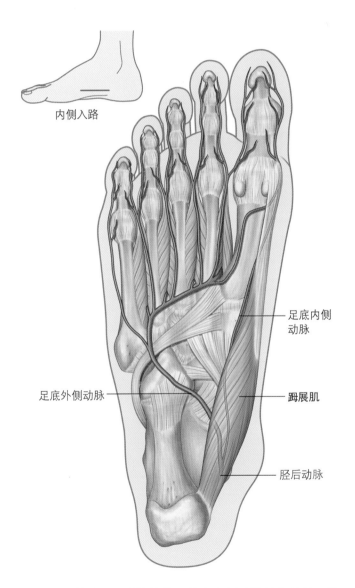

内侧入路

足底内侧动脉

足底外侧动脉

踇展肌

胫后动脉

图 23.10 踇展肌。近端蒂位于足底内侧动脉的起始处。远端小蒂来自更远端深处的足底内侧动脉（*Reproduced with permission from: Attinger, C.E., 2000. Plastic surgery techniques for foot and ankle surgery. In: Myerson, M. (Ed.), Foot and Ankle Disorders. WB Saunders, Philadelphia, pp. 1–1151.*）

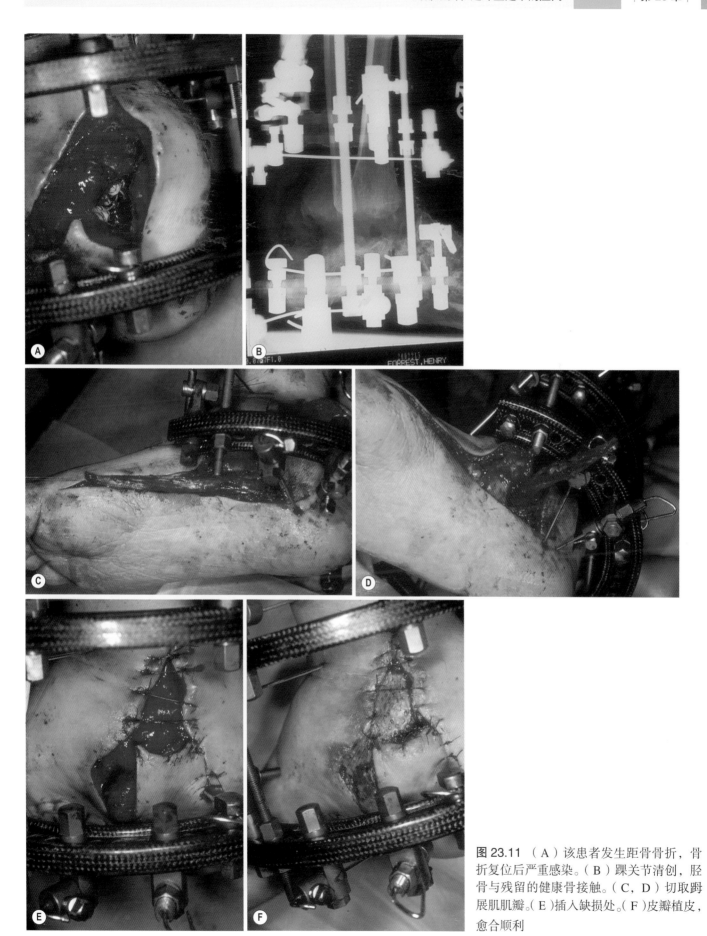

图 23.11 （A）该患者发生距骨骨折，骨折复位后严重感染。（B）踝关节清创，胫骨与残留的健康骨接触。（C，D）切取姆展肌肌瓣。（E）插入缺损处。（F）皮瓣植皮，愈合顺利

该肌肉起于跟骨内侧结节，向远端至第一跖趾关节近端形成肌腱，止于踇趾近节趾骨内侧。主要蒂来自足底内侧动脉近端，而小蒂来自更远更深的足底内侧动脉。只要主要蒂不受干扰[3]，次要蒂可以结扎，且不会危及肌肉的血运。在远端，踇展肌有时与踇短屈肌融合，在解剖过程中应小心松解。

通过足背和足底交界处切口的手术入路，可使踇展肌很容易从其远端腱腹交界处分离出来。在游离的肌肉远端缝合一针作为牵引，从踇短屈肌远端近侧将踇展肌解剖分离出来（图 23.12 ）。在解剖过程中，术中多普勒有助于定位较小的蒂以便结扎，同时确保主要蒂得以保留。如果需要增加肌瓣活动度，可以将肌肉近端起始部进行松解。切取后，缝合关闭供区（图 23.13 ）。

趾短屈肌肌瓣

趾短屈肌是 Ⅱ 型肌肉[33]，20 世纪 80 年代作为肌瓣开始应用，是足跟重建的一个突破。它提供了另一种替代方法来覆盖足底近侧或跟骨的缺损，并且解剖不会干扰足底的血供（足底筋膜两侧的穿支保持正常）。然而，缺点是肌肉较小且薄，缺乏足够的体积来作为跟骨和覆盖皮肤之间的唯一屏障。其主要用途是填补足底跟部坏死区缺损。

该肌肉起始于跟骨内侧结节和跖腱膜近端（图23.14 ）。肌腹延伸到跖趾关节后分为 4 条肌腱，止于中节趾骨。足底外侧动脉发出近端主要蒂和远端几个小蒂。足底内侧动脉的深支也发出较小的远端蒂。

足底正中切口，切开跖腱膜后显露趾短屈肌，分离肌肉表面周围组织，由远端切断 4 条肌腱。然后将肌肉提离足底方肌，辨认保留近端主要蒂，结扎远端小蒂。如果需要更大的移动范围，可以将肌肉从跟骨近端止点切断游离。然后肌肉向内旋转或向后翻转，以修复足跟近端缺损，供体部位基本闭合（图 23.15 ）。

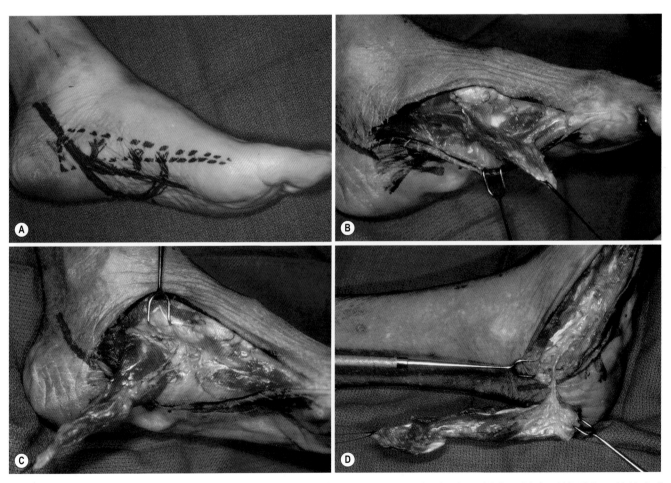

图 23.12 （ A ）踇展肌的解剖。沿足内侧背侧和跖侧间皮肤移行处切开显露。（ B ）肌瓣由远端向近端剥离，结扎小蒂。（ C ）解剖皮瓣，并小心保留其主要蒂。（ D ）分离肌肉起始点，肌肉的伸展范围增加

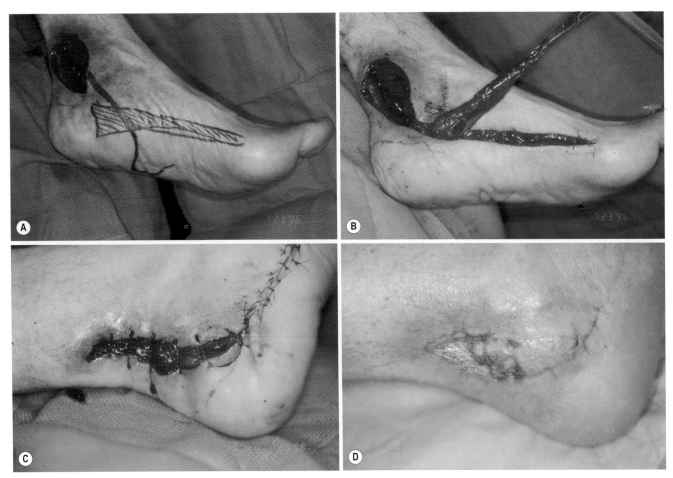

图 23.13 （A）该患者内踝和跟腱的伤口 18 个月未愈合。伤口连续清创。（B）踇展肌完全解剖，主要蒂完好无损。（C）将肌瓣完全填充至缺损处并缝合。（D）于剩余外露肌瓣处游离植皮，伤口愈合

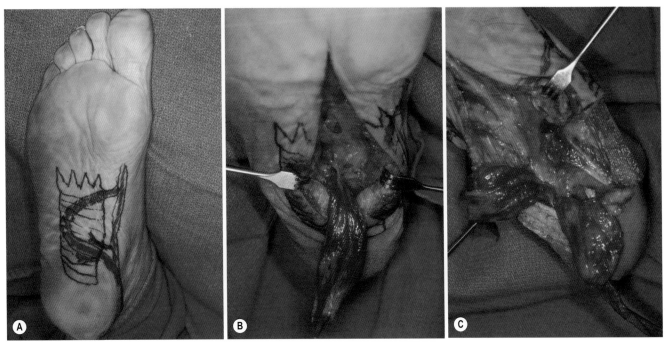

图 23.14 （A）于尸体足的足底表面皮肤绘制趾短屈肌的位置。（B）采用正中切口显露肌肉。由远端切断趾短屈肌腱，肌肉向后翻转以覆盖足跟缺损。（C）本标本中主要蒂位于足底外侧动脉近端，并伴有缩回的踇展肌

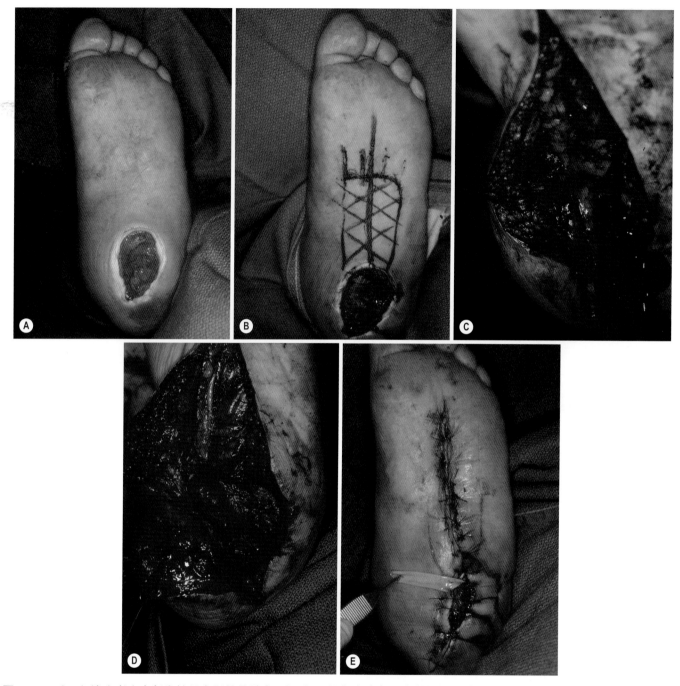

图 23.15 （A）该患者患有复发性足底跟骨骨髓炎。（B）于足底皮肤表面绘制规划肌瓣。（C）清除溃疡，切除部分跟骨，切取肌瓣。（D）趾短屈肌完全填塞。（E）关闭伤口，放入橡皮条引流，患者连续 6 周不负重，伤口愈合

小趾短屈肌及小趾展肌肌瓣

这些肌肉是足的 II 型内在肌，最近被报道用于中足和前足外侧的软组织缺损的覆盖[34]。这是一个带感觉的肌皮瓣，供区损伤小，而且易于解剖。这些特点使其成为修复小的中足外侧缺损的一个非常有效的选择。

它对第五跖骨近端缺损特别有用（图 23.16）。

小趾短屈肌起源于腓骨长肌的纤维鞘、第五跖骨基部、骰骨的嵴和足底腱膜（图 23.17），止于第五跖趾关节跖板。小趾展肌与小趾短屈肌起点相同，但其止于第五跖骨远端外侧缘。目前针对小趾展肌是否从小趾短屈肌中分离而来还存有争议，因为尸体研究发现约 50% 的标本中存在小趾展肌。该肌的血供主要来源于足底外

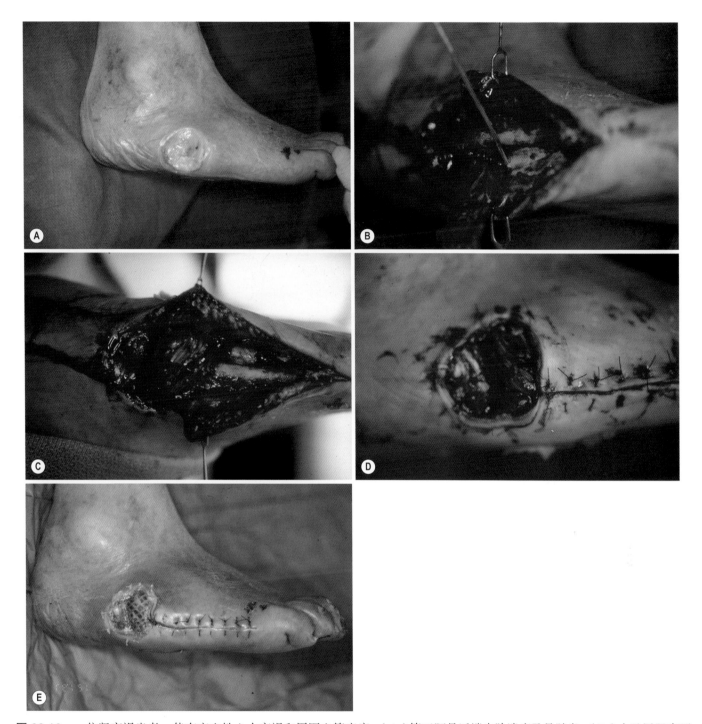

图 23.16 一位肾衰竭患者，伴有充血性心力衰竭和周围血管疾病。（A）第五跖骨近端皮肤溃疡及骨髓炎。（B）小趾展肌牵开后切取肌瓣。（C）将该肌瓣翻转覆盖清创后的跖骨近端。（D）植入肌肉。（E）植皮术后 2 周，伤口愈合。此后患者保留肢体存活了 6 个月

侧动脉的主干和次级分支。覆盖的皮肤由肌皮穿支提供血供，并可与该肌肉一起切取形成肌皮瓣（图 23.18）。该种肌皮瓣也可以作为一个逆行岛状皮瓣使用，可以将岛状皮瓣旋转以覆盖中足以远外侧和前足近端的任何小缺损。然而，必须确定跖深动脉有足够的逆行血流量。

趾短伸肌肌瓣

趾短伸肌肌瓣[35] 是一块薄的 4.5 cm × 6 cm 的 Ⅱ 型肌肉，作为带蒂肌瓣能够很好地覆盖踝关节、跗骨窦

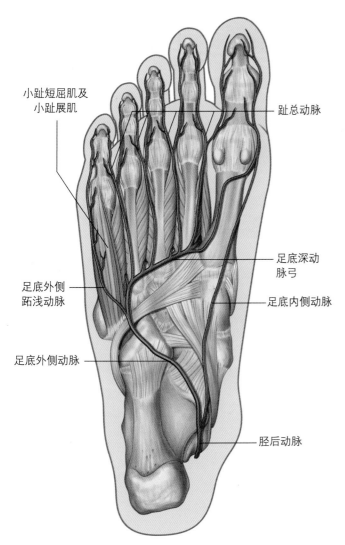

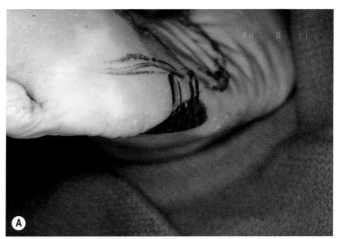

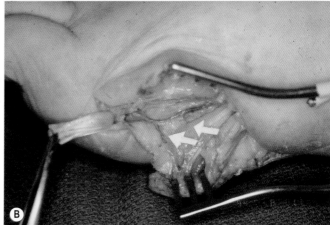

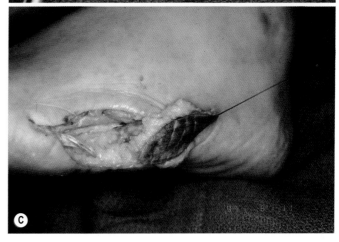

图 23.17 小趾短屈肌和小趾展肌的血液供应来自足底第五跖浅动脉（*Reproduced with permission from: Attinger, C.E., 2000. Plastic surgery techniques for foot and ankle surgery. In: Myerson, M. (Ed.), Foot and Ankle Disorders. WB Saunders, Philadelphia, pp. 1–1151.*）

图 23.18 （A）小趾短屈肌的轮廓。（B）被覆皮肤血液供应来自腓侧的足底浅动脉。（C）显示肌肉的近端范围

和胫骨下段的小范围缺损（图 23.19）。但是该肌瓣的覆盖范围会受到跗动脉的限制。如果患者有沿足背的逆行血流，可以通过将这条动脉包含在肌瓣内来增加肌瓣的覆盖范围。因为切口两侧皮肤的穿支在肌瓣切取时被切断了，供区愈合有时会出现问题。

　　趾短伸肌起源于外侧距跟韧带和跟骨外侧表面，终止于 Lisfranc 关节水平（图 23.20）。主要血供来自跗外侧动脉，它可以拴系住肌瓣，从而限制了肌瓣的活动范围。如果趾短伸肌取自足背近端，肌瓣可以很容易地到达内外踝或胫骨前下部。该术式存在的问题是需要结扎足背跗动脉远端，只有当足外侧动脉逆行至足背远

端，且第一跖背动脉存在时才可以这样做。如有逆行血流，可将足背近端跗外侧动脉结扎形成逆行岛状肌瓣。这样肌瓣就可以用于更多的远端背侧缺损的覆盖。

　　在使用止血带的情况下，在外侧前足背侧作一个弧形切口并进行解剖游离。将趾短伸肌和趾长伸肌的肌腱分别向外侧和内侧牵开，露出下面的肌肉。将趾短伸

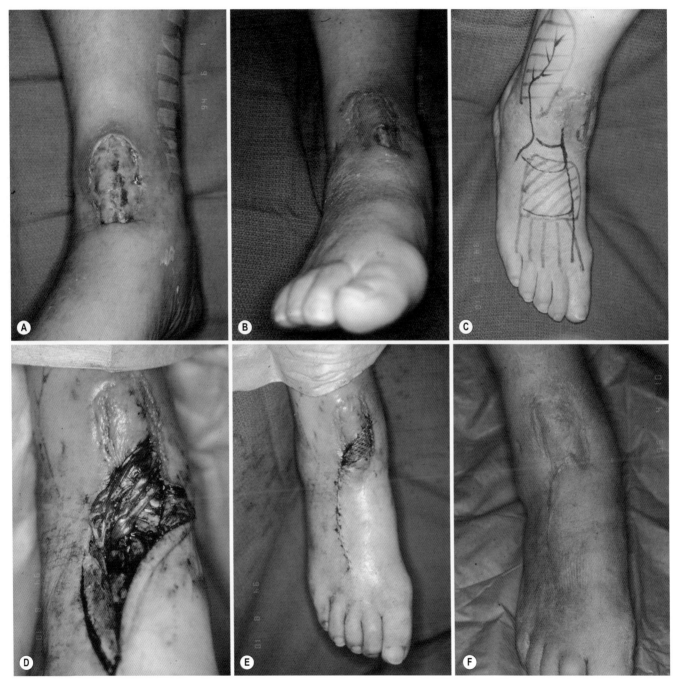

图 23.19 糖尿病患者踝前损伤。（A）胫前肌腱上有未愈合的伤口。（B）对肌腱进行清创并植皮。皮肤移植的远端部分植皮失败。（C）计划取趾短伸肌肌瓣。（D）趾短伸肌肌瓣旋转至跗动脉上的缺损处。（E）肌肉上植皮。（F）伤口愈合

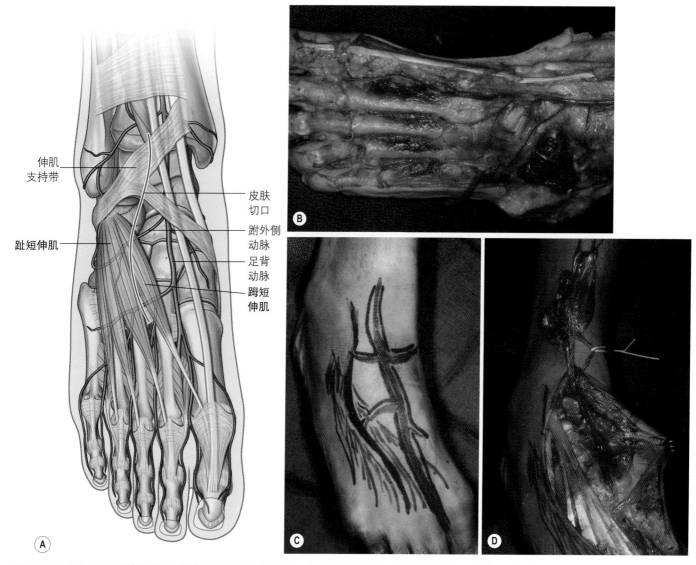

图 23.20 （A）趾短伸肌的动脉供应来自跗动脉近端。（B）注射标本显示趾短伸肌肌瓣与跗动脉之间的关系。（C）在此尸体足背侧画出趾短伸肌肌瓣。（D）此处的肌瓣在外侧跗动脉上被翻起。为增加肌瓣的覆盖范围，足背动脉在跗动脉的近端或远端可以被切断，这取决于肌瓣是向近端还是向远端转移，以及是否有足够的逆行血流（*Reproduced with permission from: Attinger, C.E., 2000. Plastic surgery techniques for foot and ankle surgery. In: Myerson, M. (Ed.), Foot and Ankle Disorders. WB Saunders, Philadelphia, pp. 1–1151.*）

肌腱从远端切断并缝合在一起，以防止在取瓣期间撕裂肌腹。小心地解剖肌肉，以避免损伤跗外侧动脉，并分离起点。为了增加长度，只需在跗外侧动脉远端结扎足背动脉，然后尽可能向近端游离，使肌肉在无张力的情况下到达缺损处。然后将肌肉植入缺损处，并植皮覆盖。肌瓣供区基本上可以关闭。

多普勒技术在肌肉解剖中的应用

当计划使用肌瓣时，对足踝部进行仔细的多普勒检查是很重要的。当为血管树完整的患者设计带蒂皮瓣时，解剖可直接进行。但使用多普勒设备来绘制血管解剖图仍然是有用的，以确保计划肌瓣的主要蒂是开放的。在多普勒定位动脉后，可以通过在研究区域的上方和下方用手指按压选择性闭塞血管来评估血流方向。多普勒信号的初始特征有助于评估动脉中血流的质量。三相血流表明动脉血流正常，双相流动表明轻度的流动受限。单相血流表明动脉损伤，需要除外患者患有交感神经病变（糖尿病的常见并发症）或远端血管失去张力。一种钝的、短的、单相血流表明远端完全闭塞，没有血流。

在解剖Ⅱ型肌瓣时，使用多普勒是至关重要的，这样可以确保只结扎小蒂，并保留主要蒂。当对要结扎的血管是否占优势有疑问时，要么在血管上放置小血管夹，要么用血管钳轻柔地压血管，然后用多普勒观察肌肉血流。如果动脉信号没有改变，血管可以安全地结扎。如果信号明显下降，需要进一步仔细解剖以确定结扎是否合适。如果信号完全消失，血管很可能是主要血管，必须保留。

当试图通过牺牲足部的一条大动脉来扩大肌瓣的移动范围时（例如，获取带有胫前动脉远端部分的逆行踇伸肌肌瓣），关键是要确保胫前动脉近端有顺行血流，腓动脉经外踝动脉或胫后动脉经足底外侧动脉和足背动脉有足够的逆行血流。其他一些肌瓣可通过留存主要动脉，结扎其他主要分支来获取肌瓣，包括足底内侧肌瓣、踇展肌肌瓣、趾短伸肌肌瓣和踝上肌瓣等。当患者发生外周动脉疾病时，牺牲足部一条主动脉会导致并发症，应慎重考虑。可以使用端-侧动脉吻合的游离皮瓣代替。

当处理足部血管受损的患者时，多普勒检查更加重要。必须确保计划的肌瓣有血流流入，并且肌瓣的解剖不会中断流向足部其他部位的关键血流。例如，如果足背区域仅依赖于经足底内侧动脉的胫后动脉，就不能选择足底内侧肌瓣。如果胫前动脉通过足背动脉向足底供血，则不能使用足背皮瓣。当解剖切取肌瓣时，必须确保切口的两侧都有血液流入。使用血管体区边界进行暴露通常是安全的，可以将血管损伤程度降到最低，因为剥离通常不会牺牲关键的动脉连接。通常安全的切口包括沿踇展肌的内侧切口（皮肤移行处），沿小趾展肌的外侧切口（皮肤移行处），以及沿足底中央的趾短屈肌肌瓣切口。

与足踝外科医生协调重建手术时，确保骨骼的显露不会影响计划用来闭合缺损的肌瓣。如果使用 Ilizarov 外固定架，确保骨针不会穿过要计划使用的肌瓣，常被刺穿的是踇展肌肌瓣或小趾展肌肌瓣。在踝关节周围正确的穿针也是很重要的，这样才能不影响肌瓣的切取、移动。

总结

利用带蒂肌瓣修复小腿远端1/3、踝关节和前足缺损，为经验丰富的外科医生提供了一种可靠、安全、快速替代显微外科游离皮瓣修复的方法。须特别注意血管的细致解剖，这些肌瓣有助于缩短患者住院时间，降低供区并发症的发生率，并联合适当的肌腱转位固定术，最大限度地减少功能损失。在治疗关节外露、骨或肌腱缺损患者时，可考虑带蒂肌瓣。只要重要的结构被肌肉覆盖，其余的缺损就可以进行皮肤移植。

医生通常需要在实验室进行解剖操作练习才能增强手术的能力和信心。组织解剖应在显微镜下和多普勒引导下进行。在选择带蒂肌瓣修复组织时，血管病变、远端肌肉体积减少以及切取肌瓣后功能丧失都是需要考虑的因素。采用显微外科技术切取肌瓣，在蒂部避免过度牵拉或扭转是手术成功的关键。在手术结束时，对动脉灌注和静脉流出进行多普勒验证是必要的。

了解小腿部血管吻合连接非常重要，特别是试图从胫骨远端胫前动脉上游离肌瓣的时候。整个前筋膜室是单个血管体区，其生存依赖于胫前动脉。获取胫前动脉供应的远端带蒂肌瓣可以提供需要的肌肉体积，但必须证实有足够的顺行血流到前筋膜室近端。

在下肢修复手术中，医生要熟悉这些带蒂肌瓣的应用。这些肌瓣在覆盖重要结构时非常有用。使用带蒂肌瓣需要足够的肌肉和血管解剖知识，从而可以从容地解决这些复杂问题。

（Christopher E. Attinger, Mark W. Clemens, Ivica Ducic, Mark M. Levin, Charles Zelen 著
梁景棋 朱磊 译
胡勇 鹿军 张建中 审校）

参考文献

扫描书末二维码获取。

第24章 趾甲和甲周组织重建

引言

　　趾甲及趾甲周围的组织经常会受到损伤或变形，需要进行手术矫正。由于趾甲坚硬且难以剥离，因而对于很多涉及趾甲的疾病，就增加了其药物及手术治疗的难度。趾甲手术要求精细，手术过程需要精心计划。对趾甲的特点和周围的软组织结构有全面的了解，可以提高治疗的效果。医生不仅需要满足疾病治疗的需求，也要考虑提供良好的美学效果。

趾甲解剖

　　趾甲是由甲板及其周围支持组织组成（图24.1）。它的生长似乎是连续的，总体速度变化很小。趾甲每天向远端延伸0.03~0.05 mm。其厚度为0.05~1.0 mm。趾甲镶嵌在足趾远端背侧表面的甲沟中，这些沟槽称为外侧、内侧、远侧和近侧甲沟，这些沟槽被相应的外侧、内侧、远侧和近侧甲皱襞所覆盖（图24.2）。甲板本身与底层甲床不粘连的区域呈半透明状。而与底层血管甲床粘连的区域，由于该区域颜色的穿透，外观呈粉红色。

　　在甲板近端可看到一个白色新月形结构，这是甲母质的标志。新月形结构代表甲母质与甲床的交界点。生

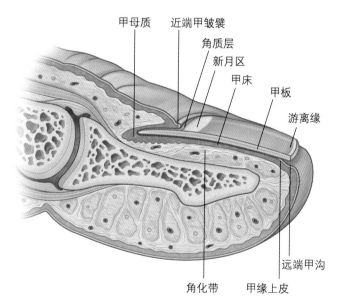

图24.1　趾末节矢状面组织结构示意图。请注意甲母质、骨膜和伸肌腱远端附着的紧密解剖关系（*Reprinted by permission of the publisher from Surgical Anatomy of the Nail Unit, Ditre, C.M., Howe, N.R., 1992. J Dermatol Surg Oncol 18, 665. Copyright 1992, Elsevier Science Inc.*）

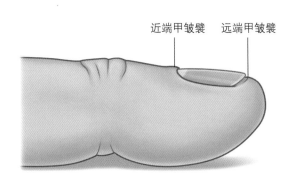
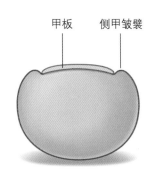
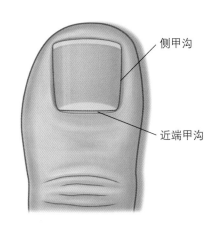

近端甲皱襞　远端甲皱襞　　　甲板　侧甲皱襞　　　　侧甲沟

近端甲沟

图 24.2　趾甲的解剖示意图，描述了甲沟及甲皱襞

成甲板的甲母质，向近端甲皱襞下延伸约 5~10 mm 的深度。与甲母质重叠的是近端甲皱襞，其角质层向远端延伸为薄薄的表皮皱褶，即甲上皮。在甲床远端甲板游离缘下面和趾尖表皮近端的区域是甲下皮。趾甲下方为生发层，与下方真皮一起构成甲床。

趾甲的循环由两条趾固有动脉组成的两个动脉弓提供。趾固有动脉在足趾两侧走行，并发出多个小的背侧分支进入远端趾骨的髓腔。这些背侧分支又分化成远端动脉弓和近端动脉弓。另一分支离开中节趾骨的趾固有动脉，不进入髓腔，但经过远端趾间关节，形成浅表动脉弓，成为近端甲母质供应营养的血管。

姆趾接受 4 条神经的支配：腓深神经的趾背侧支，支配姆趾背外侧区域；姆趾背内侧皮神经；趾外侧总神经来自足底内侧神经，支配跖外侧区域；以及来自足底内侧神经的趾内侧总神经支配姆趾的跖内侧区域。由于甲母质细胞的方向是向前的，同时由于近端甲皱襞所施加的压力，趾甲会向前平直生长，而不是向上。如果甲母质的一部分因受伤或手术而重新排列，或移植到远离甲皱襞的皮肤上，就会产生一个从其表面垂直向上凸出的趾甲，这常被称为甲刺（图 24.3）。

如果将趾甲完全拔除，来自向上的压力将迫使远端甲床向上弯曲、抬高，造成远端甲床变形。当新甲开始长出时，它接近足趾末端时才会与这一软组织壁相接，这时新甲远端周围的软组织往往会向上隆起（图24.4），形成嵌甲或杵状甲（图 24.5）。

病理解剖

趾甲的变化可能是由疾病、外伤、感染、生物力

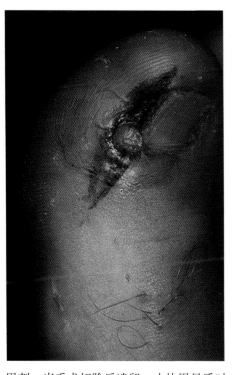

图 24.3　甲刺。当手术切除后遗留一小块甲母质时，可能会生长出一个需要额外切除的趾甲尖

学异常、遗传或基因以及衰老等因素引起的。趾甲的主要作用就是对于趾背的保护；然而，在足部问题患者的主诉中，趾甲问题占了很大的比例。趾甲的疾病和紊乱可以根据趾甲本身特有的病症来划分，如甲营养不良、皮炎的趾甲表现、全身性疾病的趾甲表现和趾甲的先天性疾病。根据最常见的类型，疾病本身可以分为不同的种类，包括感染、银屑病、接触性皮炎、湿疹性皮炎、维生素缺乏症、肿瘤、外伤和一般疾病。

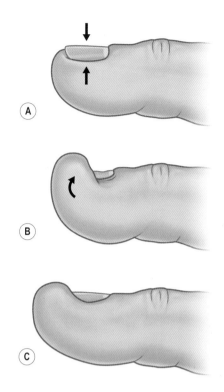

图 24.4 拔甲可能导致趾端组织杵状改变或嵌甲形成。（A）正常的趾甲，保持足趾远端的形状。（B）拔甲使远端甲床向上变形，造成甲唇肥大。（C）随着新甲的生长，趾远端形成的畸形可导致嵌甲或杵状甲

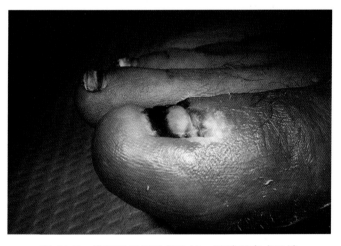

图 24.5 拔甲后趾甲重新生长，远端甲床或趾端

趾甲外伤

甲板和甲床的直接损伤将导致趾甲的病理变化。趾甲母质的损伤将导致新生趾甲出现明显的沟、坑、脊畸形。外伤也可能导致趾甲完全撕脱，如果趾甲根部同时受损，可能会导致趾甲变厚、变色。远节趾骨的损伤

也可能导致不可修复的骨性改变，从而导致趾甲外生长畸形。其中一种畸形是甲下骨疣，被认为是继发于足趾远节趾骨背侧区域损伤（图 24.6）。嵌甲的原因可能是远节趾骨骨性结构的改变，例如趾骨远端的背伸畸形和背侧骨刺。趾骨远端髓腔及趾甲的改变可能与外生骨疣有关，在明显的病例中可能导致卷曲甲（图 24.7）。甲下骨疣可直接导致嵌甲。在许多这样的病例中，缓慢生长的骨疣随着其增大而变得疼痛，需要进行手术干预。

趾甲和甲周疾病的诊断

趾甲和甲周疾病的诊断主要是基于对趾甲本身和相关周围软组织的临床评价。导致大多数趾甲变化的病理过程通常是明显的，但可能难以诊断。趾甲疾病的表现方式相对较少，因此不同疾病可能会表现出相同的临床症状和体征。

如需进一步的诊断评估，可以取趾甲和周围结构的标本。测试培养基，如氢氧化钾（KOH），它可以溶解角质部分，进而对任何其他成分进行显微镜检查，对诊断趾甲的真菌和念珠菌感染非常有用。也可将标本置于培养基上，如真菌试验培养基（DTM）或标准实验室试验培养基。过碘酸希夫反应（PAS）是一种实验室检测方法，通过一系列的氧化 - 还原反应，将多糖、基底膜物质和黏液物质染成鲜红色。由于许多通常无色的真菌在其细胞壁或囊内拥有碳水化合物，因此 PAS 反应是一种有效的，能使真菌在组织中（皮肤、甲板或深部组织）得到鉴定的方法。这些检测有助于真菌感染的确诊，对整个治疗方案很有帮助。

为了获得合适的活检标本，可能需要切除部分甲板、甲床、甲母质、近端或侧甲皱襞、甲下皮或这些结构的任何组合。活检有助于确定某些类型甲病的病因，但是，有损伤甲或甲床的风险。尽管活检技术被列为外科手术，但应严格地将其视为特殊形式的检查或诊断工具。进行趾甲活检的主要原因是为了做出诊断，

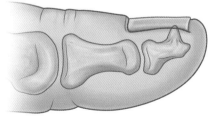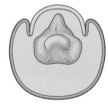

图 24.6 侧视示意图显示远端背侧外生骨疣如何导致嵌甲

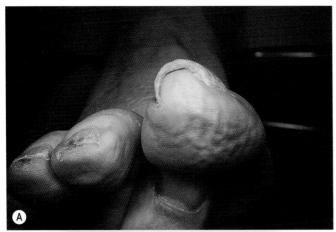

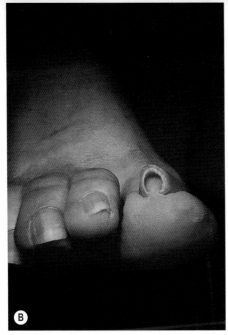

图 24.7 末节趾骨甲下骨疣引起的嵌甲。（A）中度嵌甲。（B）重度嵌甲

在开始明确治疗前确认疑似病情，跟踪疾病的进展，评估治疗效果，更好地了解趾甲疾病（如研究），以及发现新的或未诊断的疾病。趾甲活检的相对禁忌证包括伴有外周血管疾病的糖尿病、未经治疗的感染（细菌或病毒）、硬皮病、全身性周围血管疾病、复杂区域疼痛综合征（CRPS）以及各种免疫功能低下性疾病。

趾甲和甲周活检的技术

选择使用最有效的且风险小的活检手术非常重要。活检应限于单一的解剖单位，只对有助于做出正确诊断的受累组织进行活检。在活检过程中，应在获得足够检测标本的情况下取最少量的组织。在条件允许情况下应尽量从甲床而不是甲母质中获取标本，除非病变来源于

甲母质（如色素条纹）。在大多数情况下，切取≤4 mm 的圆形或梭形组织进行活检。一般来说，在甲母质中横向和在甲床中纵向进行切除。在所有情况下，除了刮取活检外，活检组织应该切取到趾骨（参见第 13 章关于活检技术的其他信息）。

刮取软组织活检

刮取活检可能是获取趾甲和周围组织样本进行评估的最简单操作。浅表病变可以使用刮取术获得甲下和甲周围区域的样本。对于甲边界上的病变，用 15 号手术刀片从甲襞处切除受累组织，直至甲母质区（图 24.8）。根据需要，可让活检部位留置二期愈合或用免缝胶带或缝合线缝合。

甲床和甲板活检

可以对甲床进行各种活检，以诊断和治疗 Bowen 病、鳞状细胞癌、黑色素瘤、血管球瘤或其他甲床疾病。尽管活检标本取自甲床，而不一定取自甲母质区，但应时刻提醒患者，活检后可能出现永久性甲营养不良。最常见的甲床活检包括纵向整体切除、钻孔法、侧方梭形法、横向梭形法和纵向楔形法。

应提交甲板和甲床活检标本进行常规的苏木精和伊红（H & E）病理染色以及过碘酸希夫反应（PAS），因为银屑病和甲癣在组织学上均可表现为甲床角化过度，也可出现角化不全和中性粒细胞。真菌感染时，PAS 反应几乎都会在甲床的角化部分或甲板的最低区域表现出菌丝和孢子。

纵向趾甲活检

这种活检技术有时被称为纵向切除或整块切除，包括趾甲、近端甲皱襞和甲床。纵向活检中使用 15 号手术刀片，通常在趾甲的中央部分，从近侧甲皱襞到趾

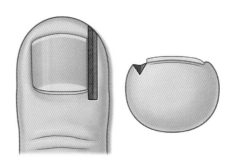

图 24.8 刮取活检。沿甲侧皱襞从远端一直到母质区的一个楔形组织切除

尖做两个平行切口（图 24.9）。这些切口之间的距离不应超过 3 mm，否则可能会出现严重的瘢痕。手术刀片的尖端应到达趾骨，形成一个楔形部分。然后将长方形标本的短端切开，用细尖手术剪刀或手术刀片将整个切面从底层的趾骨上仔细解剖游离出来。近端甲襞和甲床（但不包括甲母质）应该用细号缝合材料缝合，如 6-0 薇乔（Vicryl）或外科 A 型肠道缝线，这些材料很快溶解或可在 5~10 天内取出。这种技术产生的不适或畸形非常小，并可提供大量有关趾甲或甲床状况的信息。当外侧或内侧边界有病变或肿瘤时，也可采用这种技术（图 24.10）。

趾甲钻孔活检

钻孔活检是获得甲及周围组织情况准确诊断的最常用的手术（图 24.11）。笔者认为，对于那些正在定期治疗皮肤和趾甲疾病的患者来说，更应该使用钻孔活检。

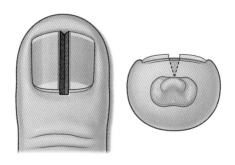

图 24.9 纵向趾甲活检。这种整体切除有助于确定和界定疾病过程，如银屑病和扁平苔藓。这是发生长期趾甲营养不良最多的部位

用新式一次性 3~4 mm 直径无菌环钻，直接穿过甲板钻入甲床和（或）甲下区。避开甲母质部位，以防止出现甲变形。当钻头到达骨膜时，将其抽出，并用一把细而锋利的解剖剪刀取出标本。一般来说，出血量很少。但是，如果出现出血，可以在该部位涂抹少量透明的 Monsel's 止血液（硫酸亚铁）或 Drysol（20% 六水氯化铝）来止血。不需要缝合，活检部位会很快肉芽化，愈合后不会出现趾甲变形。

侧方和横向趾甲活检

趾甲和组织侧方活检相对容易进行；但获得的组织量和从标本中获得的病理信息可能不充分（图 24.12）。该技术可在趾甲远端内侧或外侧边界进行，也称为侧甲活检。如果先将覆盖的甲板部分切除，并将足量的甲床连同可疑病变一起切除，则可能有足够的材料进行充分的活检（图 24.13）。

横向趾甲活检的操作难度稍大，但可能比侧方活检提供更准确的信息（图 24.14）。在这种技术中，在手术开始之前，趾甲可能会被完全拔除，活检过程是在甲床中间水平进行的。另一种方法是只处理趾甲的近端部分以获得标本，而完整地保留其远端部分。因为甲板通常与甲床牢固相连，远端部分将保持原位，在新甲长入的同时可防止软组织向上扭曲。

在这两种情况下，手术都是用精细手术刀，通过甲床至骨质切除一个椭圆或梭形组织块。在大多数情况下，纵向甲床楔形活检切除比横向或水平切除要好得多，可以减少以后的甲营养不良和畸形的可能。

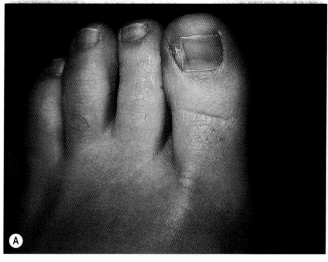

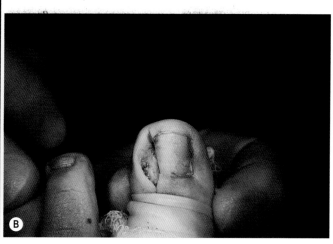

图 24.10 纵向趾甲活检。整体切除对边缘病变很有用。（A）甲下纤维角质瘤病变。（B）活检楔形切除术。这与甲母质切除手术类似（译者注：甲下纤维角质瘤的处理也可以考虑不破坏甲母质，直接去除瘤体本身即可）

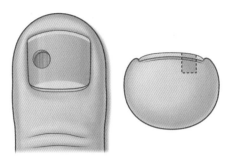

图 24.11　趾甲钻孔活检。用新式一次性 3~4 mm 直径的无菌环钻，直接穿过甲板钻入甲床和（或）甲下皮，避开甲母质

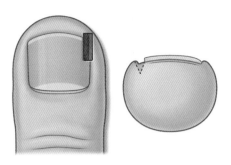

图 24.12　侧甲活检。这种技术很简单，但可能无法为适当的活检提供足够的材料

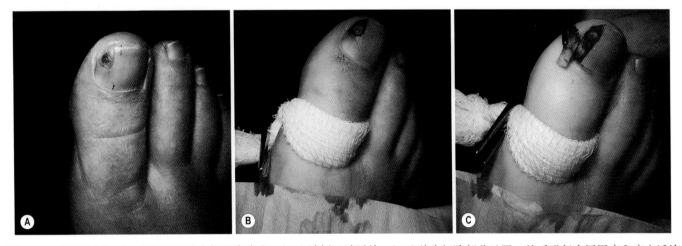

图 24.13　侧甲活检。（A）可疑远端内侧甲床病变。（B）计划远端活检。（C）首先切除部分趾甲，然后进行全层甲床和病变活检

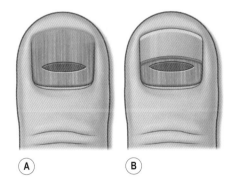

图 24.14　横向趾甲活检。（A）全甲拔甲后。（B）近端趾甲切除后，保持远端甲完整

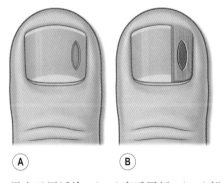

图 24.15　纵向趾甲活检。（A）穿透甲板。（B）部分拔甲后

纵向楔形活检

　　这种甲床的梭形活检可以通过甲板或在部分或全部甲拔除后进行。在大多数情况下，尽量只拔除必要的趾甲部分，以获得良好的活检（图 24.15）。使用小的手术刀或微型 Beaver 刀片，通过甲床切开一个椭圆形或梭形的楔形切口，直至骨面。在这种情况下，椭圆形是纵向的，不应超过 4 mm 的宽度。在此过程中应注意避开近端甲母质区。与其他活检标本的采集一样，使用细小锋利的虹膜剪刀游离标本，并使用 30 号针头串取标本。这样可以防止标本在取出过程中被组织钳压碎。然后，可对切除部位进行潜行游离松解，并用细可吸收或不可吸收的缝合线进行缝合（图 24.16）。同样，如果

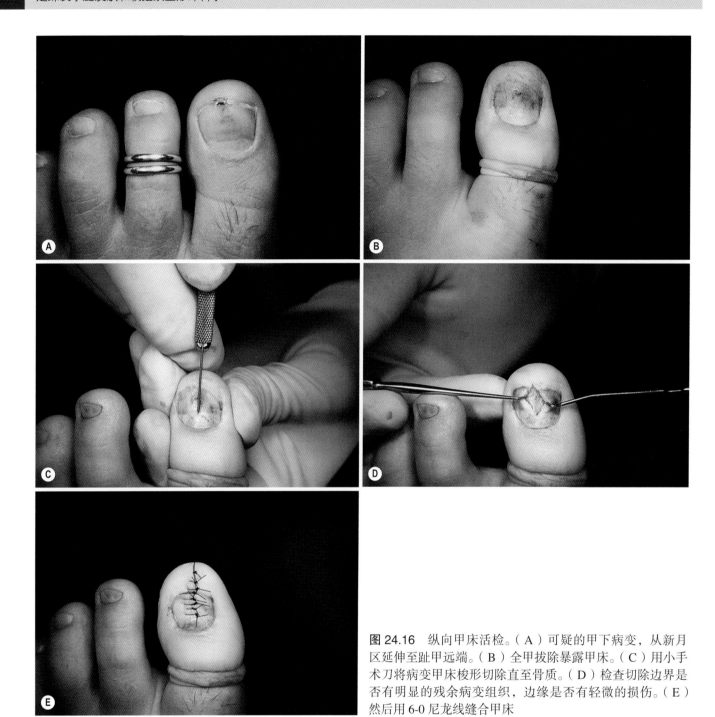

图 24.16　纵向甲床活检。（A）可疑的甲下病变，从新月区延伸至趾甲远端。（B）全甲拔除暴露甲床。（C）用小手术刀将病变甲床梭形切除直至骨质。（D）检查切除边界是否有明显的残余病变组织，边缘是否有轻微的损伤。（E）然后用 6-0 尼龙线缝合甲床

切除了部分甲板，应告知患者术后剩余的甲板有脱落的可能。然而，在大多数情况下，剩余的甲板将保持原样不会出现问题。

甲母质活检

　　该手术是为了鉴别色素条纹、甲母质区肿瘤和全甲营养不良等情况。甲母质活检包括钻孔法、梭形和纵形切除（图 24.17）。显露甲母质的最好方法是翻开近端甲皱襞，在近端甲襞区的内侧和外侧做切口，这样可

以用皮拉钩或细缝线牵引，拉开近侧甲皱襞。在进行活检前，甲板不应被牵拉或干扰。一旦一切准备就绪，就可以进行活检了，当色素病变向远处延伸到甲床时，可能需要拔除部分甲板取近端标本，也可能需要打开整个甲板。最好从甲母质的远端或中央部分取标本，而不是从近端取标本，因为这样可以减少甲营养不良或甲裂的可能性。远端甲母质与相邻甲床的区别在于它的颜色较浅，并且用小的钝骨膜剥离器（如 Freer 剥离子）探查时质地更加柔软。

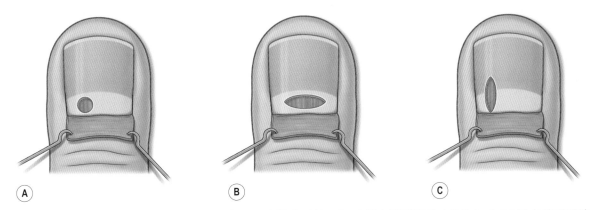

图 24.17　趾甲母质活检。翻转近端甲皱襞。（A）钻孔活检。（B）横向梭形活检（首选）。（C）纵向梭形活检

甲母质钻孔活检

通过从甲母质区的远端部分内获取钻孔活检标本，可以降低后续趾甲损伤的风险。通常使用 3 mm 或 4 mm 的一次性钻孔活检工具来获取标本，而不是使用手术刀。钻孔器用于获得圆形标本，并注意避免损伤潜在的肌腱和骨骼。一旦标本被取出，应尝试关闭活检部位。虽然通常只能做到部分闭合，但总比不闭合甲母质要好。

横向梭形甲母质活检

这是甲母质评估的首选活检类型，因为它可以最有效地控制切除的位置和数量。切除最少的甲母质以确定诊断或切除可疑病灶。横椭圆形活检可用于切除全部或部分可疑病灶。梭形切除的远端边缘应与新月形结构远端曲线平行。为了减少永久性损伤的风险，切除不应侵犯新月形结构的边缘。潜行游离可使梭形切除的两侧顺利贴合，并用精细的可吸收缝线缝合。

纵向楔形甲母质活检

这是最不建议的甲母质活检类型，但在某些情况下，不得不对甲母质全长进行纵向梭形活检。这个过程确实增加了趾甲变形的风险，特别是当楔形物直径 > 3 mm 并延伸到近端甲母质时。最好用 5-0 或 6-0 可吸收线缝合缺损，以尽量防止永久性的趾甲纵向畸形。

如果近端甲皱襞像大多数该类术式一样在活检前被翻转过来，则用免缝胶带闭合，或用 5-0 或 6-0 尼龙线等不可吸收缝线原位缝合。在愈合过程中，可在近端皱襞和甲母质之间放置一小块凡士林纱布，以防止粘连形成。敷料轻柔加压包扎，7~14 天拆线。

趾甲手术

对于趾甲畸形、弯曲或嵌甲、趾甲边缘肥大或疼痛的手术治疗，包括简单的拔甲术，到复杂的整形重建甲皱襞手术，再到远端截趾术。尽管化学甲母质切除术和其他形式的非手术甲母质破坏很受欢迎，但在本节的手术描述中不会涉及。重点将放在那些改变甲母质或趾甲生长的手术上。由于大多数趾甲的手术都是使用局部麻醉来完成的，因此首先对该技术进行简要回顾。

足趾局部神经阻滞麻醉

通常采用足趾神经阻滞麻醉，以减轻趾甲区域治疗的局部不适感。许多不同的局部麻醉剂都可以使用或不使用肾上腺素。盐酸利多卡因仍然是主要使用的药物。然而，盐酸罗哌卡因和盐酸布比卡因也经常使用。目前已很少使用盐酸普鲁卡因。

足趾阻滞麻醉的技术各不相同，但最常用的方法是两点阻滞（图 24.18）。两点阻滞麻醉是在足趾近节基底内侧和外侧局部注射。注射时从足趾背侧进针达足底表面。然后在对侧使用同样的方法，从而有效地麻痹支配足趾远端的 4 个主要神经分支。

其他使用的注射技术包括单侧浸润阻滞（仅沿甲的受累边界注射）、足底 -V 形浸润阻滞（从足底表面注射足趾）、H 形阻滞技术（类似于两点注射，但局部麻醉剂从一侧向另一侧跨足趾浸润）、三角阻滞（三点局部阻滞）。

除单侧浸润阻滞外，所有这些手术都有潜在的缺点，即导致注射的局麻药完全压迫血管，使足趾周围的压力增加。然而，这种并发症是非常罕见的，而且，

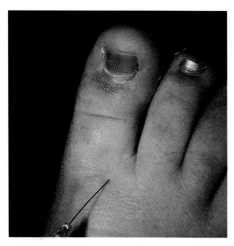

图 24.18　常用的足趾局部两点阻滞麻醉法。用于趾甲及周围区域的外科手术。足趾的内、外侧基底都被阻滞

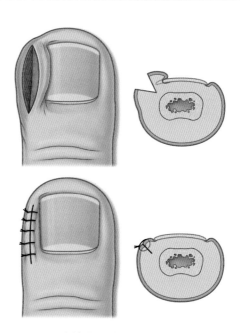

图 24.19　DuVries 皮肤成形术减小肥大的侧甲皱襞。从足趾侧甲皱襞梭形切除肥大组织，并在缝合时牵拉甲皱襞及甲沟，从而减轻趾甲旁边组织的压力

在大多数情况下，准确地注射麻醉剂可以使较少的麻醉剂产生充足的麻醉效果而不产生压迫。可在局麻剂中加入透明质酸酶，这种混合物很容易扩散到整个皮下组织，可以大大促进麻醉效果，防止麻醉剂在某一部位造成过大的压力。

血管收缩剂，如肾上腺素的使用仍然存在一定的争议，尽管没有很好的证据表明这种药物在正确使用的情况下会引起任何严重的不良反应。自 1975 年以来，作者一直在局部足趾阻滞中使用肾上腺素，没有发现任何并发症或问题。然而，对于有糖尿病、血管收缩性疾病或外周血管疾病病史的患者，建议谨慎使用。

足趾阻滞期间，局部麻醉剂的毒性反应一般不会产生较大问题。但必须记住，所有麻醉剂都有不同程度的毒性，毒性反应的可能性随着麻醉剂的剂量和浓度的增加而增加。如前所述，应使用产生完全麻醉所需的最小剂量的药物。过敏反应比较少见，尤其是酰胺类麻醉剂（有关其他麻醉信息，请参阅第 6 章）。

软组织手术

软组织侧方楔形切除术

目前对单侧皱襞肥大矫正的软组织手术是一种对于 DuVries 皮肤成形术的改良术式。这种手术需要在足趾侧方切除一大段组织，缝合两个半椭圆形切口。此手术的目的是减轻趾甲边缘的所有软组织压力（图 24.19）。它能有效地去除侧方甲皱襞的组织，更多的是在慢性嵌甲已被矫正，但仍存在肥厚的甲皱襞时使用。

趾甲畸形的软组织矫正术

这种手术适用于明显畸形的趾甲，其特点是甲板相对于远端趾骨的纵轴发生侧向偏离（图 24.20）。当偏离的趾甲开始受到鞋的压力或趾甲前面堆积组织的小的边缘的压力而产生创伤时，这种情况会变得更加严重。趾甲开始挤压前方的软组织，并嵌入其中。这通常会导致嵌甲，随后可能会出现疼痛和感染等继发问题。治疗的目的是使整个趾甲各部分重新排列，但对严重弯曲的趾甲效果不佳。新月形楔形切除甲床及甲母质近端及下方软组织。新月形内侧要比外侧大，在外侧切口开始时做一个小的三角形切口，这样可以使整个趾甲在被切除的区域上旋转，从而可以在正确的位置上重新排列和缝合。对于非常年轻的患者来说，通过手术矫正畸形的效果最好。

杵状趾畸形的远端皮肤成形术

远端软组织杵状增生畸形是一种潜在的并发症，任何时候只要有趾甲缺失，就会出现增生杵状畸形。形成增生趾畸形的诱发因素包括：趾骨远端趾腹活动度过大、足趾过长和趾间关节过度伸展。这种畸形可因足趾远端受压和摩擦而出现局部疼痛、肿胀、红肿和胼胝形成等表现。这种远端增生畸形的软组织矫正手术最初由 Dubois 于 1938 年在法国文献中提出，然而到最近才

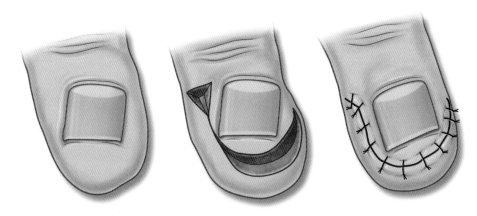

图 24.20 趾甲畸形的软组织矫正术。在甲床及贴近趾骨的甲母质的近端下方楔形切除新月形软组织。在切口的起点切除一个小的 Bürow 三角形。然后将整个甲单元在切开部位上方旋转，重新对齐并缝合（*As described by Baran R. Surgery of the nail. Clin Podiatr Med Surg 1986; 3: 357–379.*）

由 Bouché 于 1995 年推广（图 24.21）。该手术是通过从足趾远端切除一个梭形或新月形的楔形组织来达到治疗目的。如果内侧和外侧边界也很突出，切口可根据需要沿受累的甲缘向近端延伸。切口上缘应距远端甲部皮肤最上缘约 4~5 mm。切除组织的范围取决于远端增生畸形的严重程度（图 24.22）。

部分和全甲板拔除术

外科手术治疗最简单的方式是拔甲，通常采用局部麻醉进行。当患者出现非常疼痛的甲沟炎或嵌甲时，可以简单地将受累甲缘切除到甲母质水平但不破坏甲母质。如果是第一次出现这种问题，部分拔甲术是首选的治疗方法。如果涉及整个趾甲，那么全甲拔除术是合适的（图 24.23、图 24.24）。在止血时，通常只需轻轻按压足趾侧缘，但必要时，也可以使用简单的弹性足趾止血带进行止血。拔甲后，用纱布和自粘式加压绷带覆盖非粘连性敷料和局部软膏，持续 2~3 天（图 24.25），在接下来的一两周内利用硫酸镁（Epsom salts）湿敷，并每天更换敷料贴片。

标准全甲板拔除术的一种改良方法是用小牙科刮刀从近端到远端切除甲板，以游离近端甲皱襞。这种方法对严重的甲营养缺乏症，如慢性黏膜念珠菌病或慢性甲真菌病发生瘢痕或甲单位成分变形时特别有用。

部分甲母质切除术

部分拔甲术可结合切除一小段甲母质，从而防止其再生长。这种手术已经流行了很多年，有几个不同的版本或改良术式。

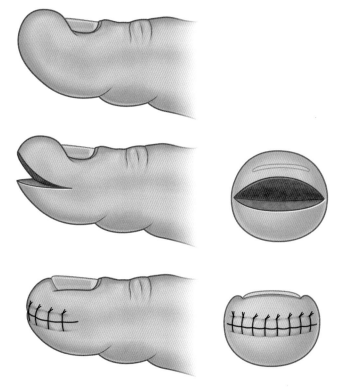

图 24.21 远端皮肤成形术治疗杵状畸形。顶部图：典型的足趾远端杵状畸形。中间图：将皮肤梭形切除至趾骨远端。底部图：最终矫正杵状畸形并缝合

早期也是最著名的手术方式之一是由 Winograd 在 1929 年提出的。该手术包括劈开并去除 1/4 英寸的趾甲边缘，切除或刮除甲母质和甲床，并去除一条甲皱襞，形成一个半椭圆形的楔形切面，直至骨质。然后对边缘进行分离，用不可吸收的缝合线缝合切口（图 24.26）。

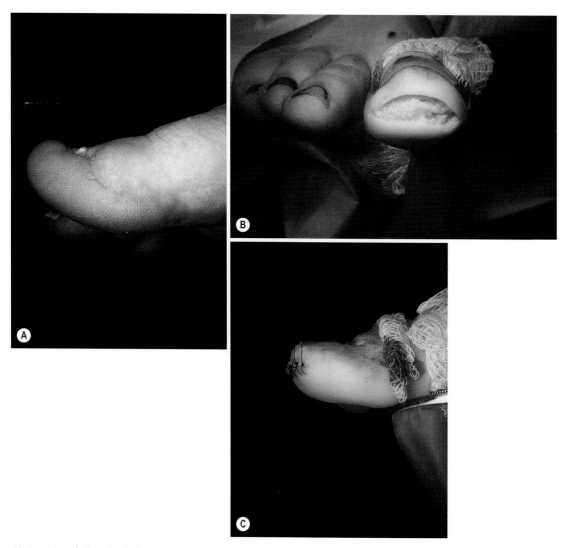

图 24.22 踇趾远端闭合楔形切除术。（A）全甲拔除术后远端杵状增生改变。（B）术中进行趾端楔形切除。（C）缝合并矫正

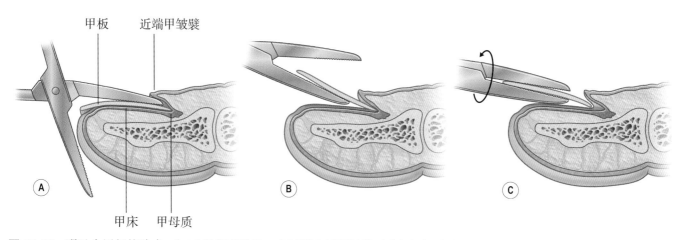

图 24.23 踇趾全甲板拔除术。（A）局部麻醉后，在近端和侧甲皱襞下进行钝性分离，止血钳齿状面朝向甲板。（B）甲板下分离，使甲板脱离甲床，同时避开甲母质。（C）旋转趾甲并拔除，如果分离彻底，只需很小的力即可拔除甲板（*Reproduced with permission from: Moschella, S.L., Hurley, H.J. (Eds.), Disorders of the Nails, third ed. WB Saunders, Philadelphia, 1992.*）

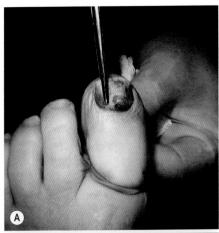

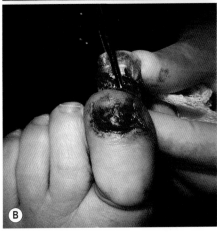

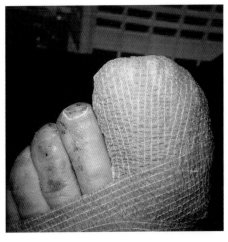

图 24.25　最后敷料和弹性自粘式绷带固定足趾

图 24.24　全甲板拔除术。（A）足趾使用简单的弹性止血带，将趾甲从甲床上拔出。（B）趾甲完全拔除

在大多数情况下，用单根缝线将切开的甲缘中点与修整的皮肤皱襞缝合，以闭合创面。Winograd 手术最常被认为是针对蹞趾趾甲的方法（图 24.27），但它对所有其他外侧足趾趾甲问题都很有用（图 24.28）。对于严重的复发性嵌甲和慢性甲缘肥大的患者，Winograd 手术可以提供长期的缓解和相对稳定的良好的美容效果（图 24.29）。今天，这仍然是足外科医生治疗嵌甲和甲缘畸形的一个非常流行的手术。Frost 在 1950 年提出了一种改良，在第一个切口的近端部分的末端增加了一个横向切口，以更好地看到底层甲母质（图 24.30）。一些外科医生认为没有必要创建这种角瓣，因为担心延迟愈合；然而，笔者没有发现此类手术并发症。不过，这种手术不像 Winograd 手术那样切除楔形组织，因此，在有肥厚甲缘的病例中，它的作用不大。最初的手术使用免缝胶带或胶带来关闭切口，但大多数外科医生更喜欢使用缝线来进行最后的关闭。

甲母质全切术

在某些情况下，有必要通过切除和破坏甲母质来完全切除整个趾甲，以防止复发。实现这一目的的两种主要技术（除化学甲母质切除术外）是 Zadik 全甲母质切除术和趾端 Syme 截趾术。

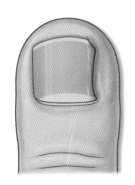
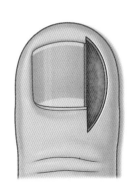
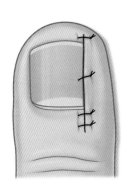

图 24.26　Winograd 部分甲母质切除术的步骤图解

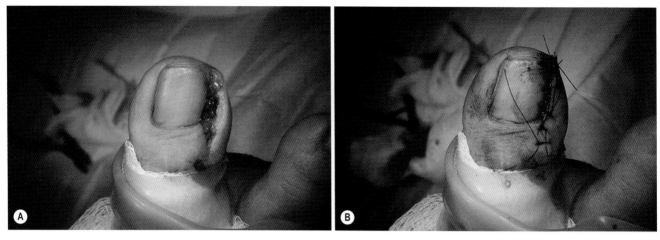

图 24.27　Winograd 部分甲母质切除术治疗嵌甲。（A）楔形切除趾甲的嵌入部分、侧甲皱襞及甲母质的一部分。（B）缝合后剩余趾甲外观良好

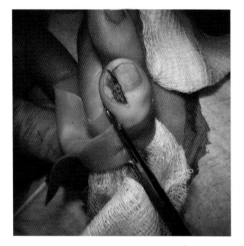

图 24.28　Winograd 手术治疗复发性第五趾外侧嵌甲

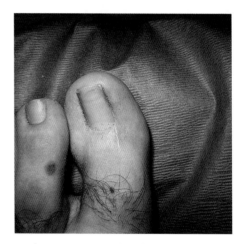

图 24.29　双侧 Winograd 切除术治疗重度复发性嵌甲伴慢性甲缘肥大的远期疗效

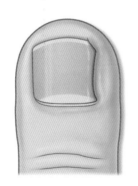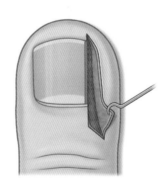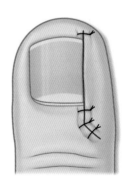

图 24.30　Frost 部分甲母质切除术图解（改良缝合）

Zadik 手术

该手术的目的是去除全部的甲母质生发层，即甲床的成甲部分，并提供足够的皮肤覆盖，而不像趾端 Syme 手术那样缩短远端趾骨（图 24.31）。该手术包括一个 H 形皮肤切口。切除甲床基底上近甲半月边界和甲母质生发层表面的皮肤，将远端小皮瓣和近端较长的皮瓣都向前推进，并在无张力的情况下，按原 H 形设计缝合在一起（图 24.32）。如果远端皮瓣较薄或过小，则将近端皮瓣缝合到甲床远端的边缘。这种手术在处理大的远端外生骨疣和全甲营养不良时特别有用。

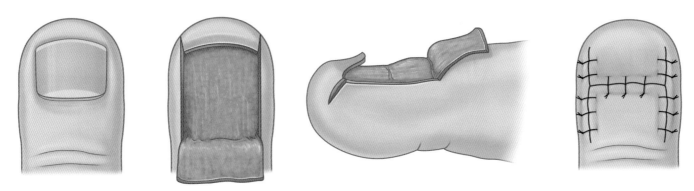

图 24.31　Zadik 全甲母质切除术示意图。围绕趾甲设计 H 形手术切口，并设计近端皮瓣。拔除甲板并进行甲母质切除。切除甲床并按 H 形设计缝合近端及远端皮肤

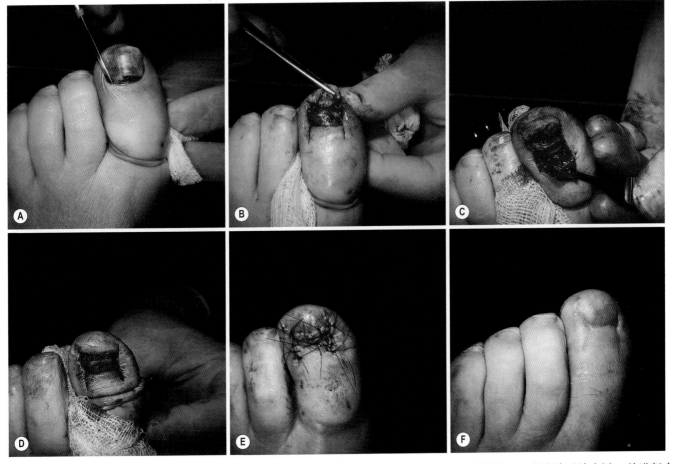

图 24.32　Zadik 全甲母质切除术。（A）拔除甲板。（B）行 H 形切口，切除甲床形成远端皮瓣。（C）设计近端皮瓣，并进行全甲母质切除。（D）修整甲床使之平整，并切除两侧甲皱襞。（E）缝合近端远端皮瓣及两侧皮肤。（F）术后 3 个月最终外观

趾端 Syme 截趾术

慢性嵌甲或营养不良性趾甲最根本的治疗方法是末端切除术。手术包括切除整个趾甲、甲皱襞和甲母质，以及远节趾骨的远端一半，并通过从足趾末端形成的跖侧皮瓣关闭缺损（图 24.33）。该手术被称为 Syme 截趾术，是因为跖侧皮瓣被拉起并覆盖在末节趾骨的切除端，类似于通过踝关节的 Syme 截肢手术中使用的皮瓣。

这种技术在处理继发性趾甲受累的趾骨末端病变时可能是最有用的。远端骨髓炎和慢性不愈合溃疡等情况也是这种手术的可接受适应证（图 24.34）。一般来说，患者对这种根治性方法的效果似乎很满意，外观和功能都可以接受。这种方法也可以处理其他足趾，但较少使用（图 24.35）。该手术有一定的缺点，如足趾缩短，造成球状的趾端残端，皮瓣有可能松弛，瘢痕形成，以及有可能出现表皮囊肿和甲刺复发（图 24.36）。在有其他更有效的全甲母质切除术的情况下，这些都可能在外观上无法接受，也没有必要。笔者认为，这种治疗甲病的激进术式被过度使用了，当有创伤性较小的手术（如苯酚化学甲母质切除术）可以达到同样的效果时，就不应该进行这种手术。尽管如此，当所有的适应证都存在时，它仍然是一个重要的手术。

术后处理

医师可采取各种预防措施，以防止术后出现复发、疼痛、感染或长期渗出等问题。这些预防原则包括：

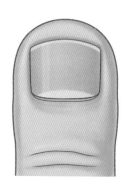
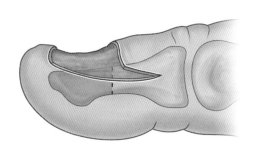
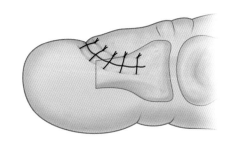

图 24.33 趾端 Syme 手术示意图。切口的设计类似于 Zadik 手术，但远端横行切口位于被移除的趾甲尖下方的位置。切除内侧、外侧和近端甲皱襞，以及甲床和甲母质，并去除趾骨的远端 1/3~1/2。然后将远端跖底皮瓣和近端皮肤缝合

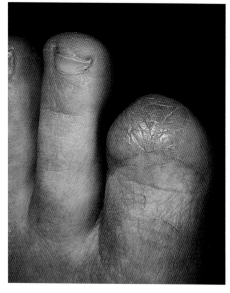

图 24.34 趾端 Syme 截趾术。术后随访 1 年，效果良好

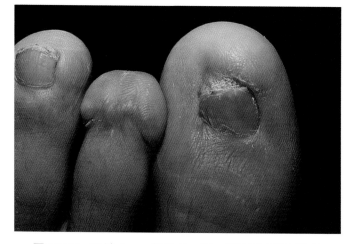

图 24.35 趾端 Syme 截趾术。第二足趾手术并不常见

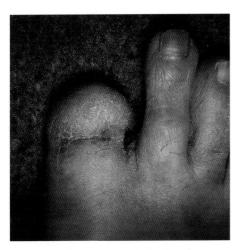

图 24.36　趾端 Syme 截趾术。姆趾过度短缩和球形残端使患者对最终结果非常不满意

就应指导患者用温水和硫酸镁（Epsom salts）湿敷患足，然后用敷料覆盖包扎，直到愈合完成。

总结

本文对趾甲和邻近结构的形成和解剖学方面以及可能涉及这些组织的相关病理变化进行了综述。显而易见的是大量涉及趾甲疾病文章的发表表明了该部位发病率较高。随着更安全的口服抗真菌药物（如阿莫罗芬 HCl）的出现，对甲癣的治疗呈现出新的前景。嵌甲是最常被报道的疾病之一，本文以趾甲外科处理的原则和一般技术为背景，讨论了几种最常用的外科手术方法。

必须注意的是，大多数患者对足趾甲手术有很大程度的恐惧。下意识地认为这会导致严重的疼痛和可能的残疾。为了使患者完全接受手术治疗，需要对治疗计划和期望值进行全面和仔细的解释，并要有良好的麻醉技术。有了这些背景资料，医生就能够以非手术和手术两种方式来处理趾甲的病变，为患者的趾甲病变选择最佳的处理方法。

（G. Dock Dockery 著　杜俊峰 译
张洪涛　程　宇　张建中 审校）

采用单次不间断的切口缝合，手术区域良好的照明与视野，仔细区分组织层次，正确使用器械，切除趾甲手术中发现的外生骨疣，术后包扎时将相邻足趾纳入其中。

缝合切口的替代方法包括使用 1/8 英寸到 1/4 英寸的免缝胶带（Steri-Strips），并将胶带留置 7~14 天，以使其完全愈合，笔者建议在没有张力的切口上使用胶带。当有足够的切口尺寸来容纳胶带时，大的 1/2 英寸（13 mm）的 Steri-Strips 在一些患者中可能会更好。

手术完成后，切口部位用浸渍了凡士林的 Adaptic 纱布、无菌 2×2 纱布覆盖，然后用牢固的加压绷带包扎，5~8 天后拆除。在大多数情况下，一旦拆除缝线，

延伸阅读

扫描书末二维码获取。

第 **25** 章　足趾手术

引言

　　本章主要描述足趾软组织及简单的骨性手术，不包括跖骨或复杂足趾畸形的骨性手术。同时本章主要讨论柔韧性的足趾畸形。如同本书介绍的其他手术一样，术前掌握足趾的解剖与功能非常重要。本章的内容包括皮肤切口、足趾病变切除、力线不良的纠正、足趾肌腱手术、并趾手术和足趾截趾术。

足趾疾病病因学

　　许多原因均可导致足趾疾病。先天性畸形多见于第二至第五趾，尤其是第四、五趾。生物力学异常导致大量的足趾问题，通常术前需要考虑生物力学原因。神经肌肉缺陷也会导致足趾畸形，大部分的这种畸形需要进行详细的术前规划。创伤是引起足趾问题的常见原因，治疗方案也非常清楚。代谢性或炎症性疾病，如类风湿关节炎、痛风、糖尿病、其他类型关节炎如赖特综合征、强直性脊柱炎、银屑病性关节炎以及其他多种系统性疾病都可导致足趾畸形。最后，有一大类病因可归结为特发性，包括皮肤病变、肿瘤和不常见的足趾病变，这些情况不能简单归纳为某种特定的病因分类。

疼痛是大部分患者就诊的常见原因。还有一些其他原因如不正常的、丑陋的外观或功能障碍。患者出现穿鞋困难或者被疾病的外观所困扰。需要注意的是，如果患者只注重改善外观而无其他症状，医生首先一定要仔细评估手术的必要性，详细列出备选治疗方案，明确手术目的及其潜在风险。

足趾手术皮肤切口

切口选择应位于松弛皮肤张力线（relaxed skin tension lines，RSTL）或垂直于肌肉肌腱的拉力方向。尽可能沿着皮肤皱褶线。切口尽量避免通过关节屈曲或伸直线，可采用弧形切口尽量避免皮肤挛缩（图 25.1）。如果计划对相邻的两趾行同样的弧形切口，需要事先在皮肤上画出，保证切口方向相同以保持良好的外观（图 25.2）。

直切口连续通过关节，比如通过第一跖趾关节和踇趾趾间关节，可导致难看的瘢痕，可能会引起足趾背侧挛缩（图 25.3）。这些瘢痕增生通常与关节的早期活

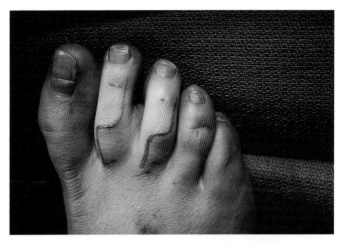

图 25.2 当计划在相邻的足趾上做切口时，尽量让切口形状相同，以获得相似的术后外观

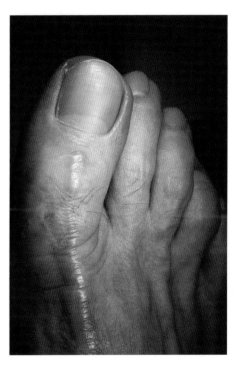

图 25.3 连续两个关节上的直形瘢痕可能导致背侧瘢痕挛缩、关节活动受限

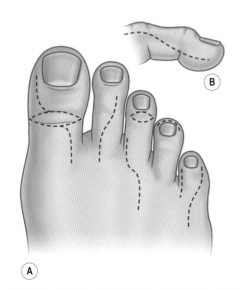

图 25.1 简单的皮肤切口设计示例。足趾上的皮肤切口通常呈弧形，以缓解松弛皮肤张力线或肌腱的拉力（*Reproduced with permission from: Miller, S.J., 1986. The art of making an incision. Clin Pod Med Surg 2: 225–233*）

动有关，而关节又需要早期活动以避免关节僵硬。适当调整或改良切口可以减少瘢痕形成（图 25.4）。

当行足趾手术切口时，应根据手术部位大小选择最小型号的手术刀片。换句话说，小刀片适合行第五趾畸形手术，大刀片适合行踇趾畸形手术。这种理念同样适用于复杂皮瓣或复杂手术。

切口开始需要以刀尖逐渐过渡为刀腹接触皮肤。切口结束需要以刀尖收尾。这种方法可以获得更为精准

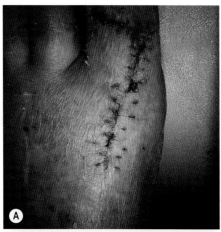

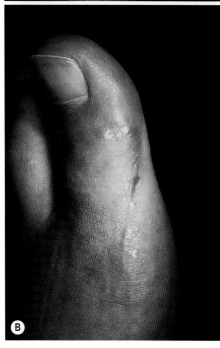

图 25.4　两个关节受累时的改良切口位置。（A）第一跖骨头背侧手术，切口向内侧倾斜，然后自跛趾趾间关节处反折，术后 3 周切口外观。（B）另一个类似的切口情况。第一跖骨头内侧与跛趾趾间关节手术的切口，术后 3 个月外观

的皮肤切口深度。切口如果全部用刀腹或刀尖则效率低下，同时导致切口深度不一。另外，传统上来说做完皮肤切口后会更换刀片再来切深部组织，但这并不是必要的，一般只有当刀片变钝或型号不合适时才需要更换刀片。然而，经常更换刀片确实可以让切口更加平滑，且术者对切口的控制更好。钝刀片需要术者花费很大的力量去切割，刀片容易打滑或损伤邻近组织。

切口的完成过程很关键，一旦切口开始，需要均匀用力，保持刀锋垂直于皮肤，切开表皮层以及部分或全部真皮层。对手术刀片持续、均匀地用力，是保

证良好切口以及缝合整齐的基本条件。切口若有多个短分叉将会造成较大的组织损伤、导致皮缘不平整，需要机体在术后伤口愈合阶段进一步修复。

皮肤光滑切口与短分叉切口可以反映术者对于技术与解剖的了解和掌握。当皮下有神经血管束或其他组织需要保护时，切口不应穿透真皮层。第二刀切开真皮深层及皮下组织，显露真皮内及真皮下的血管神经。在此过程中，出血的血管需要被结扎或电凝止血。少许情况下要进行潜行分离，直至完全打开皮下组织。如果没有重要神经血管束及解剖结构，切口可以直接进入最深层组织（图 25.5）。

足趾病变

足趾可见多种多样的皮肤及软组织病变。大多数是良性的、无症状的，不会对患者造成困扰。也有一些癌前病变，或恶性的、疼痛的、不雅观的病变，这些会在一定程度上对患者产生影响。在大多数情况下，疑似恶性病变都需要切除，进行病理活检。从保护患者及明确诊断的角度来看，任何在术中切除的病变组织都应送病理检查。通常情况下单纯将病变切除就够了。如果病变位于需要屈伸运动的区域，应该设计弧形切口、非常规入路或皮瓣以保留活动功能。接下来介绍一些常见足趾病变。

获得性足趾纤维角化瘤

这些不常见的肉色病变可能类似于皮角、软状疣（皮赘）或纤维瘤，可能长在足趾或其他部位，如手指、手掌、脚掌或足跟（图 25.6）。病变是孤立生长的，通常以结节状或穹窿状的纤维变性或角化性病变出现，可能是疣状或带蒂的。它们也可能被隆起的皮肤所包围。获得性足趾纤维角化瘤的治疗方法是简单剃除和灼烧。也可通过梭形入路切除后缝合。切除后复发十分罕见。

平滑肌层的血管瘤

皮肤平滑肌的良性肿瘤包括：血管瘤、平滑肌瘤和血管平滑肌瘤（图 25.7）。这些病变易误诊。下肢血管平滑肌病变通常是孤立的，最显著的特征是剧烈疼痛。疼痛通常是自发的，呈阵发性。孤立性血管瘤有包膜且富含血管。非血管源性平滑肌瘤是无包膜的平滑肌束瘤。血管平滑肌瘤有包膜，富含血管，且具有厚厚的肌壁（图 25.8）。由于这些病变大多是孤立性的，治疗方法为手术切除。

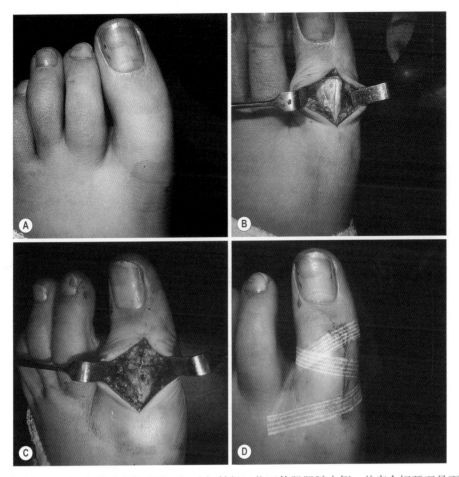

图 25.5 精确、全层皮肤切口。（A）蹬趾成角畸形。（B）初始切口位于伸肌肌腱内侧，并完全切开至骨面。（C）进行骨手术。（D）采用皮内缝合和免缝胶带闭合皮肤切口

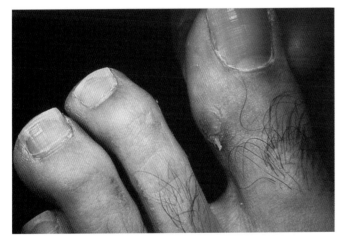

图 25.6 获得性足趾纤维角化瘤。一个位于蹬趾外侧的罕见病变，类似于皮角，其底部被隆起的皮肤所包围

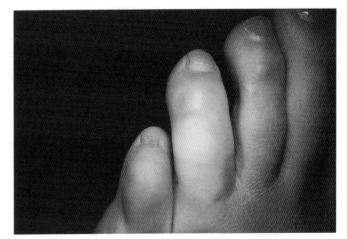

图 25.7 血管平滑肌瘤。位于第四趾基底的典型病变

皮角

　　皮角通常是由角蛋白组成的不同大小的圆锥状角化过度病变，类似动物的角（图 25.9）。这些病变通常长在足趾、足部、耳朵和手上。疣、脂溢性角化病、灰泥角化病、光化性角化病、日光角化病和角化棘皮瘤都可能在其基底部保留角蛋白并产生皮角。显微镜下显示基底有致密的角蛋白层。大多数情况下超过边界 1 mm 的手术切除是可以治愈的。

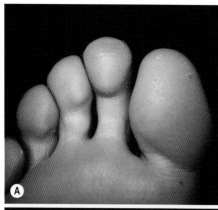

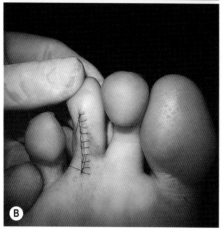

图 25.8 平滑肌瘤。（A）位于第三趾基底跖侧的病变，伴有剧烈疼痛。（B）病灶用梭形切口完全切除

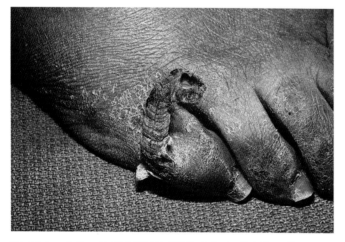

图 25.9 皮角。这种坚硬的圆锥状突起主要由位于第五趾的角蛋白组成，它会向外延伸，直到损伤邻近组织

皮肤神经瘤

　　医生对这种皮肤病变的认识不足，经常误诊。皮肤神经瘤通常是由于浅表皮肤损伤或手术暴露皮肤神经而导致的，这些皮神经随后被包裹在所形成的瘢痕中

（图 25.10）。病变可能是扁平的、轻微隆起的或丘疹样的。它们通常是光滑的，呈肤色或粉色，并可能出现轻微的鳞屑或周围过度角化环。在有些病例中，神经末梢可以通过在其上形成的半透明角蛋白层看到。真皮神经瘤上可能会形成一个薄的胼胝体。与足底角化病变不同，这些病变会有触痛，且对局部清创无反应。实际上，大多数局部护理措施都可能使症状加重。治疗方法包括将病变区域周围填塞以减轻压力，注射 4% 的乙醇以产生化学性神经松解，或手术切除病变和周围附着的神经组织（图 25.11）。

皮肤纤维瘤

　　本病也被称为孤立性组织细胞瘤，这种常见的良性病变通常无症状或有轻微瘙痒。常见于小腿，偶尔也出现于足趾（图 25.12）。这些坚硬的、圆形到椭圆形的、隆起的、色素沉着的病变，当从两侧挤压时，会陷于皮肤下（Fitzpatrick 酒窝征）。皮肤纤维瘤直径从 2 mm 到 2 cm 不等。病灶切除时，须保证切除达到足够深度及宽度，以防止复发。

血管球瘤

　　孤立性血管球瘤体积较小，质地可软可硬，表面呈现出红色或蓝色的丘疹，最常见于下肢。血管球瘤的

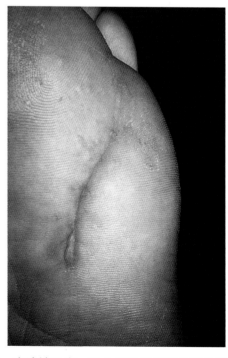

图 25.10 皮肤神经瘤。这个皮肤神经瘤位于足底负重区切口处，疼痛明显

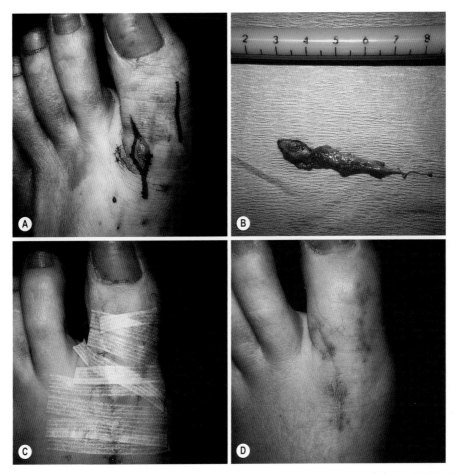

图 25.11 皮肤神经瘤。（A）皮肤神经瘤和旧的切口瘢痕被标记出来，设计梭形切口。一个与此无关的近节趾骨截骨也在计划中。（B）将皮肤神经瘤和附着的瘢痕组织作为一个整体切除。（C）切口采用可吸收线皮内缝合，使用 Steri-Strips 免缝胶带加固。（D）术后 3 周外观

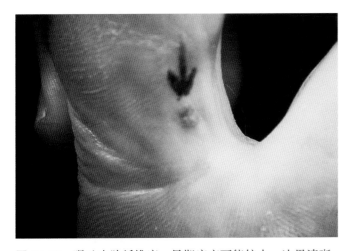

图 25.12 姆趾皮肤纤维瘤。早期病变可能较小，边界清晰，表面呈不规则红色隆起。色素沉着从病灶周围开始，一般不会到达病灶中心

常见部位是甲下、远端甲床（图 25.13）和第二至第五趾（图 25.14）。这种病变的特点是非常柔软且伴有阵发性疼痛。血管球瘤是血管球和血管的错构瘤，富含神经。这种神经血管复合体导致皮肤下方的着色以及患者自诉的疼痛症状。治疗方法为手术切除。

鸡眼

这种病变有几种不同的形式，包括硬鸡眼，通常出现在足趾末端或第二至第五趾背侧（图 25.15）；软鸡眼，可见于足趾之间（图 25.16）；甲沟鸡眼，位于趾甲边缘，尤其是第五趾趾甲的边缘（图 25.17）；以及姆趾鸡眼，位于姆趾内侧或跖侧（图 25.18）。治疗方法包括改善局部受压或纠正生物力学失衡、简单的清创和衬垫、局部应用角质剥脱剂及外科手术。手术目的不仅是切除赘生物，还应切除潜在的病理性骨突起（图 25.19~ 图 25.24）。

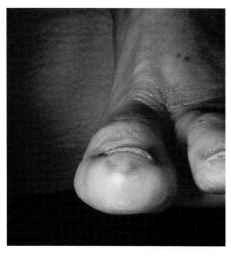

图 25.13　血管球瘤。通常位于踇趾远端或甲下区

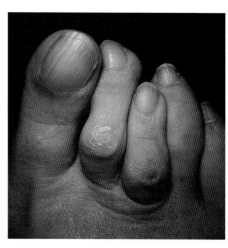

图 25.15　硬鸡眼。这种硬鸡眼最常见的位置是在第二至第五趾背侧

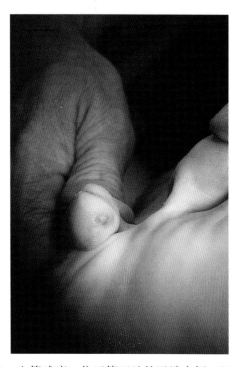

图 25.14　血管球瘤。位于第五趾的远端内侧。经手术切除和活检确诊

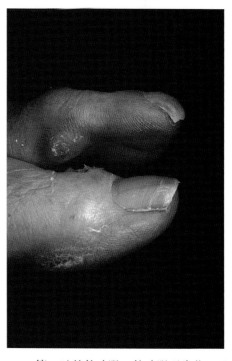

图 25.16　第二趾的软鸡眼。软鸡眼通常位于趾蹼间

血管瘤

　　这种血管病变通常位于躯干、下肢或足趾。它们轮廓分明、凸起、表面呈圆顶状。色泽通常是鲜红色或紫色，根据色泽就可以做出诊断。樱桃状血管瘤，也被称为 Campbell-de-Morgan 斑（图 25.25）或老年性血管瘤（图 25.26），常见于老年患者，但也可能在成

年早期出现。多发性病变直径在 1~3 mm。足趾上的病变可能比躯干或小腿上的病变大。这些病变大多不需要切除，但小病灶也可采取电烧灼、剃除或单纯梭形切除术。剃除术可以使用刀片精确地切除病变，并通过组织学检查确诊。当病灶受到压力刺激并开始出血时，最好将其切除。切除后的止血可使用化学方法（氯化铝）或电灼法。

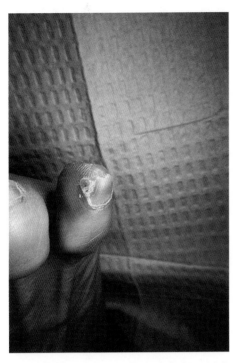

图 25.17 甲沟鸡眼。甲沟鸡眼可以在任何趾甲的边缘，但最常见于第五趾。通常很容易与甲刺区分

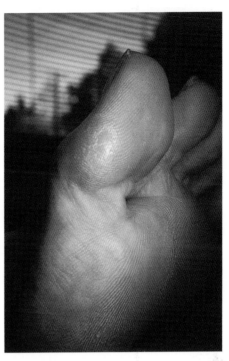

图 25.18 姆趾鸡眼。姆趾鸡眼是继发于生物力学异常引起的压力增加，常见于姆趾内侧和跖侧

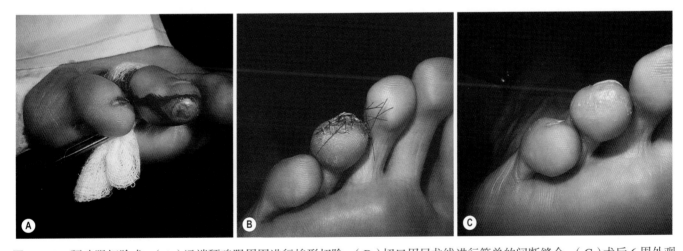

图 25.19 硬鸡眼切除术。（A）远端硬鸡眼周围进行梭形切除。（B）切口用尼龙线进行简单的间断缝合。（C）术后 6 周外观

脂肪瘤

脂肪瘤是最常见的间叶性肿瘤之一，可见于下肢的任何部位。脂肪瘤常见于躯干和四肢，尤其是踝周围。足趾脂肪瘤相对少见（图 25.27）。女性更容易受到下肢普通脂肪瘤的困扰。脂肪瘤有包膜，由脂肪组织构成，其内的脂肪细胞较正常略大。如果病变引起症状或外观难看则需要手术切除。术后复发率很低。

黏液囊肿

足趾黏液囊肿是趾端背侧皮肤内出现的柔软、圆顶状、光滑、椭圆形至圆形、半透明、白色至粉红色的肿物。该病变在女性患者中发生率较高（3∶1），在年轻患者中并不常见。这种生长缓慢且局限的病变几乎都是单发的（图 25.28），常见于手指和足趾。该病变通常表现为肿块，其内含有透明黏稠的胶冻状液体，如

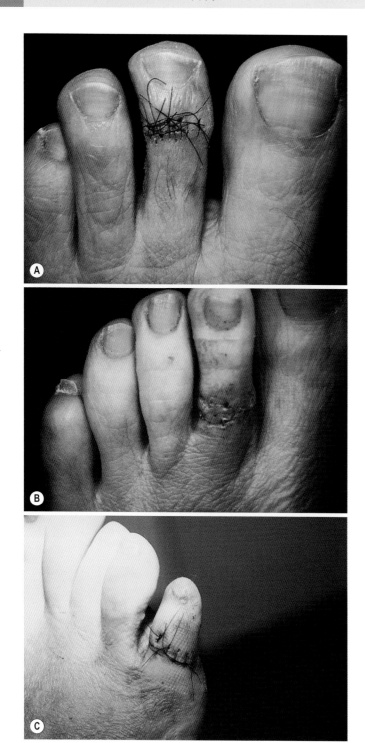

图 25.20　趾背侧硬鸡眼切除术。(A) 横行切除第二趾远趾间关节上的鸡眼。(B) 横行切除第二趾近趾间关节上的鸡眼。(C) 横行切除第五趾近趾间关节的鸡眼

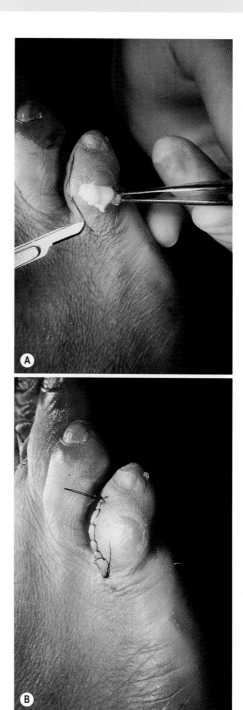

图 25.21　第五趾硬鸡眼治疗，不切除病变本身。(A) 内侧切口切除近节趾骨头。(B) 内侧切口缝合。骨性凸起被切除后，将解决鸡眼问题

果病变破裂或被刺穿，液体就会流出（图 25.29）。囊肿有两种类型，一种位于趾间关节，另一种位于近端甲襞。治疗方法包括注射可的松溶液或 4% 乙醇溶液（图 25.30），以及梭形囊肿切除术（图 25.31），或完全切除

并旋转皮瓣覆盖（图 25.32）。最后一种方法会得到最好的长期效果。当在足趾黏液囊肿切除后施行 Schrudde 单叶皮瓣时，建议在皮瓣旋转到位后保证蒂部有良好的血供。该手术还要确保皮瓣转移后的缺损区在足趾松弛皮肤张力线（RSTL）处闭合（图 25.33、图 25.34）。

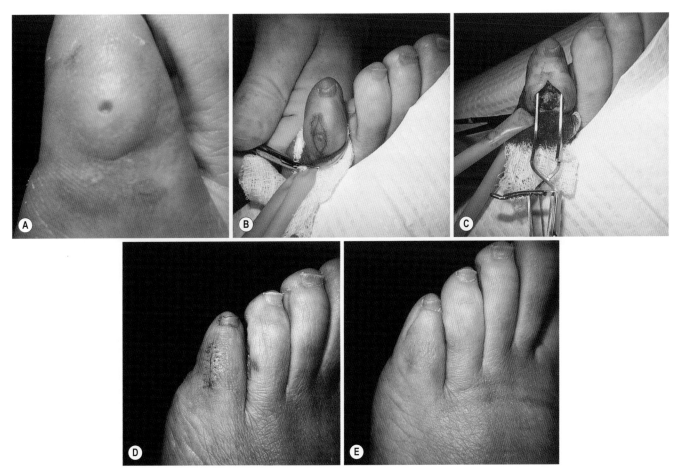

图 25.22 第五趾硬鸡眼切除术。（A）第五趾上疼痛的硬鸡眼伴有深层滑囊形成。（B）切除病灶和滑囊。（C）切除深层的骨性凸起。（D）术后 3 周拆线时外观。（E）6 周后最终外观

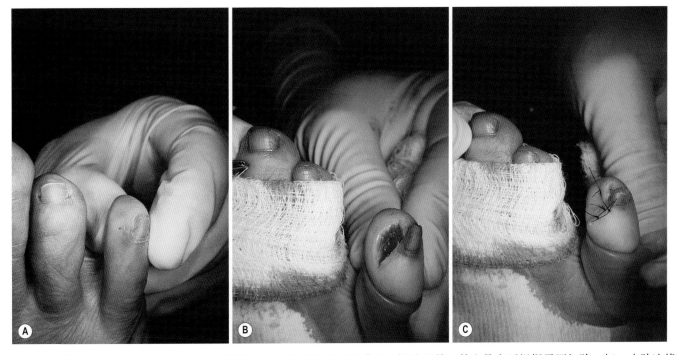

图 25.23 甲沟鸡眼。（A）邻近的趾甲被撕脱。（B）楔形切除甲沟鸡眼，深达趾骨。外生骨疣可根据需要切除。切口皮肤边缘通常不要破坏。（C）切口用尼龙线进行简单缝合

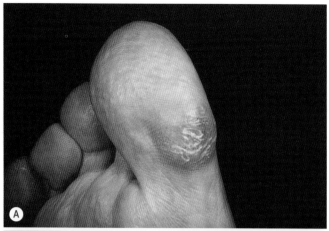

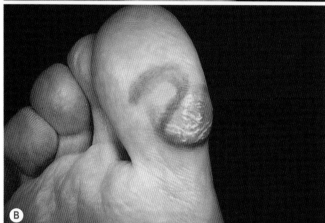

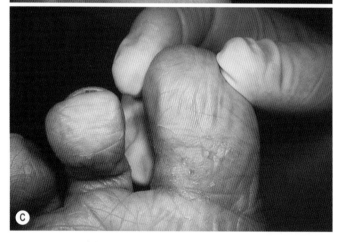

图 25.24　用旋转皮瓣治疗踇趾鸡眼。（A）保守治疗无效的一个大鸡眼。（B）计划 Schrudde 式单叶旋转皮瓣。（C）术后 8 周外观

痣

　　复合黑色素细胞痣轻度隆起，颜色由肉色至深棕色，表面平滑至粗糙，常见于手和足，包括足趾（图 25.35）。形状可能是圆的或稍不规则的，可能随着年龄的增长而逐渐增大。病灶通常是结节状、光滑、色素

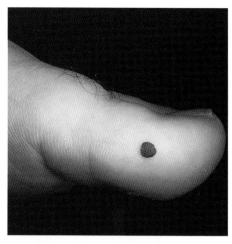

图 25.25　血管瘤。位于踇趾内侧的小樱桃状血管瘤（Campbell de Morgan 斑）。这个病变受到了慢性刺激，进行了简单的手术切除

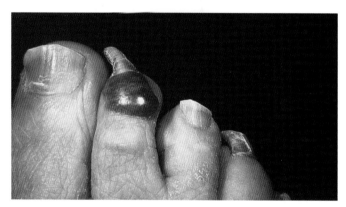

图 25.26　血管瘤。较大的樱桃状血管瘤（老年性血管瘤），位于第二趾远端。该病变由于受累组织较广，而没有进行治疗

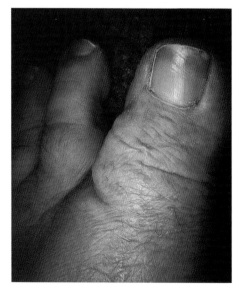

图 25.27　足趾脂肪瘤。踇趾上的一个较大的脂肪瘤，导致穿鞋困难。通过外侧直形切口将其切除

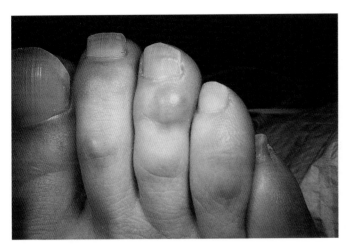

图 25.28　足趾黏液囊肿。典型位置和外观

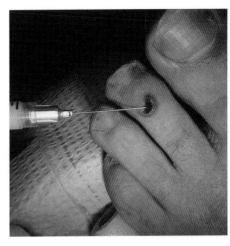

图 25.30　足趾黏液囊肿。注射皮质类固醇和局麻药的 1:1 混合物或 4% 乙醇溶液

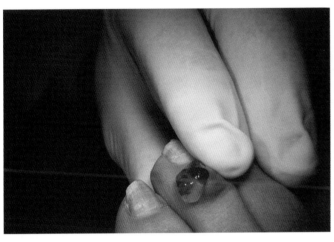

图 25.29　足趾黏液囊肿。当囊肿被刺破或破裂时，会挤出黏稠的液体

分布均匀。有时也可能是扁平的、疣状的或外形不规则的，临床诊断困难（图 25.36）。对复合黑色素细胞痣的组织学检查会发现真皮和交界区内痣细胞的聚集（图 25.37）。该病变通常不需要治疗。如果病变的外观或大小发生变化，或病变直径大于 6 mm，则应切除活检以明确皮肤病理诊断（见第 12 章）。

骨软骨瘤

　　孤立性骨软骨瘤多见于 10~20 岁，常被误诊为皮肤肿瘤或甲下外生骨疣。骨软骨瘤的特征是透明软骨覆盖的骨凸起，最常位于长骨干骺端，尤其是膝关节周围和远节趾骨的甲下区（图 25.38）。这种病变主要由骨构成，是由生长中的软骨帽发生进行性的软骨内化骨引

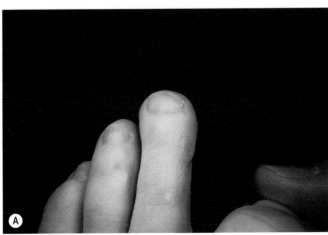

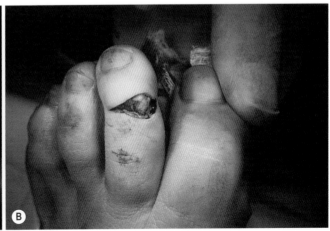

图 25.31　足趾黏液囊肿。（A）囊肿位于第二趾远趾间关节。（B）在病灶上做一个梭形切口，然后切除囊肿。（C）切口向下延伸至深层，切除囊肿的蒂部，深达关节。（D）切口用尼龙线进行简单的全层闭合

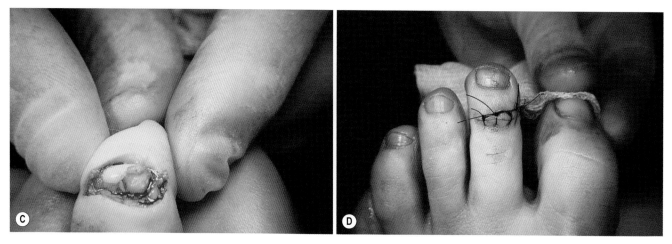

图 25.31 （续）

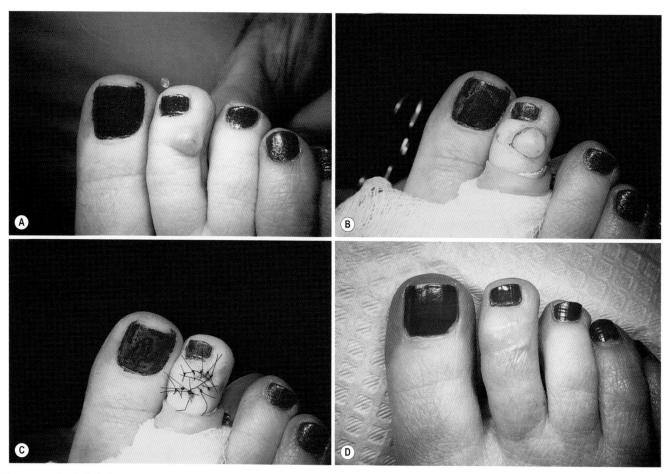

图 25.32 足趾黏液囊肿。（A）第二趾远端外侧的大囊肿。（B）完全切除病灶，设计单叶旋转皮瓣。（C）皮瓣转移并缝合后。（D）术后 6 周最终外观

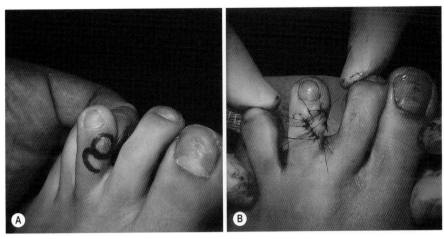

图 25.33 足趾黏液囊肿。（A）皮瓣设计在囊肿的近端，使其可向远端和内侧旋转。（B）旋转后皮瓣基底部有良好的近端血供

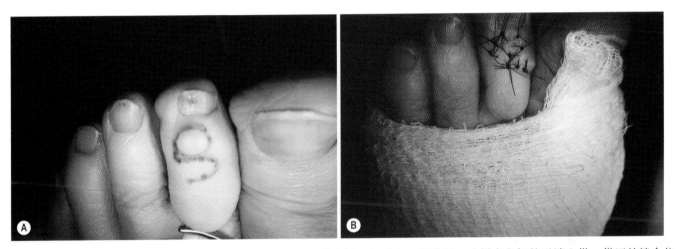

图 25.34 足趾黏液囊肿。（A）在足趾松弛皮肤张力线处设计皮瓣。（B）切口闭合后，皮瓣有良好的近端血供，供区的缝合位于皮肤皱襞内

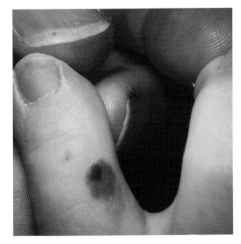

图 25.35 复合痣。病灶远端边缘隆起，且色素沉着较深

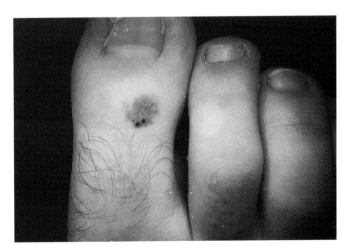

图 25.36 复合痣。病灶中央隆起，色素沉着比一般病灶要浅。通过切削活检确诊

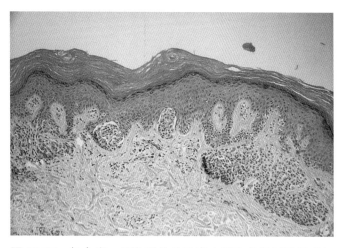

图 25.37 复合痣。显微照片显示真皮层和交界区可见痣细胞巢（HE，×40）

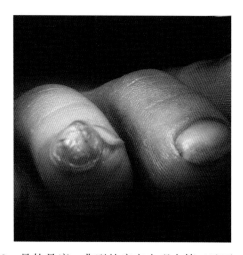

图 25.38 骨软骨瘤。典型的病变出现在第三趾下，先前被诊断为疣

起的。治疗选择通常是手术切除。甲下病变通常需要拔甲后切除整个肿瘤（图 25.39）。

骨赘（甲下外生骨疣）

甲下外生骨疣是一种生长缓慢的孤立性骨赘，常位于踇趾远节趾骨的背内侧（图 25.40、图 25.41），最常见于 20~40 岁的成年人。由于其位置特征，甲下外生骨疣可能是导致趾甲内生或钳形趾甲畸形的一个因素。甲下外生骨疣与骨软骨瘤的不同之处在于其大小相对较小（<0.5 cm），其表面是纤维软骨帽而不是透明软骨帽，且治疗后复发率极低。病变常继发于趾甲外伤。可选择的治疗方法是通过趾尖远端的鱼嘴样切口切除甲下外生骨疣（图 25.42），或者，如果病灶体积过大而无法用这种方法切除时，则可通过拔甲后切开甲床来显露（图 25.43）。

外生骨疣的另一种类型见于趾间关节周围（图 25.44），这可能与关节炎或干性滑膜炎有关。治疗方法是手术切除并完全切除受累的骨组织。切除病变时须注意避免损伤关节。大多数情况下，在病灶周围采取弧形皮肤切口，效果优于直形切口。

化脓性肉芽肿

这是一个错误的命名，因为该肿物既没有感染，也不是肉芽肿，但这仍然是大家公认的名字。这种生长快、呈粉红色至鲜红色的血管性肿瘤可能被误认为是恶性肿瘤。病变通常发生于儿童和年轻人，经常出现在受过轻微外伤的区域和靠近嵌甲的地方（图 25.45）。带蒂病变非常脆弱，容易出血，直径从几毫米到几厘米

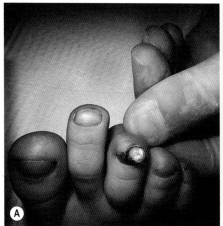
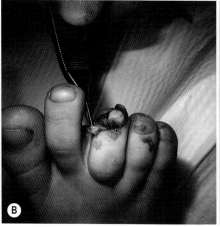
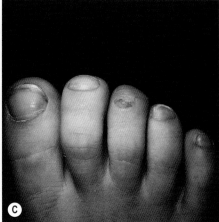

图 25.39 骨软骨瘤。（A）趾甲撕脱，露出病变的软骨帽。（B）甲床和软组织从病变处回缩至趾骨周围。骨软骨瘤被很好地切除，基底被刮除。（C）术后 6 周外观。趾甲已长出

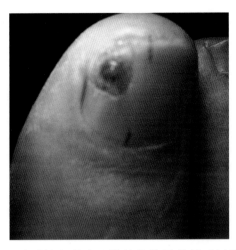

图 25.40　甲下外生骨疣。常见的位置是足趾远端内侧甲下区

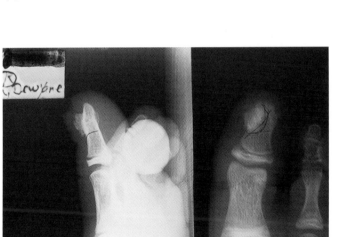

图 25.41　甲下外生骨疣。远节趾骨背内侧甲下外生骨疣的典型 X 线表现

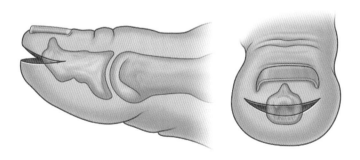

图 25.42　示意图：在不拔甲的情况下，使用鱼嘴形切口显露甲下外生骨疣

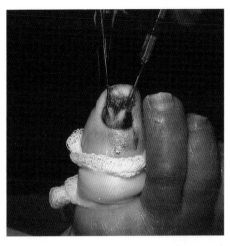

图 25.43　甲下外生骨疣。拔甲后，在远端 1/2 甲床处做纵行切口显露并完整切除甲下外生骨疣，然后精细缝合甲床

不等。化脓性肉芽肿的基底可能有一圈厚厚的表皮，称为围领。治疗方法包括电切，硝酸银处理病灶基底部，或手术完全切除后缝合。

疣

足趾疣相对常见，有几种不同的类型。最常见的疣是寻常疣（图 25.46 ）。甲下疣、甲周疣、丝状疣、平面疣和足底疣也可出现在足趾。疣是由人乳头瘤病毒（HPV）引起的。为了便于识别，HPV 根据 DNA 组成的不同采用不同的数字加以区分。疣的治疗包括简单的酸腐蚀、冷冻疗法、钝性剥离和刮除。

足趾软组织成角畸形矫正

许多外科手术已经描述了如何矫正第二至第五趾畸形。大多数手术是为了矫正足趾力线不良和减轻症状，也有一些是为了矫正足趾的成角畸形或改善外观。在下文将要讨论的大多数病例中，足趾畸形都是柔性的。无论是皮肤挛缩，伸肌或屈肌肌腱挛缩，或骨力线不良，畸形的矫正都应当针对病因来进行。

畸形平面

主要的矢状面畸形包括典型的锤状趾畸形（图 25.47 ）、爪形趾畸形（图 25.48 ）和槌状趾畸形（图 25.49 ）。在大多数情况下，这些畸形常见于第二、三、四趾，偶见于第五趾（图 25.50 ）。单发的矢状面锤状趾畸形最常累及第二趾，单发的槌状趾畸形则常发生在第四趾。相比之下，爪形趾通常会影响不止一个足趾，

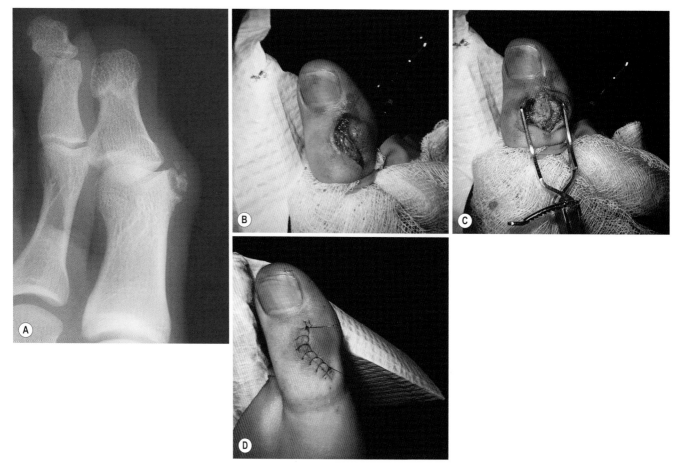

图 25.44 趾间关节外生骨疣。（A）X 线片显示姆趾趾间关节外生骨疣的范围。（B）在姆趾背内侧做一个弧形切口。（C）切口向深部显露，完整切除外生骨疣。（D）用尼龙线缝合

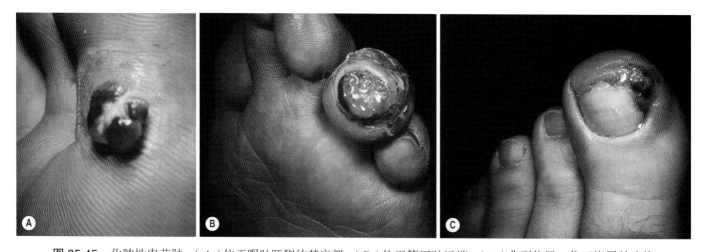

图 25.45 化脓性肉芽肿。（A）位于姆趾跖侧的基底部。（B）位于第四趾远端。（C）典型位置：位于嵌甲的边缘

且常累及第二至第五趾。

冠状面（额面）畸形，足趾内翻或外翻畸形，伴有内收或外展畸形，可累及任何足趾，但更常见于第四趾和第五趾（图 25.51、图 25.52）。经常出现的是趾内收畸形，或被称为趾内收内翻畸形。

水平面畸形包括趾骨纵轴相对于跖骨长轴的内偏或外偏，而不包括旋转。这种情况最常累及姆趾（图 25.53），称为姆内翻或姆外翻，第二趾也可能受累，

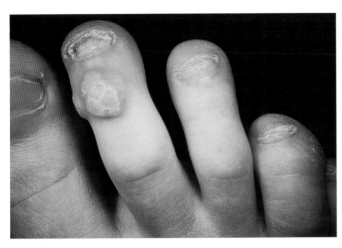

图 25.46　寻常疣。常见于足趾

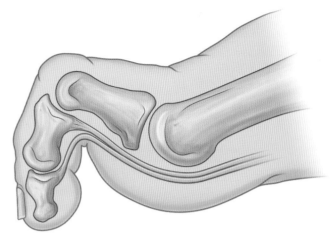

图 25.48　爪形趾畸形。近节趾骨背伸，中、远节趾骨跖屈

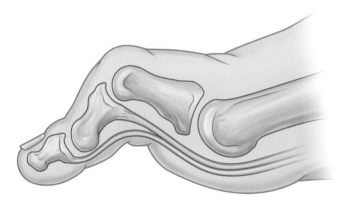

图 25.47 锤状趾畸形。矢状面畸形包括近节趾骨背伸，中节趾骨跖屈，以及远趾间关节过伸

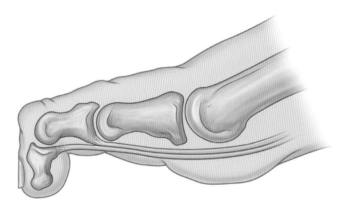

图 25.49　槌状趾畸形。这主要是由于远节趾骨跖屈

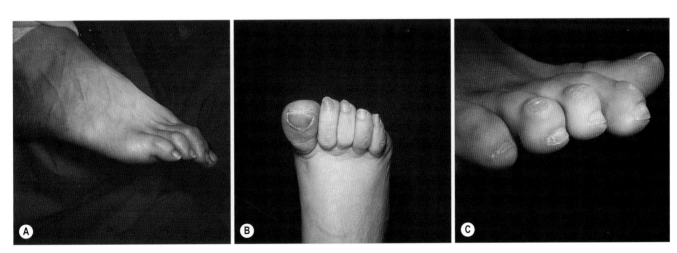

图 25.50　多个足趾畸形。（A）锤状趾畸形。（B）爪形趾。（C）槌状趾

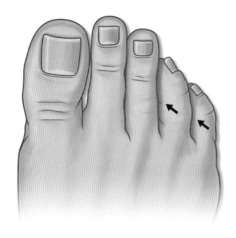

图 25.51 冠状面内收内翻畸形。第四趾和第五趾倾斜和旋转示意图

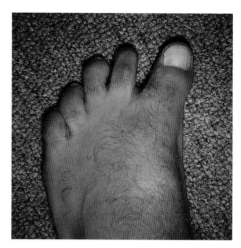

图 25.53 水平面畸形。姆趾内翻

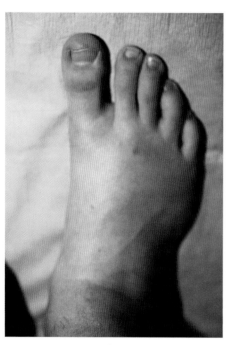

图 25.52 冠状面内收内翻畸形。第四和第五趾畸形的临床病例

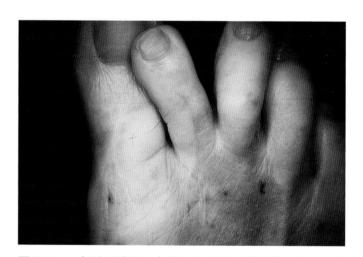

图 25.54 水平面畸形。中度的水平面畸形伴第二趾向内侧半脱位

发生第二趾向内侧半脱位（图 25.54）。当第二趾水平面畸形严重且跨过姆趾背侧时，称为交叉趾畸形（图 25.55）。在年幼的儿童中，足趾的水平面畸形可能是向外侧的，而不是典型的向内侧（图 25.56）。这种情况有时被称为趾外展，是一种先天性畸形。

肌腱切断术

切断挛缩肌腱的手术被称为肌腱切断术，它可能涉及趾长伸肌腱或趾长屈肌腱。这可能是一个单独的手

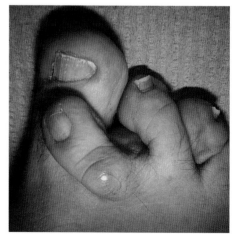

图 25.55 重度的第二趾水平面畸形（第二趾交叉趾畸形）

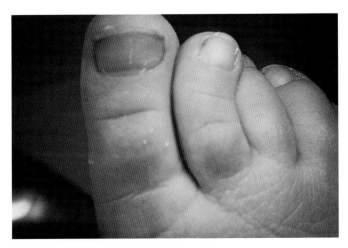

图 25.56　儿童足趾水平面畸形伴外侧偏斜

术，也可能涉及多个足趾，还可能需要与皮肤手术相结合。在许多情况下，这种手术被认为是一种临时性的措施，因为肌腱切断术后畸形经常会复发。此手术适用于儿童、老年，或不能耐受复杂手术的患者。

简单的伸肌腱切断术是用小手术刀在跖趾关节近端肌腱的一侧做一个小的穿刺切口（图 25.57）。手术刀片首先平放于伸肌腱下方，然后伸直足趾，同时刀锋转向上方切断肌腱。再将刀片转回水平位置并从切口中取出。伤口可以采用单纯缝合或 Steri-Strip 免缝胶带，或常常无须缝合。肌腱切断术后须将足趾维持在矫正位置长达 4 周，以便在愈合时维持力线。

屈肌腱切断术是在趾间关节下方肌腱的一侧做一个小切口（图 25.58）。刀片平放于趾骨和屈肌腱之间。使足趾位于伸直位，刀片朝屈肌腱方向向下转动，切断肌腱。肌腱切断时通常会触到断裂感并听到咔嗒声。在大多数情况下，足趾畸形会立即得到改善。这种方法对槌状趾有效，也可用于其他矢状面足趾畸形。在步态周期的站立相，患者可能会失去少许的足趾抓地把持力，但这相对于原先存在的屈曲畸形来说一般是可以接受的（图 25.59）。

足趾肌腱延长术

在这里，足趾的肌腱延长是指趾长伸肌腱延长。此手术通常与锤状趾畸形的骨性手术相结合，或与跖骨手术相结合。与肌腱切断术不同的是，后者是将肌腱完全切断，而肌腱延长术是通过使用 Z 形切断技术来延长肌腱（图 25.60）。在跖骨背侧腱帽的近端做一个小切口，显露肌腱，在肌腱下方放置一个小的扁平工具，如骨刀，以便完整地观察肌腱。在伸肌腱上做 Z 形切口，控制性延长。达到合适的矫正程度后，单纯间断缝合肌腱断端，关闭切口。

足趾肌腱转位术

如果单纯的伸肌腱或屈肌腱切断术不合适，或者是中度到重度的锤状趾畸形，但足趾仍然灵活，肌腱转位术可能更合适。本节只讨论各种类型的屈肌肌腱转位手

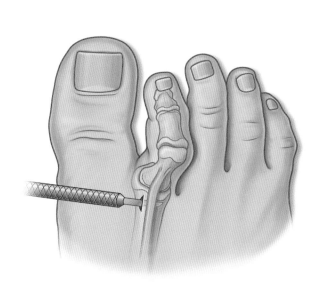

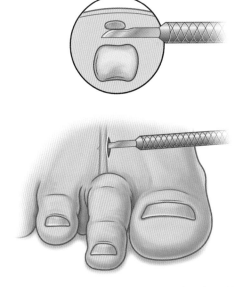

图 25.57　趾长伸肌腱切断术。微型手术刀刀片在跖趾关节近端的伸肌腱旁做一个小切口。刀片穿过肌腱下方，然后刀锋向上旋转以切断肌腱。关闭切口通常只需要一个 Steri-Strip 胶带

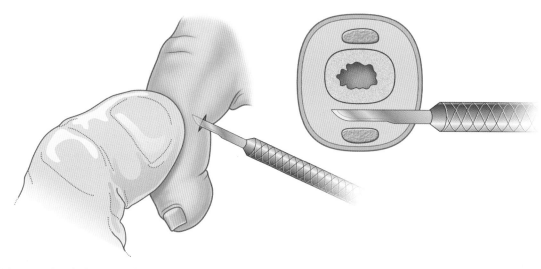

图 25.58　趾长屈肌腱切断术。足趾旁或跖侧小切口，于趾间关节下方，将手术刀插入趾骨与肌腱之间，然后刀锋向下旋转以切断肌腱。大多数病例都不需要缝合皮肤切口

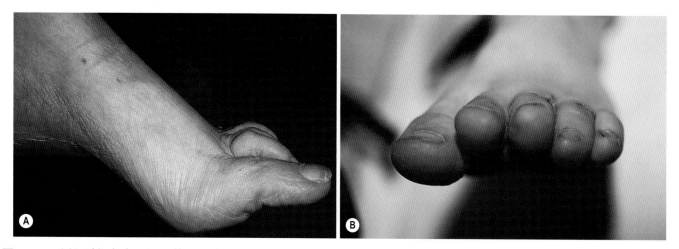

图 25.59　屈肌腱切断术。（A）第二至第五趾屈肌腱挛缩。（B）趾长屈肌腱松解后，挛缩畸形立即得到改善。术前已对患者进行宣教，告知其可能会失去部分足趾屈曲抓握功能

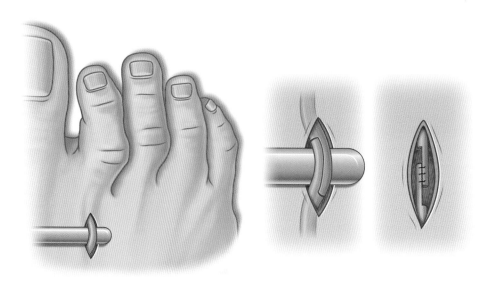

图 25.60　趾长伸肌腱延长。在趾长伸肌腱帽近端做一个小切口，显露趾长伸肌腱，进行 Z 形延长术

术。这些手术可以作为独立的手术来完成，也可以与足趾关节成形术或融合术相结合来处理更为僵硬的畸形。

Girdlestone 足趾肌腱转位手术是指将趾长屈肌（FDL）和趾短屈肌（FDB）肌腱转位到近节趾骨背侧，并与伸肌腱背侧的扩张部缝合。Sgarlato 改良手术是指将趾长屈肌腱劈开并从近节趾骨的两侧转移到背侧后再缝合到一起，并缝合到骨膜上（图 25.61A）。足趾可以选择用克氏针进行固定，以在愈合过程中保持足趾的良好位置。

Kuwada-Dockery 屈肌腱转位是指将趾长屈肌腱通过近节趾骨解剖颈的钻孔转移到背侧（图 25.61B）。然后使足趾维持在矫正后的轻度跖屈位，用可吸收缝线将肌腱从内侧、外侧和中央缝合到伸肌腱上。这种手术如果不进行改良，是无法同期行足趾关节成形或融合术的。按上述步骤完成后，足趾通常不是用克氏针固定，而是用夹板式敷料维持 3~4 周，或至少维持到拆线。

Schuberth 屈肌腱转位是指通过近节趾骨基底部的钻孔而不是解剖颈的钻孔，将趾长屈肌腱转位到背侧（图 25.61C）。手术的其他过程都与 Kuwada-Dockery 转位术相同。此手术可同时进行近趾间关节的成形术或融合术，并可为跖趾关节的跖屈提供更好的支点。

所有的屈趾肌腱转位术都可能导致术后足趾肿胀。大部分水肿会在术后 3 个月内消退。按摩和加压包扎有助于减轻肿胀和加快愈合。此外，许多足趾在术后会出现僵硬，术前将其告知患者很重要。我们经常将这类手术称为"软融合"（soft fusion），因为术后足趾的功能与关节融合术非常相似。

皮肤手术矫正柔性足趾畸形

当软组织和皮肤挛缩导致柔性畸形或力线不良时，可以通过皮肤手术来矫正，而不是肌腱转位或截骨手

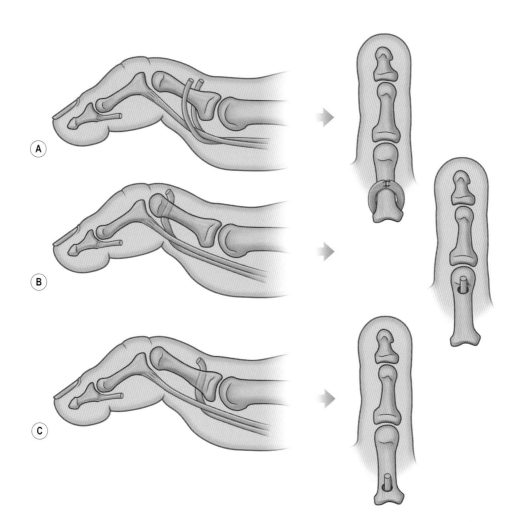

图 25.61　屈肌腱转位术。（A）Sgarlato 趾长屈肌腱劈开转位术。（B）Kuwada-Dockery 近节趾骨远端钻孔趾长屈肌腱转位术。（C）Schuberth 近节趾骨近端钻孔趾长屈肌腱转位术

术。在有些病例中，这种软组织矫正是非常简单的，在另一些病例中，会涉及更多方面。尽管如此，每一个手术都应当提供最优的风险效益比，给患者一个合适的临床预后。

皮肤楔形切除纠正足趾力线

皮肤楔形切除是最容易进行的软组织手术，旨在减少多余的皮肤或帮助重新复位力线不良的足趾。可以设计一个倾斜的楔形皮肤切除来矫正处于内收、内翻位的第五趾（图25.62）。也可以于足趾远端背侧设计一个横向的楔形皮肤切除来矫正槌状趾畸形（图25.63、图25.64）。当存在多个足趾畸形时，特别是当各个足趾畸形方向不同时，皮肤楔形切除术对于矫正多个足趾畸形非常有用（图25.65）。另一个皮肤楔形切除术的适应证是缩窄增大的足趾（图25.66）。在这个病例中，并没有矫正多少角度异常，主要是将足趾的直径显著减小，使其穿鞋更加舒适。

皮肤Z形成形术纠正足趾力线

Z形皮肤成形术是一种强有力的用于延长收缩皮肤从而矫正足趾畸形的手术。本手术可用于任何由软组织或瘢痕挛缩导致的足趾畸形，还可同时联合其他手术，如骨性手术。Z形皮肤成形术最常用于矫正背侧皮肤挛缩导致的第五趾背伸重叠畸形（图25.67）。该手术也适用于背侧挛缩和抬高的第二趾（图25.68）（参见第16章）。

骨性手术矫正足趾畸形

尽管之前说过，本节的讨论将集中在足趾软组织矫正上，但仍有必要简要综述较常见的骨性手术。这些手术适用于涉及足趾的各种情况，从简单的关节切除成形术到更复杂的皮肤、肌腱和骨联合手术。

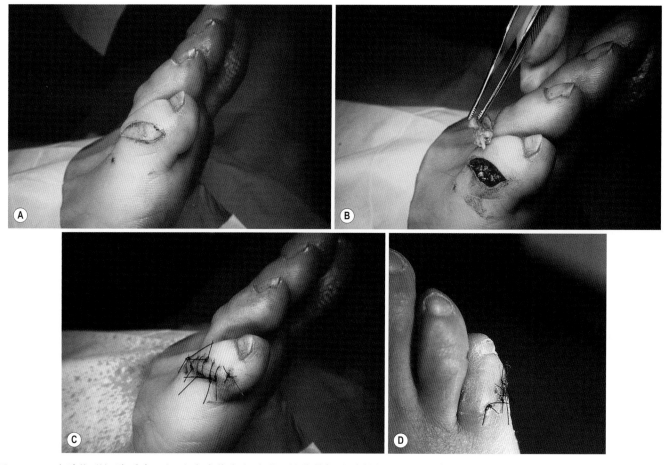

图25.62 皮肤楔形切除手术。（A）在内收内翻畸形趾的背外侧设计斜行的楔形皮肤切除。（B）将楔形皮肤连同皮下组织和部分关节囊一起切除。（C）整个切口区域用尼龙线进行单纯间断缝合。（D）术后第1周随访，足趾位置明显改善

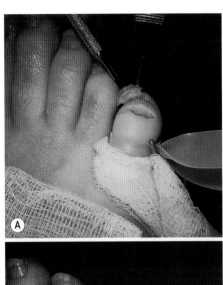

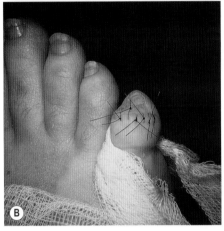

图 25.63　皮肤楔形切除手术。（A）在第五趾远端背侧做横向的皮肤楔形切除，矫正槌状趾。（B）缝合时的外观，畸形得到矫正

关节成形术

　　简单的关节成形术是一种流行多年的手术方式。值得注意的是，当这个手术单独应用于第二趾或第三趾时，若不联合其他增强稳定性的手术，可能会出现足趾力线不良。关节成形术作为独立手术最常用于第四趾和第五趾，偶尔用于第三趾（图 25.69）。

　　20 世纪 60 年代中期，KH Lau 医生开发了一种简化的关节成形术，称为"24 小时锤状趾手术"（Lau 医生 1969，私人通信）。这项技术适用于第四趾尤其是第五趾（图 25.70）。这个名字来源于患者可以在手术后 24 小时内穿着软底鞋行走。手术完成闭合切口后，无菌敷料覆盖，弹力绷带加压包扎，以防止术后出血和水肿。

关节成形术或关节融合术联合屈肌腱转位

　　这种骨性和肌腱联合手术在第二和第三趾很常见。在这些足趾中，其力线和稳定性比第四趾、第五趾更

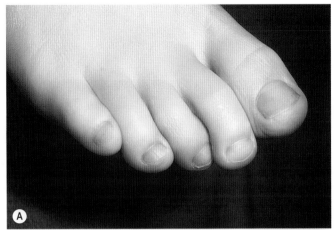

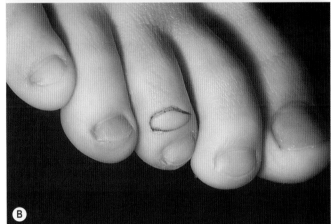

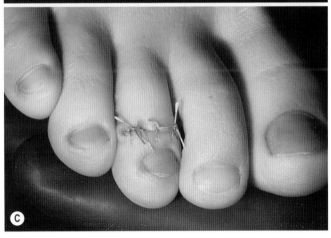

图 25.64　皮肤楔形切除手术。（A）第三趾槌状趾畸形。（B）在第三趾远端背侧做横向的皮肤楔形切除，矫正槌状趾。（C）缝合时的外观，畸形得到矫正

重要（图 25.71）。但这并不意味着该手术不适用于第四趾；然而，第五趾很少应用联合手术。

足趾过长的治疗

　　对于足趾过长的病例，可采取一些不破坏关节的短缩手术（图 25.72）。如果同一只足的某些足趾太短，

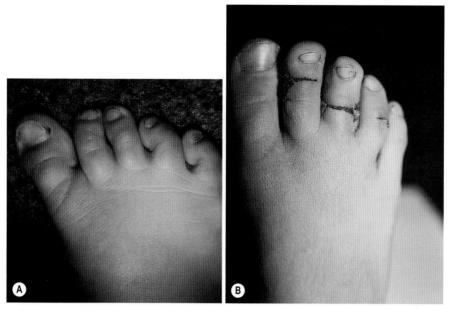

图 25.65　皮肤楔形切除手术。（A）多个足趾力线不良，且方向不同。（B）使用皮肤楔形切除手术矫正所有的足趾畸形，拆线时的外观

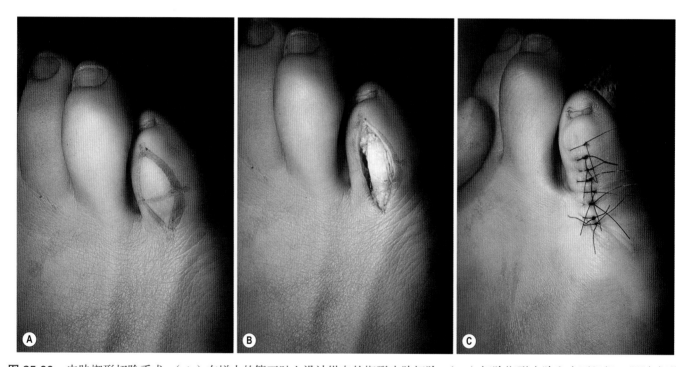

图 25.66　皮肤楔形切除手术。（A）在增大的第五趾上设计纵向的楔形皮肤切除。（B）切除楔形皮肤和皮下组织，肌腱成形。（C）伤口闭合后，足趾的直径明显减小

可以将从较长足趾上取下的骨转移到较短的足趾上，以恢复长度。如果足趾存在抬高畸形，可同时行屈肌腱转位术。Kuwada-Dockery 手术是指在近节趾骨行骨干部分切除术，必要时可在中节趾骨行骨干部分切除术，以矫正足趾过长。对于短缩的足趾，可于近节趾骨截骨后，将从长趾骨切除的骨段植入短趾骨的截骨端。将克氏针穿过足趾，以重新固定并维持足趾的正确位置（图25.73）。克氏针大多不需穿入跖骨头，通常一个足趾需

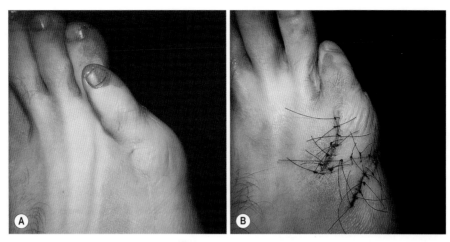

图 25.67　Z 形成形皮肤延长术。（ A ）背侧挛缩和重叠的第五趾畸形。（ B ）缝合后的外观，畸形得到矫正

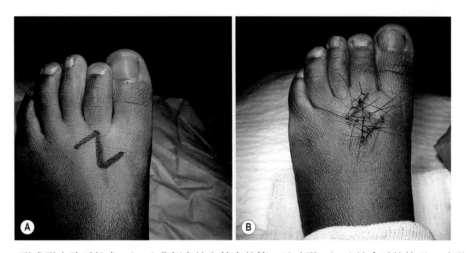

图 25.68　Z 形成形皮肤延长术。（ A ）背侧挛缩和抬高的第二趾畸形。（ B ）缝合后的外观，畸形得到矫正

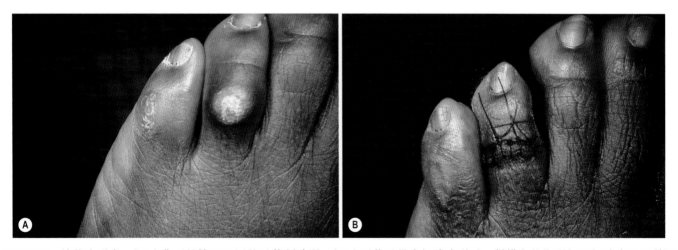

图 25.69　关节成形术。（ A ）典型的第四趾锤状趾伴硬鸡眼。（ B ）近节趾骨头切除成形后，做横向的楔形切口切除病灶及其深层软组织

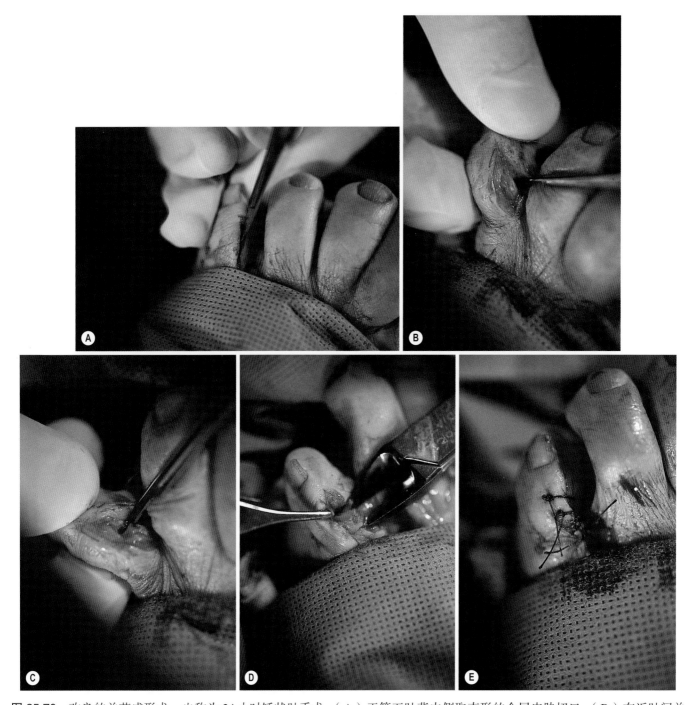

图 25.70 改良的关节成形术，也称为 24 小时锤状趾手术。（A）于第五趾背内侧取直形的全层皮肤切口。（B）在近趾间关节处切断内侧关节囊和内侧副韧带，显露趾骨头。不要损伤或切除其他软组织。（C）近节趾骨头于外侧副韧带处小心游离。（D）使用咬骨钳切除近节趾骨头，检查剩余趾骨边缘是否锐利。（E）足趾复位后，间断缝合切口

穿入两枚克氏针，以维持稳定，防止旋转。如果克氏针穿入跖骨，建议在拔除克氏针前避免负重，以防克氏针弯曲（图 25.74）。当克氏针只固定足趾时，患者可以更快负重。克氏针通常固定 4~6 周后可在门诊拔除，且多数可在无麻醉的情况下简单地将其旋出。

分期联合手术

有时足的联合手术需要分期进行。通常先进行部分手术，当痊愈后，再进行下一部分手术。在某些病例中，这是必要的，因为医生或患者会担心一次做太多手术，也可能是需要在初步手术愈合后重新评估足趾位置，然后再决定下一步手术方案。

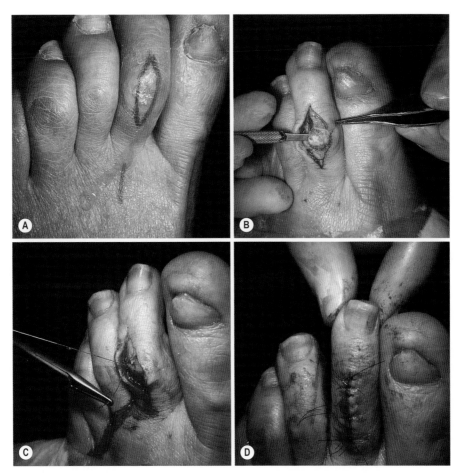

图 25.71　关节成形术联合屈肌腱转位。（A）于第二趾设计楔形皮肤切口用于切除背侧鸡眼，以及一个小切口用于肌腱延长并切开跖趾关节囊。（B）深部软组织拉开后，显露和切除近节趾骨头。（C）显露趾长屈肌腱，将其切断、劈开并转移到足趾背侧，与软组织缝合。（D）切口采用单纯间断缝合

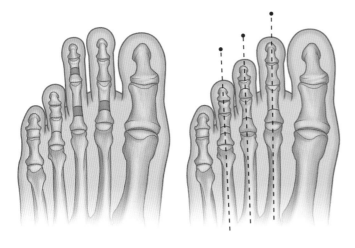

图 25.72　采用 Kuwada-Dockery 手术矫正足趾过长畸形。切除标记的骨段后，使用克氏针固定使足趾稳定在正常位置。如果存在短趾，从长趾切除的骨段可以作为短趾延长的移植物。如果足趾抬高，则可能需要做屈肌腱转位术

　　在大多数情况下，建议先做较复杂的手术，再做相对简单或容易的手术。足趾分期手术的一个例子是一期先做姆趾的短缩或力线矫正截骨手术，然后二期再进行其余足趾的手术（图 25.75）。另一个例子是当第一跖列需要进行复杂的多处截骨或融合手术时，应当在一期完成这些手术，而严重的足趾挛缩畸形则在二期进行手术矫正（图 25.76）。有些人认为所有的手术应该同期完成。有些人则建议有时需让重要的手术分期进行，待一期手术愈合后再进行二期手术。外科医生须根据自己的判断对特定的患者和特定的手术类型选择分期手术或同期手术。

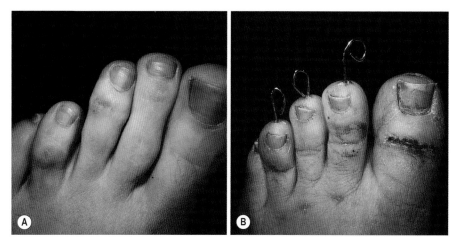

图 25.73   采用 Kuwada-Dockery 术矫正足趾过长畸形。（A）第一、二、三趾过长伴皮肤挛缩，第四趾短缩，导致患者左足不适和苦恼。右足外观正常。（B）第二、三趾缩短，第四趾延长，踇趾趾间关节融合术后。同时进行了伸肌腱切断和屈肌腱转位术。克氏针用于固定中间 3 个足趾直至愈合

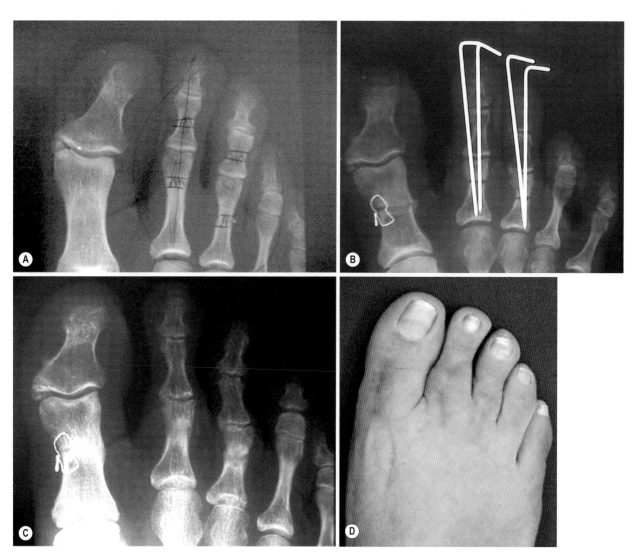

图 25.74   采用 Kuwada-Dockery 手术矫正足趾过长畸形。（A）有症状的第二、三趾过长畸形的术前 X 线片。（B）术后 X 线片显示：每个足趾采用两枚克氏针固定以防止愈合过程中出现旋转。（C）术后 6 周 X 线检查。（D）足趾复位后的足部外观

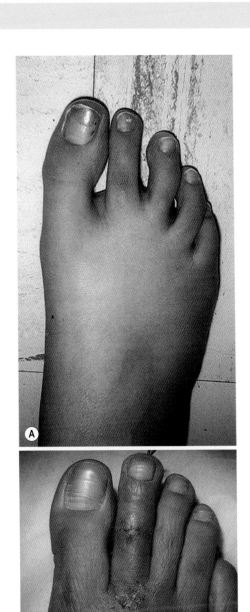

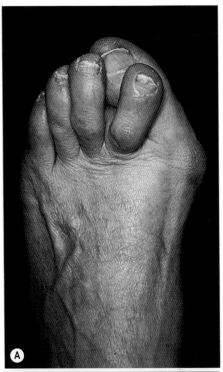

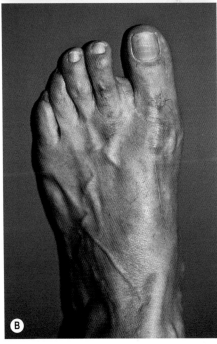

图 25.75 分期联合手术。（A）术前足趾力线不良。（B）术后外观。一期手术短缩跛趾并纠正其力线，6 个月后，二期行第二趾融合术，在跖趾关节背侧做一个小的 V–Y 成形术，其余足趾做肌腱切断术

足趾并趾手术

　　在足外科中，最初的并趾手术是用于切除跖骨头或近节趾骨基底后的不稳定足趾。由于这两种手术的使用频率下降，故足趾并趾手术的使用逐渐减少，但仍可用于一些病变。患者必须清楚地知道并趾手术后的最终结果和外观。如果存在趾间感染，则在进行并趾手术前必须完全控制感染。

图 25.76 分期联合手术。（A）术前足趾力线不良。（B）术后 1 年外观。重建手术包括一期 Lapidus 融合术和跛囊切除术，几个月后进行二期手术，融合第二趾趾间关节并行屈肌腱转位术，其余各趾行肌腱切断术

　　不建议单独行第三、四趾并趾手术，因其可能导致第三、四趾蹼的功能问题。这是由于步态周期中足内、外侧柱的内在活动轴线恰好通过第三、四跖列。第三、四趾的趾蹼成形术会破坏患者前足的平衡，导致这两个足趾的并趾手术失败率很高。第一、二趾，第二、三

趾，或第四、五趾的趾蹼成形术则不会出现这样的应力问题。

有四种主要的并趾手术，包括：微型趾蹼成形术，通常用于治疗软鸡眼；部分趾蹼成形术，主要用于第四、五趾手术；梭形趾蹼成形术，主要用于第一、二趾手术；以及全长趾蹼成形术，适用于整个足趾需要加强稳定的情况。

微型趾蹼成形术

这是并趾手术中最简单、牵涉面积最小的手术。这一术式经常用于切除趾间基底部的软鸡眼（图 25.77）。使用手术记号笔，在第四、五趾间画出软鸡眼的轮廓，然后把第四、五趾从两侧挤到一起。这样能以镜像的方式得到手术的最终轮廓。只切除趾蹼基底的皮肤，保持皮下组织完整。然后用尼龙线间断缝合伤口。也可以采用连续缝合以加快缝合速度。这种手术不适合严重不稳定的足趾，因为它不能给相邻的足趾提供足够的稳定性。

部分趾蹼成形术

这种类型的并趾手术主要用于第四、五趾（图 25.78），但也可以用于其他足趾。该术式通常是为了获得一个相对正常的足趾外观，而不是为了将足趾并在

一起。使用外科记号笔，在第五趾内侧缘 U 形勾勒出软鸡眼或近端趾蹼，然后把第四、五趾挤到一起，将第五趾内侧的 U 形轮廓复刻到第四趾外侧，在两趾间构成一个匹配的形状，再沿着轮廓切开。做该手术时，要于跖侧皮肤去掉一块小月牙状皮肤，以避免在趾蹼跖侧产生"狗耳状"皮肤凸起。同样，皮下组织要保持完整，除非有其他原因需要将其切除。然后用可吸收或不可吸收缝合材料缝合伤口。可采用多次间断缝合，但连续缝合技术缝合速度更快，且与间断缝合的最终结果相同。另外对患者来说，拆除多处缝线更为烦琐。如果使用的是不可吸收线，首先切断缝线末端，再用一个小的皮拉钩将线圈拉出。

梭形趾蹼成形术

这是部分趾蹼成形术的另一种类型，主要用于第一、二趾，但也可以用于第四、五趾（图 25.79）。该手术要在拇趾外侧画个"V"形，然后将第一、二趾挤到一起，这会在第二趾内侧留下一个镜像图形。当在第四、五趾进行手术时，首先在第五趾内侧画个"V"形，再将其转移到第四趾外侧。与部分趾蹼成形术一样，皮肤沿此轮廓被切开，切除梭形皮肤，保留完整的皮下组织。然后如前所述闭合伤口。

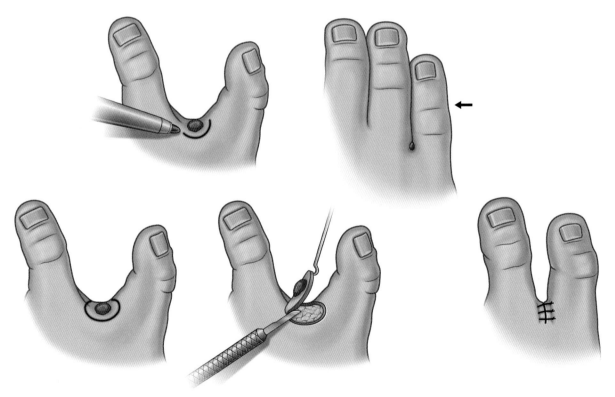

图 25.77　微型趾蹼成形术。用记号笔画出病变轮廓，将两趾按在矫正位置，以镜像转移的方式得到最终的切口轮廓，按最外的轮廓切开，切除深部的趾蹼皮肤和病灶，保留完整的的皮下组织，单纯间断缝合伤口

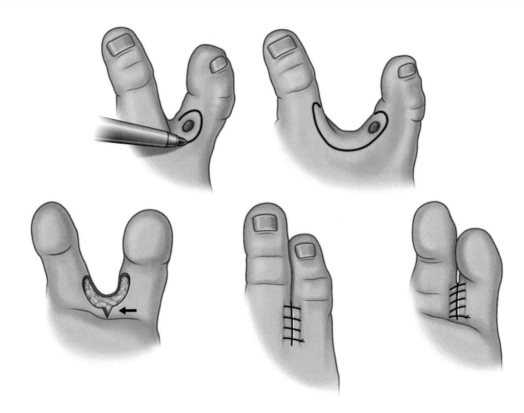

图 25.78　部分趾蹼成形手。用记号笔于第五趾内侧画个 U 形，标出病灶轮廓，将第四、五趾挤到一起，U 形轮廓则被转移到第四趾外侧。于趾蹼处沿轮廓切开，在跖侧去掉一块小月牙状皮肤，以便于更好地缝合跖侧。使用连续缝合从跖侧缝至背侧。所有缝线缝合完毕后，按顺序收紧缝线，于背侧打结

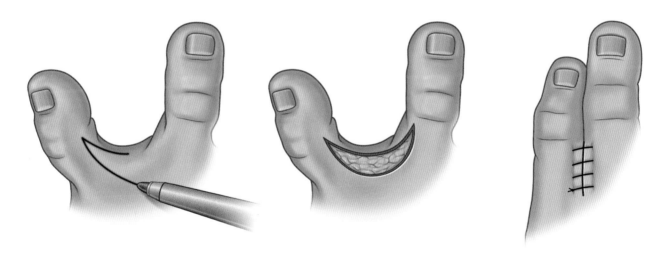

图 25.79　梭形趾蹼成形术。记号笔于第五趾内侧画出"V"形轮廓。将第四、五趾挤到一起，得到梭形轮廓，沿该轮廓于趾蹼处做梭形切除，然后关闭切口重建趾蹼

全长趾蹼成形术

此术式适用于整个足趾需要稳定的情况或治疗慢性复发性趾蹼感染时（图 25.80）。在发生趾蹼感染或趾间隙浸渍的情况下，必须在进行趾蹼手术前彻底解决这些

问题。当第五趾多余的骨头被切除导致连枷趾时，这种术式特别有用。全长趾蹼成形术是部分或梭形趾蹼成形术的扩大手术，手术范围需涉及整个趾间间隙来实现并趾。

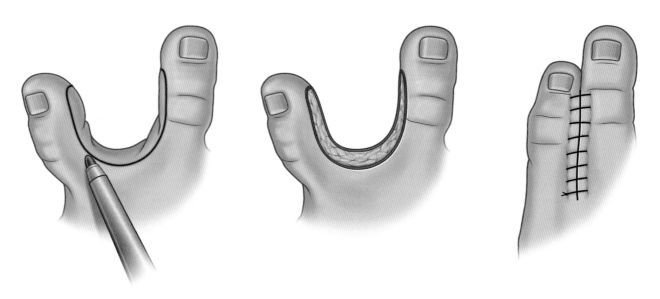

图 25.80 全长趾蹼成形术。其在本质上与部分趾蹼手术相同，只是组织切除尽量延伸到较短趾的远端。这是治疗连枷趾或松软趾的首选方法

改良的并趾手术

这种并趾手术是唯一不需要从趾间间隙切除组织的技术。手术需要在受累足趾之间做一个"Y"形切口（图 25.81）。首先在较短趾的趾间侧面标记一条直线，再将两个相邻的足趾挤到一起，以镜像的方式得到一条与之匹配的直线，构成"V"形。然后在足背跖骨间画出"Y"形的柄部。沿标记线切开至皮下组织。可根据需要进行软组织松解术、关节囊切开术、肌腱切断术或骨性手术。然后从跖侧缝合至背侧。可使用可吸收或非吸收性缝合材料做连续缝合或单纯间断缝合。

这种改良使手术更快更简单，但会在足背遗留更明显的瘢痕。该手术不适用于存在趾间隙浸渍或慢性复发性感染的情况。此外，在有些病例中，这种类型的并趾手术如果没有切到较短足趾的远端，仍可能会存在趾蹼不稳定。

这些不同类型的并趾手术当前的适应证包括：第五趾连枷趾（图 25.82）；慢性软鸡眼（图 25.83）；慢性不稳定锤状趾（图 25.84）；重叠的第五趾（图 25.85）；骨髓炎病灶切除后（图 25.86、图 25.87）；慢性趾蹼间感染（图 25.88），踇内翻（图 25.89、图 25.90）或踇趾锤状趾（图 25.91）术后稳定踇趾。

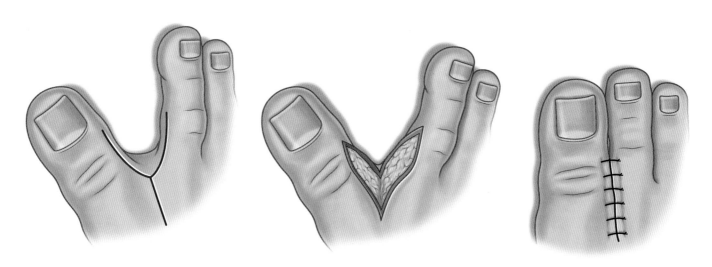

图 25.81 改良的趾蹼成形术。在较短趾的趾间侧中线处画一条直线，将相邻的足趾挤到一起，得到"V"形。然后在足背画出"Y"形的柄部，沿标记线切开至皮下组织层。切口自跖侧缝合至背侧，采用间断缝合或连续缝合

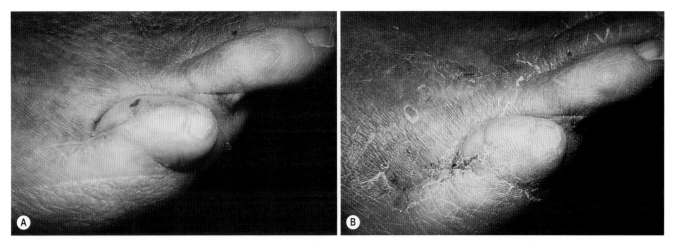

图 25.82 连枷趾的趾蹼成形术。（A）这个短小的第五趾连枷趾会卡住患者的袜子，但患者拒绝截趾。（B）全长趾蹼成形术达到稳定足趾和美观的目的

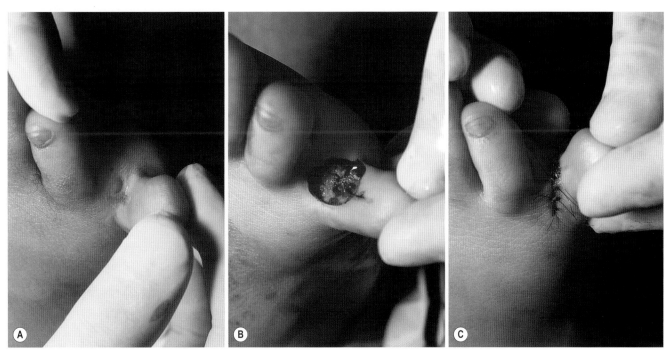

图 25.83 微型趾蹼成形术治疗软鸡眼。（A）趾蹼底部软鸡眼。（B）病变和邻近组织被切除，包括第五趾内侧的部分皮肤。（C）微型趾蹼成形术切口关闭后（*Courtesy of Dr Doug Ichikawa.*）

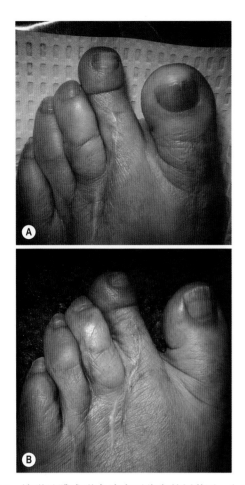

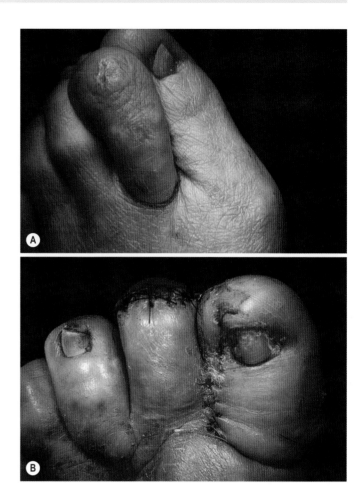

图 25.84　梭形趾蹼成形术治疗不稳定的锤状趾。（A）部分骨切除术后，第三趾非常不稳定，易向背侧脱位。（B）与第二趾的梭形趾蹼成形术显著增加了稳定性

图 25.86　部分趾蹼成形术。（A）第二趾远端慢性骨髓炎合并严重的第一跖趾关节病。（B）第二趾远端部分切除术及第一跖趾关节破坏性手术后，行第一、二趾蹼成形术

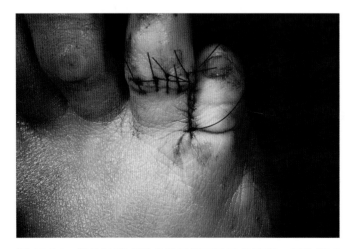

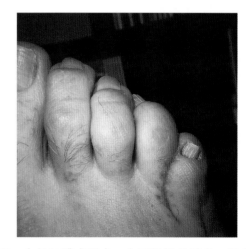

图 25.85　部分趾蹼成形术用于第五趾重叠畸形。切除第五趾近节趾骨后，行第四、五趾并趾手术。第四趾也做了一个横向楔形皮肤切除手术

图 25.87　全长趾蹼成形术。由于慢性骨髓炎，患者的第五跖骨已被完全切除，但为了美观考虑，他想保留第五趾

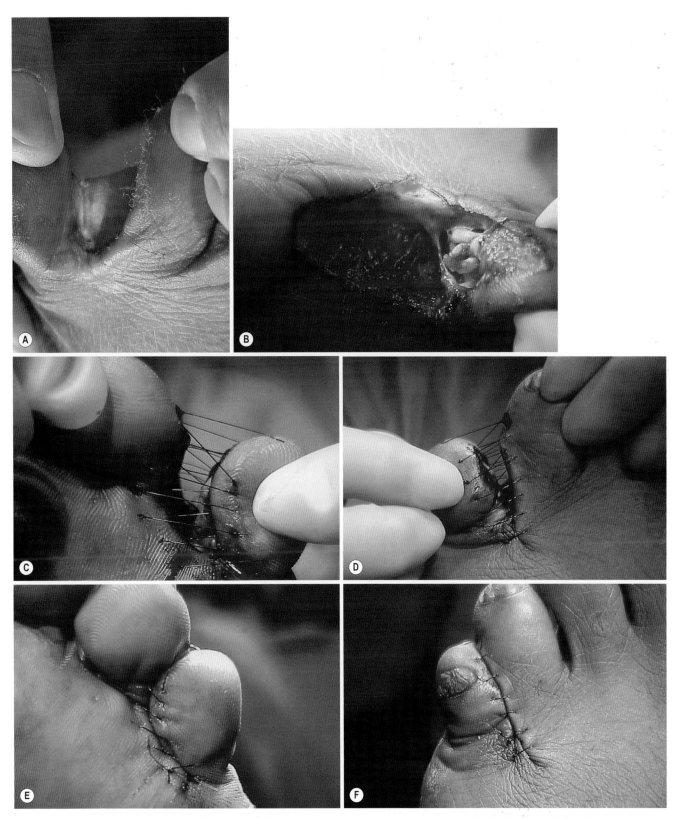

图 25.88 梭形全长趾蹼成形术用于治疗慢性趾蹼间感染。(A)患者第四、五趾蹼间隙存在复发性慢性感染。感染完全控制后，可以行趾蹼成形术。(B)在第五趾内侧做全长的梭形标记，切除趾蹼间皮肤。(C)连续缝合跖侧观。(D)连续缝合背侧观。(E)收紧跖侧缝线。(F)收紧背侧缝线，闭合伤口

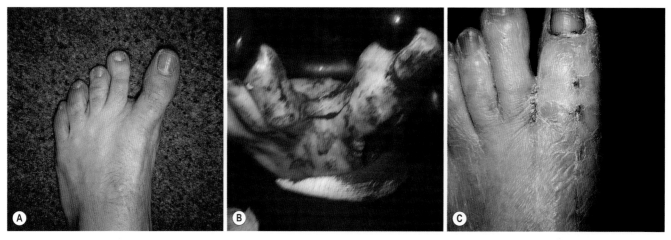

图 25.89　梭形趾蹼成形术用于姆内翻。（A）不稳定的姆内翻。（B）第一、二趾蹼成形术。（C）术后 3 周外观

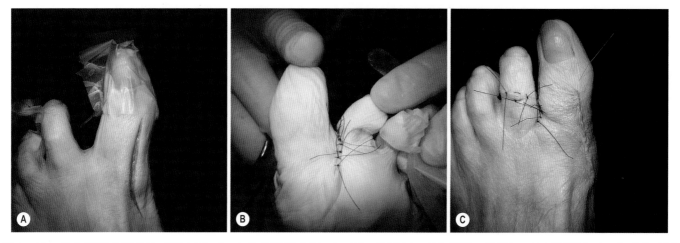

图 25.90　改良趾蹼成形术用于姆内翻。（A）先天性姆内翻。（B）"Y"形切口的柄部位于跖侧，而不是背侧。（C）改良趾蹼成形术的缝合后外观。该手术是为了防止内翻畸形的复发

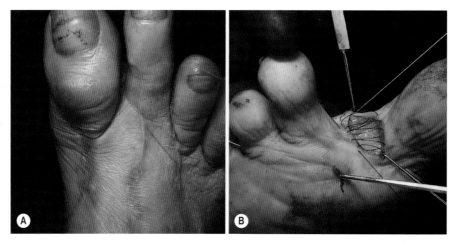

图 25.91　微型趾蹼成形术用于姆趾锤状趾畸形。（A）姆趾锤状趾畸形。（B）微型趾蹼成形术连续缝合时的跖侧观。该手术用于姆趾锤状趾手术矫正后增加姆趾的稳定性

并趾分离手术

先天性并趾畸形是指出生时相邻足趾即经趾蹼紧密相连，后天性并趾畸形则是由外伤或手术所致。并趾在大多数情况是美容问题，因为它通常不对足功能造成影响。并趾矫正手术的常见目的是缓解患者的情绪和心理问题以及美容问题。正因如此，患者必须了解并趾分离手术的潜在风险。由于美容是一个非常重要的优先事项，因此必须明确说明，该手术可能导致瘢痕，有复发风险，甚至可能因血供不足而失去足趾。

并趾畸形的基本分类是不完全型（趾蹼未延伸至受累的足趾末端）和完全型（趾蹼延伸到受累的足趾末端）。此外，并趾也可以分为单纯型（仅限于软组织连接）或复杂型（受累趾骨的大小、形状、数量异常或趾骨相连）。复杂型并趾可能共享了神经、血管及其他解剖结构，使得这一类型更难进行手术分离。因此，最容易处理的是单纯的不完全型并趾。矫正并趾畸形有许多不同的方法，有非常简单的也有极其复杂的。最简单的手术方法也被认为是最安全、风险最小的治疗方法。

矩形皮瓣并趾分离术

这涉及到两个宽矩形皮瓣的设计，一个在足趾背侧，一个在另一趾的跖侧（图 25.92）。使用宽皮瓣覆盖足趾背侧受区时将导致足底受区不能被完全覆盖。足底受区可进一步用伤口移植材料覆盖，或用从足弓处获取的点状皮片覆盖，或让肉芽生长和填充大于 3 周。建议使用软尺精确测量足底皮瓣的大小，但一定要增加皮瓣宽度 2~4 mm（10%），以适应术后肿胀。这将防止皮

瓣紧张，避免皮瓣坏死。皮瓣采用单纯间断缝合，这样可以更好地控制张力，并可根据需要分阶段拆线。在近端间隙内使用折叠丝质敷料或其他细网状敷料隔开，以防止近端间隙皱褶的再融合。这种敷料可以维持 3 周。如果操作得当，这种皮瓣可以使足趾获得良好的功能和漂亮的外观（图 25.93）。这种交替皮瓣的设计看起来相对简单，但是，如果做得不好，皮瓣可能无法提供足够的覆盖，并且术后由于切口张力过大而导致血供不足的发生率很高。此外，由于切口的横行愈合，术后瘢痕挛缩的发生率可能较高。

Z 形皮瓣并趾分离术

这种方法的切口设计更加复杂，需在术前完成深思熟虑的图解（图 25.94）。Z 形成形术的设计是为了减少矩形皮瓣设计中覆盖不足和瘢痕挛缩的问题（图 25.95）。设计背侧皮瓣时，可以是内侧两个三角形皮瓣，外侧一个三角形皮瓣，或与之相反。跖侧皮瓣则设计成与背侧皮瓣的形态相反。Z 形皮瓣使瘢痕挛缩大大减少；但每个三角形皮瓣的存活能力是个问题。单纯间断缝合和减少皮瓣尖端的张力都是至关重要的。拆线后，足趾应轻度加压包扎 2 个月，以防止肿胀和瘢痕挛缩。

梭形植皮并趾分离术

这个手术是最容易规划设计和执行的手术之一。因此，它在瘢痕形成、张力和血管并发症方面的问题较少。手术过程包括用手术刀将两个并趾分开，然后在缺损区植皮（图 25.96）。移植物可以是猪异种皮片（图 25.97）、取自患者跗骨窦区（图 25.98）或前足的中厚

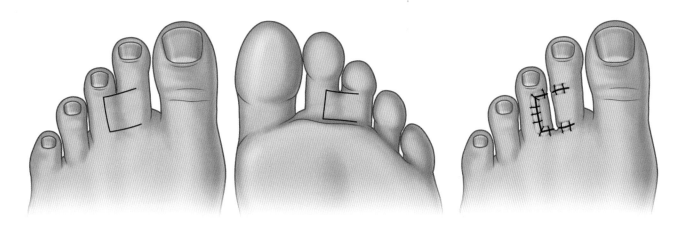

图 25.92　矩形皮瓣并趾分离术。背侧矩形皮瓣横穿并趾，到达另一趾的中轴线处，用于覆盖并趾分离后的创面。在跖侧设计一个类似的镜像矩形皮瓣。仔细解剖出每个皮瓣，让其包绕与之相连的足趾。无张力下小心缝合皮瓣。每个足趾都用加压绷带包扎

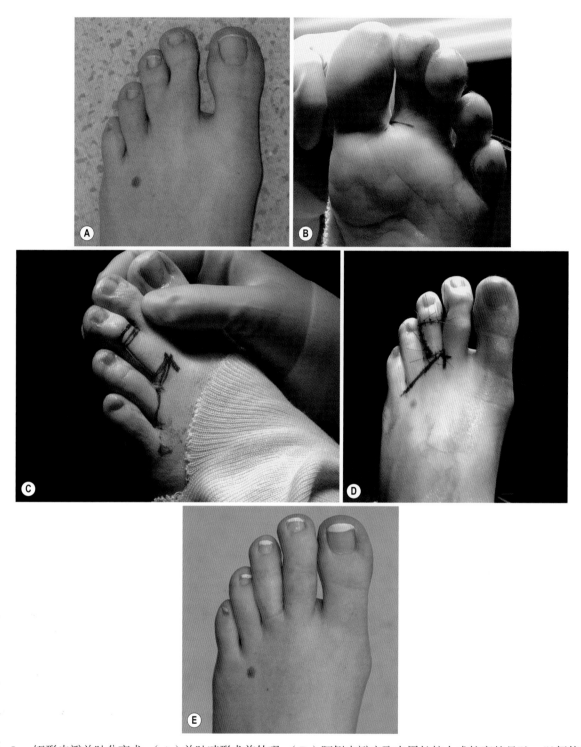

图 25.93　Lee 矩形皮瓣并趾分离术。（A）并趾畸形术前外观。（B）跖侧皮瓣应取自周长较大或较宽的足趾，以便使其完全覆盖背侧受区。背侧覆盖不全会导致线状瘢痕增厚。跖侧皮肤横切口应位于跖骨头抛物线的折痕处。（C）背侧皮瓣的线形切口应接近趾间隙，以掩盖线形瘢痕。（D）使用 4-0 尼龙线单纯间断缝合两个皮瓣。（E）术后外观（*Courtesy of Dr David Lee, Arizona Institute for Restorative Foot & Ankle Surgery, Inc.*）

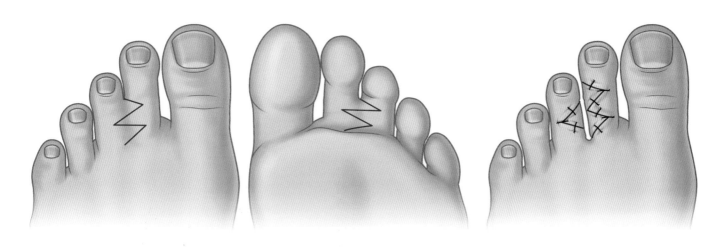

图 25.94 Z 形皮瓣并趾分离手术。以并趾自然分离处为起点，至足趾根部，在背侧设计 Z 形皮瓣，同时在跖侧设计一个镜像 Z 形皮瓣。然后将每个 Z 形皮瓣转移到相应的缺损处。仔细规划和皮瓣设计是重要的，以防止皮瓣无法覆盖创面。再次强调，皮瓣要无张力缝合，以防手术失败

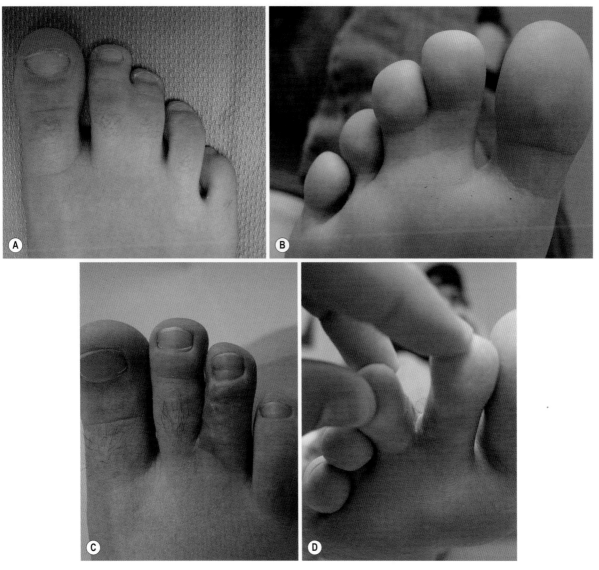

图 25.95 Z 形皮瓣并趾分离术。（A）术前并趾背侧外观。（B）术前并趾跖侧外观。（C）并趾分离术后 6 周背侧外观。（D）并趾分离术后 6 周跖侧外观（*Courtesy of Dr Stephen Schroeder.*）

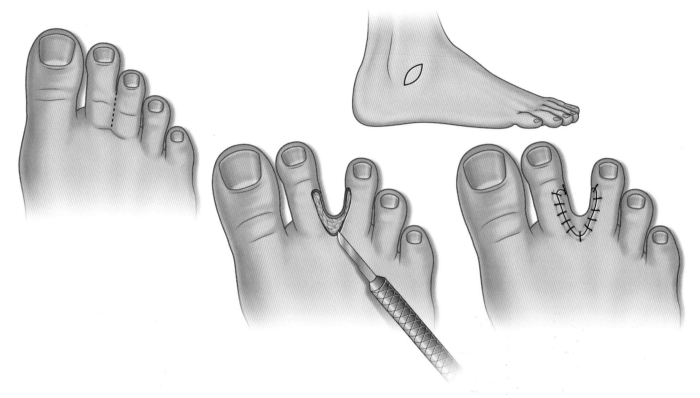

图 25.96　梭形植皮并趾分离术示意图。并趾区用手术刀锐性切开，形成锐性皮缘。使用无菌纸或手术敷料做模板，以精确地匹配缺损区。从同一只足的跗骨窦区取一块与模板大小匹配的全厚皮片。然后将移植物缝合到位，绷带包扎分开两趾，直至愈合

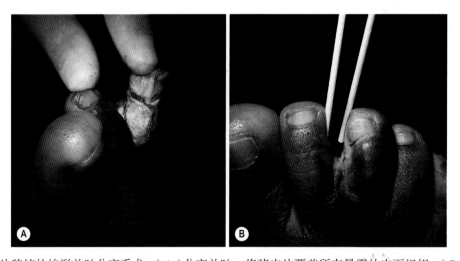

图 25.97　猪异种皮片移植的梭形并趾分离手术。（A）分离并趾，将猪皮片覆盖所有暴露的皮下组织。（B）术后 4 个月的结果

皮片或全厚皮片。猪异种皮片或全厚皮片比中厚皮片更适合，因为中厚皮片更容易收缩，使足趾变形。此外，猪移植物没有继发性瘢痕，全厚皮片梭形供区缝合后的瘢痕通常比中厚皮片供区的瘢痕更美观。

采用猪异种皮片移植或全厚皮片移植时，使用无菌纸或手术敷料将趾间缺损区做成模板，以获得合适的移植物大小。从跗骨窦外侧于松弛皮肤张力线处获得自体全厚皮片，使供区得以一期缝合。也可从邻近足趾切取全厚皮片（图 25.99）。全厚皮片可以通过去除过多的皮下脂肪适当削薄，使其更适配趾间缺损区。当使用猪异种皮片移植时，在全厚皮片缝合完成后，要用无菌纱布和弹力绷带将皮片固定在位。

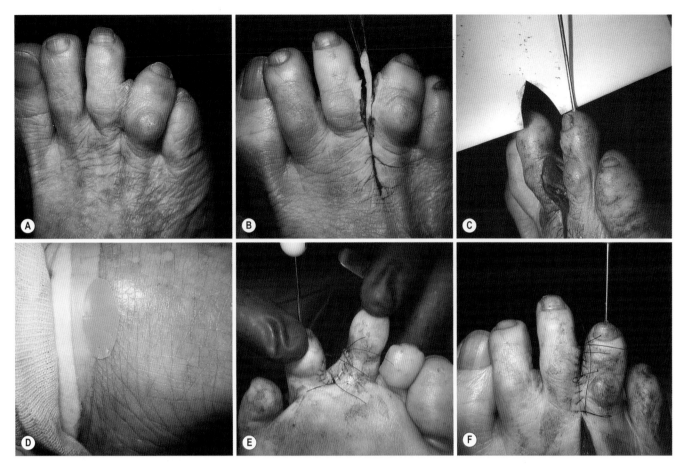

图 25.98 全厚皮片移植的梭形并趾分离手术。（A）第三、四趾蹼成形术后，伴有痛性瘢痕、神经瘤、锤状趾挛缩和第四跖骨跖屈畸形。（B）梭形并趾分离，延长切口用于切除神经瘤及跖骨截骨。第四趾行融合术及克氏针固定。（C）无菌敷料折叠后，制作趾间缺损区模板。（D）于跗骨窦外侧利用该模板切取与缺损区完全吻合的全厚皮片。（E）将移植物植入缺损区并进行跖侧缝合。（F）然后进行移植物背侧缝合，同时缝合延长的背侧切口

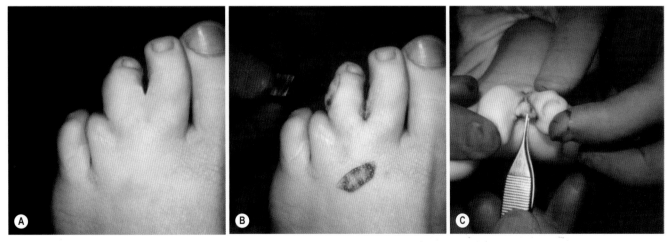

图 25.99 全厚皮片移植的梭形并趾分离手术。（A）第二、三趾部分并趾伴第四趾部分截趾后。（B）分离并趾，从畸形的第三趾外侧面利用模板切取全厚皮片。（C）梭形全厚皮片移植。（D，E）移植物缝合后的最终外观

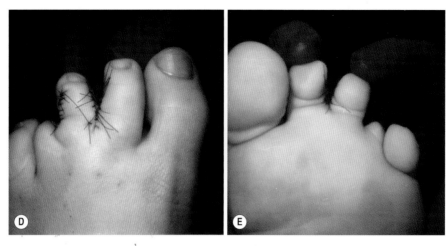

图 25.99 （续）

其他方法

虽然并趾分离是一个相对简单的手术，但有些患者可能会选择文身来遮盖并趾畸形，而不选择手术。有些人直接用文身文出趾蹼间隙，还有些人则可能采用更精细的装饰来美化（图 25.100 ）。

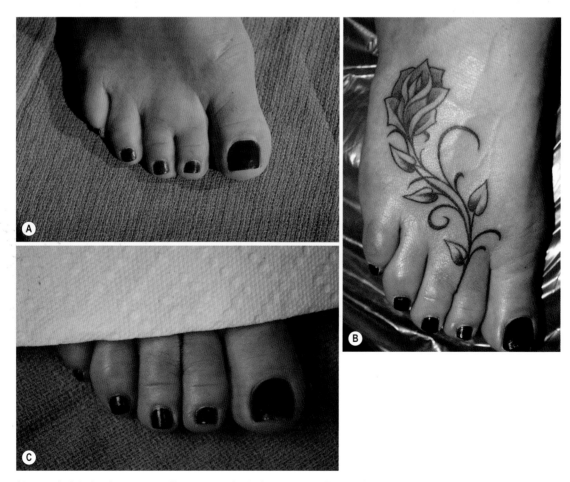

图 25.100　使用文身来掩饰并趾。（A）第二、三趾部分并趾。（B）伪装文身。（C）趾间区域的趾蹼文身特写（*Courtesy Dr. Robert Marra*）

趾切除术

虽然有人会说，趾切除手术等同于重建失败或外科医生的失败，但在大多数情况下，这与现实相去甚远。在现实中，趾切除术有时是医学外科学中一个必要的手术。它应该被认为是一种重建手术，而不是一个医学困境。无论导致截趾的原因是神经病变、创伤、溃疡、感染、缺血、坏疽或功能障碍，手术切除足趾应被视为使患者恢复最佳功能状态的关键步骤。

趾切除术可以在几个不同的水平进行，分为远端趾切除、部分趾切除或全趾切除。根据外科医生的选择，截趾手术的切口可以是内侧联合外侧切口、背侧联合跖侧切口或网球拍式切口（图 25.101）。在截趾完成后，通常会采用全厚皮瓣闭合伤口。切口向近端延伸的长度取决于截趾水平和是否需要额外行软组织或骨性手术。

合并症的程度，无论是创伤、感染、肿瘤还是缺血，都将决定需要截趾的足趾数量。如果感染已经扩散到周围组织，两个或两个以上的足趾可能需要行部分切除或全切除。如果足趾发生了严重挤压伤，那么所有的足趾都可能需要被切除。因此，足趾切除的实际范围通常取决于先前的突发事件，视具体情况而定。

在进行趾切除术前，需要确定在计划的截趾平面是否有良好的氧灌注，这对将来的愈合至关重要。此外，需要考虑趾切除术后足的生物力学功能，这可能决定了截趾平面的选择，以利于达到最佳的功能预后。

远端趾切除术

远端趾切除术被称为趾端 Syme 手术（在第 25 章中讨论过），它经常用于远端骨髓炎、慢性嵌甲或足趾远端不愈合的溃疡。该手术首先要拔甲，然后做一个鱼嘴形或梭形切口，直达骨面。切除趾骨的远端部分并闭合切口（图 25.102）。趾端 Syme 手术主要用于姆趾（图 25.103），但也可用于第二至第五趾（图 25.104）。

部分趾切除术

部分趾切除术有两个主要部位进行骨和软组织切除。第一个在趾骨水平，第二个在近趾间关节或远趾间关节水平。在足趾上进行该手术时，使用锯片沿着与负重面垂直的方向截骨。然后利用鱼嘴形组织瓣闭合伤口，并行单纯间断缝合（图 25.105）。

有时多个足趾可能需要部分切除，在这种情况下，要保证各足趾的部分切除方式基本一致，以适应穿鞋，

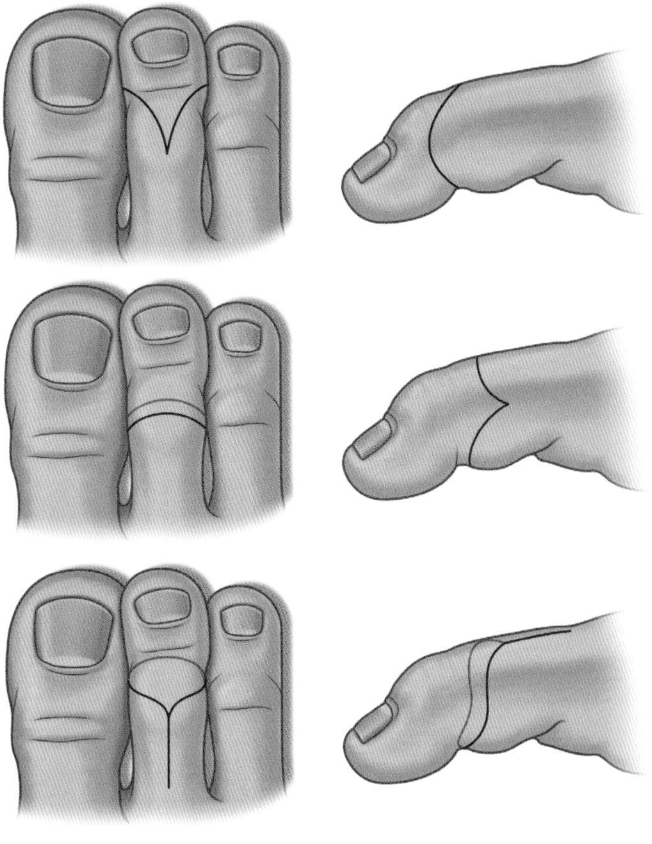

图 25.101　趾切除手术切口。上：内侧联合外侧切口。中：背侧联合跖侧切口。下：网球拍式切口

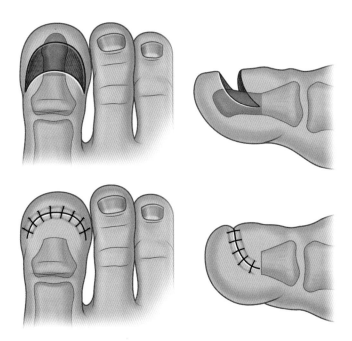

图 25.102　趾端 Syme 手术。拔甲后，做椭圆楔形皮肤软组织切除直达骨面。切除趾骨远端，缝合皮瓣

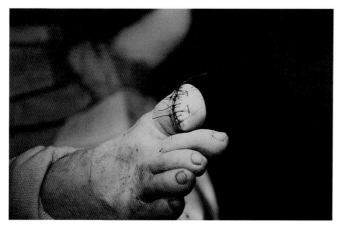

图 25.103 　踇趾远端 Syme 手术

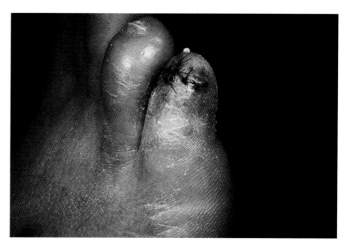

图 25.104 　第五趾远端 Syme 手术

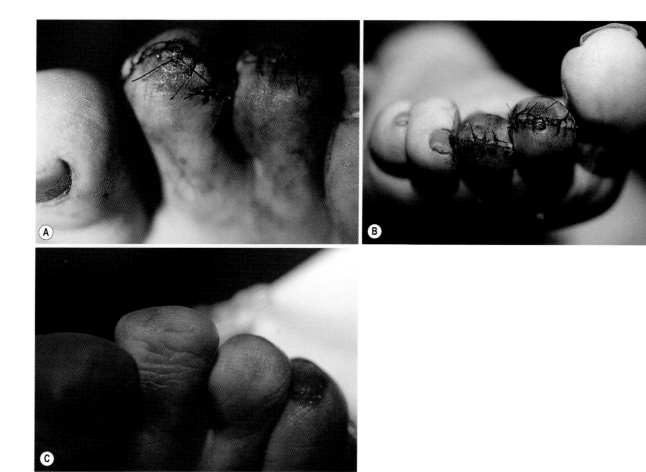

图 25.105 　部分趾切除术。(A)第二、三趾于中节趾骨水平部分切除。(B)远端鱼嘴形切口闭合后的外观。注意跖侧皮瓣稍长，使闭合后的切口高于中线。(C)完全愈合后的最终外观

防止对残端造成过大的压力（图 25.106 ）。保持足趾基底部或近节趾骨的近端完整，有助于阻止两侧的足趾逐渐向彼此靠拢。在进行第二趾部分切除术时，这一点尤其重要，因为踇趾会倾向于向外侧偏移，而第三趾则倾向于向内侧偏移（图 25.107 ）。

全趾切除术

全趾切除在跖趾关节水平进行，可以采用背侧联

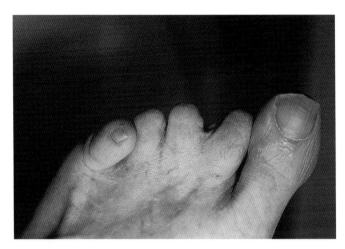

图 25.106 中间 3 趾部分切除术。患者对外观非常满意，可穿普通鞋

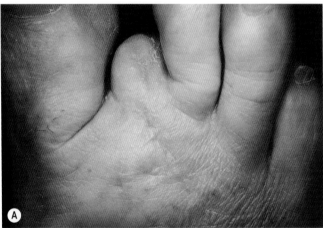

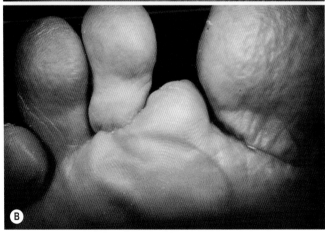

图 25.107 部分趾切除术，保留完整的近节趾骨基底。保留第二趾基底部有助于阻止姆趾与第三趾聚拢。（A）背侧外观：网球拍式切口部分趾切除和 Z 形皮肤成形术防止挛缩。（B）第二趾部分切除后的跖侧外观

合跖侧切口（常见于所有足趾的切除手术，但更常用于中间 3 个足趾）、内侧联合外侧切口（不太常见，但可用于第一趾和第五趾切除），或网球拍式切口（用于需行跖骨手术的情况）。全趾切除是指足趾在跖趾关节水平切除。深部组织和关节囊需要分开缝合，以保证安全闭合，防止深部空腔形成。全趾切除的伤口可以通过精心设计的足跖侧皮瓣来闭合（图 25.108～图 25.112）。

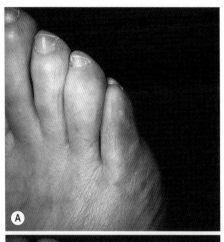

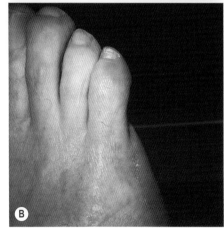

图 25.108 全趾切除术。（A）疼痛缺血的第五趾。（B）网球拍式第五趾切除联合第五跖骨头切除后的外观

总结

从前面的内容可以看出，有许多疾病和潜在的问题可能会影响足趾。为实现对这些常见疾病的最佳治疗，需要很好地理解足趾解剖、功能、生物力学和病因学。手术治疗适用于最棘手的、有症状的或复杂的畸形。要想得到一致满意的结果，恢复功能、改善外观，需要详细的术前规划、精细的手术技术和良好的术后管理。

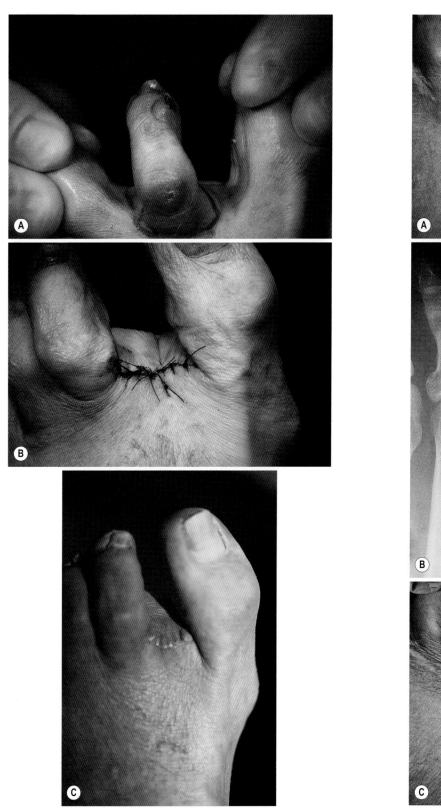

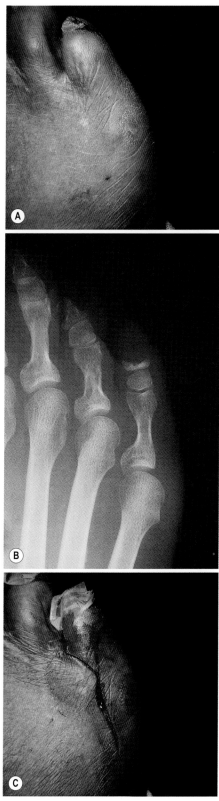

图 25.109　全趾切除术。（A）设计一个简单的背侧联合跖侧切口。（B）截趾后即刻外观。（C）术后 2 个月最终外观。注意足趾之间的靠拢趋势

图 25.110　网球拍式切口行全趾切除术。（A）第五趾骨髓炎伴第五跖骨头下顽固性足底角化病（IPK）。（B）X 线显示骨髓炎有破坏性改变。（C）网球拍式切口创建一个外侧皮瓣并显露跖骨。（D）第五趾全切及跖骨头切除术。（E）术后 2 个月皮瓣外观

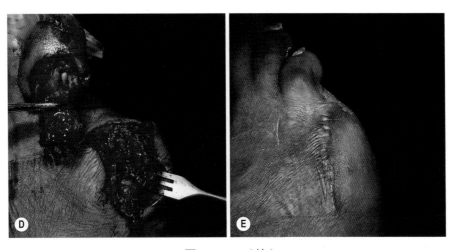

图 25.110 （续）

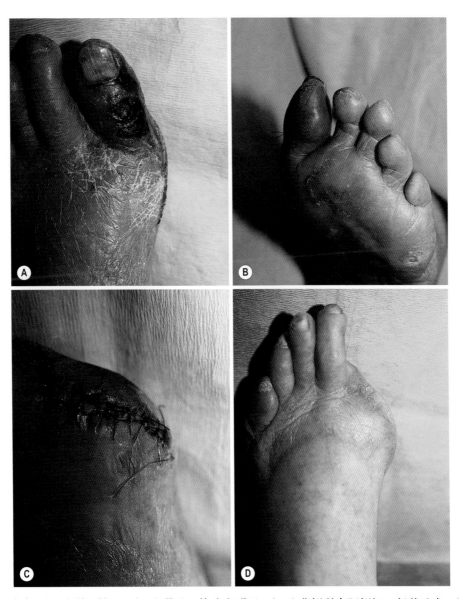

图 25.111 　全踇趾切除术。（A）踇趾缺血。（B）踇趾血管改变明显。（C）背侧联合跖侧切口行截趾术。（D）术后 1 个月外观

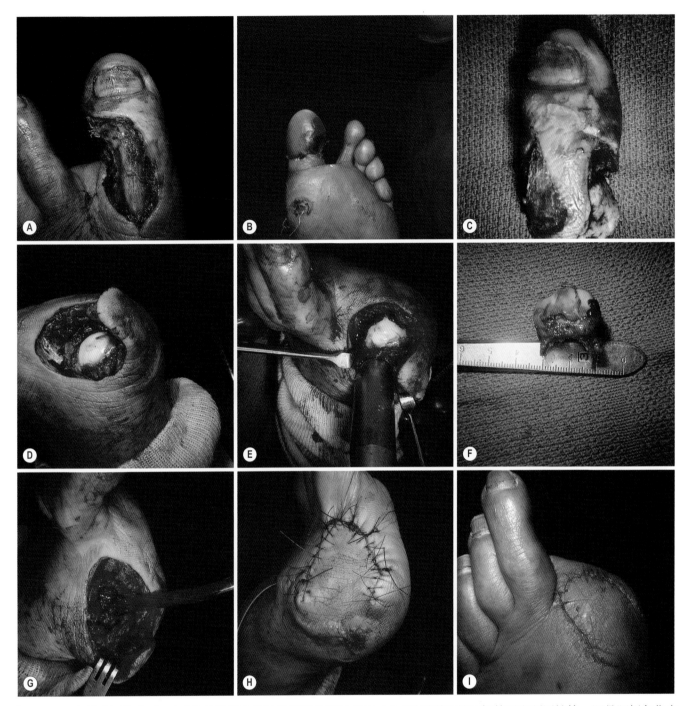

图 25.112 全踇趾切除术。(A)感染性溃疡合并趾骨骨髓炎清创术后。(B)受累踇趾的跖侧外观和顽固性第一跖骨跖侧角化病。(C)切除后的踇趾。(D)设计内侧皮瓣并显露跖骨头。(E)新月形截骨去除第一跖骨头。(F)第一跖骨头。(G)止血和深层组织闭合。(H)内侧皮瓣缝合后外观。(I)术后6周最终外观

(G. Dock Dockery 著　温晓东　李　毅译
曾参军　郭　浩　张建中　审校)

延伸阅读

扫描书末二维码获取。

第26章 足踝部良性软组织肿块

引言

软组织肿块在足踝部相对常见，诊断具有一定难度，其治疗也极具挑战性。根据肿块的外观来"猜测"诊断似乎不难。但一些医生常常对众多非痛性软组织肿块采取"观望"态度。

本章中常见的良性软组织肿块必须与外观相似但罕见的恶性病变区分开来。肿块良、恶性的确定极具挑战性。良性病变通常呈缓慢的膨胀性生长，可将周围基质挤开。良性病变组织通常由分化良好的细胞组成，其结构高度分化。

良性软组织肿块的正确诊断和治疗始于临床医生的怀疑，及其对这类疾病临床表现的基本了解。小的肿块和囊肿可以直接切除，从而收集足够材料进行组织病理学鉴定，以便更好地治疗。较大的肿块则需先进行活检以明确病变性质，但大多数情况下需周密计划后实施进一步切除。对于确诊为恶性肿瘤的病例来说，不恰当的初次切除手术会增加下一步手术的难度。

由于良性和恶性软组织肿块在临床表现上具有相似

性，临床医生在处理足踝肿块时必须高度警惕并早期活检。所有在手术中切取的组织都要收集、贴上标签进行病理组织学检查，任何时候都不应在未经检查的情况下丢弃任何组织。

病史和体格检查

软组织肿块的准确诊断需要完整详细的病史和体格检查。应获得关于肿块的首诊信息：它是生长缓慢还是生长迅速？有什么症状或不适？肿块在大小、颜色、质地或位置上是否发生了变化？在出现肿块之前局部软组织是否受过外伤或接受过治疗？回顾患者的职业和业余活动以及社会习惯，排除与病情的联系也同样重要。同时，完整的病史采集可以帮助明确肿物的来源。

查体时，重点观察肿块的外观、确切的位置，以及是否存在周围软组织肿胀、邻近皮肤颜色变化，是否存在疼痛、硬结或气味。触诊时应确定肿块的性状，包括硬度、波动性、活动度及皮温变化。同时，在暗室内用光线直接照射肿物可检查肿块的透光性。如果光线能完全穿透肿块，通常表明它是液体填充的，而非固体。基于查体获得的信息进一步选择合适的辅助检查。

诊断

对于有波动性的肿块或者液体填充的肿块，可以抽取液体进行临床实验室检查和病理检查以明确诊断。软组织活检是另一种公认的软组织肿块诊断方法，包括切开或切除技术。其他检查可能还包括血液学评估、红细胞沉降率和血生化检查。放射学检查可以显示肿块内软组织密度或钙化情况。特殊检查，如计算机轴向断层扫描（CAT）和磁共振成像（MRI），往往比标准的放射学检查能提供更详细的软组织肿块信息。MRI可以更准确地评估肿块的范围，提供优秀的软组织对比度，并能对下肢实现多平面成像，相对准确地识别软组织肿块和软组织的全部范围，以及骨骼受累程度，是一种高度可靠的检查。

治疗方案

大多数患者通常需要对肿物进行治疗。对于一些类型的软组织肿块来说，保守治疗的作用十分有限。对于囊肿或液性肿物，可能只需进行抽吸治疗（图 26.1）。而对于其他类型的病变，皮质类固醇注射（图 26.2）或稀释乙醇注射（图 26.3）可能更有效。物理治疗则在一些特定的情况下有效。当保守治疗失败或不适合保守治疗时，手术治疗是最佳选择。

手术切除软组织肿物首先要考虑的是切口位置。在少数情况下，直切口可能最直接、最简单。但 S 形切口或弧形切口可能更理想，因为它能充分显露肿块，且能预防直切口引起的瘢痕并发症。某些情况下，如需在切除肿块的同时切除病变外软组织，新月形或梭形切除可能是更好的选择。切口的设计应尽可能与松弛皮肤张力线（RSTL）一致。如切口在负重区周围，切口的设计应避免直接受压或避开负重区。

正如其他章节所讨论的，手术区域的解剖学知识、细致的切开显露技术和软组织处理是必不可少的。前文所讨论的切口规划和设计原则、器械操作技术和具体的手术步骤，都有助于切除软组织肿块。肿块被切除后都会产生一个需要封闭的死腔。有时可以通过放置引流来防止肿块切除术后形成积液或血肿。进一步讨论的内容包括滑囊、表皮囊肿、纤维瘤（足底纤维瘤病）、腱鞘囊肿、巨细胞囊肿、脂肪瘤和色素沉着绒毛结节性滑膜炎。这些基本原则也适用于本章未讨论到的其他软组织肿块。

滑囊炎

在某些情况下，滑囊可能会发炎或疼痛，保守治疗无效时可能需要切除。滑囊是一个封闭的、扁平的、滑膜内衬的囊，存在于受到过度摩擦或挤压的区域。这些滑囊位于关节附近或骨凸周围的皮肤、肌肉、肌腱处。滑囊可以是外来的（获得性的），也可以是解剖上固有的。病理性滑囊炎可以是这两种类型中的任何一种，由于慢性刺激、炎症、感染或压力升高，滑囊变大、囊壁增厚、肿胀。对发炎滑囊进行体格检查，发现触诊光滑、单叶，伴有红肿，且常有压痛。

手术切除滑囊通常比较简单和直接（图 26.4）。一般建议在滑囊切除过程中检查一下深层结构，以确保不存在外生骨疣或其他骨性凸起（图 26.5）。检查切除的滑囊会发现其内为液体填充或含有厚的灰色干酪样物质（图 26.6）。

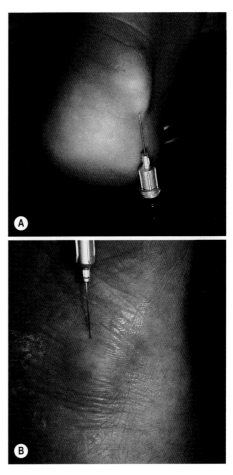

图 26.2 皮质类固醇和局部麻醉剂注射。（A）使用短效类固醇注射跟骨后滑囊，注意不要注入肌腱。（B）中效或长效类固醇注射治疗足底纤维瘤病

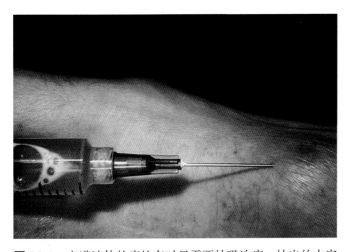

图 26.1 充满液体的病灶有时只需要抽吸治疗。抽出的内容物应送去做培养及病理检查

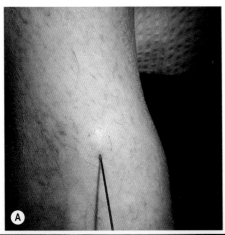

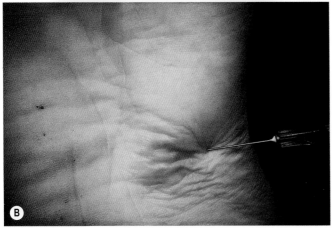

图 26.3　稀释乙醇注射。（A）注射 0.5 ml 4% 乙醇溶液治疗踝关节前方脂肪瘤。（B）注射 0.75 ml 4% 乙醇溶液治疗足底内侧小纤维瘤

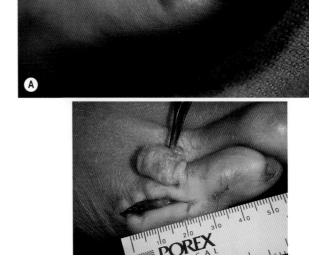

图 26.4　简单的滑囊切除。（A）第五跖骨头上一个增大的、炎性的、疼痛的滑囊。（B）切除滑囊，切口分层缝合

表皮包涵囊肿

常见的下肢表皮包涵囊肿，又称表皮样囊肿，继发于外伤或手术导致的表皮植入真皮内（图 26.7）。植入的表皮在真皮中生长，角质在囊腔中积聚。埋入的组织中也可能有异物碎片，从而导致更多的炎症反应。表皮包涵囊肿的直径从几毫米到几厘米不等。囊肿常见于足底、足趾周围，尤其是姆趾趾甲及姆长伸肌腱处（图 26.8）。

临床上，表皮样囊肿通常无症状，缓慢增大，固定或可推动，呈穹窿状，外观为肉色、淡黄色或白色。通常无压痛和红肿，除非在直接受压处发生感染或炎症。可能有一个薄薄的表皮层被膜，表面可见小血管（毛细血管扩张）；也可能有个非常厚的表皮层被膜，内含过度角化组织。病变通常生长非常缓慢，并可自发引流。如果病灶被刺穿或切开，可排出一种厚厚的白色角质组织，伴有恶臭（图 26.9）。细菌培养通常为阴性，

也可能检测出阳性致病菌。

这种特殊肿物的抽吸或切开引流术复发率极高。手术治疗建议完整切除整个表皮包涵囊肿。两种主要的手术方法是直接切除技术和梭形切除手术。

直接切除技术

该方法适用于中小型的表皮包涵囊肿。切口呈直形或弧形，位于囊肿附近，或在松弛皮肤张力线上，或位于囊肿表面的皮肤褶皱处。切除一些小的囊性肿物时，切口长度可以短于囊肿直径，这可使瘢痕更小，但术中显露有限。对于中等大小的囊肿，可能需要在病灶附近做一个更大的切口，以便完全显露（图 26.10）。皮肤切口止于亮白的囊壁表面，然后用钝头弯剪或手术刀柄基底部，小心地钝性分离，游离和切除囊肿。若囊壁意外破裂，则要清除角质碎片，并小心地切除囊壁。某些病例中，囊肿外层可能附着有脂肪或纤维组织。如果囊肿先前已引流或发生感染，则囊肿更难分离，可

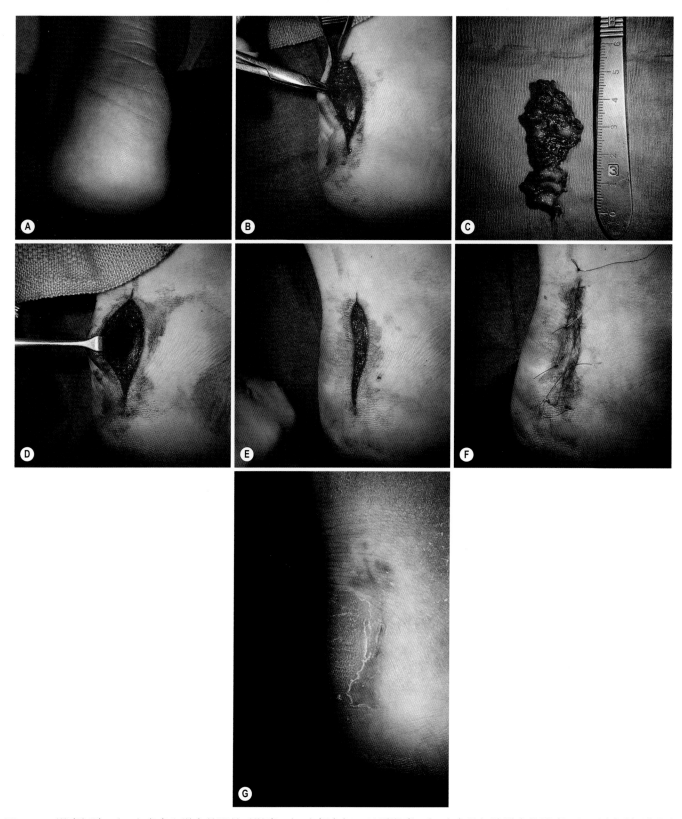

图 26.5 滑囊切除。（A）疼痛和增大的跟骨后滑囊。（B）侧方切口显露滑囊。（C）完整切除增大的滑囊。（D）同时切除凸起的跟骨。（E）深层使用埋藏法缝合。（F）皮肤采用可移除的皮内缝合联合水平褥式缝合关闭。（G）术后 4 周切口外观

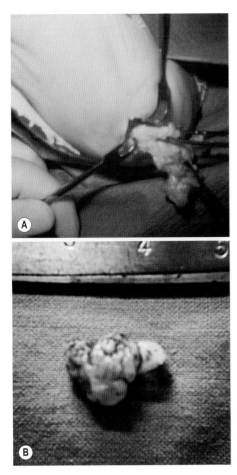

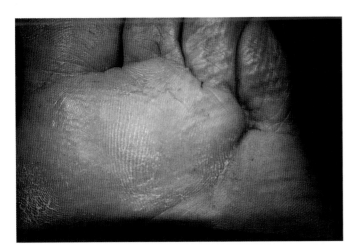

图 26.6 滑囊切除。（A）大的跟骨下滑囊切除。（B）增大的滑囊被切除并贴上标签，送往病理学检查

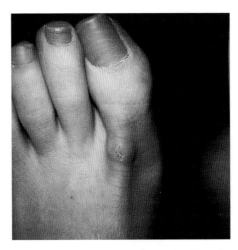

图 26.8 表皮包涵囊肿。典型的长在踇长伸肌腱上的囊肿

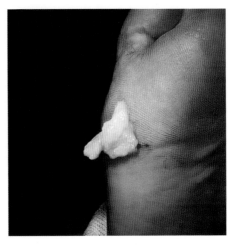

图 26.9 表皮包涵囊肿。如果被刺破，囊肿可能会挤出一层厚厚的白色角化物质，可能有臭味

图 26.7 表皮包涵囊肿。这个病变位于足底突出部位，是手术时皮肤植入到深部组织的结果

能需要锐性切除。

切除囊壁之前可先排空囊内容物，但要注意防止囊壁或角质残留。如果残留部分囊壁或囊内容物，则易

产生异物反应或形成新的表皮包涵囊肿。囊肿被完全切除后，应检查该区域，确保没有残留的碎片或与皮肤的病理性连接。然后用无菌液体冲洗伤口，组织分层缝合，防止死腔形成。

梭形切除手术

该手术适用于中到大型的囊肿或囊肿表面皮肤菲薄、变色或存在明显的毛细血管扩张的情况。囊肿表面有明显的皮肤病变时也推荐使用该方法（图 26.11）。在这些类型的囊肿中，最好使用梭形或新月形切除技术，以获得最佳的美容效果（图 26.12）。梭形切口位于囊肿顶部，椭圆形的皮肤瓣与真皮层或皮下组织中的囊肿相连。使用镊子或止血钳夹住椭圆形皮肤瓣，仔细地钝性分离，将囊肿与周围组织游离（图 26.13）。如果单纯切除囊肿，表面的皮肤过剩，会让原来凸起的病灶变成

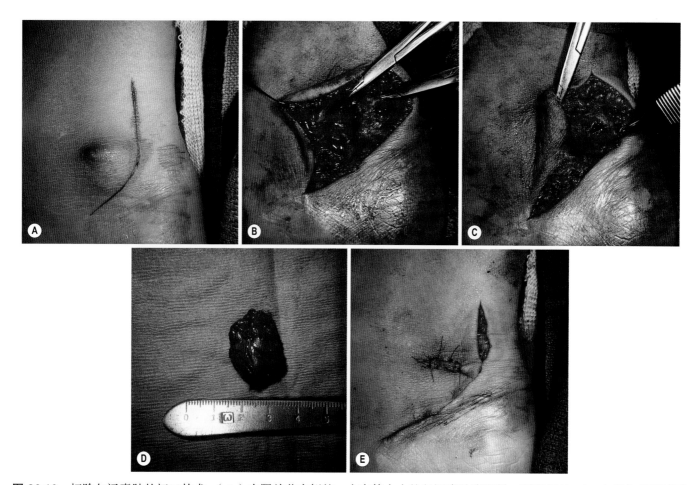

图 26.10 切除包涵囊肿的切口技术。（A）在踝关节内侧的一个中等大小的包涵囊肿附近做一弧形切口。（B）仔细显露到囊肿处。（C）钝性分离囊肿周围附着组织。（D）囊肿被完整地切除并测量。（E）逐层缝合伤口。这个病例同时切除了外部皮肤病变

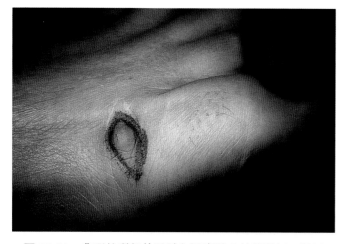

图 26.11 典型的𧿹长伸肌腱包涵囊肿上的梭形切口标记

凹陷状。切除囊肿的同时梭形切除与囊肿相连的皮肤可以避免这一情况的发生。与其他切除手术一样，伤口需分层缝合。如果囊肿已经溃烂或破裂，也同样可以使用

梭形切除技术（图 26.14）。

纤维瘤

纤维瘤通常发生在较深的组织中，呈局限性、包裹性、质硬（图 26.15）。它们由大量的成纤维细胞构成。纤维瘤可能来自筋膜、肌肉或皮下组织（图 26.16）。它们有时可自行回缩，但在部分切除后复发率很高。足底纤维瘤的形成是足底腱膜增生的结果，主要位于足底腱膜内侧束和中央束的内侧缘。病变表现多样，可能是单纯的局部受累，也可能是严重的浸润性结节。结节可能单发或多发，可能无症状或有疼痛。可出现在足外侧，最常见于足底且通常是内侧。纤维瘤病变的病因尚不清楚，外伤或反复的微损伤有可能起关键作用。

皮质类固醇或稀释乙醇注射可能对纤维瘤有效（图 26.17）。小到中型纤维瘤的皮质类固醇注射通常需要将 0.5~1.0 ml 的倍他米松磷酸钠或地塞米松磷酸钠注入病

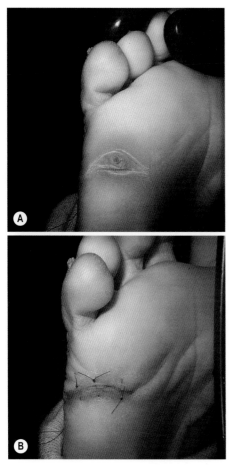

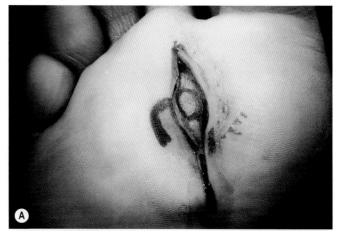

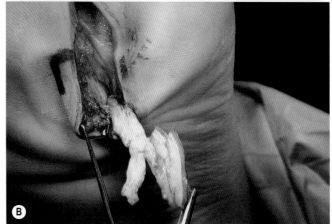

图 26.12 新月形切除技术切除包涵囊肿。（A）这种改良的梭形切除术是顺着皮纹的。（B）首先深部组织减张缝合，再使用单纯间断缝合关闭皮肤切口

变的中央部分。对于较大或较硬的纤维瘤，建议使用 10 mg/ml 的曲安奈德 0.25~0.5 ml，弥漫浸润性注射到整个纤维瘤内。如有必要，纤维瘤内注射类固醇可与局部麻醉剂混合，以帮助减轻注射不适，但不应以大于 1∶1 的比例混合。在类固醇中添加少量（0.25~0.5 ml）透明质酸酶可能会有帮助。透明质酸酶是一种黏液溶解酶，它能分解透明质酸（致密结缔组织的一种成分），增加药物在组织间隙中的分布并促进吸收。重复注射类固醇或联合用药可在 4~6 周内进行，直到病变开始软化或缩小。如果发现皮肤有任何变化，如萎缩或变色，应停止注射。

纤维瘤也可通过注射稀释乙醇溶液来治疗。由 48 ml 局麻药（不含肾上腺素）混合 2 ml 无水乙醇配制成 4% 的稀释乙醇溶液，取 0.5~1.0 ml 注射入纤维瘤中心。同样也可加入透明质酸酶，帮助将溶液扩散到纤维瘤的厚纤维组织中。随后的注射可以浸润到整个肿块

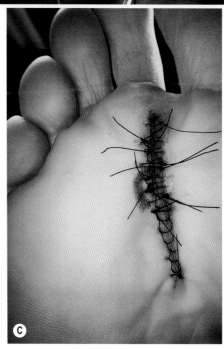

图 26.13 包涵囊肿梭形切除术。（A）囊肿的中心区域被勾勒出来，梭形切口沿着跖骨头的轮廓在皮肤上画出来。（B）楔形的皮肤与深部的囊肿连在一起，同时切除。（C）缝合后的最终外观

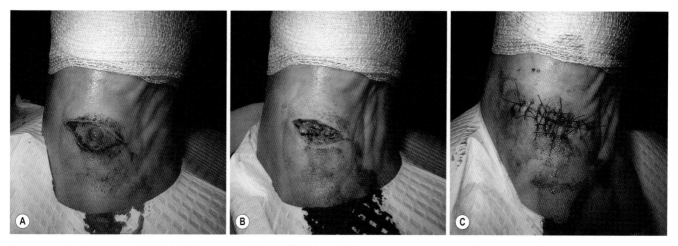

图 26.14　梭形切除溃疡的包涵囊肿。（A）囊肿周围做横向梭形切口。（B）皮肤和囊肿作为一个整体被切除。（C）关闭切口

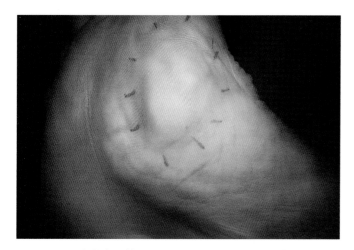

图 26.15　纤维瘤。第一跖骨周围增大的肿物，病理证实为纤维瘤

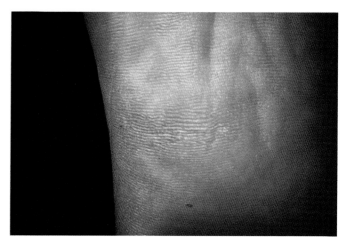

图 26.17　纤维瘤。4% 乙醇溶液肿物内注射后的临床疗效（为图 26.16 中的同一患者）

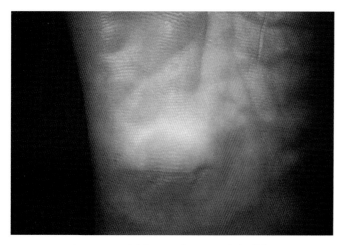

图 26.16　纤维瘤。位于足跟底部外侧

中，注射后再进行 5 分钟的超声按摩治疗。这种注射技术每周重复一次，最多 5 次，在最后一次注射后的几个月内，纤维瘤会进一步软化和收缩。在大多数情况下，肿物会明显变小，不适感也会减少，患者会很满意，不需进一步治疗。

纤维瘤的手术入路多种多样，最常见的是直形切口、弧形切口、S 形切口和 Z 形成形切口。足部轻度或中度受累时通常适用直形、弧形或 S 形切口（图 26.18、26.19）。在一些小的孤立性纤维瘤的病例中，Z 形切口可以很好地显露肿物（图 26.20），且切口不大。然而，对于多发纤维瘤或广泛受累的情况，连续 Z 形切口更合适（图 26.21、图 26.22）。对于纤维瘤，应尽量做广泛切除，切缘需为正常组织。对于多叶性或广泛性纤维瘤，部分切除术比广泛切除术失败率高得多。

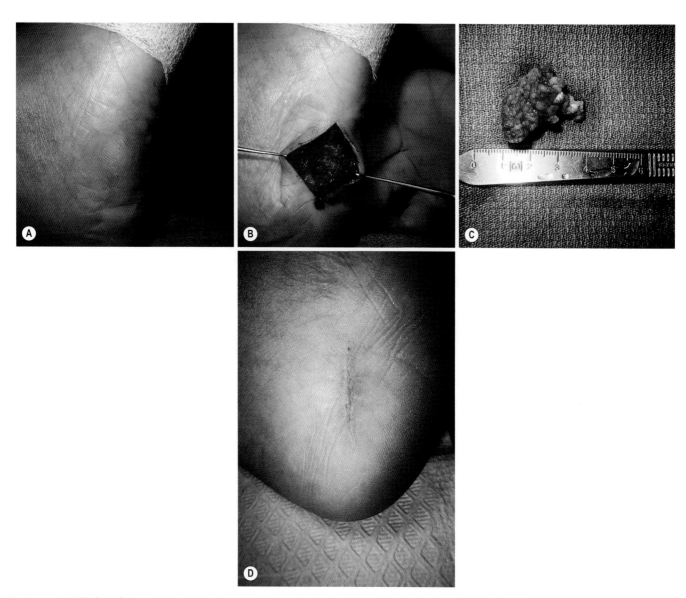

图 26.18　纤维瘤：直形切口。（A）位于足跟一侧的质硬的小纤维瘤。（B）用直形切口暴露纤维瘤。（C）纤维瘤切除后的临床外观。（D）术后 2 个月的瘢痕外观

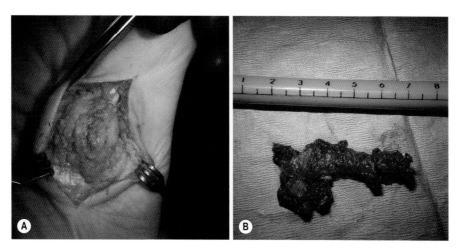

图 26.19　纤维瘤：弧形切口。（A）非负重区切口显露跖腱膜内侧束的纤维瘤。（B）纤维瘤完整切除。（C）切口关闭后。（D）术后 6 个月最终外观

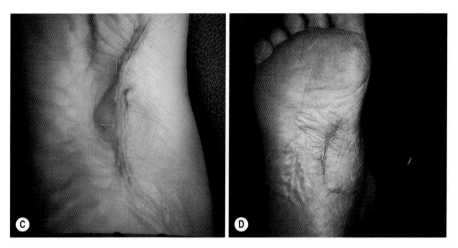

图 26.19 （续）

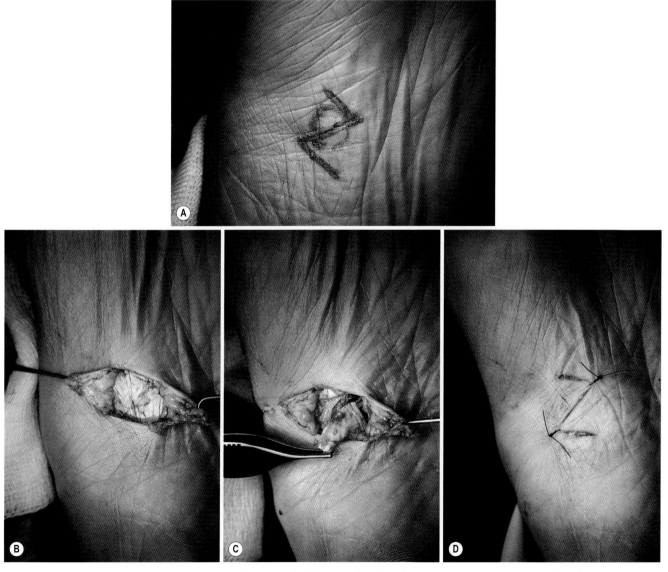

图 26.20　纤维瘤：Z 形切口。（A）一个小的单发纤维瘤被标记，并设计一个 Z 形切口。（B）Z 形切口使深部组织良好显露。（C）切除纤维瘤及邻近组织。（D）Z 形切口的初步闭合

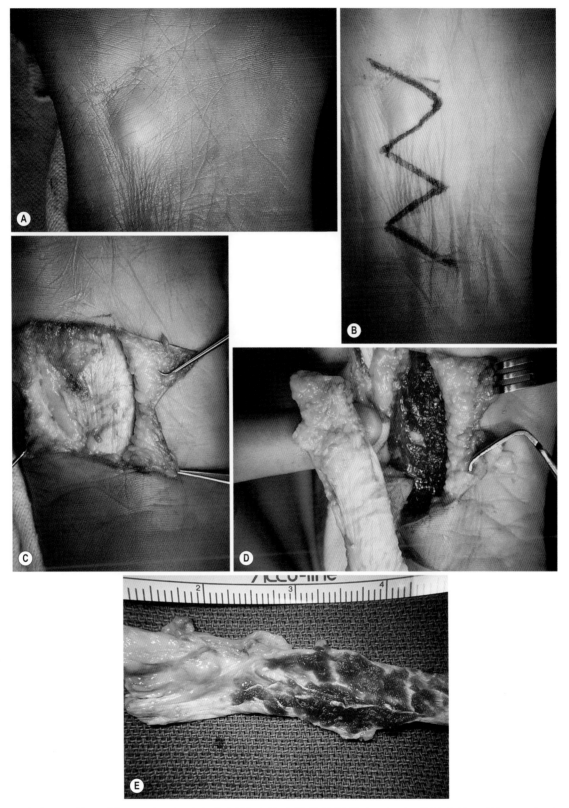

图 26.21　纤维瘤。连续 Z 形切口。（A）足底内侧纵弓的多结节性纤维瘤。（B）设计连续 Z 形切口。（C）充分显露。（D）完全切除筋膜。（E）切除的足底筋膜。（F）连续 Z 形切口初始闭合。（G）术后 2 个月的瘢痕外观。（H）术后 1 年外观

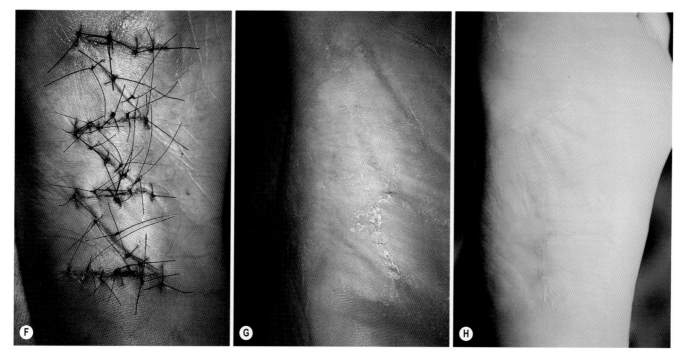

图 26.21 （续）

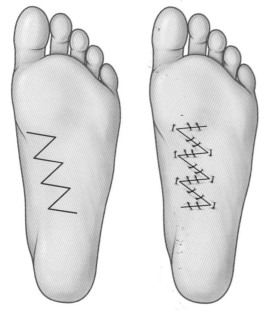

图 26.22 足底纤维瘤的连续 Z 形切口。在这个改进的 Z 形成形术的设计中，中央臂没有被画出来，但 Z 形均位于张力线上。这种切口方法提供了充分的显露，并能减少愈合过程中的瘢痕挛缩

纤维瘤被切除、组织分层缝合后，需要用绷带加压包扎以防止积液或血肿形成，同时减少切口张力。拆线后，切口处可以用硅胶薄膜覆盖数周，从而减少纤维瘤复发的可能，并降低瘢痕形成的风险（见第 28 章）。

腱鞘囊肿

腱鞘囊肿是一种慢性、质软到质韧、波动性的、无痛到轻微压痛的囊性病变，常见于足背（图 26.23）、踝部（图 26.24）或足跟外侧（图 26.25），少数也可见于足趾和前足底。可为单房或多房性囊肿，通常有张力，固定于深部组织。腱鞘囊肿的发病机制有两种主要理论。第一种也是最流行的理论认为，腱鞘囊肿起源于腱鞘或关节囊的疝出，疝出部分与母体管腔的连接随后因收缩及炎性纤维化而封闭，截留的液体被纤维组织包裹，从而形成囊肿。第二种理论认为，它们是创伤导致的胶原组织局灶性黏液样变性的结果。

临床上，大多数腱鞘囊肿附着在关节囊或腱鞘上，可抽吸出一种黏稠的胶冻状液体（图 26.26）。大多数腱鞘囊肿在日常活动及正常的外部压力下可以保持完整，但偶尔也会自发破裂。破裂后，透明、黏稠的液体会弥散到周围组织中或泄漏到外界（图 26.27）。

腱鞘囊肿一般无须治疗，除非囊肿因其特殊位置或体积增大而出现症状。腱鞘囊肿通常可以在不破坏纤维囊壁的情况下被手术完整切除（图 26.28）。切口起始的位置很重要，切口应是直形或弧形，第一刀切开时要避免穿透囊壁（图 26.29、图 26.30）。切开后，囊肿可以被钝性分离，并从基底部的纤维结缔组织中分开。如果囊肿在切除过程中破裂，应清除黏液，并将囊肿

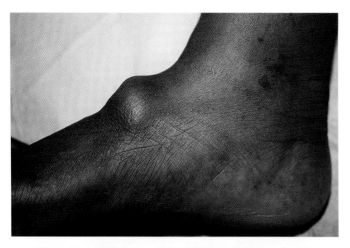

图 26.23 腱鞘囊肿。腱鞘囊肿的常见部位是足背侧

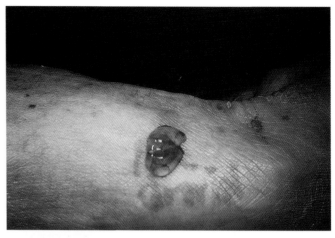

图 26.26 腱鞘囊肿。如果腱鞘囊肿被刺破或破裂，经常会挤出厚厚的胶冻状液体

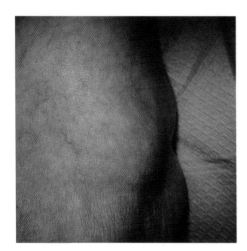

图 26.24 腱鞘囊肿。一个位于踝关节外侧的大腱鞘囊肿，先前被误诊为硬性脂肪瘤

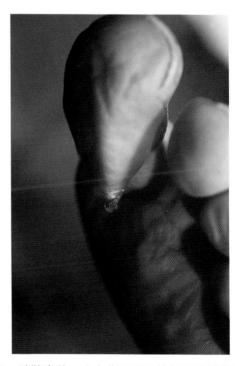

图 26.27 腱鞘囊肿。这个位于姆趾外侧的腱鞘囊肿会自发破裂并排出一种透明的黏稠液体

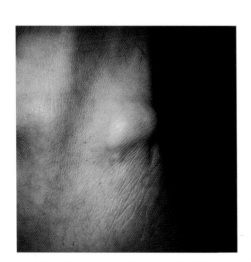

图 26.25 腱鞘囊肿。这个跟腱上的腱鞘囊肿触诊十分坚硬

图 26.28 腱鞘囊肿。(A)位于第一跖趾关节内侧。(B)初始切口入路。(C)仔细解剖显露出腱鞘囊肿。(D)腱鞘囊肿完整切除

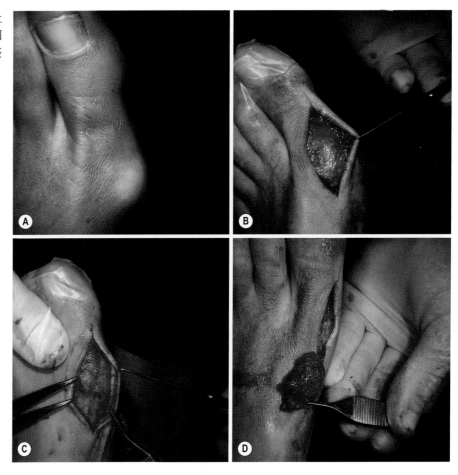

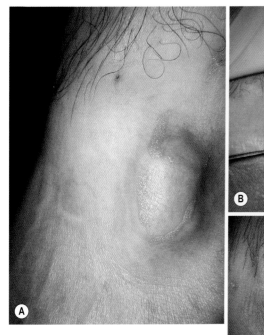

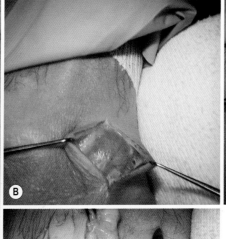

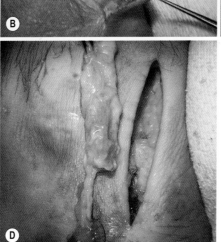

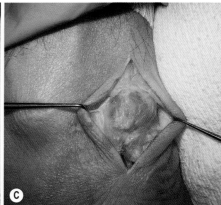

图 26.29 腱鞘囊肿。(A)踝关节外侧腱鞘囊肿。(B)切开显露腱鞘囊肿,不切开囊肿壁。(C)仔细钝性分离显露腱鞘囊肿的范围。(D)腱鞘囊肿及其附着物可以完全切除

及其所有附着组织全部切除。若没有完全切除囊壁，则易复发。一旦囊肿被完全切除，关节囊或肌腱上的任何附着物都要结扎或烧灼处理，以防止复发。所有出血点也应电凝或结扎，以防止术后血肿形成。应特别注意避免切割或损伤邻近的神经血管结构（图26.31）。

大多数情况下，腱鞘囊肿切除术不会像其他占位性肿块一样留下一个深的空腔，因而更易逐层缝合。关闭伤口可以选择缝合技术和胶带黏合技术。当切除受压部位或负重区域的腱鞘囊肿时，拆线要比平常晚一些（图26.32）。足底切口在大多数情况下，缝线至少保留3周，同时患足不能负重，手术后切口加压包扎需保留3~4周。

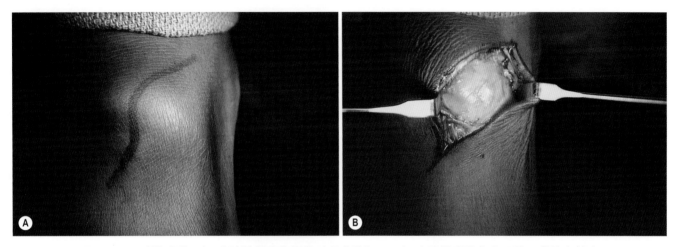

图26.30　腱鞘囊肿。（A）腱鞘囊肿背侧的弧形皮肤切口。（B）腱鞘囊肿完全显露，囊肿未刺破

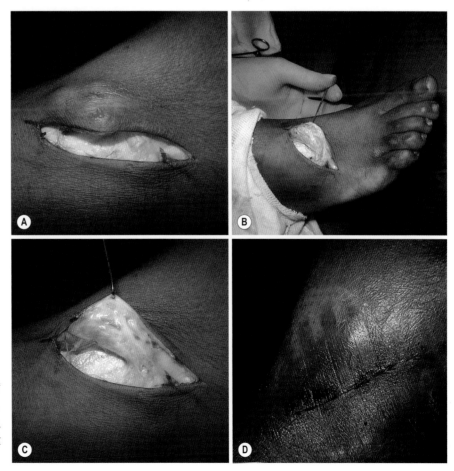

图26.31　腱鞘囊肿。（A）切口位于充满液体的肿物旁边。（B）基于囊肿的位置，切口横穿足背。（C）仔细钝性剥离，防止邻近神经血管损伤。（D）术后外观，免缝胶带去除后

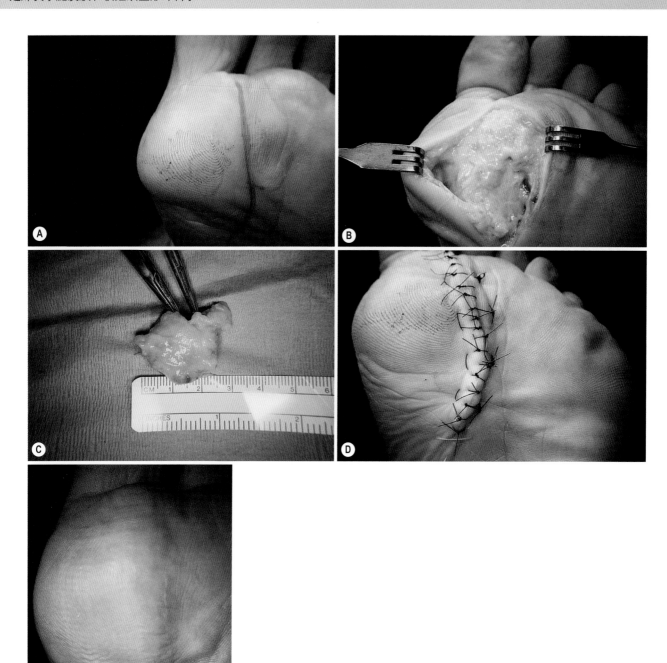

图 26.32 腱鞘囊肿。（A）前足底是腱鞘囊肿的一个不常见位置。切口设计在非负重区域。（B）仔细解剖显露腱鞘囊肿的范围。（C）腱鞘囊肿被完整切除。（D）皮肤缝合联合了皮内缝合、单纯间断缝合和减张缝合，分期拆线。（E）术后 6 周的皮肤瘢痕外观

脂肪瘤

脂肪瘤是人体最常见的软组织肿物，可见于下肢任何部位，甚至足趾，但在踝关节周围更为多见（图 26.33）。普通脂肪瘤绝大多数患者是女性，大多数发生在中年，肥胖者更为常见。这些间质来源的脂肪瘤通常

是孤立的，但也可能是多发的。大多数下肢脂肪瘤呈局限性，包膜完好，通常有正常的皮肤覆盖。

脂肪瘤的两种主要类型是浅表型和深部型。浅表型最常见，最常出现在下肢。通常位于皮肤和筋膜层之间。深部型较少见，可以出现在躯干和主要器官周围。

这些质韧的、圆形或椭圆形的皮下结节大多数无

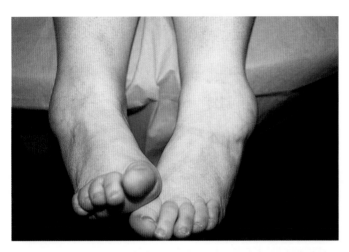

图 26.33 脂肪瘤。两侧外踝周围可见形态良好的大脂肪瘤，影响穿鞋

脂肪瘤的治疗一般是基于患者对美观或功能的要求，少数情况下会随着肿物压迫神经组织，症状逐渐加重，也需要治疗。一般建议直径大于 3 cm 的脂肪瘤应切除活检。由于肿物通常完整，大多数下肢脂肪瘤的手术切除简单而直接；但是，在手术时也应注意要完整切除肿块及所有附着组织。

较小的脂肪瘤可以通过一个长度为肿块直径 1/3~1/2 的小切口切除。切口向下延伸至皮下，从内侧和外侧挤压可将肿块显露于切口处。可能需要用钝弯剪轻轻分离，以去除包膜和正常皮下组织之间的纤维连接（图 26.34）。直接触诊可确定脂肪瘤是否完全切除。然后分层缝合切口，使用敷料加压包扎，直到拆线。

中等大小的脂肪瘤，或位于神经血管结构周围的脂肪瘤，可采用邻近切口技术切除（图 26.35）。切口位于肿块旁边，隐藏或远离重要结构，如有可能，切口应顺着皮纹。然后轻柔地打开这个切口，显露脂肪瘤，仔细地将其游离、切除。其后止血、关闭切口、加压包扎。为防止神经损伤和血肿形成，必须熟悉其局部解剖。

症状，但许多患者抱怨这些肿块会导致穿衣或穿鞋困难。如果脂肪瘤增大压迫了邻近神经，一些患者会感到不适。脂肪瘤直径从几毫米到几厘米不等。脂肪瘤的成分是由体积较大的脂肪细胞构成的脂肪组织。

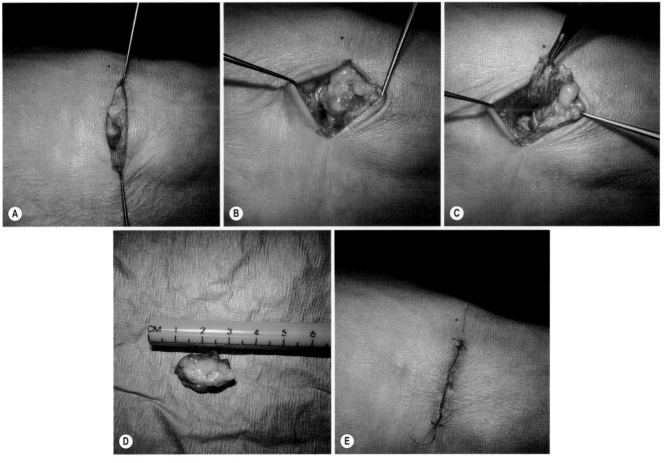

图 26.34 脂肪瘤。（A）踝关节前方脂肪瘤的直形旁切口。（B）皮拉钩拉开以便更好地显露。（C）钝剪和锐剪游离脂肪瘤周围组织。（D）脂肪瘤整体切除。（E）皮内缝合

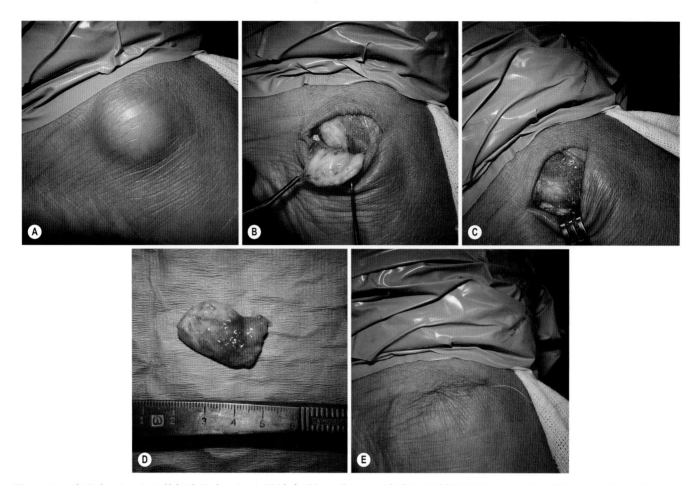

图 26.35 脂肪瘤。（A）足外侧脂肪瘤。（B）设计直形切口位置，以便仔细解剖脂肪瘤。（C）检查伤口内无病灶残留，神经血管结构未受损。（D）切除后完整的脂肪瘤。（E）缝合后切口的最终外观

下肢较大的脂肪瘤通常也可以通过外科手术切除，但可用新的吸脂方法缩小其尺寸。麻醉前，首先用皮肤标记笔勾勒出肿块外形。在肿块上方切开一个弧形或梭形切口，切口向下延伸至肿物处。用镊子夹住脂肪瘤，用钝的弯剪仔细将其从附着物和周围组织中剥离出来，然后进行创面止血。如果皮肤过剩，可能需要进行更大的梭形组织切除，以利于闭合伤口。如果创面持续出血或渗出，可能需要在伤口深部留置一根小的外科真空引流管 24 小时，以防止血肿形成。同样的，分层缝合切口，使用绷带加压包扎直到拆线。

如其他足底肿物一样，当足底负重区发现脂肪瘤时，必须设计切口，避免切口位于应力区（图 26.36）。挤压组织可以容易地识别足底皮纹线，触诊以明确骨性结构，使切口顺着皮纹线走行，且在非承重区域。遵循这个简单的方法，通过良好的手术技巧，术后不负重处理至少 3 周，最终的瘢痕应该是不明显的。脂肪瘤完全切除后复发非常罕见。

色素沉着绒毛结节性滑膜炎

色素沉着绒毛结节性滑膜炎（pigmented villonodular synovitis，PVNS）是一种良性增生性疾病，累及有滑膜的关节、滑囊和腱鞘。PVNS 主要有三种类型，更常见的是弥漫性、绒毛状、伴有色素沉着的类型，这种类型将累及整个关节的滑膜；第二种是局限性的关节外腱鞘肿瘤，见于手和足的小关节及肌腱周围；第三种是孤立的关节内结节。局限型通常发生在腱鞘周围，被称为腱鞘巨细胞瘤。PVNS 一词通常用于关节（有时是骨骼）受累的情况，无论是局限性还是弥漫性。色素沉着绒毛结节性腱鞘炎（pigmented villonodular tenosynovitis，PVNT）有时经常被用来描述和代表腱鞘巨细胞瘤。

在大多数 PVNS 病例中，患者表现为进展缓慢的无痛性关节肿胀。关节疼痛发展缓慢，相对于肿胀程度来说疼痛是相当轻微的。随着肿胀的逐渐加重，受累关

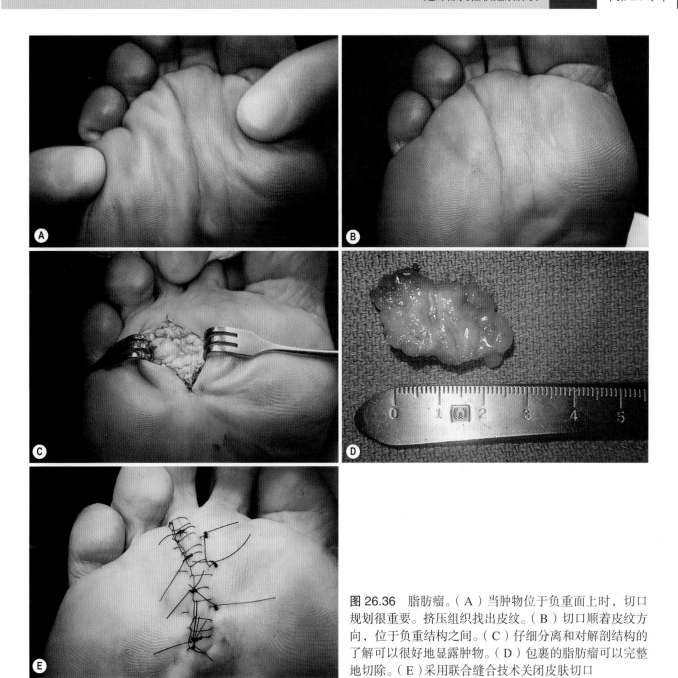

图 26.36 脂肪瘤。（A）当肿物位于负重面上时，切口规划很重要。挤压组织找出皮纹。（B）切口顺着皮纹方向，位于负重结构之间。（C）仔细分离和对解剖结构的了解可以很好地显露肿物。（D）包裹的脂肪瘤可以完整地切除。（E）采用联合缝合技术关闭皮肤切口

节逐渐出现活动受限和僵硬。在疾病后期，肿胀关节周围的皮肤温度可能会升高。

与此相反，PVNT（或巨细胞瘤）患者首先会出现一个无痛且缓慢增大的肿物，通常累及踝关节的长肌腱、足部或足趾的伸肌腱区域（图 26.37）。PVNT 似乎比 PVNS 更常见于下肢。

影像检查在该疾病的诊断中起着重要作用，MRI 似乎是明确诊断和判断病变范围最准确的方法（图 26.38）。CT、超声检查和 X 线平片的特异性较低，其检查结果也因缺乏特异性而受到限制。骨扫描在 PVNS 的诊断中并没有起到重要的作用，但骨侵蚀区域可能引起放射性核素聚集增加，而软组织肿块在血池影像的放射性核素聚集常常也会增加。

所有类型的 PVNS 和 PVNT 的最佳治疗手段是完全切除。局限性病变通常可以简单切除，但对于弥漫性病变来说必须进行滑膜次全切或全切除术（图 26.39～图 26.42）。如果有骨受累，可能需要更广泛的切除，如果后续发生了关节病变，则可能需行关节融合术。

术后注意事项

如果手术切除的是一个大肿块或创面持续渗液、出血，应考虑使用深部真空引流。在所有软组织肿物切除

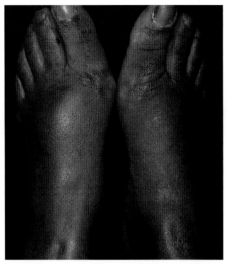

图 26.37　色素沉着绒毛结节性腱鞘炎或腱鞘巨细胞瘤。患者观察到左足背有一个缓慢增大的肿块

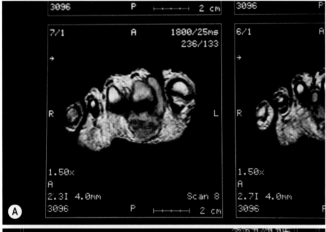

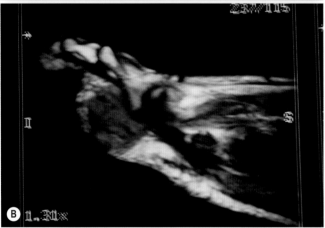

图 26.38　色素沉着绒毛结节性腱鞘炎或腱鞘巨细胞瘤的磁共振成像（MRI）。MRI 在确定肿块的大小和位置方面非常有用。（A）肿物位于前足底，延伸到第二跖骨周围。（B）矢状位观察肿物位置

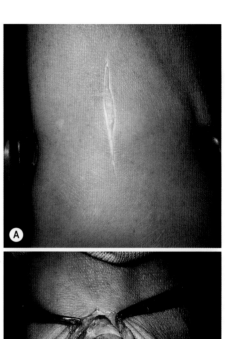

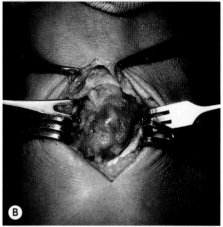

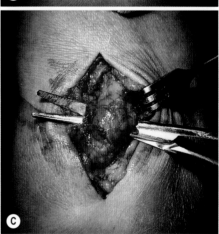

图 26.39　色素沉着绒毛结节性腱鞘炎或腱鞘巨细胞瘤。（A）足背软组织肿物的切口入路。（B）初步显露显示伸肌腱上有个组织清晰、色素沉着和带血管的病变。（C）小心地用钝剪和锐剪将肿物从周围附着组织中游离出来。注意防止损伤邻近的神经血管结构。（D）肿物被完整地切除。（E）深部逐层缝合，皮肤切口采用皮内缝合和拉合胶带关闭。（F）术后 2 周切口外观

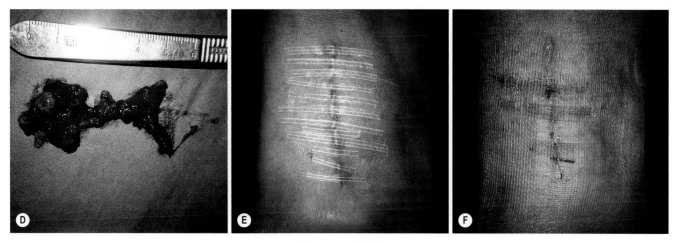

图 26.39 （续）

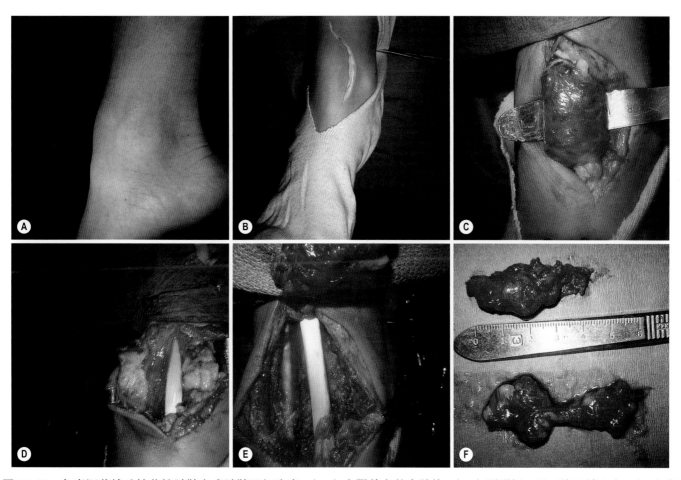

图 26.40 色素沉着绒毛结节性腱鞘炎或腱鞘巨细胞瘤。（A）右踝前方的大肿块。（B）弧形切口置于该区域上方。（C）仔细显露发现前方肌腱周围的大肿块。（D）肿物完全包围胫前肌腱和踇长伸肌腱。（E）将肿物从肌腱和其他附着物上游离出来。（F）肿物被完全切除。（G）在伤口内放置一个深部真空引流管，从切口旁引出。组织层次分明。（H）深层组织和支持带缝合后。（I）皮内缝合后的最终切口外观。最后缝合时，可以加用单纯缝合和减张缝合

的病例中，为获得良好的终末结果，须正确闭合深层组织、支持带和皮肤。当不能完全闭合时，应考虑其他方法，如旋转皮瓣、植皮、去除骨突起或异体移植，以帮助切口闭合。在闭合过程中须尽量减少切口的张力。大间距的垂直或水平减张缝合有助于闭合有张力的切口。加固缝合法可进一步闭合切口并减小张力。在切

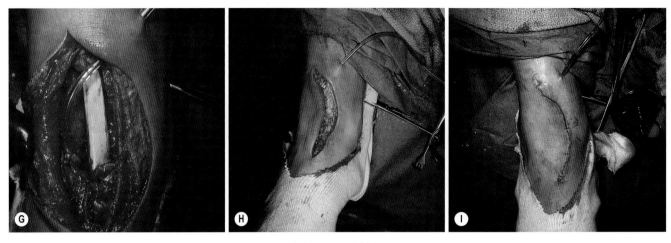

图 26.40 （续）

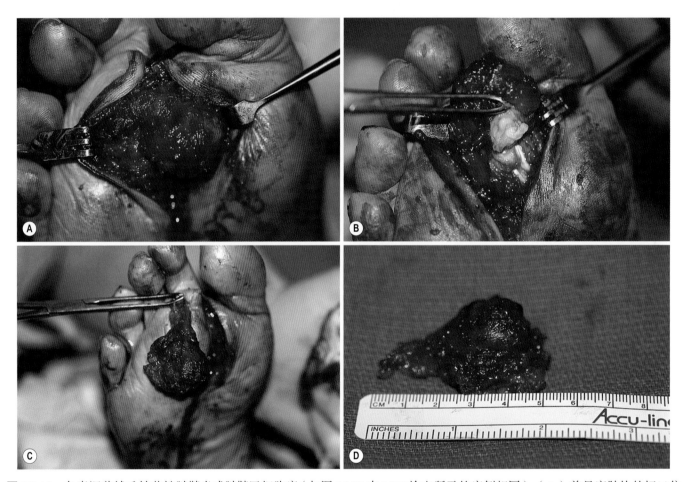

图 26.41　色素沉着绒毛结节性腱鞘炎或腱鞘巨细胞瘤（与图 26.38 中 MRI 检查所示的病例相同）。（A）前足底肿块的切口位于非负重区。（B）肿块从肌腱上被游离出来。（C）仔细切除肿块，并检查深层是否有异常组织残留。（D）肿块被完整切除、测量后送病理检查。分层缝合，皮肤切口采用联合缝合法闭合

口上应用无菌敷料加压包扎有助于防止肿块切除后过度水肿和血肿形成。

分期拆线也可以让切口愈合更完全。与非负重区的切口相比，有张力的切口与足底切口显然需要更长的愈合时间。在大多数情况下，建议对于足底切口应保持不负重至少 3 周，然后才能拆线和负重。拆线后进一步保护切口可能起到一定作用。这包括在切口处填充软垫，在鞋垫上开孔，使用减震鞋垫，以及使用保护性石膏

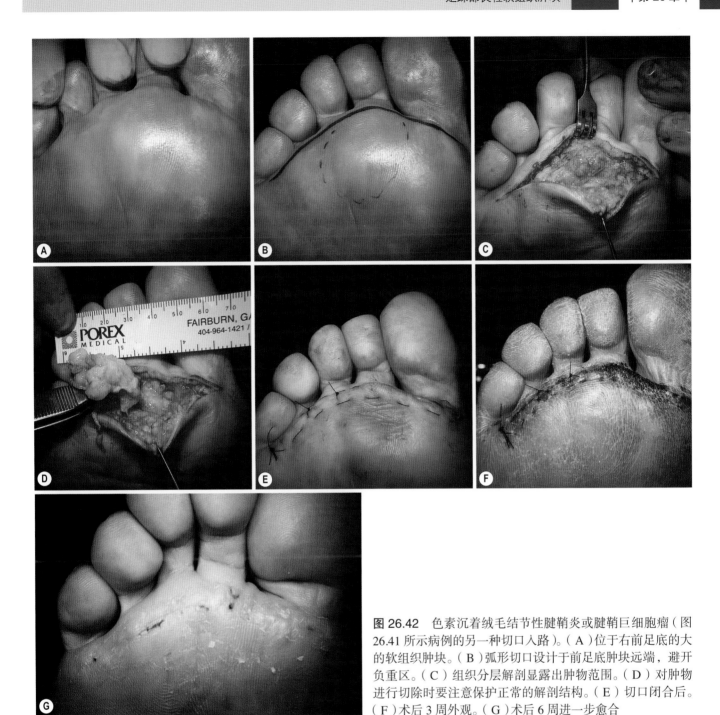

图 26.42 色素沉着绒毛结节性腱鞘炎或腱鞘巨细胞瘤（图 26.41 所示病例的另一种切口入路）。（A）位于右前足底的大的软组织肿块。（B）弧形切口设计于前足底肿块远端，避开负重区。（C）组织分层解剖显露出肿物范围。（D）对肿物进行切除时要注意保护正常的解剖结构。（E）切口闭合后。（F）术后 3 周外观。（G）术后 6 周进一步愈合

或术后支具鞋。

织病理学检查和诊断。

总结

由于下肢有多种不同类型的软组织肿物，外科医生必须熟悉这些肿物的各种类型。只有这样，才能采取可靠的治疗措施，在术前仔细评估每个囊肿或肿物，并为每个病例选择最合适的治疗方式。在任何情况下，无论肿物大小，切除的组织都应送病理科进行完整的组

（G. Dock Dockery 著　杨　杰　梁晓军 译
曾参军　郭　浩　张建中 审校）

延伸阅读

扫描书末二维码获取。

第27章 外科敷料

引言

没有完美的外科敷料，需要根据每一个伤口的情况选择合适的敷料。伤口愈合是一个不断变化的动态过程，还要根据伤口的不同阶段选择不同的敷料。手术切口和伤口贴敷料曾被认为是首要的保护措施，可防止污染或进一步创伤。随着新的半合成生物敷料的应用，敷料已具有帮助愈合的作用。

关于伤口愈合环境的早期观点在 20 世纪已经发生改变。先前的观点认为大量的氧交换对于伤口愈合至关重要，并且干燥伤口上方干的结痂可以作为一种生物屏障来防止感染，从而达到伤口愈合（图 27.1）。现在认为，成纤维细胞和血管增殖的最佳氧张力非常低，只有 5~10 mmHg，由伤口渗出物或封闭敷料创造的湿性环境可以加速上皮细胞生长和创面缩小。

皮肤移植和在某些情况下随机供血的皮肤皮瓣移植会使情况变得更为复杂，新移植的皮肤必须尽可能与受区完全吻合，以产生充分的血液灌注。这通常需要专门的敷料对覆盖的皮肤施加均匀的压力，不仅促进愈合，还减少移植物和受区之间的活动。通过敷料提供 15~30 mmHg 的压力是恰当的。低于此压力可能导致移植物与下方创面接触不良，形成渗出或血肿；压力过大则可能引起毛细血管血流堵塞和移植物坏死。

封闭敷料

单纯将敷料附着在伤口上不同于封闭敷料，而且也没有益处。一些粘连型敷料通过纤维素或者蛋白渗出与创面形成机械性粘连，从而直接与创面接触。但这种敷料在更换时会出现问题，新形成的上皮细胞会从创面揭走，从而影响愈合过程。非粘连型敷料可以直接用于创面或者关闭切口，以避免该问题发生。

另外，封闭敷料通过保持与伤口接触的潮湿环境来增强伤口挛缩，进而加速上皮细胞的生成并且缩短愈合时间。封闭敷料与非封闭敷料相比，可以增加上皮细胞再生率 30%~50%，增加胶原形成 20%~60%。可使用的封闭敷料有很多种（表 27.1）。形成的湿性创面环境早期被认为会导致细菌生长，以及发生感染，因此，不鼓励用来覆盖创面。的确，在封闭敷料的下方细菌计数会迅速增加，传统上被定义为感染，事实上，这并不会增加临床感染率。尽管在创面中可以见到细菌增殖

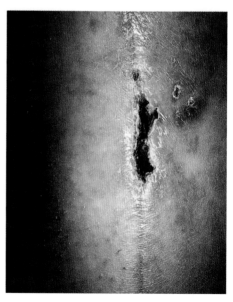

图 27.1 手术切口黑色干燥结痂

表 27.1 封闭创面敷料及其用途、优点及缺点

分类	成分	适应证	举例	优点	缺点
薄层敷料	聚氨酯或有粘连型衬垫的共聚聚酯	皮肤移植供区皮肤裂伤，浅表烧伤，有小的引流装置的伤口	OpSite，Bioclusive Dermafilm Tegaderm	透明的敷料便于观察伤口；创面保湿，减少供区伤口疼痛	引流量过多引起液体潴留，与伤口粘连，不能清创伤口
水胶体	含有与聚氨酯泡沫结合的亲水性胶体颗粒	急性、慢性或全厚层伤口、压力或应力性溃疡	DuoDerm，Actiderm，Tegasorb，Cutinova hydro	清创伤口，吸收渗出液，不与伤口粘连，凝胶创造湿性环境便于愈合	价格高，敷料不透明，凝胶泄漏，臭味
水凝胶	含有 80%~90% 的水，交联聚合物	急性、慢性部分厚度渗出性伤口	Biofilm，Cutinova gel Elastogel Vigilon	减少伤口疼痛，不粘连，利于渗出性伤口，半透明	不粘连，价格高，需要频繁更换敷料（每 1~3 天）
泡沫敷料	亲水或疏水性非封闭敷料，聚氨酯或薄的凝胶涂层	需要清创的急性、慢性部分厚度渗出性伤口	Epigard Cutinova plus Lyofoam Allevyn	清创伤口并且吸收渗出	价格高，不透明，可能陷入伤口内，需频繁更换敷料
藻酸钙	藻酸钙无纺布复合材料	部分厚度渗出性伤口，全厚层伤口，应力性溃疡	Sorbsan Kaltostat Algosteril AlgiDerm	吸收性好，利于全厚层伤口，凝胶创造湿性环境，无须频繁更换敷料	价格高，臭味，不适应干燥性伤口，可能粘连，或不粘连
临时性皮肤替代品	硅橡胶与猪胶原和双层尼龙	部分厚度伤口，浅表烧伤，中厚植皮供区	Biobrane	适合不规则轮廓的伤口	价格高，可能陷入伤口内，含有硅酮，可能有较高的感染率
N-terface	单层塑料	固定移植物部位，部分厚度伤口	N-terface	可将渗出物渗透到外膜，非粘连型	价格高，需要再次更换敷料，可能引起渗出液潴留

Modified from Kannon, G., Garrett, A., 1995. Moist wound healing with occlusive dressings: a clinical review. Dermatol Surg 21, 583-590.

增多，但明显可见上皮化率的增加和伴有纤维原细胞浸润的快速愈合。虽然任何创面都有可能发生感染，但是封闭敷料仍然被证实是促进创面愈合的安全有效方法，且没有临床证据证明会发生感染。

外科医生最初必须习惯伤口的臭味和积聚在封闭敷料下方的大量渗出液，并理解这并不等同于感染。伤口的临床表现和相关的症状体征是评估伤口感染的最佳方法，包括水肿、压痛、红肿加重、发热、淋巴结肿大及白细胞计数升高等。

闭合伤口中的坏死渗出物也可能伴有愈合成分。最近的研究发现，渗出液中的生长调节肽、表皮和血小板衍生生长因子、成纤维细胞衍生生长因子能够促进伤口愈合，可能解释了封闭敷料覆盖时为什么会发生快速的上皮化。此外，如前所述，成纤维细胞和血管增殖所需的氧张力相当低，封闭敷料并不像最初认为的那样会阻碍氧交换或阻止伤口愈合。封闭敷料的另一个好处是可以降低患者术后的疼痛，特别是在皮肤移植供体部位。但是，封闭敷料禁用于临床感染的伤口，免疫功能低下的患者也要谨慎使用。

传统敷料

由于没有单纯一种敷料是理想的，临床上通常是将各种材料分层组合在一起，每一层由不同的材料组成并且符合特定伤口的要求。在开发层状复合敷料时，要记住上面讨论的关于维持潮湿环境的理念。在关闭外科切口时，第一层敷料是非粘连型敷料，以防止敷料与伤口粘连，并促进上皮化，减少对切口的损伤（图 27.2）。

如果外科伤口的愈合需要二次处理，伤口床应该保持潮湿，同时吸收多余的渗出液和维持必要的氧交换，以促进成纤维细胞生成和血管增生。有多种不同类型的非粘连型敷料可用。最简单的是直接在创面使用抗生素软膏。大多数外用抗生素对细菌入侵几乎没有保护作用，但确实可以保持创面湿润且不需封闭创面。由于可能出

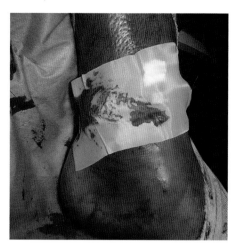

图 27.2　手术皮瓣上的丝绸敷料

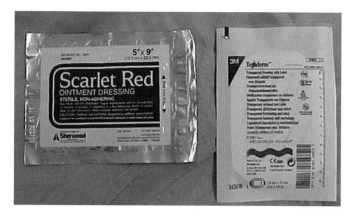

图 27.4　猩红药膏敷料和 Tegaderm™ 覆盖贴

现接触性过敏和伤口并发症，必须小心使用外用抗生素，特别是新霉素类产品。另一种使用外用抗生素的方法是将其浸润在半封闭纱布敷料中。纱布敷料由柔软的白色石蜡、抗生素或防腐剂如洗必泰或聚维酮碘浸渍（图 27.3）。猩红药膏敷料是一种非粘连型敷料，混合白色的凡士林、羊毛脂和橄榄油于纱布上，具有促进再上皮化的作用（图 27.4）。常使用 OpSite™（Smith & Nephew United, Largo, FL）或者 Tegaderm™（3M Nexcare, New York, NY）敷料来限制植皮区的移动。

关于消毒剂的使用，无论是直接应用还是在薄纱敷料中使用，都有很大的争议。许多消毒剂，如聚维酮碘，都被报道会降低伤口抵抗力，降低上皮化率，并

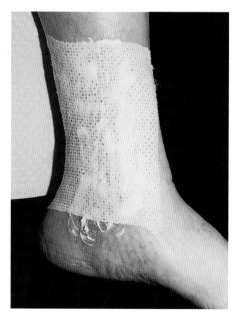

图 27.3　含有非粘连材料的纱布敷料

会对成纤维细胞表现出毒性。一些外科医生利用这些药物有效地清创伤口，但一旦所有坏死组织被清创，就应该停止使用，以避免对新形成的表皮细胞造成伤害。

生理盐水通常加入到敷料中，形成湿-湿敷料或湿-干敷料，用于去除多余的渗出液以清理创面，但是，与其他药物一样，一旦所有坏死组织被消除，就应该恢复创面湿性环境。如果预计创面部位会有较多的渗出或出血，就应该在创面应用其他非粘连型但吸收性好的敷料。这些产品包括促进肉芽组织形成和减轻疼痛的水胶体敷料；刺激血小板聚集和吸收多余渗出物，在伤口表面形成亲水性凝胶的藻酸钠敷料；或者应用氧化纤维素敷料，这种敷料能够吸收大于其几倍重量的渗出液和血液，但也可能加速感染。无论所选择的材料如何，应用非粘连型敷料的目的是相同的——提供一个湿性环境以便上皮细胞分化，当敷料被移除时不会造成伤害，并允许多余的渗出液通过，以防止浸泡。

一旦使用的敷料含有非粘连层，其上一层就应该是吸收性材料。这一层用来清除创面过多的渗出液，降低感染风险，并防止在创面边缘形成硬结。吸收层可以由纱布垫或棉球组成，一旦它们被渗出液湿透，就应进行更换（图 27.5）。正确使用吸收性敷料将均匀地传递和分配压力到伤口表面，有助于止血，并防止血肿或渗出的形成。

压力层有时候是分开的，但也可以作为吸收层的一部分。当伤口有一个大的死腔，或有一个大的皮瓣需要压力以避免血肿或渗出形成，或在手术中出血过多或难以控制，或术后预期会有严重肿胀时，压力层的应用就非常必要。该层可以由纱布或棉球组成，但也可以包括牙科棉卷或非粘连毡，以在较大的区域提供均匀的压力。一种经济且非常有效的制造压力层的方法是使用由市售的石膏棉垫制成的手工棉球（图 27.6）。使用手

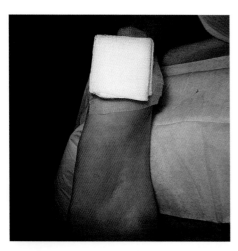

图 27.5　由吸水层纱布垫组成的复合敷料。其他材料，如棉花或毛毡也可以使用

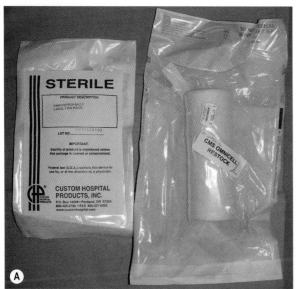

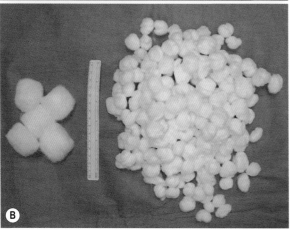

图 27.6　非黏附材料上的压力敷料可以用市售的石膏棉垫手工制作棉球来代替。（ A ）市售的带有包装的无菌医用级无菌棉球和无菌石膏棉垫。（ B ）将棉垫打开并手工制成棉球后的外观。请注意，大量的手工棉球可以由一卷石膏棉垫制成（ *Courtesy of Dr Thomas Roukis.* ）

工棉球的方法非常简单（图 27.7 ）。

应该避免压力过大或压力分布不均匀，尤其是皮瓣、植皮或者足趾手术时，以免受压影响血供。包扎敷料包括用于小的全层皮肤移植物的牙科棉卷和用于大的移植物的毛毡，可以直接应用于移植物部位的非黏附层上，直接向移植物提供均匀的压力。包扎敷料常由移植物上方的一层厚的抗生素软膏组成，然后是一层非粘连型敷料，再上方是一层大的敷料覆盖，如牙科棉卷或毛毡，将移植物压至受区底部。包扎材料常富含矿物油，防止创面干燥及维持其在适当的位置（图 27.8 ）。然后在上方覆盖松软纱布并用胶带固定，如无特殊情况，通常一周后再去除。然后用小的弹力粘连型绷带、胶带（通常是不易过敏的纸胶带）或者卷装纱布固定，如 Kerlex 或 Kling 纱布。

其他类型的压力敷料包括泡沫橡胶、聚氨酯泡沫、海绵垫，甚至是做成平的或凸面的硅胶片，都被证实可以有效地给移植物部位提供均匀压力，以防止移动，促进移植物的血管重建。

负压敷料

从慢性糖尿病创面到为植皮或皮瓣闭合准备创面（见第 29 章关于负压敷料的详细讨论），在各种临床和外科环境中，使用局部负压已被证明可以改善伤口愈合。最近，负压被用于改善中厚皮片移植和植皮供区部位的愈合。特别是在下肢创伤的病例中，有报道称，在解剖困难的不规则区域，皮肤移植物的整体效果有显著改善。研究表明，100 mmHg 负压敷料通过增加血流供应，提高氧合能力，增加肉芽组织的形成，清除多余间质液以及减少细菌感染，创造了一种促进伤口愈合的环境。在涉及植皮的情况下，通过负压增大了移植物与受体床的匹配接触，并防止了移植物的移动和负压剪切。与传统的衬垫敷料相比，负压被认为对于移植物的外观也有好处。然而，在考虑术后伤口护理的选择时，除了其益处外，还应该考虑负压敷料的成本。

总结

并不是每一个伤口都需要所有层次的敷料。覆盖什么敷料取决于伤口的特性。有的伤口可能只需要一个非粘连层和一个外侧的绷带，而其他复杂的伤口和皮瓣可能需要所有层次以获得最佳疗效。由于伤口愈合需要经过多个阶段，外科医生应该评估伤口状态，根据需要

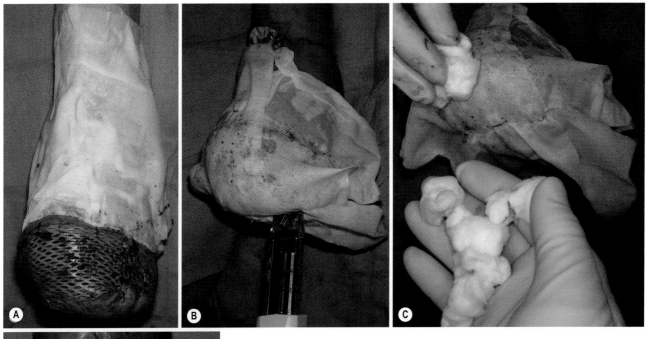

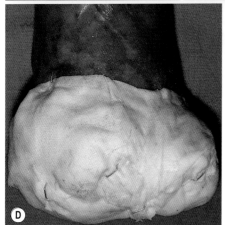

图 27.7 中厚皮片植皮术后使用无菌手工棉球包扎。（A）植皮后，应用石蜡油浸渍敷料。（B）根据植皮的大小将敷料固定在下方的皮肤上。（C）将无菌手工棉球放置在覆盖植皮的石蜡油敷料上。（D）石蜡油敷料的边缘折叠在棉垫上，保持轻度压力并固定包扎敷料（*Courtesy of Dr Thomas Roukis.*）

改变敷料，从而达到最佳愈合。对于没有明显感染或者坏死组织的开放性伤口，封闭敷料远优于使伤口干燥的敷料。但是，这种环境并不总能适用于足踝部手术。闭合下肢手术伤口常需要复合敷料，包括非粘连型绷带、用于清除手术部位多余血液或浆液引流的吸收层和保持敷料位置的纱布卷。特殊敷料可以给植皮部位提供均匀压力，以保持固定及增加血管化。

（Mary E. Crawford 著　杨　杰　梁晓军 译
　　　　　　　　　　　常　非　张建中 审校）

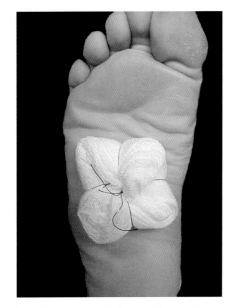

图 27.8 将包扎敷料系在植皮的皮肤上。然后在上面覆盖 Kling 或 Kerlex 纱布

延伸阅读

扫描书末二维码获取。

引言

瘢痕是皮肤损伤后不可避免的结果，如手术或意外等。在皮肤修复过程中形成的伤疤多种多样，而且无法预估。瘢痕可按颜色、质地、图案和整体外观进行分类。通常分为普通表浅性瘢痕、萎缩性瘢痕、缝合性瘢痕、增生性瘢痕和瘢痕瘤。不论哪种瘢痕，在外观上都可能表现为高低不平及色素改变。患者对于瘢痕的态度也不尽相同，有些患者对瘢痕不太在乎，而另一些人的正常生活和心态都会受到瘢痕外观的影响。瘢痕也可能导致患者自身功能受限或引发疼痛。基于这些原因，有必要对瘢痕进行定义、了解和适当的治疗。

定义

普通表浅性瘢痕

皮肤受伤后所经历的正常愈合过程称为瘢痕过程。皮肤深层在瘢痕形成过程中慢慢愈合。正常瘢痕是薄、软、接近正常皮肤颜色，且没有症状（图 28.1）。普通的未成熟瘢痕显示成纤维细胞在疏松的黏液样基质中增殖，并与皮肤表面平行，此时血管会突出。随着瘢痕在数周到一个月的时间内成熟，成熟的嗜酸性胶原沉积，成纤维细胞数量减少。在最后的修复过程中，血管的大小和数量也开始迅速减少。随着进一步的成熟，瘢痕的厚度、颜色和大小都趋于正常（图 28.2）。

萎缩性瘢痕

当手术瘢痕的细纤维连接缓慢地扩张和增宽时，就会出现伸展或扩张的瘢痕。这通常在手术后 3 周左右开始，成熟时可能会沿着瘢痕出现横向带。这些瘢痕的特征是扁平、增宽、苍白、柔软且没有症状（图 28.3）。

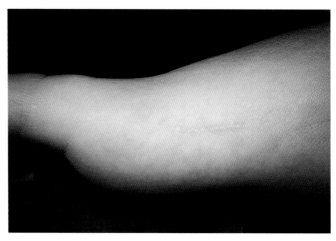

图 28.1　姆外翻术后第一跖趾关节内侧周围普通表浅性瘢痕，瘢痕平整

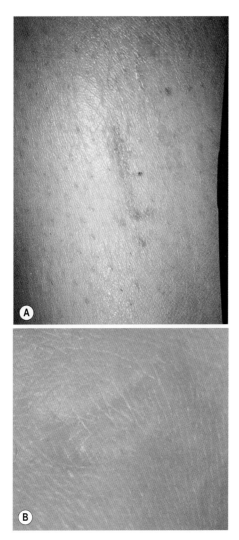

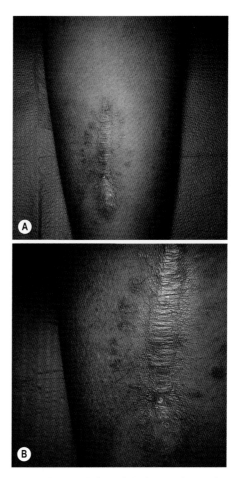

图 28.3　萎缩性瘢痕。瘢痕通常变宽、苍白、柔软且无症状。（A）腓肠肌延长手术后小腿后部萎缩性瘢痕。（B）特写，显示典型的横纹，瘢痕增宽，颜色苍白

图 28.2　（A）小腿外侧普通表浅性瘢痕。（B）足外侧普通表浅性瘢痕，皮肤纹理自然。这两个瘢痕都平整柔软，无症状

这种瘢痕也可描述为萎缩性或色素减退瘢痕，极少数情况下，也有可能出现色素过度沉着。与增生性瘢痕不同的是，萎缩性瘢痕没有隆起、增厚或结节。不过这种类型的瘢痕有时与潜在的神经损伤或外伤性神经瘤形成有关。

在愈合过程中，可以成功切除和修整萎缩的瘢痕，从而大大改善结果。与其他瘢痕修复一样，患者必须明白的是，异常瘢痕可能会复发，并且依然存在其他的潜在风险，如感染或瘢痕恶化。通过妥善的术前计划和手术切除修整，大多数的萎缩性瘢痕都将得到成功修复，一般来说患者对最后的结果都会满意。

缝合性瘢痕

当缝线被吸收或拆除后，沿缝线生长的上皮组织就会形成缝合瘢痕。随后这些针孔小窦道充满了脱落的角蛋白，产生难看的痕迹。伤口闭合后留下缝合瘢痕的可能性取决于多种因素，包括缝合材料的大小和组成成分以及宿主自身影响伤口血管的条件（图 28.4）。

避免缝合瘢痕和类似瘢痕问题的方法包括：避免伤口的再次切开、谨慎应用局部抗生素、合理的切口规划、仔细的切口操作、避免在张力下缝合伤口、分层伤口修复、使用适当的缝线尺寸和针头、切口边缘外翻、使用如皮肤胶带和软组织黏合剂之类的辅助材料，并分阶段早期拆线。有效的缝合技术包括深层真皮缝合和埋藏缝合、单纯间断缝合、垂直褥式缝合、水平褥式缝合、皮下缝合、连续锁边缝合和远近 - 近远缝合（见第 9 章）。

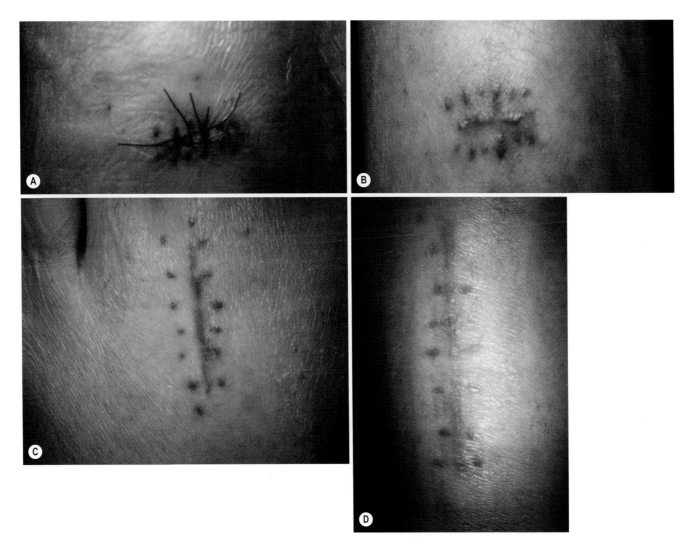

图 28.4　缝合性瘢痕。（A）切口用粗的不可吸收缝线缝合。（B）6 周后瘢痕，可见痕迹。（C）另一病例术后 4 周留下连续不可吸收缝线的痕迹。（D）当缝线留在原位太久，并且沿着每个缝线穿刺点发生上皮化时，形成缝线痕迹

增生性瘢痕

　　增生性瘢痕是皮肤损伤后纤维组织不受抑制增生的结果。与瘢痕瘤不同，增生性瘢痕局限于原皮肤损伤部位，在原手术切口上，通常呈条状。在增生性瘢痕中，未成熟的纤维组织和成纤维细胞呈螺旋状无序排列，使真皮明显增厚。此时成熟胶原蛋白的团块与黏液样基质区域混杂在一起。

　　在增生性瘢痕中血管显著增加，并且在电镜研究中显示部分和完全闭塞的血管都有增加。这种血管的增加往往会持续很长一段时间，且通常在增生性瘢痕表面可见毛细血管扩张。增生性瘢痕通常呈粉红色、红色或紫色，并可隆起、发炎、瘙痒，甚至疼痛（图 28.5）。愈合瘢痕周围早期的活动可导致增生性瘢痕形成（图 28.6）。

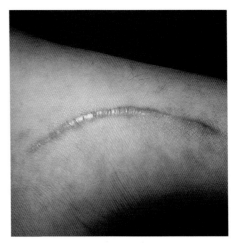

图 28.5　表现出增厚、颜色增加的增生性瘢痕，足内侧可见小血管

增生性瘢痕不经治疗可能会好转，但需要很长时间。

　　大多数增生性瘢痕可以在愈合过程中切除和修复，以使外观得到改善。在手术过程中精细的组织处理和在手术结束时妥当的缝合非常重要。为保证术后效果，应在瘢痕切除后至少3周内保持对该区域的压迫，并尽量减少身体活动。

瘢痕瘤（瘢痕疙瘩）

　　瘢痕瘤常表现为坚硬、轻微压痛、瘙痒、隆起的疙瘩，出现在以前皮肤受损区或手术部位的结节状肿块（图28.7）。增生性瘢痕瘤侵入周围正常皮肤，通常在皮肤处于张力或最厚的区域情况更为严重（图28.8）。随着持续的刺激、压力（图28.9）或轻微的损伤、手术后（图28.10），可能过度增生。瘢痕瘤边界通常清晰，但也可能出现不规则或形状怪异的轮廓，常伴有疼痛、

感觉过敏以及瘙痒。瘙痒和疼痛可能与组胺水平增加有关。此类瘢痕通常色素沉着，呈红色到紫色。且深色皮肤的人和A血型的人往往更容易形成瘢痕瘤。建议手

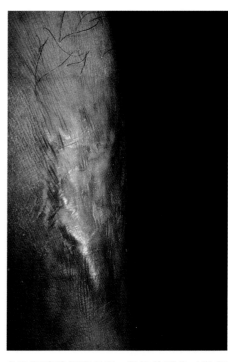

图28.8　术后跟腱后部瘢痕瘤。踝关节屈曲时瘢痕下部增厚。瘢痕已明显深入到邻近的正常组织

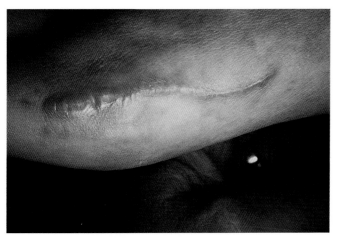

图28.6　第一跖趾关节活动区域增生性瘢痕。在某些患者中，瘢痕周围的早期运动有产生增生性瘢痕的倾向

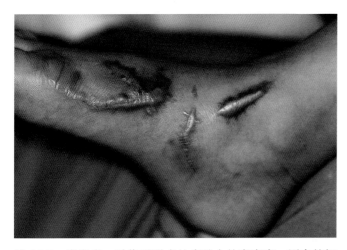

图28.7　瘢痕瘤。受伤后形成的多处大的瘢痕瘤。原来的切口要小得多，说明瘢痕瘤侵入了正常的邻近组织

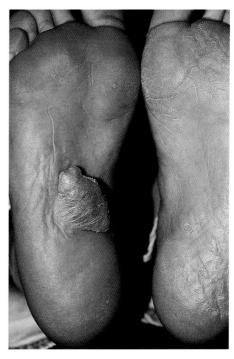

图28.9　瘢痕瘤。轻度损伤后，内侧足弓瘢痕瘤明显增生。持续的刺激或运动可能导致瘢痕瘤继续扩散（*Courtesy of Dr Stephen J. Miller.*）

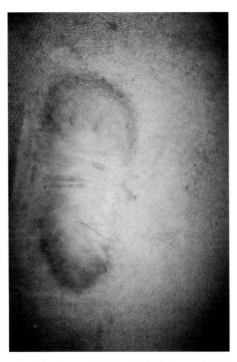

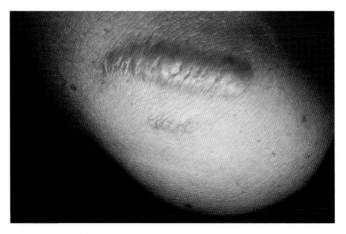

图 28.11 肘部瘢痕瘤。术前瘢痕检查，确认了肘部的瘢痕瘤。这对外科医生进行切口规划和术后切口保护有一定的指导意义

图 28.10 轻微损伤后形成的巨大瘢痕瘤。原来的瘢痕部位要小得多，说明瘢痕已经深入到正常的邻近组织

术患者在手术前查看既往的手术瘢痕，检查是否有瘢痕瘤（图 28.11）。

瘢痕瘤的手术治愈率比萎缩性瘢痕和增生性瘢痕要低得多，对治疗的反应也因解剖位置和患者的不同而有显著差异。

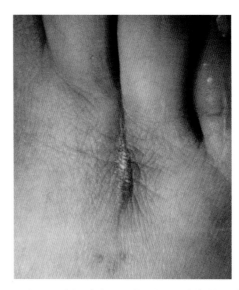

图 28.12 由于过度切除皮下和深层组织造成的凹陷性瘢痕

其他种类的瘢痕

凹陷性瘢痕。当早期伤口愈合条件不理想时，会出现线性或几何性凹陷瘢痕（图 28.12）。伤口血清肿、血肿和感染都可能导致愈合皮肤切口下的凹陷。严重的凹陷性瘢痕通常是由于切口在太大的张力下闭合造成，此外，也有可能与皮下脂肪的减少有关。要使皮肤凹陷处抬高，可能需要在凹陷处填入组织，或者在某些情况下，行皮瓣或切除手术。

色素沉着性瘢痕。色素沉着是指皮肤产生过多黑色素并形成沉积的区域，导致皮肤瘢痕处比周围皮肤颜色更深（图 28.13）。色素性瘢痕分为局灶性和弥漫性两种。局灶性色素沉着通常出现在单独的瘢痕，而弥漫性色素沉着涉及较大区域的深色皮肤，大多数色素性瘢痕会隆起。这两种类型的色素性瘢痕都可能是由烧伤、缝合线、药物反应或手术部位的皮肤感染引起的。手术后早期对切口区域的阳光照射也可能导致愈合瘢痕的色素沉着增加。

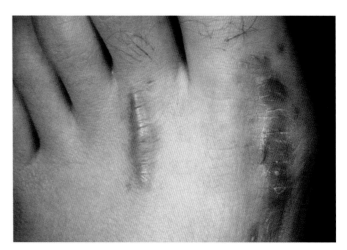

图 28.13 色素沉着过度的瘢痕。一名患者既往瘢痕体质，形成的瘢痕高于皮肤且色素沉着

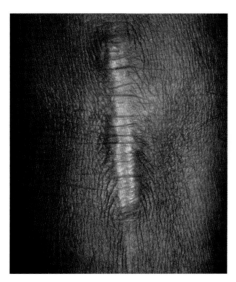

图 28.14　色素减退性瘢痕。瘢痕隆起、变硬且超过 1 年

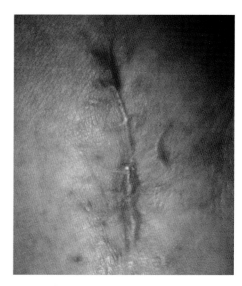

图 28.15　不规则瘢痕。这个瘢痕显示的区域是凹陷和粘连的，外观正常，但有隆起和色素沉积。该患者是由三个不同的人完成伤口闭合的，外科医生、住院医生和一名医学生。组织处理和缝合技术肯定对切口的结果有影响（另见图 28.40）

色素减退性瘢痕。色素减退与色素沉着相反，切口部位若有任何类型的炎症都有可能引发色素减退性瘢痕的出现，这也被称为炎症后色素减退（图 28.14）。当皮肤被割伤时，由于身体试图修复受损区域，周围区域往往会发炎。但炎症会损害健康细胞，包括黑色素细胞。受损的黑色素细胞内黑色素产量减少，可能导致愈合瘢痕内的色素减退。这些色素减退区域通常轮廓不规则，也可能完全在瘢痕内。虽然细胞中所有的黑色素都有可能被消除，但在大多数情况下，色素只是部分损失。在皮肤形成瘢痕的区域，色素减退通常围绕在瘢痕周围。

皮肤颜色偏深的人更容易患炎症后色素减退症，这主要是因为与浅色皮肤相比，深色皮肤与轻度脱色区域的对比度更大。在术后切口最终闭合后注射局部麻醉剂和类固醇时也有可能导致此类瘢痕。治疗色素减退性瘢痕非常困难，可能需要多种方法才能使其在颜色上看起来更正常。

不规则瘢痕。不规则瘢痕可能表现为单个瘢痕内的皮肤凹陷、变薄、隆起、色素沉着或色素减退（图 28.15）。当在单个切口关闭时使用一种以上的缝合材料或缝合技术时，可能会出现这种不规则瘢痕。

治疗方法

有很多的治疗方案可用于改善或消除瘢痕。对每种治疗方式的反应取决于皮肤的个体特征、瘢痕的位置、所治疗的瘢痕类型、瘢痕周围组织的质量、瘢痕周围发生的迁移以及患者的总体健康状况。对于不同类型的瘢痕，哪种治疗方法更可取目前还没有统一的结论，但似乎有一种普遍的共识，即增生性瘢痕、色素沉着性和萎缩性瘢痕的治疗效果最好，而色素减退和瘢痕瘤对所有治疗方式的反应均最差。治疗瘢痕的原则可用于确定瘢痕处理的最佳方法（表 28.1）。

压力疗法

持续压迫增生性或瘢痕瘤组织已被证明对防止手术切除后的瘢痕再生有帮助，这种压迫可能需要几个月的时间才能有效果。对于瘢痕瘤的区域，需穿戴特殊设计的弹性压缩袜或特制的服装。但仅单独使用这种方法，效果往往不能保证。

病损内注射类固醇

每隔几周在瘢痕内注射局部麻醉剂和类固醇溶液可以阻止成纤维细胞的增殖，以及增生性瘢痕和瘢痕瘤的生长，但对于萎缩性瘢痕不建议采用此方法。在大多数情况下，谨慎使用局部瘢痕注射，会使瘢痕明显平坦、软化和色素沉着减少（图 28.16）。同时必须小心，防止多次注射类固醇引起的皮肤萎缩和色素减退，这对患者而言，与治疗前的瘢痕一样，可能是一个大问题。

增生性瘢痕和瘢痕瘤用醋酸曲安奈德 10 mg/ml 悬浮液，并用 25 号针头的注射器注射。类固醇与等量的

表 28.1 瘢痕治疗流程图

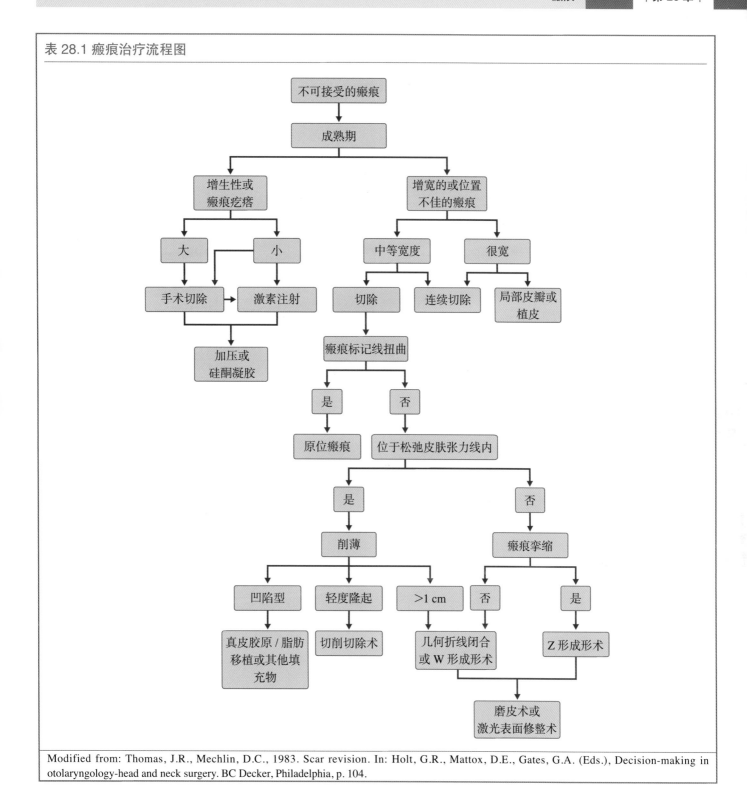

Modified from: Thomas, J.R., Mechlin, D.C., 1983. Scar revision. In: Holt, G.R., Mattox, D.E., Gates, G.A. (Eds.), Decision-making in otolaryngology-head and neck surgery. BC Decker, Philadelphia, p. 104.

局麻药混合，并沿着瘢痕的走向，根据瘢痕的大小和形状，将 0.25~0.5 ml 的混合物注射到瘢痕中，预期将使瘢痕变得更小、更薄、症状更少（图 28.17）。此种方法的副作用和并发症发生率很高，包括疼痛、皮肤萎缩、毛细血管扩张形成、色素减退、皮肤坏死、溃疡、淋巴管周围萎缩或色素过度沉着（图 28.18）。

稀释乙醇注射

增生瘢痕和瘢痕瘤也可以用与类固醇注射相似的方法注射 4% 的乙醇溶液。稀释乙醇溶液由 2ml 乙醇（纯脱水无菌乙醇）和 48 ml 0.5% 丁哌卡因组成，该制剂体积比为 4% 的乙醇溶液。

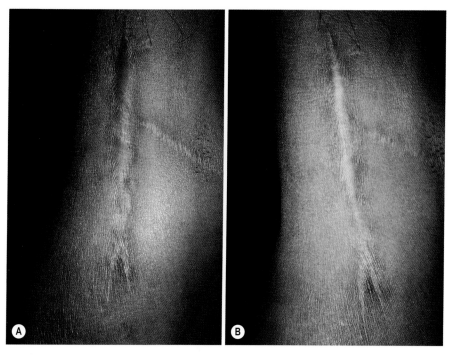

图 28.16　瘢痕内注射类固醇。（A）隆起、增厚和色素沉着的有症状的增生性瘢痕。（B）瘢痕内注射局部麻醉剂和醋酸曲安奈德。注意瘢痕变薄和变平，以及瘢痕内色素减退变化

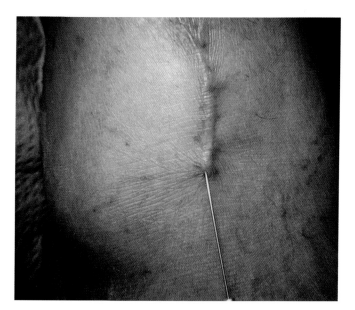

图 28.17　瘢痕内注射等量的醋酸曲安奈德和局部麻醉剂

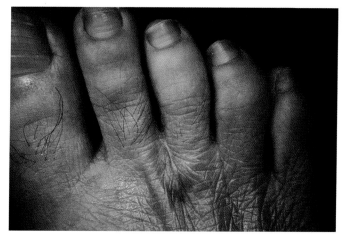

图 28.18　曲安奈德注射后瘢痕明显萎缩和色素沉着改变

在用稀释的乙醇溶液注射之前，应对瘢痕进行人工处理或用超声波治疗，以使针头更容易穿透。每隔一周，沿着瘢痕注射少量的乙醇溶液（图 28.19）。注射到每个瘢痕的稀释乙醇的量取决于瘢痕的大小和硬度，一般在 0.25~0.5 ml。大多数瘢痕的厚度、隆起、硬度及不良症状在一次或两次注射后都会得到改善。瘙痒或疼痛的瘢痕通常反应较快，但瘢痕瘤可能需要更长的时间

才能得到改善。

稀释乙醇注射在增生性瘢痕和瘢痕瘤中的副作用非常罕见，可能出现皮肤变薄、麻木或疼痛。

其他注射
重组人干扰素 –γ

在瘢痕内每周注射一次重组人干扰素 -γ（0.1~0.5 mg），并持续 3~5 周，已被证明对瘢痕瘤和较大的增生性瘢痕有显著改善作用。干扰素会有不良反应，包

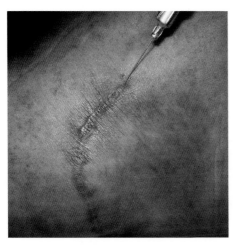

图 28.19 踝关节前外侧增生性疼痛瘢痕的稀释乙醇注射。每周注射 4% 的乙醇，直到达到预期效果

括低热、注射后 48~72 小时的流感样表现以及注射时的疼痛。

5– 氟尿嘧啶

5- 氟尿嘧啶（5-FU）是一种嘧啶类药物，在细胞内转化为底物，通过与尿嘧啶结合竞争从而抑制 DNA 合成。病灶内瘢痕瘤注射 1.5 ml 的 5-FU（500 mg/10 ml），持续 12 周，或病灶内瘢痕瘤注射 1.6 ml 的 5-FU 加 0.4 ml 的倍他米松磷酸酯钠，每 2 周 6 次，已证明可以有效减少瘢痕瘤。此疗法的整体疗效并不优于其他治疗方式，且存在显著的副作用，如溃疡和色素沉着。

盐酸维拉帕米

维拉帕米是一种钙通道阻滞剂，它可以阻断细胞外基质分子（如胶原蛋白、黏附蛋白、纤连蛋白）的合成和分泌，并增加纤维蛋白酶。每周注射盐酸维拉帕米 2.5 mg/ml 可以减少瘢痕瘤，但与局部硅酮敷料同时使用时，效果显著改善。此方法副作用与剂量有关，通常非常轻微，包括注射部位的瘙痒和烧灼感。

联合治疗

冷冻疗法和局部注射 10mg/ml 醋酸曲安奈德的联合使用优于单独冷冻或单独注射。这种联合治疗包括用棉签或冷冻手术仪器（CryoProbe, H & O Equipments, Inc., Mount Pleasant, SC, 29464），通过液氮冷冻，直到瘢痕变白，随着瘢痕解冻，会变成粉红色，并开始水肿。在解冻阶段，根据瘢痕的大小，每段瘢痕注射 10 mg/ml 的醋酸曲安奈德 0.5~1.0 ml。解冻的粉红色水肿瘢痕颜色若变白证明注射成功有效。通常需要每隔 4~6 周注射 3~4 次。当瘢痕开始软化（在第二次注射后），类固醇的浓度可能需要降低到 5 mg/ml。在冷冻和注射后，在瘢痕上使用压力绷带，可以提高预期效果并加快反应速度。

硅酮凝胶敷料治疗

虽然硅酮凝胶薄膜（Cica-Care, Smith & Nephew United, Inc., Largo, FL 34649-1970）的作用机制尚不清楚，但在局部应用时，使用这种材料可以改善瘢痕瘤和增生性瘢痕的大小、质地、颜色和厚度（图 28.20）。局部硅酮凝胶敷料也会使萎缩性瘢痕产生反应，明显的变化包括色素减少、瘢痕宽度减少和外观的整体改善（图 28.21）。这项技术在所有瘢痕中都有很高的成功率，增生性瘢痕反应最好，其次是萎缩性瘢痕，之后是瘢痕瘤。与其他所有治疗方法一样，瘢痕瘤的治疗需要更长的时间，整体改善也相对更少。

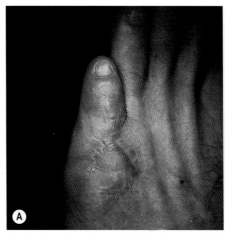
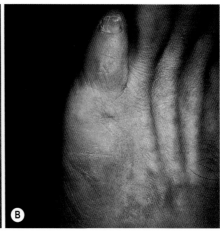

图 28.20 硅酮凝胶薄膜疗法。（A）第五足趾翻修手术部位的增厚、色素沉着和有症状的瘢痕。（B）局部硅酮凝胶贴片治疗 2 个月后的外观

图 28.21　硅酮凝胶薄膜疗法。（A）治疗前，踝前部有陈旧的萎缩性瘢痕。（B）硅酮凝胶片处理 2 个月后

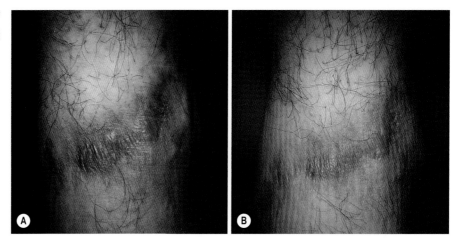

硅酮凝胶敷料治疗瘢痕有几个重要发现值得注意：年龄在 18 岁以下的年轻患者，比成年人有更快、更灵敏的治疗效果；硅酮凝胶敷料对预防瘢痕体质的患者出现增生性瘢痕和瘢痕瘤有效；加压治疗对硅酮凝胶敷料疗法效果不会更好；瘢痕不会复发；用硅酮凝胶敷料治疗至少 1 个月后，敏感和柔嫩的瘢痕会恢复到接近正常的感觉（图 28.22）。局部硅酮凝胶敷料治疗瘢痕的并发症和副作用相对较少，而且非常轻微和短暂。

激光治疗

目前已有几种激光系统可以成功用于治疗各种类型的瘢痕。585 nm 闪光脉冲染料激光器仍然是治疗增生性瘢痕和瘢痕瘤的金标准。增生性瘢痕和萎缩性瘢痕也可以用脉冲 CO_2 激光烧蚀或 Er:YAG 激光治疗。

手术治疗

如果最终缝合时切口没有产生张力，则可以成功切除增生性瘢痕且降低复发率（图 28.23）。彻底切除瘢痕，并用局部麻醉剂与少量可溶性皮质类固醇溶液混合注射手术部位，随之使用术后加压敷料，通常疗效显著。如果条件允许，最好的方法是进行简单的梭形切除（图 28.24）。对一些长或不规则外表的瘢痕（见图 16.38）有时需要选择复杂的切除技术，如 W 形成形术（见图 16.35），W 形短波浪切口法（short wavy incision method，SWIM）（图 28.25、图 28.26），或几何折线闭合法（geometric broken line closure，GBLC）（图 28.27）。

切除术对萎缩性瘢痕同样有效。瘢痕切除后，正常皮肤处应有良好的边缘，瘢痕处的组织可能会很脆弱，且难以缝合。如果存在潜在的神经损伤或神经瘤形成，

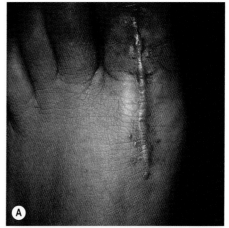

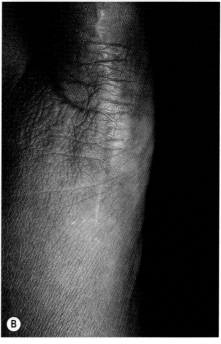

图 28.22　硅酮凝胶薄膜疗法。（A）硅酮凝胶治疗前症状非常明显的跗囊炎手术瘢痕。（B）治疗 2 个月后

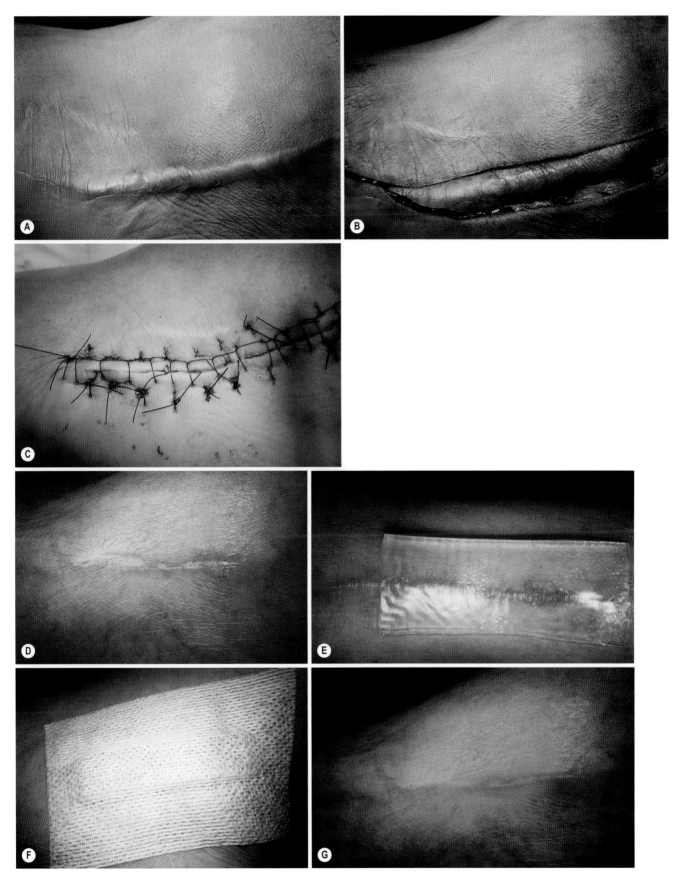

图 28.23 增生性瘢痕切除术。（A）疼痛性增生性瘢痕的初始外观。（B）广泛瘢痕切除术。（C）切口缝合。（D）术后 2 个月，硅酮凝胶片治疗前。（E）硅酮凝胶片的应用。（F）用柔性布胶带覆盖。（G）硅酮凝胶片处理 6 周后的外观

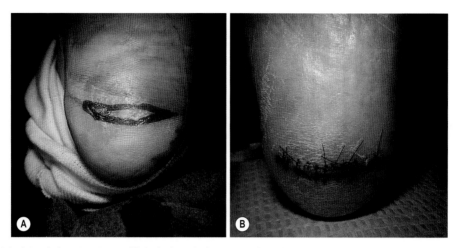

图 28.24 梭形瘢痕切除术。(A)足跟横向疼痛的瘢痕。(B)瘢痕梭形切除、多次简单间断缝合、无张力闭合切口

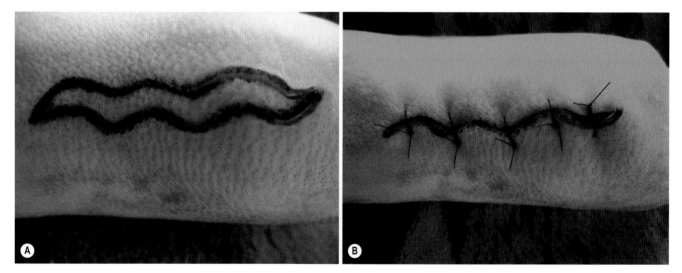

图 28.25 在猪脚上演示的短波浪切口方法。这是一种改良 W 形成形术，用平滑的波浪线代替 W 形切口来去除瘢痕。(A)瘢痕两侧采用短(约 1.0 cm 长)波浪线切口。(B)切口最终闭合，形成波浪线而不是直线

神经可以与瘢痕同时修复(图 28.28)。不同形状的萎缩性瘢痕可以用不同的方式切除，以适应屈曲皮肤折痕中的松弛皮肤张力线(RSTL)，在某些情况下可能导致非典型闭合(图 28.29)。

与其他种类的瘢痕相比，瘢痕瘤在手术治疗的 4 年内几乎 100% 会复发。由于手术失败率高，而且许多瘢痕瘤在手术后又变得更大更多，所以最好避免在屈曲、张力或压力区域使用手术切除法。建议采用更先进的手术方法切除或修整较大的瘢痕瘤，然后在术后早期进行一种或多种非手术治疗，以减少复发。

瘢痕预防

防止过度的瘢痕形成是任何重建手术的最终目标。通常在手术的最初阶段使用适当的切口技术和组织处理，可以促进达成这一目标。为防止手术过程中和手术后切口紧张、肿胀和切口损伤，可以采取其他方法。如用交叉线精确标记切口，以重新对齐和关闭切口；使用皮拉钩代替镊子拉起伤口边缘；采用良好的缝合闭合方法；使用伤口免缝胶带或加固缝合线固定切口；将真

图 28.26 短波浪切口法（SWIM）。（A）长的色素沉着瘢痕。（B）采用短波浪切口矫正术后（*From: Hyakusoku H, Ogawa R. The small-wave incision for long keloids, plastic and reconstructive surgery. Wolters Kluwer Health. Courtesy of Dr Rei Ogawa.*）

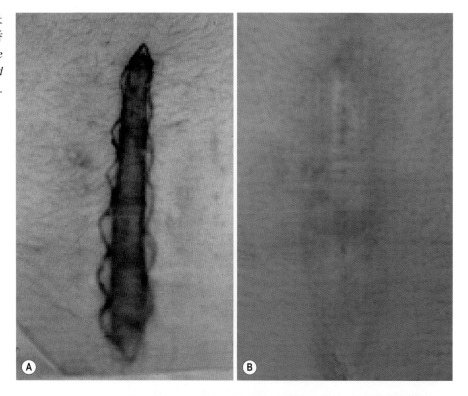

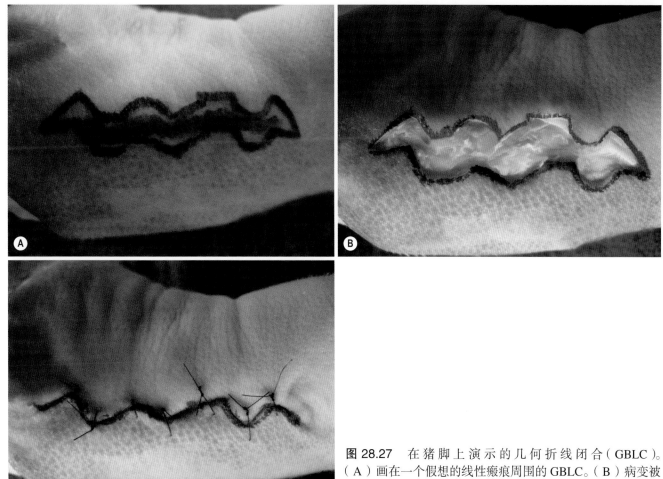

图 28.27 在猪脚上演示的几何折线闭合（GBLC）。（A）画在一个假想的线性瘢痕周围的 GBLC。（B）病变被仔细切除。（C）GBLC 最终缝合呈现的不规则图案（见图 16.38）

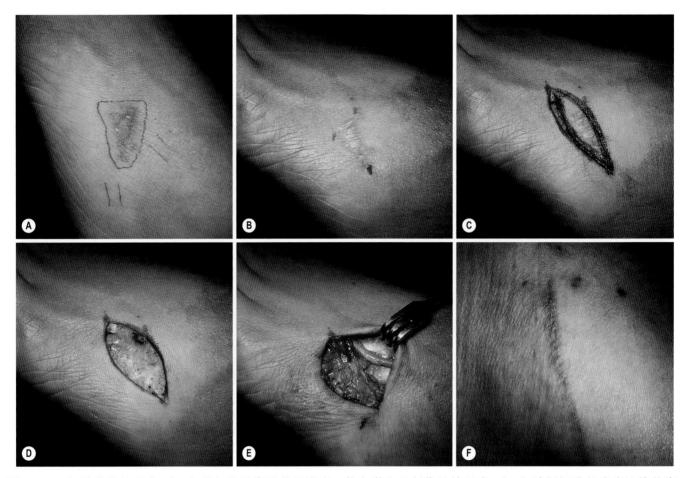

图 28.28　切除萎缩性瘢痕。（A）最初的异常形状的瘢痕，伴有潜在的创伤性神经瘤。（B）计划切除的瘢痕边缘轮廓。（C）瘢痕周围的梭形切口。（D）游离切口边缘并识别出神经瘤。（E）外伤性神经瘤暴露和切除。（F）术后 2 个月的瘢痕

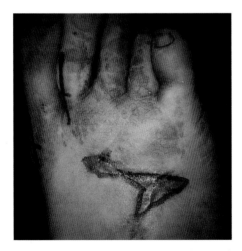

图 28.29　用于切除萎缩性瘢痕的切口设计，这将导致不典型的切口外观。不规则形状的切口应该会减少挛缩的问题，并有更好的外观效果

空引流管放入具有潜在大空隙或有引流问题的伤口中；在伤口愈合时及时拆除缝合线；使用加压敷料和保护性石膏以防止对切口的损伤，并使伤口在愈合之前不受影响。

切口应呈光滑的直线，避免锯齿状边缘或斜向切口（图 28.30）。为了达到更精确切口闭合，皮肤切口应用标记笔画出，并且在切口上做几个垂直于切口的标记线（图 28.31）。这可以非常精确地定位切口，并在关闭切口时精确地重新定位切口边缘。

在手术过程中，应尽可能减少对皮肤边缘的刺激。这可以通过使用皮拉钩或小的耙式牵开器，甚至可以使用缝线来完成，但不能使用组织镊提起边缘进行切开或缝合（图 28.32）。只要条件允许，对于所有外科缝合，应垂直进针，而不是偏斜角度进针（图 28.33）。当用皮内缝合或埋藏缝合时，避免在此过程中用镊子抓持皮肤（图 28.34）。

最终闭合可通过多种皮肤缝合技术实现。在某些情

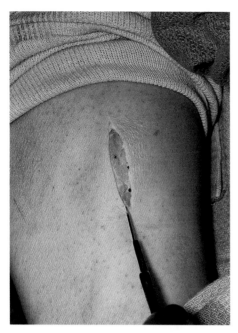

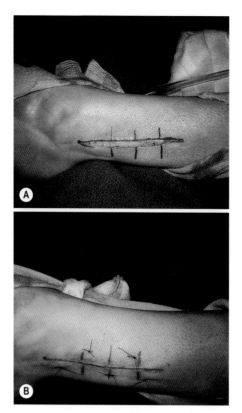

图 28.30　与边缘呈锯齿状的短切口相比，一个不间断垂直皮肤切口对组织的损伤更小

况下，皮肤可单独用皮内缝合，而在另一些情况下，可能需要 Steri-Strips 外科免缝胶带进行加强（图 28.35）。首先在切口的两端各放置一片外科免缝胶带，然后再沿着切口依次放置。如果切缘一侧较另一侧稍微抬高，可以使用 Steri-Strips 胶带从皮缘较低一侧开始，穿过较高一侧来矫正，从而使两侧等高。一般不建议一次使用多个 Steri-Strips 胶带，因为这样会使切缘失衡，造成皮缘不平整。Steri-Strips 胶带可与平镊配合使用，以防止黏性背衬黏附在手术手套上（图 28.36）。Steri-Strips

图 28.31　皮肤标记。（A）手术开始前，皮肤表面标记切口，并在切口上画十字准线。（B）在缝合过程中，标记线对齐，以准确闭合切口

胶带应垂直于切口放置，尤其是弯曲切口（图 28.37）。一旦整个切口闭合并用 Steri-Strips 胶带固定完成，可以在胶带的两端放置几个横向胶带，以防止固定缝合胶带的滑动或过度拉扯（图 28.38）。使用 Steri-Strips 胶带时应避免过度拉伸，以防止术后形成张力性水疱。

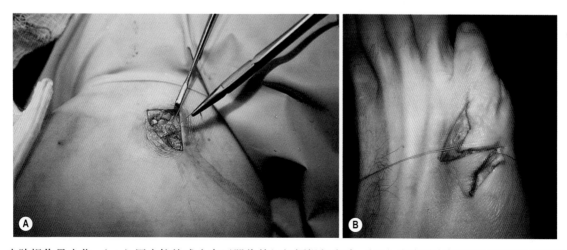

图 28.32　皮肤损伤最小化。（A）用皮拉钩或小牵开器代替组织镊提起皮肤。（B）在皮瓣中使用缝线而不是用镊子夹住尖端，在手术中对皮肤边缘的潜在损伤较小

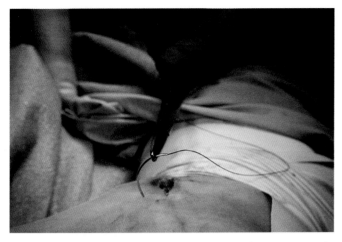

图 28.33　正确的缝合技术。用外部缝线缝合切口时，最好用针尖最尖端与皮缘成 90° 角进针。这避免了缝线与皮缘成角拉出

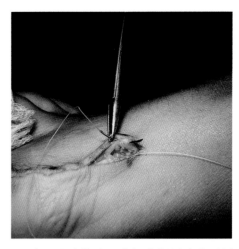

图 28.34　正确的缝合技术。当闭合深层或皮下层时，减少用镊子处理组织并学会以平滑的方式将缝针穿过组织

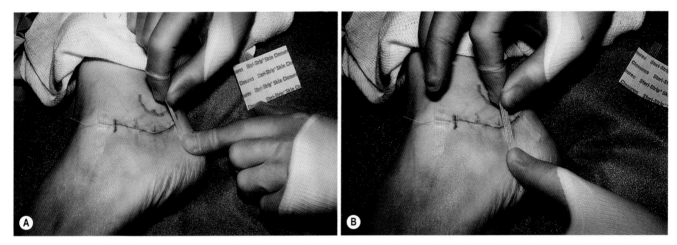

图 28.35　Steri-Strip 胶带关闭伤口。（A）首先将皮下缝合口或切口的末端贴上胶带。（B）从低侧到高侧在切口上应用额外的 Steri-Strip 胶带。如果切口两侧对合平整，则同时将 Steri-Strips 胶带应用于两边

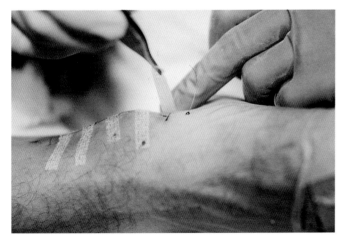

图 28.36　Steri-Strip 胶带关闭伤口。可以使用镊子来夹持 Steri-Strip 胶带，以防止它们黏附在手术手套上

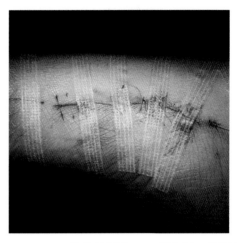

图 28.37　Steri-Strip 胶带关闭伤口。弯曲切口分别放置了垂直于切口线的 Steri-Strips 胶带

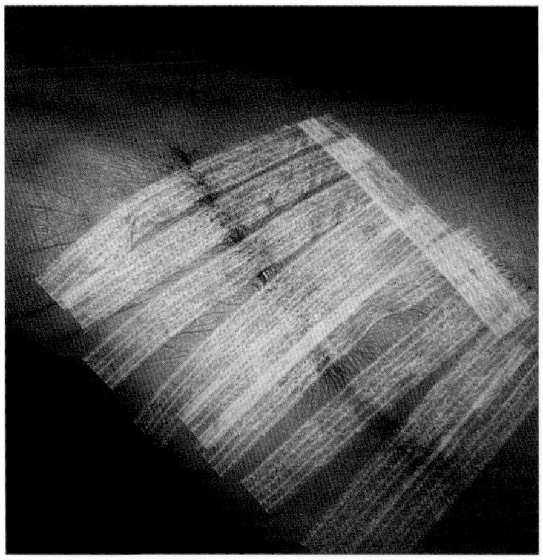

图 28.38   Steri-Strip 胶带关闭伤口。所有 Steri-Strips 胶带的末端可通过固定条固定到位，以防止滑动或过度拉动

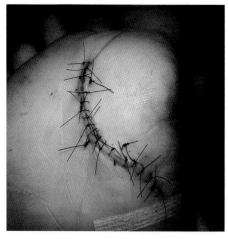

图 28.39   多种缝合方式。简单的间断缝合与垂直和水平褥式缝合相结合，可精确缝合由于活动或张力而有愈合风险的伤口。愈合后分期拆除缝线

如果切口部位有活动、张力、肿胀或其他可能危及切口愈合的应力，则可能需要多种形式的缝合来实现伤口的最佳缝合（图 28.39）。联合使用简单间断缝合和偶尔垂直或水平褥式缝合有明显的优势。通过仔细缝合，可以减少切口上的张力。这种方法也允许分期缝线拆除，以利切口更好地愈合。如果缝线太靠近皮缘、张力太大或缝合太紧，可能会导致伤口出现问题（图 28.40）。

如果伤口以前被感染过，或者如果对有问题的瘢痕进行了修复手术，可能需要用减张缝线对切口进行额外的保护。这些减张缝合的操作方式与水平褥式缝合相同，只是增加了塑料管或橡胶管（图 28.41）。可以切割儿童静脉输液管或小的导尿管来代替这些管。一旦减张缝线沿着切口等距放置并且彼此对合，就用多个简单的间断缝合闭合剩余的切口。

在复杂的或可能出血较多的情况下，谨慎的做法是在伤口深处放置一个真空引流管，以抽吸引流液，从而防止术后形成血肿（图 28.42）。引流管应放入较深的组织或渗出过多的区域，并应通过切口附近的正常皮肤穿出，而不是通过切口本身。这样，可以在不破坏切口的情况下随时移除引流管。引流管通常在术后 24~36 小时内移除，如果在最初 12 小时后没有发现引流液，则更早移除。引流管可用于任何下肢手术，如果术中出血持续存在，或即使在闭合后仍有可能继续出血时，需要放置引流管。

一旦手术完成，切口闭合，下一步通常需要使用合适的敷料，这在一定程度上取决于手术的性质。对于不复杂的小手术来说，可能只需要简单的绷带。对于更

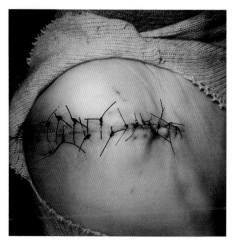

图 28.40   缝合技术差异。这个切口一部分由外科医生缝合，另一部分由实习生缝合。很明显，在皮肤边缘贴合、对位、张力和组织损伤等方面存在差异（另见图 28.15）

复杂的情况，可能需要应用轻度至中度压力绷带或夹板来控制术后肿胀。加压绷带可以与棉制衬垫和黏性加压敷料交替使用（图 28.43）。这种绷带很轻，患者容易处理。必要时迅速更换，并提供足够的局部压迫，以防止术后水肿。

另一方面，从无菌敷料上的一层纱布开始，可以使用中度加压的 Jones 夹板，范围从足趾到膝关节以下。然后敷上 3~4 层棉垫组成的衬垫，并用 4 英寸或 6 英寸的弹性 Ace 绷带覆盖。下一层由更多的棉花衬垫卷组成，以覆盖 Ace 绷带。在足弓、足跟和小腿后部使用（5×30）英寸厚的 5~10 层石膏后夹板，另一组 5~10 层石膏夹板沿足踝和腿部两侧做"马镫"。然后，

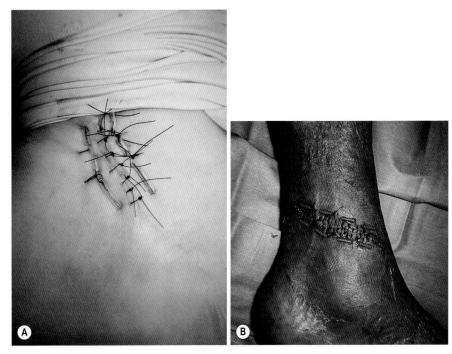

图 28.41　减张缝合。（A）本例使用的导管是一根小型儿童静脉输液导管。切口也用多条间断缝线缝合。（B）本例中的导管是一个软的导尿管。减张缝合为皮肤边缘提供了额外的张力，并降低了每条缝线的单独张力

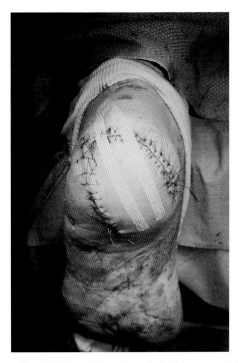

图 28.42　伤口的真空抽吸。将一个大的带血管蒂的足跟皮瓣转移到缺损处，用真空引流管防止移植物下过多的积液。引流管通常在术后 24~36 小时内移除（*Courtesy of Dr Jeffrey Christensen.*）

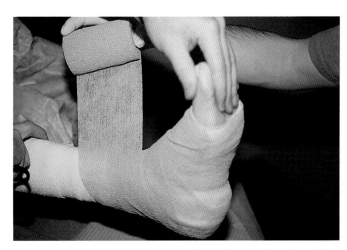

图 28.43　轻度加压敷料。这种类型的敷料通常在术后水肿或引流很少的手术后使用。它包括内层的普通无菌敷料，外面用纱布包裹或应用弹力绷带包扎。根据需要，可以施加两层或三层

石膏上覆盖一层棉制衬垫，最后包裹另一层弹性绷带（图 28.44）。这种加压敷料允许轻度的水肿，而不会像平常看到的膝下石膏一样出现压迫现象。如果需要，它也可以分层展开或切割，并且不需要特殊工具就可以轻松移除。

在第一次就诊时，拆除所有缝线可能为时过早，但是可以在不破坏切口正常愈合的情况下移除 Steri-Strips 胶带或保留一些缝线（图 28.45）。分阶段拆除缝线通常是有益的，残余的缝线会保持加强切口直到伤口完全愈合（图 28.46）。在手术后的这段时间里，避免去除切口周围的干痂和皮缘变黑的区域也很重要（图 28.47）。当下面正在进行正常愈合时，这种变黑的组织经常会成为污染的额外屏障。早期切除可能会破坏切口，增加术后感染和瘢痕形成的机会。拆除缝线的理想时间为当伤口可以保持闭合而没有缝隙或裂开时。如果缝线长时间留在原位，结果可能会出现缝合性瘢痕（见图 28.4）。

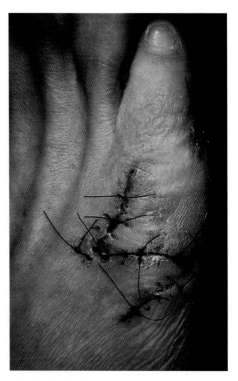

图 28.46 分阶段拆除缝线。关键的缝线可以留在原位，直到后期随访时拆除，特别是当切口看起来没有愈合到足以拆除所有的缝线的时候

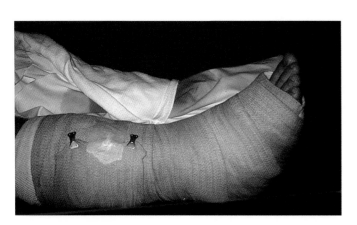

图 28.44 中度加压 Jones 夹板。这种敷料用于中度至重度水肿或可能引流较多的情况

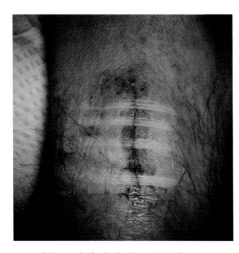

图 28.45 当切口愈合充分时，可去除 Steri-Strip 胶带

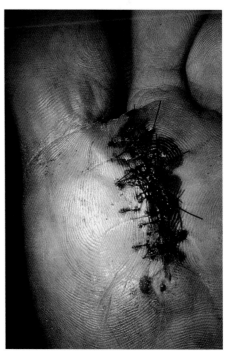

图 28.47 不应过早去除切口部位的表面血痂或变黑组织，因为这实际上可能会打开切口，导致裂开或早期增加瘢痕

如果最终皮肤闭合不充分，或者在缝线拆除时切口裂开，则有必要采取相对积极的措施，立即重新闭合切口，而不是让其自行愈合（图 28.48）。在许多这种情况下，伤口边缘由于先前的缝合材料、不合适的器械处理边缘或仅发生部分愈合而受损。这种不规则的皮肤边缘通常需要切除，以形成新的皮肤边缘，从而用新的缝线重新闭合。作者建议使用与第一次缝合不同的缝合材料。此外，手术后切口应尽可能保持不动，延长缝线留置时间，以确保伤口完全愈合。在这种情况下，与其让伤口第二次裂开，还不如晚拆线，即便会增加缝合性瘢痕。如果伤口裂开后超过 24 小时，则被视为已被污染，不宜直接缝合。

总结

尽管预防过度瘢痕形成是手术的最终目标，但瘢痕是不可预测的，在某些情况下，过度瘢痕是不可避免的。有几种治疗方式可以帮助减少或消除下肢难看的、挛缩性或有症状的瘢痕。了解不同类型瘢痕的性质有助于选择成功的治疗方案。首选对患者风险最小的瘢痕治疗方案。硅酮凝胶薄膜似乎是一种可满足多种需求的瘢痕治疗产品，无论是作为一线治疗还是后续治疗，如去除瘢痕手术以后的治疗。

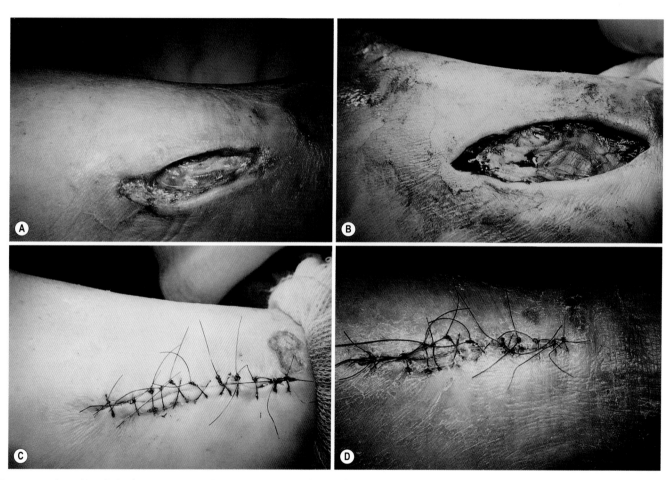

图 28.48 切口的重新闭合。（A）切口裂开。（B）切除皮肤边缘直到新鲜创面。（C）用缝线缝合切口。（D）缝线拆除前外观。分期拆除缝线，以确保伤口完全愈合

（G. Dock Dockery 著　梁晓军　徐军奎 译
常 非　张建中 审校）

延伸阅读

扫描书末二维码获取。

引言

伤口负压治疗（negative pressure wound therapy，NPWT）已成为用于加快肉芽组织形成，促进伤口愈合的一种标准治疗。其作用是在伤口表面施加局部气压（低于标准大气压 50~200 mmHg），通过消除过度水肿、减少伤口内细菌定植和增加局部血液供应，创造一个有利于伤口愈合的环境。

自 1995 年以来，美国食品与药物管理局（FDA）

已批准将负压疗法用于辅助闭合复杂和慢性伤口。从那时起，这种独特的治疗方法在医疗实践中变得越来越流行，并用于治疗多种伤口（专栏 29.1）。它特别适用于下肢的急慢性伤口、裂开伤口、伴有软组织缺损的开放性骨折和糖尿病足的保肢治疗。

历史回顾

伤口负压治疗的概念是由美国北卡罗来纳州 Bowman Gray 医学院整形外科的 Argenta 医师和 Morykwas 研究员共同开发和首创的[1,2]。同时在欧洲，独立于 Argenta 和 Morykwas 的工作，Fleischmann 也试验了真空疗法的效果[3,4]。国际上有多个术语用于描述伤口负压治疗，包括：Vacuum Assisted Closure®、局部负压疗法、负压敷料、泡沫抽吸敷料、表面密封的伤

专栏 29.1　伤口负压吸引治疗的临床应用

- 急、慢性伤口
- 外伤
- 感染伤口
- 压疮
- 糖尿病足溃疡
- 腿部溃疡（各种原因）
- 肌腱、关节囊或骨外露
- 骨科内固定外露
- 植皮的固定
- 游离植皮供区
- 皮瓣的挽救
- 筋膜切开术伤口
- 脱套伤
- 烧伤（Ⅱ°）
- 伤口裂开
- 胸部伤口裂开
- 腹部伤口裂开
- 化脓性汗腺炎
- 蜘蛛咬伤

口抽吸和真空密封技术[1-11]。但是公认的术语是真空辅助闭合（Vacuum Assisted Closure®），或其缩写 V. A. C.®，由 KCI（Kinetic Concepts, Inc, San Antonio, TX）注册。

作用机制

伤口负压治疗对伤口局部组织产生机械应力和吸引力[12]。负压作用的确切机制被认为是一个多因素的过程，包括清除多余组织液，增加局部组织血供和减少细菌定植[1, 2, 13]。1911 年，Thoma 首次假设机械应力可诱导血管生成和组织生长[14]。Ilizarov 还指出，机械牵张可诱导骨骼和软组织生长[15, 16]。这些机械应力被认为可以提高细胞有丝分裂的速率，而有丝分裂负责组织的扩张和再生[1, 2]。

去除多余的伤口渗出液被认为可通过多个途径促进伤口愈合。积极清除第三间隙液体可减少局部水肿，从而扩张局部血管，改善组织的氧合[13]。增加的血液供应也给伤口带来营养和急性炎症细胞。被负压吸引清除的伤口渗出液中含有可抑制伤口愈合的慢性蛋白酶。蛋白酶失衡可能在慢性伤口的病理生理学中起重要作用[17]。

增加组织氧合可以保证多形核细胞的氧依赖性杀伤特性、增强成纤维细胞功能并抑制厌氧菌活性[18]。伤口的持续负压吸引可以预防感染，其机制是减少可繁殖的微生物数量和减少细菌对宿主发起的攻击[1, 2]。感染伤口的愈合是一个长期的炎症阶段[19-21]。负压伤口治疗已经被证明可以在治疗第 5 天将细菌总量从每克组织的 10^7 个减少到每克组织的 $10^2 \sim 10^3$ 个[1, 2]。

负压治疗系统的结构组成

使用负压治疗的必要装置包括：①负压基础系统（泵）；②负压引流物收集罐；③多孔型泡沫；④引流管；⑤密封膜[5]。基本装置还包括根据伤口形状可修剪的泡沫海绵，并用密封膜固定。将引流管放入泡沫中，并连接到负压吸引泵内的收集罐（图 29.1）。这个系统创造了一个封闭的环境，从而达到正常的治疗功能。真空泵被设计为可产生抽吸作用的装置（连续与间歇），以及产生低气压治疗水平（−50 mmHg 至 −200 mmHg）。两家公司拥有负压治疗系统，它们是 Kinetic Concepts 公司（V.A.C.® Systems）和 Smith & Nephew 公司（Renasys™ Systems）。两家公司都提供了基础系统套装（图 29.2），可根据伤口类型和大小、治疗地点（住院 vs 门诊）和门诊状态选择（表 29.1）[22]。

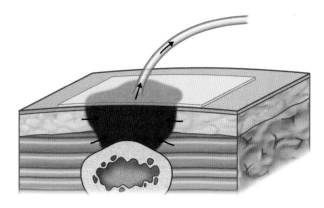

图 29.1 使用海绵负压吸引装置治疗伤口示意图（Courtesy of KCI, San Antonio, TX.）

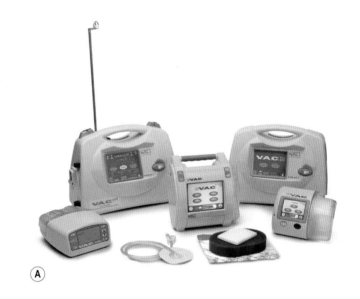

Ⓐ

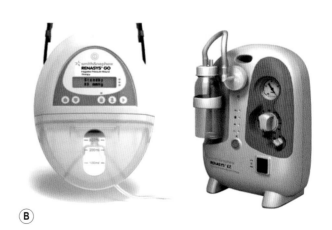

Ⓑ

图 29.2 伤口负压治疗系统。（A）V. A. C.® 系统装置（Courtesy of KCI, San Antonio, TX.）（B）Renasys™ 系统装置。左：Renasys™ GO；右：Renasys™ EZ（Courtesy of Smith & Nephew, St Petersburg, FL.）

表 29.1　KCI 负压辅助伤口闭合装置[®]（V.A.C.）			
装置	移动	引流	伤口数
V.A.C.[®]	否	中等 / 大量	多发
V.A.C.[®] ATS	否	中等 / 大量	多发
MiniV.A.C.[®]	是	少量（>15 cc/ 日）	单发
V.A.C.[®] Freedom	是	中等 / 大量	多发
（Modified from KCI V.A.C.[®] Therapy Clinical Guidelines 2003.）			

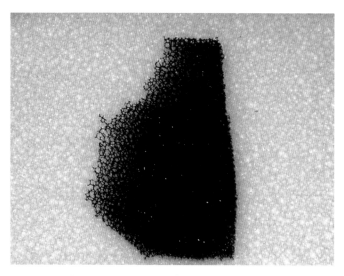

图 29.3　对比 GranuFoam ™ 黑色泡沫（前景）与 VeraFoam ™ 泡沫（背景）的特写图

　　Kinetic Concepts, Inc 提供了三种用于 V.A.C.[®] 系统的泡沫敷料。这些泡沫敷料均为多孔设计，可根据伤口特点进行选择（图 29.3）。正是由于泡沫敷料的多孔特性，使得负压可以全面均匀地覆盖伤口。黑色泡沫敷料（GranuFoam™）最常用于下肢。它的主要优点是能够促进健康的肉芽组织形成。黑色泡沫敷料的疏水性也有利于伤口内渗出液的去除。GranuFoam Silver[®] 是与金属银微黏合的聚氨酯泡沫敷料，可起到阻挡细菌渗透的作用。另一种类型的泡沫敷料是 VersaFoam™，是白色的，由聚乙烯醇制成。它是一种密度更高的结构，本质上是亲水的，并预先用无菌水湿润包装。因此，需要更高的真空压力来实现足够的压力治疗。这种泡沫敷料的非黏附特性在伤口内的组织需要保护时（即暴露的神经和 / 或肌腱）变得非常有用。Smith & Nephew 公司提供两种类型的泡沫敷料用于 Renasys™ 系统。即泡沫敷料包（Renasys™ -F 泡沫敷料包）和纱布敷料包（Renasys™ -G 纱布敷料包）。

　　无菌贴膜可以覆盖在一整张或重叠的泡沫敷料上形成封闭环境。较小的条状泡沫敷料更容易处理伤口周边的空隙[23]。贴膜覆盖后，在泡沫敷料上创建一个 1cm 的狭缝或窗口，并在该区域放置 T.R.A.C.[®] 衬垫，以便快速方便地安装负压装置。此外，T.R.A.C.[®] 衬垫技术可在伤口部位进行压力监测。

动物研究与 NPWT 的建立

　　Argenta 和 Morykwas 最初进行了一系列猪模型实验，以明确和更好地理解负压疗法的治疗效果[2]。这些研究为人类制定治疗的指导方针提供了证据。采用 5 组、每组 5 头猪为研究对象，研究血液流动、肉芽组织形成、细菌清除和随意型皮瓣的存活情况。

　　血流流动实验是测量负压治疗伤口附近的皮肤组织和肌肉的血流多普勒信号，负压压力每 15 分钟增加 25 mmHg（压力范围 0~400 mmHg），进行连续测量并记录多普勒信号数据。这项研究包括持续治疗和间歇治疗，间歇治疗是开始 1~10 分钟、关闭 1~5 分钟的间断循环治疗。结果显示，在 125 mmHg 的压力下，血流峰值达到基线水平的 4 倍，而压力高于 400 mmHg 时血流下降。持续治疗几分钟后，血流量的增加回落到基线水平。由于在间歇模式下周期性的开放负压和关闭负压，所以局部血供的增加在整个治疗过程中间歇性出现。结果表明最有利的间歇循环为接通负压 5 分钟，关闭负压 2 分钟。

　　肉芽组织形成与连续和间歇治疗关系的研究比较了 3 组实验伤口情况。其中一组伤口用盐水纱布敷料覆盖作为对照组，另外两组伤口分别采用 125 mmHg 压力的连续和间歇（5 分钟开 /2 分钟关闭的周期循环）负压治疗。用液体置换法和藻酸盐印模法测量创口体积。结果显示肉芽组织生长显著增加，且有统计学意义 [连续和间歇循环分别为（63.3 ± 26.1%）和（103.4 ± 35.3%）]。

　　细菌清除实验将 10^8 个 / 单位金黄色葡萄球菌和表皮葡萄球菌植入实验性伤口内。采用负压治疗，在 2 周内每隔 24 小时取一次全层穿刺活检进行细菌培养。结果与未经负压治疗的对照组进行比较。在接种后的前 4 天，所有伤口的微生物总数都略有减少。在接种后第 5 天，负压处理的伤口显示细菌处于亚感染水平（ $<10^5$ 个 / 单位），并在治疗的剩余时间内保持亚感染状态。有趣的是，对照组在接种后第 5 天表现出相反的

效果，微生物数量达到顶峰，最后在平均 11 天下降到 10^5 个。

皮瓣存活实验评估了连续负压（125 mmHg）对随意型皮瓣在 4 种情况下的影响：①术前和术后使用负压治疗；②仅术前使用负压治疗；③仅术后使用负压治疗；④无负压治疗（对照组）。术前负压持续 4 天。术后立即使用负压吸引并在 72 小时后去除，然后每隔 48 小时进行负压吸引，直到皮瓣不再坏死或愈合。术前和术后使用负压治疗组存活率最高，分别为（72.2±10）% 和（67.8±4.0）%。与对照组相比，术前和术后使用负压治疗的随意型皮瓣，存活率显著增加（P<0.01）。

一项相关的动物和人体的独立研究也表明，游离植皮的供皮区（取皮处）创面的再上皮化率增加[13]。在动物猪实验组，通过负压处理的取皮处皮肤创面于术后第 4 天大致愈合，而对照组的猪取皮处于术后第 7 天才愈合。尽管中厚皮片（STSG）供区创面在病理生理学和基础解剖上不同于急、慢性创面，但这个研究证明了负压治疗促进上皮形成的能力。而且，负压治疗的猪取皮区皮肤的活检显示为含有角质层和网状层的成熟表皮，而对照组没有。

临床研究

一些临床研究已经显示了负压治疗的有效性。1997 年，Argenta 和 Morykwas 首先介绍了用负压治疗患者的伤口[1]。共治疗了 300 个不同病因的伤口，直到达到临床治疗终点（完全愈合、伤口进展到可挽救的延迟闭合状态、患者拒绝或患者死亡）。治疗的伤口种类包括：175 个慢性伤口（压疮、静脉淤滞性溃疡和其他血管性溃疡）；94 个亚急性伤口（裂开伤口、骨科内固定和 / 或骨外露的开放性伤口以及 7 天以内的复杂性开放伤口）和 31 个急性伤口（污染伤口、血肿、脓肿、脱套伤）。文中主要回顾了作者使用负压治疗的临床经验，并建立了许多目前使用的治疗方案，但并没有量化伤口体积和伤口面积对治疗的反应、治愈率等情况，或者说并没有验证其治疗效果的统计分析。

Joseph 等进行了一项随机对照试验，比较负压敷料和生理盐水敷料在 6 周内对 36 个慢性伤口的治疗效果[24]。结果显示，负压处理的伤口愈合率为 78%，而对照组为 30%。此外，伤口深度有统计学意义的变化：负压治疗组为 66%，生理盐水组为 20%。这项研究证明了负压吸引在减少伤口大小和深度方面的有效性。但是，这些患者直到伤口闭合后才被随访。

在另一项针对 22 名患者（35 处伤口）的前瞻性随机对照试验中，将伤口负压吸引治疗与创面凝胶产品 Iodosorb® 译者注1（Healthpoint 有限公司，Fortworth，TX）和 / 或 Panafil® 译者注2（Healthpoint 有限公司）治疗的压疮创面进行了比较[25]。NPWT 组的压疮创面平均面积减少率为 51.8%，而对照组减少率为 42.1%。在治疗前和治疗后 6 周分别进行伤口活检，有趣的是，NPWT 组伤口的多形核细胞和淋巴细胞的平均数量减少，而 Iodosorb®/Panafil® 组伤口的多形核细胞和淋巴细胞的的平均数量增加。另外，NPTW 组治疗的伤口显示毛细血管增加。与其他的伤口治疗方法相比，这项研究进一步支持了负压治疗促进肉芽组织形成的能力。

McCallon 等在一项随机对照研究中采用 NPWT 处理了 10 例糖尿病足的伤口[26]。对这些患者进行随访，直到伤口愈合。伤口愈合定义为无论是采用辅助治疗还是通过外科手术治疗关闭伤口（即植皮、皮瓣或延迟一期闭合），负压处理伤口达到伤口愈合的速度几乎是盐水敷料处理伤口的 2 倍，分别为 22.8（±17.4）天和 42.8（±32.5）天。但该研究未进行统计学分析。

相反，在一项由 Wanner 等进行的随机对照前瞻性研究中，负压疗法与盐水敷料在肉芽组织形成的终点时间相似[27]。他们治疗了 11 名骨盆区压疮的患者。研究设定的终点为创面初始体积减少 50%，因为所有伤口随后都通过皮瓣手术覆盖。NPWT 组创面体积减少 50% 的平均时间为 27 天，而对照组为 28 天。

Armstrong 团队回顾性分析了他们在 31 例糖尿病足患者伤口中进行负压治疗的经验[28]。约 51% 的伤口发生在足趾，26% 的伤口发生在跖骨或中足水平，23% 位于足跟。平均表面积较大，为 27.9±19.5 cm²，几乎一半的伤口有骨或关节外露。手术清创后，应用负压治疗，直到伤口床完全呈颗粒状。90% 的患者不需要更高平面的截肢术，这表明负压疗法对在骨骼上促进肉芽组织生长是有效的，因为 50% 的伤口在负压治疗之前已经出现骨骼外露。由于这项研究是回顾性的研究，尚不清楚真空治疗、初始清创、感染控制、血管能力、血糖控制和 / 或其他潜在变量是否能够成功预防进一步截肢。

Clare 等进行了另一项关于负压治疗糖尿病性伤口不愈合和下肢血管病变性创面的回顾性研究[29]。他们

译者注 1：Iodosorb®（卡地姆碘）是一种外用杀菌剂，是碘和卡地姆的络合物。

译者注 2：Panafil® 也被称为 Accuzyme 软膏，是一种用于通过清创术治疗伤口和擦伤的外用软膏。它被认为是一种亲水性软膏，因为它与水反应良好。关键成分是木瓜蛋白酶，木瓜蛋白酶能分解坏死的皮肤组织而不损害健康皮肤细胞。

报告说，在 17 名患者中，82% 的患者成功治愈，其中 14 名患者患有糖尿病，8 名患者患有严重的外周血管疾病^{译者注3}。负压治疗平均维持了 8.2 周，在游离植皮术或生长因子封闭创面或开始简单换药时停止负压治疗。大多数伤口位于踝关节或踝关节以下，但未提及伤口的大小、体积或深度。

Mullner 等进行了一项前瞻性研究，评估了 45 例急性和慢性创伤患者的负压密闭吸引技术的治疗效果 [30]。该项研究包含三种类型的伤口，骶尾部褥疮 17 例，急性软组织缺损 12 例，下肢骨折切开复位内固定术后软组织感染伴缺损、骨外露或内固定外露 16 例。17 例骶部褥疮患者中有 12 例接受负压治疗。急性软组织缺损组所有患者平均愈合时间为 16 天，16 例下肢骨折切开复位内固定术后软组织感染伴缺损、骨外露或内固定外露的患者中有 14 例在骨或内固定上形成肉芽组织，其中 2 例二期愈合，其余患者用游离皮片移植闭合创面。

总的来说，以往的研究和病例报告明确地表明使用 V.A.C.® 系统可增加创口治愈率，加快愈合速度。然而，这些研究的样本量都比较小，因此需要进一步进行多中心随机对照研究，以确定 V.A.C. 系统比传统伤口处理方法更有效 [31]。此外，比较两个研究之间新的肉芽组织形成是困难的，因为一些研究者通过测量伤口的大小来表明愈合情况，而其他研究者测量伤口体积来表明愈合情况。测量伤口体积可能更为实用，因为它可以解释无法单独通过简单的伤口测量来识别的破坏区域。为了更好地进行比较研究，需要一种评估伤口愈合的标准化方法。

一般注意事项

必须彻底评估患者的一般身体状况，并且治疗那些已知会抑制伤口愈合的疾病。例如，患者的年龄、营养状态和血糖控制情况必须在开始治疗前考虑和评估。血糖控制不良会影响伤口愈合。糖尿病神经病变伤口常发生在人体负重的部位，这些伤口需要避免受压。同样，截瘫和脊柱裂这类不能自主活动患者的神经病理性伤口必须避免受压。自身免疫性疾病以及一些治疗此类疾病的药物可能会影响伤口愈合。如果患者能不使用类固醇类药品，就应该停止使用或逐渐减少剂量。吸烟是一种众所周知的负面因素，可降低组织氧合和收缩微循环。周围血管疾病患者可以从血管外科医生的会诊和合适的

译者注3：原列表内是13名患者患有糖尿病，1型9例，2型4例。9名患者有严重的外周血管疾病，并非8名。

介入治疗措施中获益，帮助肢体恢复足够的血流灌注。

虽然负压治疗对伤口起积极作用，但它只是伤口处理的辅助治疗。除了负压治疗，其他基本的伤口治疗措施都是可以应用的。所有的伤口必须在负压治疗之前进行全面的评估。伤口的大小、持续时间、位置和深度都应考虑，从而确定一个合适的治疗方案。常规测量伤口和拍照对于评估伤口治疗效果是非常重要的。

在开始负压治疗之前，必须对伤口进行适当的准备。急性伤口应立即清创并清除异物。严重感染的伤口可能需要多次清创，直到变成稳定的清洁伤口。所有的伤口都应该清理掉坏死的、无活性的组织。留下的应当是健康的、有血运的组织。尤其是慢性伤口，伤口边缘需要新鲜化。应去除伤口中央的上皮层，以使伤口均匀愈合。最后，应彻底清洁伤口，去除局部污染物。将伤口周围的毛发剃掉，使无菌贴膜可以更好地覆盖封闭。

一般来说，负压吸引治疗指南包括最初 48 小时内的连续负压吸引，48 小时之后的治疗是间歇负压吸引（开 5 分钟 / 关 2 分钟）治疗。对于黑色泡沫敷料，压力通常设置为 125 mmHg，但如果出现不良反应，则可能需要降低压力。V.A.C.® 系统的治疗效果很快，肉芽组织通常会在第二次更换泡沫敷料时形成。创面原来的肉芽组织转化为更加旺盛的、健康的肉芽组织（图 29.4）。大多数伤口每 48 小时更换一次敷料，如果有感染的伤口，每 12~24 小时更换一次。不同临床情况下的压力和循环设置如表 29.2 所示。

急性和慢性伤口

并非所有的伤口都是一样的，但是，所有的伤口都必须经过伤口愈合的三个阶段，即炎性期、增殖期和重塑期 [17]。慢性伤口被定义为伤口愈合过程被停留在某一个阶段无法完成愈合，而急性伤口是新形成 / 产生的伤口，即刚刚开始伤口愈合阶段过程的伤口 [20, 21]。急性和慢性伤口的病理生理学和环境是完全不同的，在整个治疗过程中应考虑。急性或外伤性伤口通常没有细菌，除非是在受伤的同时伤口受到了污染，而慢性伤口内通常有多种微生物定植。慢性伤口可以通过清创术转变为急性伤口，然后完成伤口愈合的正常过程 [20, 21]。

感染伤口

急性感染的伤口必须在手术室进行切开和引流，尤

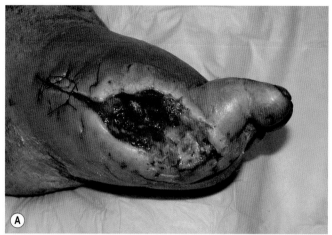

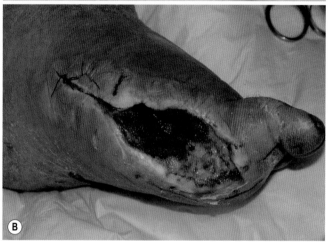

图 29.4 （A）第一跖列截肢后裂开的伤口。（B）第二次负压敷料更换后的伤口，与负压治疗前伤口相比，可见健康的肉芽组织形成。在这种临床情况下，负压治疗作为一个中间治疗阶段，随后对第二跖骨骨髓炎进行了经跖骨截肢手术

表 29.2　真空辅助闭合（V.A.C.®）建议

伤口类型	初始循环	后续循环	压力（mmHg）[a]	持续时间
急性 / 创伤	持续	间断	125	q48h
感染性	持续	持续	125	q24h
裂开	持续	间断	125	q48h
网状移植	持续	不适用	50~125	d/c@ 4~5 天
脱套伤	持续	不适用	50~125	d/c@ 4~5 天
筋膜切开	持续	间断	125	q48h
慢性	持续	持续	50~125	q8h
压疮	持续	间断	125	q8h

（Modified from KCI V.A.C.® Therapy Clinical Guidelines 2007.）
[a] 黑色聚氨酯泡沫的压力设置。
d/c@4~5 天：开始持续负压吸引 4~5 天，后续不再使用负压间歇治疗。

其是在有严重化脓和坏死组织的部位。每天检查伤口并用生理盐水敷料包扎。一旦感染得到控制，伤口稳定，没有明显的化脓或坏死组织，就可采用负压吸引治疗。此外，蜂窝织炎需得到治疗，同时进行适当的抗菌治疗。感染伤口每 12~24 小时更换一次负压吸引敷料，并给予持续的负压吸引治疗。在治疗感染伤口时可考虑使用浸银泡沫敷料。尽管银的抗菌特性已经被人们熟知多年，但直到最近才与负压疗法共同使用。

肌腱、筋膜和关节囊外露

虽然肌腱通常被认为是相对无血运的组织，但负压治疗可通过肉芽组织形成和伤口收缩促进伤口闭合。理论上，腱围组织完整的肌腱较完全外露的肌腱更容易形成肉芽组织。尽管如此，外露肌腱的愈合仍需要几个月的时间[32]。Greer 等成功地使用负压吸引技术治疗了 2 例于前臂切取游离皮瓣后供区皮肤坏死致屈肌腱外露的病例[11]。

根据所涉及的肌腱、位置和外露肌腱的数量，负压治疗通常用作辅助治疗，以防止肌腱干燥，直到可以进行下一步治疗，如局部或游离皮瓣治疗。必须在黑色泡沫敷料和外露肌腱之间放置非黏附性敷料（即：Adaptic® 译者注4，Johnson and Johnson Medical, Inc., New Brunswick, NJ）。VersaFoam™ 敷料可以直接置于肌腱上。在开始治疗前，彻底清除坏死肌腱非常重要[11]。在某些情况下，可以使用负压吸引直到伤口完全闭合，但是治疗后肌腱和新形成的皮肤之间可能会发生粘连[11]。

足底筋膜是一个厚的韧带结构，负压治疗时可形成肉芽组织（图 29.5）。由于足底皮肤的性质，二期愈合通常是首选的治疗方法，所以负压治疗对足底伤口非常有用。足底表面的游离植皮治疗效果通常不理想，因为游离移植的皮肤很薄，不能胜任足底皮肤耐摩擦的要求，经常因为摩擦发生植皮破裂。负压治疗也可以用于治疗跟腱外露，但应根据具体情况考虑（图 29.6）。Heugel 等使用负压疗法成功治愈了烧伤继发的跟腱外露[33]。在首次 V.A.C.® 放置 12 天后进行了游离植皮。

负压治疗对急性或慢性关节囊外露、骨外露也是非常有用的。在开始负压治疗前，必须考虑骨髓炎并进行针对性的治疗。抗生素治疗是必要的，在骨外露和许

译者注 4：Adaptic® 由医用级硅树脂黏合剂和内层敷料（包括醋酸纤维素纤维和硅树脂凝胶）组成。

多情况下可持续 6~8 周。关节囊外露的患者疑有潜在的骨髓炎时（图 29.7），应进行连续影像学检查以监测骨的变化。治疗 2 周内未形成肉芽组织的患者可通过磁共振检查来排除骨髓炎。

骨或骨科内固定外露

针对骨、肌腱或骨科内固定外露伤口的治疗存在挑战，特别是在足部和踝关节区域，因为这些部位的伤口，可利用的肌皮瓣或筋膜皮瓣有限 [32, 34, 35]。负压治疗的优点是能够迅速形成肉芽组织，并将开放性伤口转化为可控的闭合性伤口。这对于治疗那些因为局部软组织肿胀和 / 或组织缺损无法闭合的急性创伤和开放性骨折非常有用。负压治疗可在伤口发生感染前，于手术室内无菌操作完成，且最好在受伤后 72 小时内完成 [36]。一旦肿胀消退，负压治疗即可停止，伤口可以直接闭合。

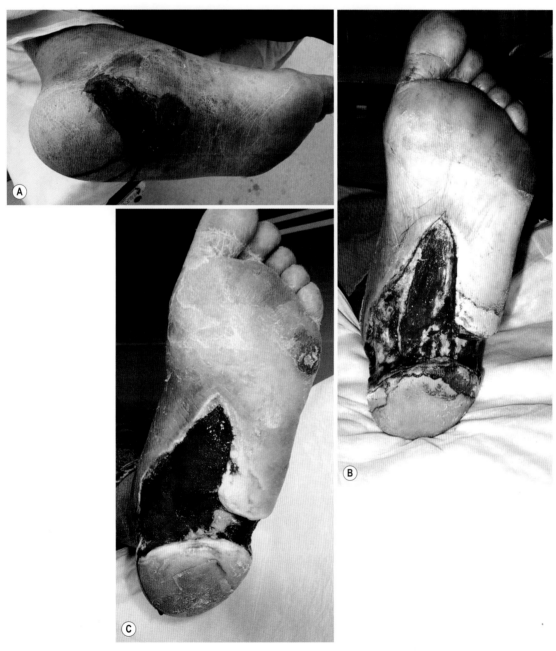

图 29.5 （A）糖尿病足合并足底内侧感染性坏死。可见大面积坏死皮肤。（B）清创术后可见裸露的足底筋膜和明显的软组织缺失。（C）负压治疗后足底筋膜上丰富的肉芽组织。（D）V.A.C.® 系统安装。理想情况下，应使用桥接技术以保持引流管远离足底。（E）治疗期间的照片显示伤口缩小和健康的肉芽组织形成。（F）通过二期手术并结合负压治疗使伤口完全愈合（Courtesy of Graham Hamilton, DPM.）

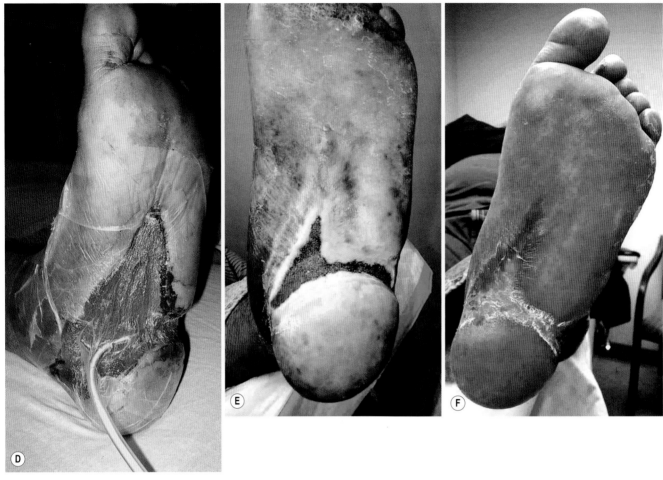

图 29.5 （续）

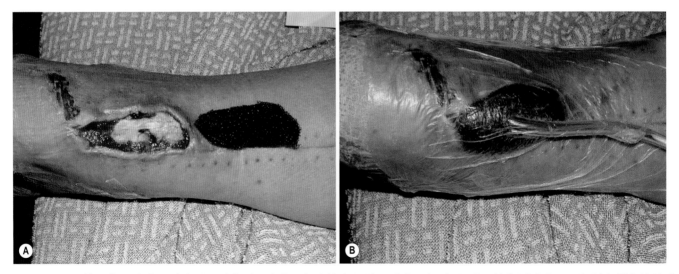

图 29.6 （A）使用负压治疗跟腱术后跟腱外露。肉芽组织直接在肌腱上形成。（B）跟腱上的负压治疗。于肌腱和黑色泡沫之间放置一个非黏附敷料（未显示）

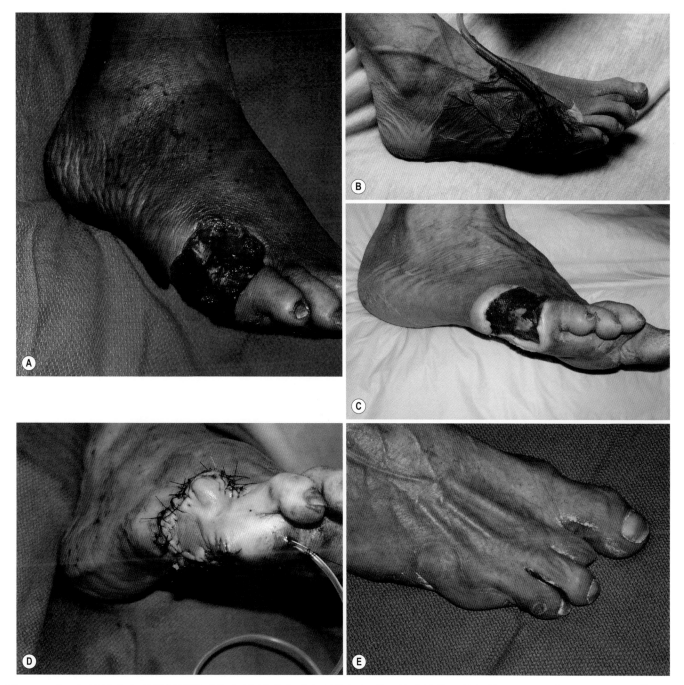

图 29.7 （A）糖尿病患者因坏死性感染行清创手术后出现软组织明显缺失的前足外侧伤口。（B）伤口放置 V.A.C.® 系统。（C）肉芽组织床形成；然而，负压治疗未能促进第五跖趾关节囊处的肉芽组织形成，提示潜在感染的可能。另外，注意到在治疗过程中，由于泡沫接触正常皮肤而导致伤口边缘浸泡。（D）跖骨头切除术治疗骨髓炎和第五足趾截趾术后外观。（E）术后 1 年伤口稳定愈合

肉芽组织生长良好的伤口通常可以用游离植皮治疗，以促进伤口快速闭合（图 29.8 ）。

外露的内固定在急 / 慢性情况下都是比较危险的。一些外科医生已经注意到负压治疗有助于在内固定上促进肉芽组织形成。Argenta 和 Morykwas 首次报道了 37 例内固定外露患者通过负压治疗后成功闭合伤口的案例 [1]。Mullner 等证实了 16 例开放性胫骨骨折内固定和骨外露的患者中，14 例患者成功形成了肉芽组织 [30]。负压治疗也被用于覆盖脊柱内固定外露的伤口 [37]。

DeFranzo 和 Argenta 成功地闭合了 75 例各种下肢

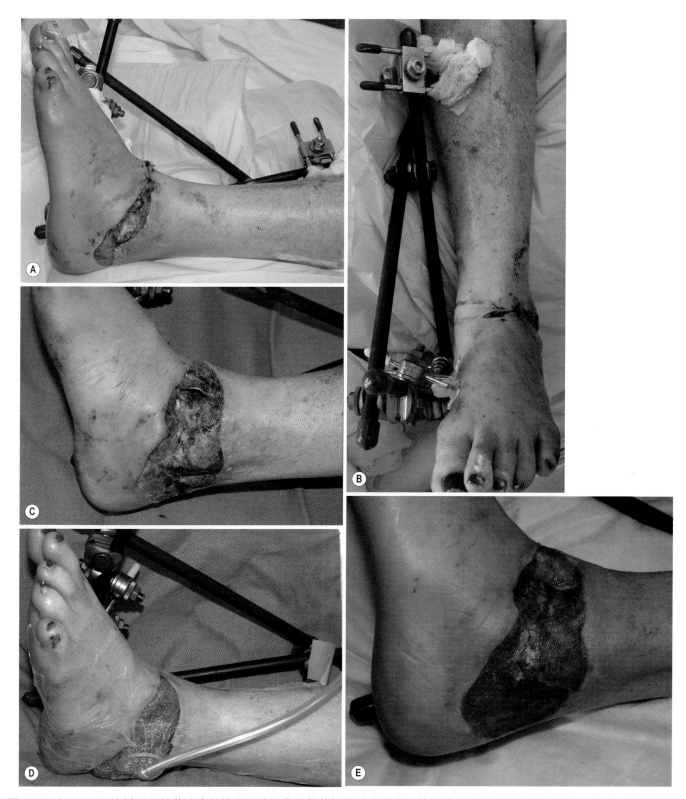

图 29.8 （A，B）从梯子上摔落造成的较大开放性伤口伴外侧踝关节脱位。使用单侧外固定架固定踝关节。（C）多次清创后的伤口外观。（D，E）负压治疗用于促进创面形成稳定的肉芽组织，为植皮做好准备。（F）从小腿后部切取皮片，植于伤口。（G）伤口愈合

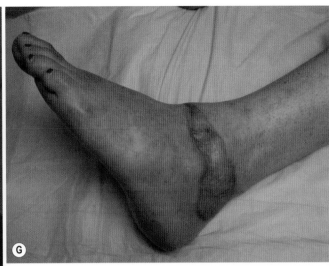

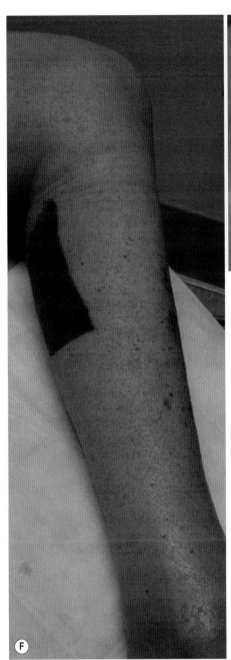

图 29.8 （续）

伤口患者中的 71 例，其中 52 例患者的伤口位于膝关节以下 [36]。约 65% 的伤口是外伤造成的，大多数患者是因为车祸伤或枪伤。非外伤性伤口中，13 例继发于裂开或感染的骨科伤口。12 例患者在放置负压装置时存在骨科内固定外露。大约一半的病例在首次手术清创后即进行了负压治疗。半数以上病例通过植皮手术闭合伤口，12 例伤口延迟一期闭合，5 例伤口通过皮瓣手术闭合。此研究说明了负压吸引在治疗骨或骨科内固定外

露时的有效性。

骨外露时必须清创，直到看见健康、出血和正常的骨组织 [20, 21]。泡沫敷料可以直接放于骨骼上。根据临床情况和涉及到的具体骨骼部位，最初可以在手术室换药，当骨骼上形成肉芽组织时，即可在床旁进行换药（图 29.9）。负压治疗也可放置在移植骨的上面（图 29.10）。值得注意的是，感染的骨骼可能会完全愈合，也可能经过一段时间观察后，感染骨骼未愈合而形成死

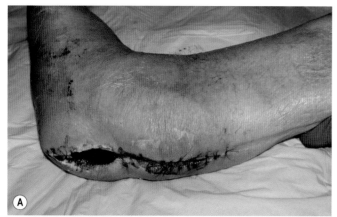

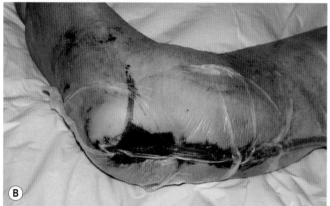

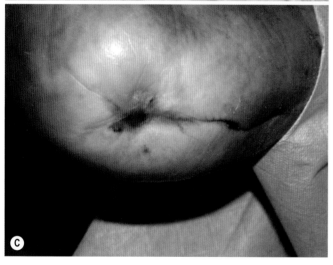

图 29.9 （A）糖尿病患者因骨髓炎行部分跟骨切除术，术后伤口骨外露。负压治疗的位置图。（B）应用技术差，管子沿着缝合线直接置于皮肤表面。在切口线上方可见皮肤压痕。（C）跟骨部伤口愈合

骨，需要进行死骨切除术。DeFranzo 和 Argenta 报道，12 例患者中有 2 例需要去除内固定物和切除死骨[36]。

是否去除骨科内固定取决于骨及周围组织病变的具体情况。如果骨折已经愈合并且不再需要内固定，则可以移除外露的内固定物。如果骨折未愈合仍需要内固定

物，负压治疗可用于促进内固定物上的软组织生长。稳定的内固定是骨折／骨愈合的必要条件，只有在绝对必要时才应移除[36]。严重感染时的内固定需要移除。根据伤口的位置和大小，在愈合过程中需要移除内固定并应用外固定来稳定骨折断端。Mullner 等在治疗亚急性感染的伤口时，由于感染性松动而移除了 11 例下肢内固定中的 3 例，但这是在切开引流并应用负压治疗后，伤口已经愈合的前提下进行的[30]。Attinger 和 Cooper 提倡，将负压吸引治疗用于跟骨切开复位内固定术后伤口裂开的软组织重建[38]。跟骨伤口 <2 cm，可使用负压吸引和植皮治疗。Attinger 和 Cooper 还建议伴有骨外露或内固定外露的较大的跟骨伤口用局部转移皮瓣或游离皮瓣治疗[38]。

外露的肌腱、骨和／或骨科内固定应尽快用健康的肉芽组织覆盖，以防止感染，并尽早允许患者活动。在许多情况下负压治疗可作为中间治疗过程，直到明确可以关闭伤口（图 29.11）。当然，治疗取决于伤口的病因、患者的健康状况、伤口位置和涉及的深层结构。

糖尿病伤口

糖尿病足患者，伤口发生部位广泛，常导致部分足截肢或膝下截肢。这些患者常伴有周围神经病变、周围血管疾病、感染、夏科氏关节病，且未进行规律治疗。如本章前面所述，一些研究者已经证明负压吸引具备成功治疗糖尿病伤口的能力（图 29.12）[28, 29]。在一小部分患者中，与膝下截肢患者相比，负压吸引治疗降低了住院时间和总费用[39]。由于这些伤口通常与感染和部分足截肢有关，因此在整个治疗过程中都要考虑肢体的功能。这类患者通常使用负压吸引治疗至伤口完全闭合，但这可能会妨碍通过其他方法闭合伤口。生物工程组织可与负压一起使用，以促进伤口闭合[40]。

静脉淤血性溃疡

下肢静脉淤血性溃疡是由静脉穿支功能不全引起的，通常发生在内踝附近。Argenta 和 Morykwas 用 NPWT 治疗了 31 例静脉淤血或血管疾病导致的溃疡[1]。一旦创面肉芽化，就通过游离植皮或生物工程移植物闭合伤口。因为疼痛，这些伤口通常使用较低的初始压力循环，然后根据情况逐渐增加。治疗这些伤口的困难在于维持长期负压闭合吸引，因为如果患者不维持负压疗法，伤口会复发。

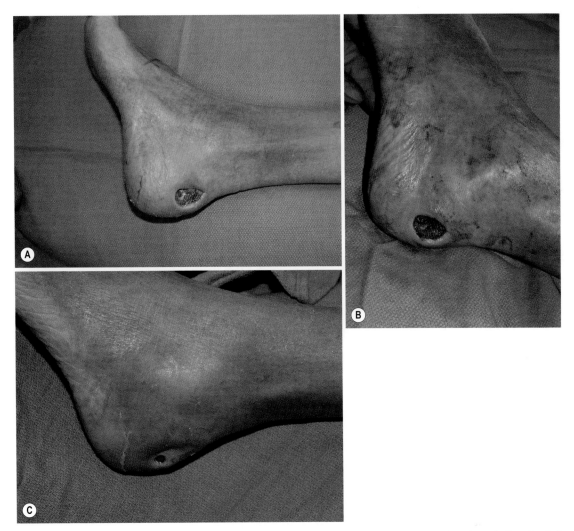

图 29.10 （ A ）血管病患者足跟后外侧骨髓炎，给予清创和放置抗生素珠。采用负压吸引治疗以促进肉芽组织形成。（ B ）感染根除后，取出抗生素珠，用自体髂骨植骨。植骨表面直接进行负压吸引治疗。（ C ）伤口几乎愈合。植骨存活（未显示 X 线片）。术后随访数年未见复发

骨筋膜室综合征

负压吸引治疗也被用于治疗肢体骨筋膜室综合征筋膜切开术后的伤口。Fleischmann 等报道了 25 例下肢筋膜切开术后伤口成功闭合，平均用时 12.7 天，20 例伤口为一期闭合，其余伤口均采用游离植皮闭合[4]。其他病例报告也阐明了筋膜切开术后负压吸引的作用[41, 42]。基于动物的研究发现，在兔大腿筋膜切开术后使用负压吸引治疗可使血清肌红蛋白降低，所以推断负压治疗可能有助于降低肌红蛋白诱导的与骨筋膜室综合征相关的肾衰竭的发生率[43]。

中厚皮片移植

使用支撑泡沫敷料的亚大气压负压治疗（图 29.13~图 29.15），可以提高游离植皮的成活率。游离皮片以标准的方式固定在伤口上，将一种非黏附性非闭塞型界面敷料（凡士林纱布）（ Adaptic®, Johnson and Johnson Medical, Inc., New Brunswick, NJ; Mepite®, Mölnlycke Health Care, Norcross, GA ）放置在泡沫敷料和植皮之间，防止剪切力使皮片移位。积极清除液体有助于防止血清淤积或血肿的形成，这是导致游离植皮失败的主要原因[44]。此外，泡沫敷料能够使游离皮片与不规则的伤口表面

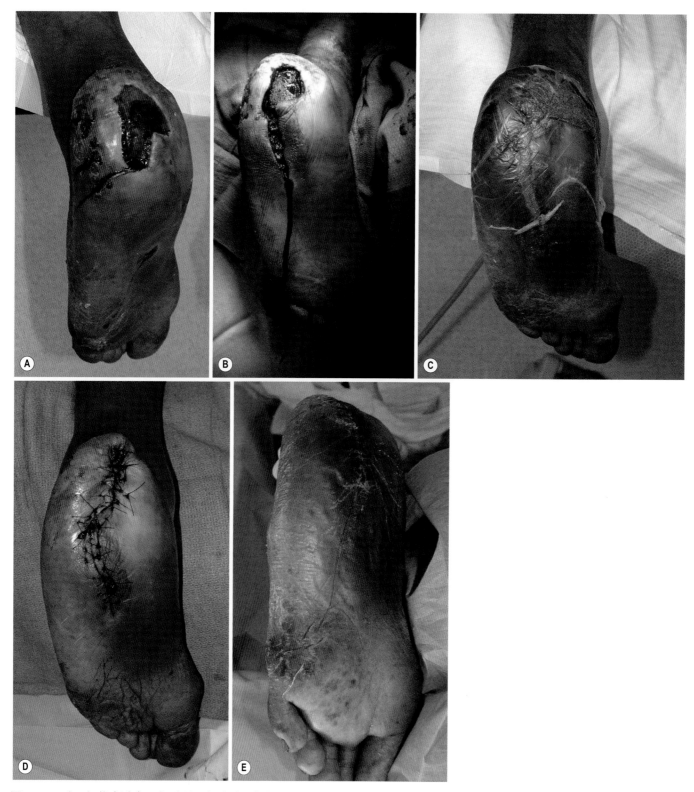

图29.11 （A）截瘫卧床2年致足跟褥疮（Ⅳ期）。（B）切开引流及部分跟骨切除。（C）负压吸引治疗作为延迟一期闭合前的中间治疗。在这种情况下，使用了浸银泡沫敷料。（D）使用术中细菌培养及药敏结果的敏感抗生素抗感染治疗后，急性感染得到控制，进行二期缝合。（E）约3周后痊愈

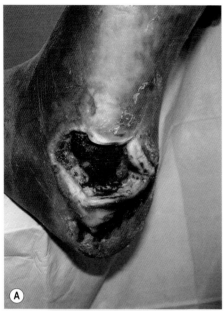

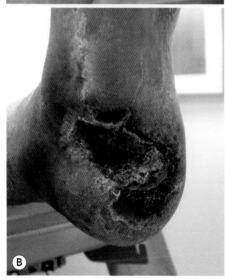

图 29.12 （A）糖尿病患者足底外侧伤口的负压治疗。（B）中厚皮片移植后伤口愈合

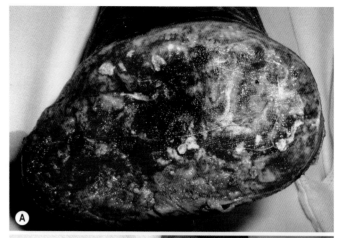

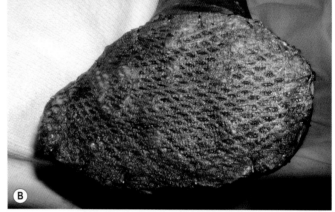

图 29.13 （A）经 Chopart 关节截肢。（B）第一次换药时用负压支撑敷料处理的中厚皮片完全粘连

紧密贴合，被认为可以防止皮片活动，这是导致移植失败的另一个常见原因[44]。负压吸引促进植皮存活的其他因素还包括促进血管再生和积极清除降解产物和细菌。

植皮 - 负压吸引支撑敷料的治疗指南与其他治疗建议有显著不同。最初的敷料和泡沫在术后第 3 天或第 5 天都保持不动；除非怀疑移植物有并发症或感染[1, 44, 45]。移植成功的一个很好的指标是在第一个 24 小时后引流量减少[45]。在治疗期间持续保持负压循环，使用黑色泡沫敷料的压力为 75~125 mmHg。白色 Versaspoom™ 敷料可直接放置在移植物上，初始压力

设置在 125 mmHg。

一些外科医生提倡使用泡沫敷料负压吸引治疗。Argenta 和 Morykwas 在他们的标志性论文中提到了负压吸引泡沫敷料的使用[1]。Blackburn 等还讨论了他们成功使用负压泡沫敷料的临床经验，并报道了包含 3 例患者的小型病例研究[45]。他们报道 95% 的移植物成活，支撑期从常规的 5~7 天缩短到 3 天。

一项包含 61 例患者的回顾性研究，比较了经典纱布敷料与负压吸引敷料的疗效差异[46]。他们对植皮的适应证包括烧伤后伤口、软组织缺损和筋膜切开术的伤口。他们得出结论，负压吸引治疗可以提高植皮的存活率，因为经过负压治疗的患者需要相同部位重复游离植皮的次数更少（3% vs 19%）。

脱套伤

一些病例报告已经证明，应用支撑敷料的负压治疗在治疗脱套伤中取得了成功[47-50]。撕脱的皮肤立即被去

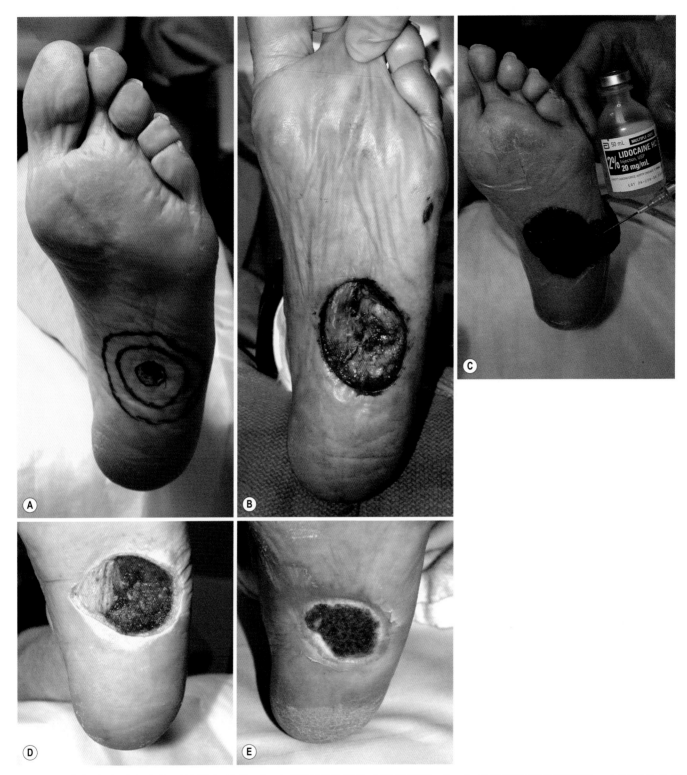

图 29.14 老年患者足底中部恶性黑色素瘤。（A）通过活检确定合适的切缘。（B）广泛切除至足底筋膜。大面积的软组织缺损，将用负压吸引治疗。前哨淋巴结活检术中残留的亚甲蓝。幸运的是，这个患者的软组织缺损部位位于非负重区。（C）更换敷料时将麻醉剂注入泡沫敷料中，可以减轻患者因换药产生的不适症状。桥接技术用于保持出口管远离足底。（D）伤口内肉芽组织形成。覆盖足底筋膜比覆盖脂肪组织需要更长的时间。（E）在负压治疗中，伤口肉芽组织形成率100%，可进行植皮手术

掉脂肪层，并修剪成全厚皮片再植；然而，脱套皮肤修剪成全厚皮片再植失败通常是由于血清肿或血肿的形成，尤其是在缺少皮下组织的部位，如手和脚。负压吸引治疗被认为可以提高移植物的黏附性，因为它能够在游离植皮和移植部位提供均匀的压力。此外，负压吸引能够积极清除液体，防止血清肿和血肿的形成。一组包含 42 例采用此方法治疗的小腿病例报道，平均 91% 的游离植皮存活。另外 3 个独立报道负压处理脱套伤

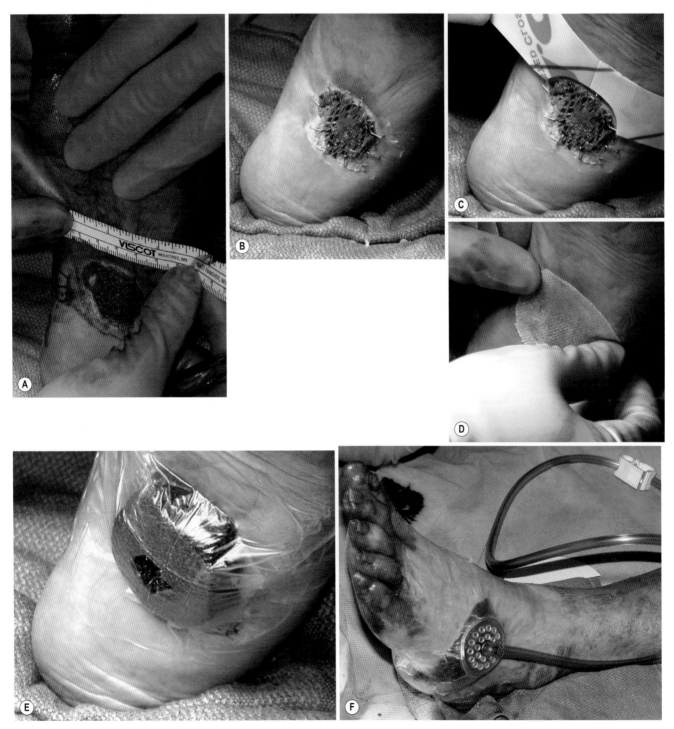

图 29.15 （A）对伤口进行测量，以便获取适当大小的移植物。（B）从患者大腿上切取中厚皮片，缝合固定在伤口上。（C）应在移植伤口周围进行密封，以避免伤口周围浸液。（D）非黏附敷料直接放置于植皮片上，以避免泡沫敷料黏附于植皮片上。（E，F）桥接法创面负压治疗。（G）术后 5 天第一次换药时植皮的外观，可见移植物完全存活。（H）伤口完全愈合

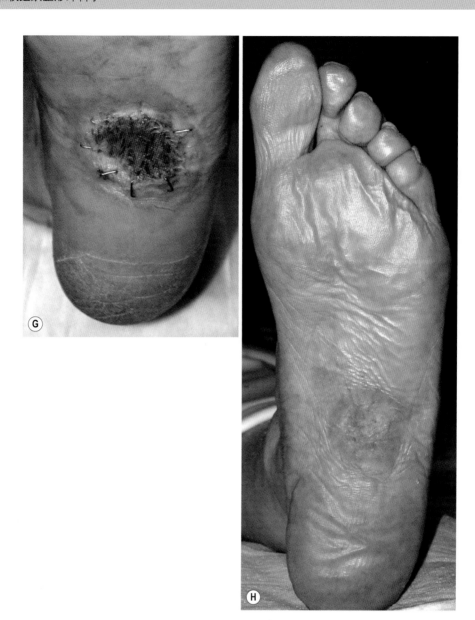

图 29.15 （续）

的研究中，涉及足部的游离植皮成活面积分别为 60%、95% 和 100%[47-50]。通过对负压吸引敷料的修剪，敷料可以像拖鞋一样放在脚上[51]。脱套伤的负压治疗设置与其他植皮相似，应在 125 mmHg 下连续循环。最初的敷料保持 4~5 天不变。难治性或复杂的伤口可能需要更长时间的治疗。

治疗完成后

在开始负压治疗之前应明确治疗目标，达到目标后停止负压治疗。负压治疗的平均时间为 4~6 周，然而，伤口闭合应及时、适当且具有成本效益。具备肉芽组织

床的伤口应考虑植皮。一旦组织消肿，手术裂开的伤口可以直接闭合。皮瓣手术前，负压吸引有助于开放性骨折合并软组织缺损或慢性伤口的治疗。有些患者可能不适合外科手术缝合，在二期手术完成伤口闭合之前，可以使用负压吸引治疗。

负压旷置或延期治疗

在治疗过程中，如果伤口未能及时愈合或伤口变大，应该重新评估病情，在某些情况下，负压治疗会暂时停止，也被称为负压旷置期或治疗性暂停。虽然负压旷置期没有标准的持续时间，但制造商建议在重新开

始治疗前暂停 1~2 天。在此期间，采用其他方式进行伤口护理，如更换生理盐水敷料、酶制剂和 / 或生长因子。在某些情况下，外用伤口护理剂可与负压治疗联合使用。高压氧治疗也可与负压治疗同时使用，同时泡沫敷料的更换与高压氧治疗具有协同作用（图 29.16）[52]。

对于长期治疗无效的疑似恶性肿瘤患者的伤口，应进行活检。应查看患者当前使用的药物，并检查新的药物是否具有抑制伤口愈合的特性。如果伤口在骨组织表面，应考虑并排除潜在的骨髓炎。如果伤口有感染的可能，则需要抗生素治疗。应进行伤口的细菌培养及药敏，以鉴定伤口内的病原体以及可能的耐药情况。有坏死组织的伤口需要行清创和冲洗。不断扩大的疼痛性溃疡伴有紫色的破坏边界，提示坏疽性脓皮病，禁用以清创术为基础的治疗[53]。

改进的技术

多处伤口可以用一个负压装置治疗。经典的做法是使用 Y 形接头，可让不同位置的伤口共同使用一个引流管产生的负压吸力。近距离的伤口也可以利用桥接技术共用一个负压装置。它利用一块直接覆盖在伤口之间正常皮肤上的泡沫敷料将伤口的负压连接在一起，桥接的正常皮肤直接覆盖一个封闭的无菌贴膜提供保护，从而免受负压吸力的影响（图 29.17）。此外，引流管被放置在两个伤口之间，以防止伤口交叉污染，并且伤口必须具有相似的病理生理学特征，以便进行负压治疗。

小伤口可以用立体裁剪或框架连接技术的负压吸引治疗。在伤口周围的皮肤上放置一个封闭的衬垫。只要周围皮肤得到保护，就可以使用比伤口大的泡沫敷料。

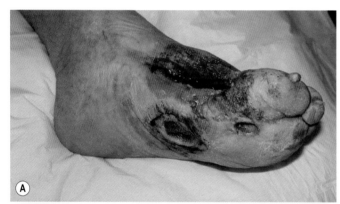

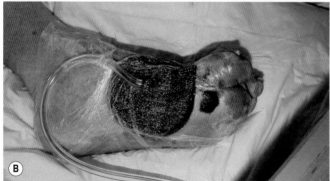

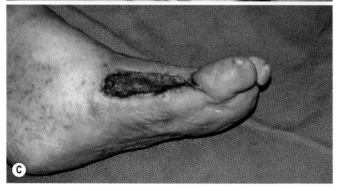

图 29.16 （A）应用清创、负压治疗和高压氧治疗周围血管疾病患者前足多处伤口。（B）应用桥接技术，泡沫敷料覆盖多处伤口。（C）背侧及足底伤口二期中厚皮片移植后愈合

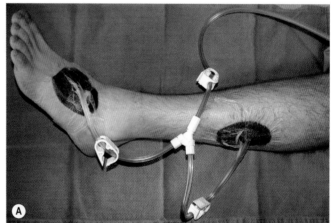

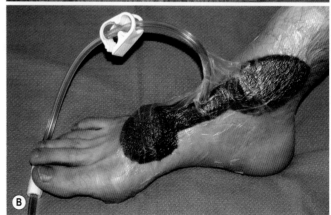

图 29.17 改进的技术。（A）Y 形连接技术。允许在不同位置的多个病理生理学相似的伤口同时使用一个负压装置进行治疗。（B）桥接技术允许用一个负压装置和一根引流管对近距离的伤口进行治疗

当伤口变得太小时，最好使用其他的伤口处理方法。

如果伤口表面没有被泡沫敷料完全覆盖，边缘的伤口也可能愈合。负压被设定为连续抽吸，从而使泡沫敷料紧密贴附。类似的技术也用于深部挫裂伤，常见于足底深部组织损伤。由于足底伤口处在负重位置，所以足底伤口的负压治疗具有挑战性。通常足底伤患者会保持非负重状态，但是，依从性差的患者可能会自行负重，从而导致引流管与敷料连接部位位于足底的患者会中断负压吸引治疗。桥接技术可将引流管与敷料的接口置于足背侧。此外，负压疗法可与外部皮肤闭合装置一同使用，以帮助闭合伤口（图29.18）。

更换敷料间期可以通过切开泡沫敷料边缘的密封膜来完成伤口的检查。泡沫可以用鱼嘴方式提起，以评估伤口。如果伤口情况稳定，则使用密封膜将切口再次密封。

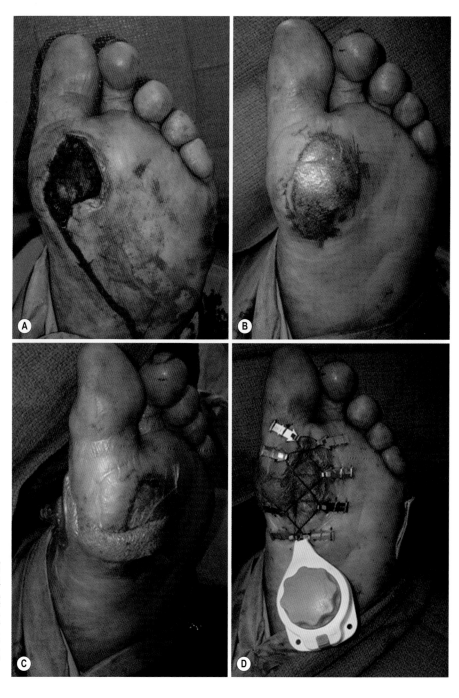

图29.18　47岁男性糖尿病患者，足底伤口不愈合，已发展为感染性伤口，需要手术清创。（A）感染性溃疡切除后足底筋膜和关节囊外露。（B）在伤口和覆盖物中放入银颗粒。（C）使用中间桥接技术避免负压管突出。（D）在负压敷料上添加外部组织牵张器（DermaClose），促进伤口缩小

禁忌证

负压治疗的绝对禁忌证包括未经治疗的骨髓炎、创面或周围组织恶性肿瘤、血管或器官外露、有焦痂的坏死组织和未经探查的非肠道瘘管。负压治疗必须谨慎使用的相对禁忌证包括活动性出血、抗凝患者和止血困难的伤口。在进行负压治疗前，应参考产品说明书中的其他预防措施和安全提示。

负压治疗的并发症

负压治疗本身的并发症很少，通常是由于技术使用不当造成的。正确地培训和指导负压装置的放置对获得最佳治疗是非常必要的。最常见的情况是由于密封不严而失去负压吸力。负压失效可能是因为敷料和引流管接口处封闭不严导致的，可以通过增加密封膜来解决，比如 Tegaderm™（3M, St Paul, MN）或 Ioban™（3M, St Paul, MN）。肢体形状多变而复杂的区域，如手部的皮肤，通常很难获得封闭，可使用黏合剂对皮肤进行预处理，如复方安息香酊剂（3M, St Paul, MN）或 Skip Prep（Smith & Nephew, Inc, Largo, FL），以帮助保持密封膜的黏附性。

脆性皮肤如反复更换敷料易受刺激或破裂，应特别注意。某些情况下，更换泡沫敷料时可在旧封膜上直接使用新的封膜，这项技术可减少皮肤刺激，但只能在每次更换敷料时进行。

如果泡沫敷料与伤口周围正常皮肤在负压治疗过程中直接接触，则会出现伤口边缘皮肤浸渍变软、变白的情况（图 29.19）[23]。正确的敷料放置或贴膜技术可以避免上述情况的发生。在切割泡沫敷料之前，可以制作伤口模板，以制备泡沫敷料的精确形状和轮廓。伤口边缘可以通过在贴膜下涂抹 1 英寸的水胶体敷料（DuoDERM®译者注5；ConvaTec, Ltd）来保护伤口边缘不受浸渍 [54, 55]。理论上持续浸泡有使伤口扩大的风险，应尽可能避免。

当取出泡沫敷料时，肉芽组织紧密地侵入敷料可能导致出血。通常直接压迫创口就可以控制出血；对持续出血可以在床旁使用电凝止血治疗。每隔 48 小时换一次敷料可减少肉芽组织的长入。负压治疗可能会出现

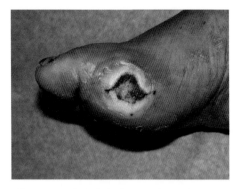

图 29.19 第一跖趾关节内侧伤口。负压治疗时，由于泡沫敷料直接接触周围正常皮肤，使伤口边缘浸泡变白

疼痛，但通常会在泡沫敷料压缩后不久消退。过度和持续的不适可以通过以 25 mmHg 压力为单位递减来调节，直到达到可接受的舒适水平。然后缓慢增加压力以达到目标压力，从而提高患者的接受度和满意度。但并非所有负压装置都具有此功能。有些患者可能会因为更换泡沫敷料而感到疼痛，这通常是因为肉芽组织附着在泡沫敷料上造成的。在更换敷料时可给予患者口服或静脉注射麻醉剂来缓解疼痛。可将利多卡因溶液和 / 或生理盐水注入敷料中，使创面感觉麻木并松解粘连（见图 29.15C）[54]。

如果将引流导管直接放置在完整的皮肤上，尤其是骨性突起的皮肤上，则可能会发生管道周围皮肤组织溃疡（见图 29.9B）。在应用负压治疗前，可通过适当的技术和术前计划避免这种情况。可以在引流管和皮肤之间用贴膜做成一个封闭的结构使引流管与皮肤分离开。某些情况下，可使用桥接技术改变引流管插入敷料的位置。

应谨慎使用完全环绕肢体的泡沫敷料，因为其可能会造成肢体远端缺血，尤其是在肢体持续肿胀的情况下。应常规监测肢体远端脉搏。患者出现疼痛或麻木时，可能需要更换敷料或停止负压治疗。被敷料环形覆盖的足趾也有缺血的风险，应该经常检查血运情况，尤其是患有周围血管疾病的患者（图 29.20）。

虽然泡沫敷料和密封膜都不含有乳胶成分，但患者也可能对泡沫敷料和密封膜过敏。最严重的并发症报道是一例非致命性中毒性休克综合征 [56]。其他伤口敷料也存在罕见的、与过敏反应和中毒性休克综合征有关的情况 [57]。

译者注 5：DuoDERM® 多爱肤水胶体敷料，这种自粘的敷料能够吸收伤口的渗液，提供一个湿润的环境，促进伤口的愈合过程，并帮助消除伤口中不必要的物质（自溶性清创），但不会损害新生组织。

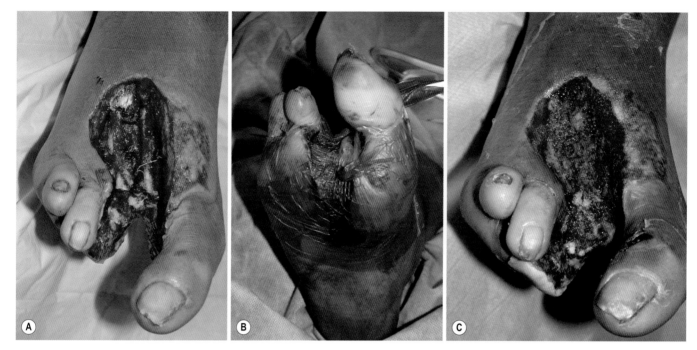

图 29.20 糖尿病及周围血管疾病患者因感染行足部分截肢术后的急性伤口。（A）可见外侧跖骨外露和踇趾背侧趾间关节溃疡前病变。（B）负压治疗。踇趾周围包扎导致踇趾缺血。（C）先前外露的跖骨上肉芽组织形成。踇趾背侧缺血性溃疡形成，这是由于在脆弱的皮肤区域黏贴密封膜造成的

总结

负压疗法是一种新的有效的伤口处理方法。通过伤口表面可控制的负压，增加局部血供，消除过度水肿，减少细菌定植，促进肉芽组织形成。通过为延迟一期闭合、植皮、软组织皮瓣修复和二期缝合创造有利环境，从而促进伤口快速闭合。

虽然负压吸引治疗被用于各种伤口和临床情况，但它仅仅是伤口管理的一种辅助手段。要取得治疗成功，必须遵循伤口处理和评估的基本原则。外科清创术和抗生素应用仍然是伤口处理的基本前提，且通常情况下都要使用。负压疗法的一个主要优点是能够将伤口转化为可控的封闭状态，从而能够更好地处理和治疗不稳定的伤口（即骨、肌腱或骨科内固定外露）。以前可能导致严重并发症或截肢的复杂伤口可通过负压治疗系统进行有效处理。目前的文献已证实了负压治疗的有效性，但仍需进一步的多中心随机对照研究。

（Neal M. Blitz, John S. Steinberg 著　梁晓军 译
常　非　聂光华　张建中 审校）

参考文献及延伸阅读

扫描书末二维码获取。

引言

手术的最终结果在切口完全的愈合和瘢痕组织塑形完成之前都将一直是一个未知数。虽然说每一名外科医生的治疗目标都是去追求最佳的临床疗效，然而在一些情况下，并发症的发生最终可能会影响到手术的治疗效果。也正是因为考虑到这一点，我们将在本章围绕常见的并发症以及其综合治疗方案展开重点讨论。

外科并发症的严重程度不一，既有一些诸如仅需通过电凝或结扎血管即可控制的术中出血这类的轻微的情况，也有可能出现心律失常或心搏骤停这类严重的并发症。因此，当外科医生准备进行手术操作前，有很多问题都需要先行处理。首先，必须提前评估患者的整体健康状况。例如营养不良，特别是蛋白质缺乏等基础情况将显著影响手术的预后。有研究显示，当白蛋白 <3.5 g/dl 时，其与脱水、贫血和维生素缺乏一样，都会对愈合产生不良的影响。另外，还需要考虑可能存在的潜在系统性疾病以及这些疾病的治疗药物对患者的愈合能力的影响，因此，为了能更好地进行手术伤口的管理，必须留意患者任何可能的疾病状态和所需服用的药物，包括患者可能会去服用的各种相关药物。

高血糖可阻碍白细胞的迁移和影响其吞噬作用，因此糖尿病患者血糖控制不佳可增加术后感染的风险。免疫抑制状态和诸如肾上腺皮质类固醇等免疫抑制药物的使用，可能会阻碍伤口愈合过程中的炎症反应，从而使伤口更加易于出现延迟愈合，并继而增加伤口感染的风险。同样，化疗药物对伤口愈合也会产生相似的作用，这些药物引起的免疫抑制会干扰到伤口的抗张强度。另外，正在接受抗凝治疗或者有潜在凝血障碍（如血友病）的患者易于形成血肿，局部血肿的形成可能导致许多相关的术后并发症。

吸烟是皮肤手术后伤口愈合不良的重要危险因素，特别对于涉及皮瓣转移的手术。皮瓣依靠脆弱的小血管为其提供血液，香烟中的化学物质对这些血管有明显的影响。这些化学物质所产生的血管收缩作用会阻断皮瓣的血液供应，引起皮瓣坏死和皮瓣危象。对所有接受整形或皮肤手术的患者来说，戒烟是避免这些并发症的一个强制性要求。当外科医生对患者进行手术评估时，对于上述的这些因素均应进行考虑，以获得更好的围手术期管理。

虽然这些因素中许多并不是外科医生所能完全控制的，但是对于外科医生来说，可以通过一些预防性措施来避免一些并发症的发生。如术中仔细的组织解剖分离；选择合适的手术切口，最好将手术切口选在松弛皮肤张力线（relaxed skin tension lines，RSTL）之内；缩短止血带时间；避免深部死腔；无张力闭合伤口；外翻伤口边缘。这些预防性措施都可以减少术后并发症的发生。

手术并发症常常相互关联，出血是最易于预测到也是最常见的手术并发症。出血可导致术后血肿的形成，血肿可能会引起伤口肿胀和张力增加，进而导致伤口裂开和坏死，增加术后感染的风险。这一系列的并发症级联反应可在其发生的任一阶段加以阻断，以改善最终的手术结果。

出血并发症

如前面所述，手术并发的出血是围手术期最常见的一个问题，术者应该在术中对该并发症的发生有所预见。手术均会引起一定程度的出血，通常来说这并不能被认为是一种并发症，然而，当出血是由以下原因引起时，便可被认定是手术的并发症。例如，术者忽视了患者存在的潜在出血倾向而未做有效的预防干预；术中未进行仔细的解剖分离；未仔细通过电凝或结扎等方法处理出血血管（止血的其他方法在第8章讨论）。

外科医生必须充分了解止血的不同阶段过程，以及特定疾病或药物对这一过程所产生的可能影响。止血过程涉及共同作用的两个途径。其中，最主要的止血途径是在血管损伤后由血小板介导形成血小板血栓。另一种止血途径是由纤维蛋白所驱动，使血小板血栓进一步稳定和成熟。血管的损伤暴露了可供血小板黏附的内皮下结缔组织，胶原蛋白进而结合到血小板受体并激活血小板释放一系列化学物质使血小板开始聚集并相互黏附。

血小板的激活改变了其本身的表面特征，这种改变促使纤维蛋白原同血小板进行连接从而引起血凝块的成熟。随着血小板血栓的成熟，第二阶段开始，凝血酶原转化为凝血酶，将纤维蛋白原转化为纤维蛋白。纤维蛋白与血小板血栓聚合形成一种难溶性凝胶。这种难溶性凝胶的交联最终产生了成熟的血凝块（第8章图8.1）。任何扰乱这一级联反应的因素都可能导致围手术期的组织出血。这些因素包括力学性破坏、血小板减少、血小板功能障碍、药物干扰和后天或先天缺陷。

血管受到损伤时会立即收缩以缩小血管直径来减缓血液流动，以便血小板发生聚集。仅部分横断的血管可能不产生血管收缩，这将会阻碍血流下降和血小板聚集的过程，从而影响血小板血栓的形成。虽然在局部麻醉剂中加入肾上腺素可以促进血管收缩，但是外科医生应谨慎使用肾上腺素来应对出血。肾上腺素所诱导的血管收缩可能会掩盖出血部位。在闭合伤口后，肾上腺素作用消散，原有的出血部位可能再次出血，从而引起术后组织过度肿胀和血肿形成。为此应尽可能地探查和识别所有可能的出血区域，以避免这些并发症的发生。

在所有的手术中，血小板血栓的形成对于止血都至关重要。血小板数量的减少或血小板功能障碍可能会导致灾难性的出血并发症。血小板减少是指可用的血小板数量减少，血小板生成障碍或破坏增加均可导致血小板减少。由于血小板主要在骨髓中生发，骨髓功能的障碍会引起血小板数量减少。血小板破坏增加可见于特发性血小板减少性紫癜、药物反应、弥散性血管内凝血（DIC）或血管炎。无论哪种方式，血小板血栓形成的减少将阻断一系列的凝血过程，增加了出血的风险。

凝血途径功能障碍的常见原因是患者服用了相关药物或其他保健品。多达51%的患者都长期服用维生素和中草药保健品，这些营养品或保健品中的许多成分会增加出血倾向，如维生素E、植物油和银杏叶制剂。另外，诸如华法林、氯吡格雷、双嘧达莫和治疗性阿司匹林等处方药常被用于预防或治疗血栓性疾病，这些药物多是单独应用，但是也会因其对凝血过程的影响机制的不同而联合应用以增强药效，例如，机械心脏瓣膜、不稳定心绞痛或心肌梗死等高风险状态的患者往往需要联合服用氯吡格雷和阿司匹林。对正在服用单一或联合抗血栓药物患者的管理具有一定挑战性，且具体措施目前尚存争议。在较大的手术前应常规停用华法林等抗血栓药物或阿司匹林等抗血小板药物。然而，对于皮肤部位的小手术，这些药物的围手术期管理方案仍存在争议，一些外科医生选择停药，另一些则认为可继续在围手术期使用，使用上述药物的患者可能会有更多的术中和术后出血并发症的风险。目前还缺乏足够的循证医学证据来确定抗凝治疗中患者的适当管理方案。因此，外科医生必须权衡可能出现的急性血栓事件或围手术期出血的风险来选择是否停用上述药物。大多数研究发现持续应用抗凝药物并不升高或仅轻度升高出血的发生率，但是停药往往会增加血栓性事件的发生率，这对于部分患者来说，可能会出现灾难性的后果。

目前，对于皮肤手术的患者，抗凝药物应用的管理应基于每个患者在手术中所承受的风险水平。所有的维生素和中草药保健品应在手术前10~14天停止使用，并在术后1周后再恢复使用。阿司匹林可以不可逆转地与血小板结合以抑制血小板聚集。出于预防目的而非治疗目的服用的阿司匹林应该在手术前10天停止服用，在术后几天血小板血栓形成后方可继续恢复服用，如此并不会影响血凝块的稳定性。非甾体抗炎药（NSAIDs）对于血小板的作用位点与阿司匹林相同，但不同于阿司匹林，其与血小板的结合是可逆的，虽然这一类药物同样也会影响血小板功能，但该影响并非是永久性的。非甾体抗炎药的作用通常在大约4个半衰期后消失，外科医生根据这个时间判断出血风险降低时可进行手术，并在术后1周恢复使用。对于临床具有明确治疗用途的华法林、阿司匹林甚至氯吡格雷都应该在围手术期继续使用，以避免血栓性事件引起致命性后果。建议在使用华法林时检测 INR〔译者注：INR 指国际标准化比值，是由测定试剂的国际敏感指数（ISI）和凝血酶原时间（PT）经过推算得出的比值，可用于评估机体凝血功能〕。使其维持在 2.5~3.0 的治疗范围内，避免患者出现严重的低凝状态。

遗传性凝血障碍对外科医生来说更难处理。某些遗传性的凝血障碍疾病直到围手术期出血并发症出现前都难以被发现，并且往往在事件发生后尚需要进一步的一系列检查才得以明确病因。任何内源性或外源性凝血机制的改变都会导致异常出血（见第8章）。其中，缺乏症最为常见，一般来说，除非患者具有明确的病史并告知主管医师外，往往在出血发生后明确的实验室检查结果报告之前，大多数外科医生常缺乏对这种疾病的考虑。血管性血友病因子（von Willebrand factor, vWF）缺乏症是一种常染色体显性遗传性疾病。该因子是凝血Ⅷ因子的血浆载体，vWF 的减少可能导致Ⅷ因子的减少，对凝血过程以及促进血小板黏附至关重要。该疾病患者的实验室检查表现为出血时间延长以及 von Willebrand 定量值的降低。除 vWF 缺乏症以外，也有一些遗传性凝血障碍的患者表现为 A 型血友病，同 vWF 缺乏症相比，A 型血友病以缺乏Ⅷ因子本身而非其血浆载体为特点，Ⅷ因子可调节 X 因子的激活，其缺乏可导致凝血机制严重障碍并引起术后大出血。B 型血友病，也被称为圣诞病（Christmas disease），是一种因Ⅸ因子缺乏而导致的凝血障碍疾病，该疾病只在男性中遗传，其在临床上不能与血友病 A 相鉴别。另外，其他凝血物质的缺陷，如纤维蛋白原或其他凝血因子，都可以导致出血并发症，这些物质的缺乏往往在术后出现出血并发症之前很少会进行常规检测。

外科出血并发症可以表现为手术时的急性出血或术后即刻抑或是术后几天之内的出血。急性出血通常见于术中血管被切断，这时往往需要通过钳夹、电凝或结扎血管以防止进一步出血。对于存在出血倾向的患者，无论这种倾向是来源于药物或者遗传，出血从大量小血管或者肉眼几乎不可见的微小血管中持续渗出，这使得在术中很难通过分离结扎血管来进行止血。可以选择使用电凝止血手术刀或二氧化碳激光器进行切开和分离，这些器械在切开的同时通过灼烧以达到止血的目的。

术后出血并发症较少见，一般多发生在术后的几个小时内，伤口内突然自发性出血。由于伤口已经闭合，直接加压 10~15 分钟可控制出血并促进早期血凝块形成。但如果加压不能顺利止血则可能需要再次打开伤口探查出血血管。这种现象可能是肾上腺素产生的血管收缩而导致的相关并发症，它可能会给外科医生造成一种误导，使医生认为出血在闭合切口时已经得到了控制，而当肾上腺素效应消散后，手术时未烧灼的小血管便有再次出血的风险。令人庆幸的是，肾上腺素的血管收缩作用是短暂的，大多数血管的出血在手术完成之前都可以得到及时发现。

术后出血的晚期并发症是在组织间隙内血肿（图 30.1），它会引起患者术后持续加重的疼痛、肿胀以及较为严重的瘢痕化增生，这些情况可能进一步增加伤口感染的风险。一般情况下区分血肿的形成和术后早期感染较为困难。伴随组织内血肿的扩大，往往会产生强烈的局部炎症和疼痛。血肿形成所引起的疼痛和肿胀通常早于感染，一般在最初的 24 小时内，而感染通常出现在 72 小时内或更长时间后。随着血肿的扩大，手术伤口内的压力的增高可能会导致组织坏死或伤口裂开，此时可能需要再次开放伤口并清除血肿，使伤口二期愈合。聚集的血液可作为细菌生长的良好培养基，另外血肿的存在会阻碍吞噬细胞进入局部以清除病原菌，并且局部血肿内血细胞崩解释放的过量铁离子亦可增强细菌的毒力，故而间隙内血肿可能会增加患者伤口感染的风险。

随着吞噬细胞功能的降低及部分细菌菌株的毒力增强，血肿增加了术后感染的可能。在一些情况下，血肿未被及时发现继而发生硬化并形成纤维化。这种纤维化增生将引起难以处理的纤维硬结和致密瘢痕的形成。

对于血肿的最好方法是预防其形成，通过仔细的解剖分离和相应的止血措施，同时加压包扎以及深部死腔内的闭合负压引流（图 30.2）均是有效的预防措施。

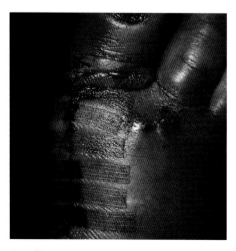

图 30.1　出血伴血肿形成的晚期并发症。在血肿完全凝结之前，清除血肿是很重要的

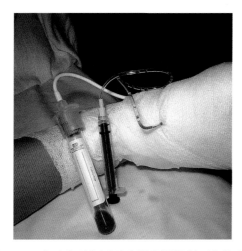

图 30.2 术后小型负压引流预防深部创面血肿形成

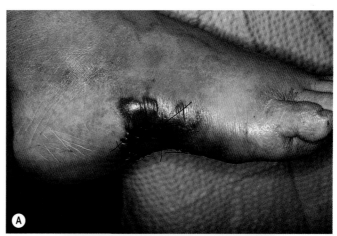

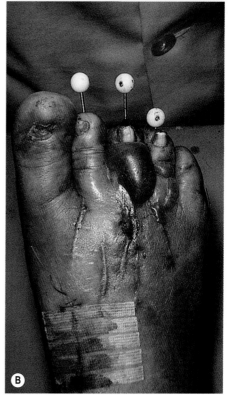

在血肿形成的早期，清除血肿有利于降低伤口皮缘的张力。适当拆除一些伤口表面的缝线，然后轻轻按压伤口两侧可能会清除出血肿，然后保持伤口开放并允许伤口的二期愈合。

血肿形成的时间越久其结构越稳定，上述方法的处理效果就越差。抽吸也可以清除一些凝结的血液，但只能在血肿具有一定程度的浮动性的早期进行。在某些情况下，血肿对伤口的压力过大，将影响正常的伤口愈合。血肿清除应在无菌手术室中进行，通过充分的冲洗和血管的结扎以避免进一步的出血并发症。一旦血肿在伤口内机化，轻柔的按摩和组织的加热会加速血肿的酶解。超声波、水疗和功能锻炼也有助于破坏血肿内的纤维蛋白网以减少后期的瘢痕。如果伤口已充分愈合，可试行病灶内注射皮质类固醇药物。

渗出到封闭间隙内的血清所形成的水疱对伤口的影响与血肿类似。水疱通常见于伤口愈合的炎症过程的早期，是植皮的一种常见并发症，同时也常见于既往的手术区域（图 30.3）。水疱不会凝结，因此用大口径针头和注射器易于将其抽取。如果其位于皮片下，可以在植皮区下挑开皮片排出疱液，使植皮在失去血供之前与接受区形成充分的接触。

图 30.3 水疱的形成。（A）毗邻转移的皮肤组织。（B）累及第三个足趾，此足趾之前曾接受数次手术。每个病例的血清性液体都需被排出，以保证没有进一步的愈合并发症

伤口裂开和坏死

伤口裂开往往同其他一些并发症的发生相关，如血肿或浆液性水疱的形成、水肿、表层或深层感染以及过早地拆除缝线（图 30.4）。在某些情况下，由于感染的存在或需要排出伤口内的血肿，缝线需要较早拆除。一些患者因潜在的全身性疾病、血管受损或吸烟等

因素，组织的愈合速度较慢。伤口裂开的治疗通常需要在合适的伤口护理后通过二期愈合来处理，但是如果伤口裂开发生在术后 24 小时内且没有感染等禁忌证，可选择直接关闭伤口。如果伤口裂开后选择让其自行缓慢愈合，伤口边缘往往会有较多的纤维组织形成。

伤口也可能会受到缝线的影响。缝合过紧导致缺血坏死，特别是在术后出现水肿后。相反，缝合过松的话，缝线松脱和伤口裂开的风险便会增加。在拆线后，

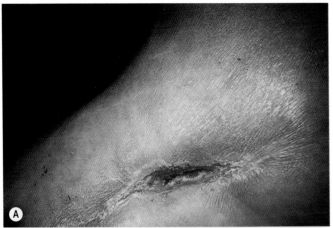

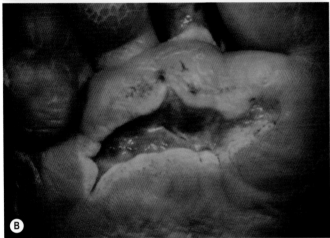

图 30.4 伤口裂开。（A）裂开后伤口边缘经常会有厚厚的纤维组织形成。（B）足底较大的伤口裂开伴有边缘皮肤的渗出

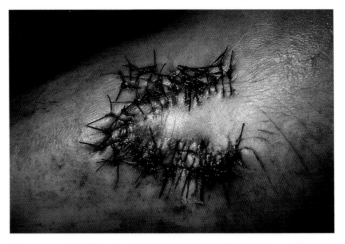

图 30.5 皮瓣端部血流量不足造成皮瓣端部坏死。非常大的皮瓣或设计不佳的皮瓣也有失败的风险

缝合的针脚部位也可能会出现小的脓肿，这往往是因针道中的炎症反应所致，这与缝线反应不同，在缝线反应中缝线周围红肿。如果深部线结与皮肤表面贴得太紧或者表浅缝线的一部分残留在皮肤内，一些小的侵蚀即可导致缝线的外露。

引起伤口坏死的因素与伤口裂开相似，实际上伤口坏死可被归为伤口裂开的一种原因。坏死通常因压力所造成，常伴有大的血肿或水疱形成引起伤口的感染以及供血不足。皮瓣的成活取决于从基底到远端的血液循环。皮瓣的血液循环可以由于各种原因而受到破坏，最常见的原因是皮瓣设计不良（图30.5）。在大多数因血供不足而导致手术失败的情况下，皮瓣的底部相对长度过窄，或皮瓣设计在错误的血管交叉处。过去人们认为长度与基底的比例不能超过3∶1，一旦游离皮瓣和蒂部不能提供足够的血液循环至皮瓣的远端，就会发生坏死。尽管许多外科医生至今仍然坚持这一规则，但血管供血区和闭塞血管再通相关知识的更新使得这一理念已

然过时。皮瓣坏死的另一个原因是供应皮瓣的蒂部动脉血管被无意间损伤或烧灼。

依赖植皮区基底部血运的皮片，其坏死通常发生在水疱或血肿将皮片与基底组织分离时。当移植皮片太小而不能覆盖缺损，通过拉伸来覆盖创面的操作会使皮片存在坏死的风险。同其他外科手术一样，吸烟所导致的低氧状态最终也可引起坏死的发生。与伤口裂开不同的是，早期的伤口清创仅在存在感染的情况下才需要进行，清创时需要对清除范围进行正确的判定，以确保仅有失活组织被清除。

闭合伤口时张力过大会导致伤口裂开和坏死，因此需要采取一定的手术技术来降低伤口的张力。一种选择是，在距切口边缘2~3 cm的地方做一个减张切口，与伤口边缘平行。关闭手术切口后向两侧潜行分离后再关闭减张切口。另一种选择是通过商用软组织牵张器或其他器具来进行软组织牵拉。最后一种选择是过度张力的部分仅部分关闭伤口，其余的部分于二期进行关闭。这些技术有助于避免张力过大而引起的一些伤口并发症，如伤口裂开、坏死、瘢痕扩大和瘢痕增生。

术后瘢痕形成对外科医生和患者来说都是一件棘手的事。增生性瘢痕通常会引起临床症状，其厚度增加，隆起于皮肤表面，一般具有色素沉着且往往不会远离伤口边缘（图30.6）。增生性瘢痕存在有神经纤维的增生肥大，因此对比正常瘢痕来说，增生性瘢痕会出现疼痛或瘙痒。治疗方法之一是将高效能类固醇激素注射到瘢痕中或局部应用。类固醇通常会减轻与瘢痕相关的红斑、瘙痒和疼痛，但不会使其恢复至正常。另一种治疗瘢痕的方法是局部使用硅酮凝胶薄膜。硅酮凝胶薄膜

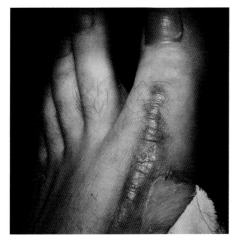

图 30.6 增生性瘢痕伴有增厚隆起的色素沉着

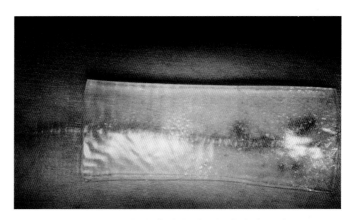

图 30.7 硅酮凝胶薄膜在增生性瘢痕中的应用

的应用减少了瘢痕的厚度和色素沉着，并可以明显软化瘢痕（图 30.7）。

瘢痕疙瘩（瘢痕瘤）的形成更是一个令人困扰的问题，其瘢痕广泛、色素沉着过度，其边界可远离原手术切口边缘。瘢痕疙瘩通常较大且伴有疼痛（图 30.8）。遗憾的是，大多数治疗对于瘢痕疙瘩无明显疗效。切除瘢痕疙瘩往往只会导致形成更多的瘢痕疙瘩，甚至可能比切除前更甚。类固醇药物注射可能会有所帮助，通过二氧化碳激光切除瘢痕疙瘩会得到一些改善。无论如何，患者在术后唯一能看到的只有瘢痕组织，因此应该尽量减少瘢痕的形成，例如通过无创的手术技术、埋藏缝合等方法以减少瘢痕的张力，同时采取适当的术后伤口护理等方案以尽可能减少术后瘢痕的形成（有关瘢痕的其他信息，请参阅第 28 章。）

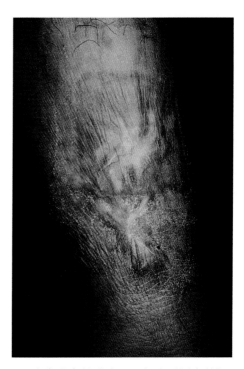

图 30.8 瘢痕疙瘩的形成远远超出了原来的切口边缘

术后水肿

术后水肿是炎症过程中血管通透性增加所导致的。炎症是组织对创伤或手术等损伤的继发反应。早期的炎症反应有三种作用：对侵入组织的细菌，通过发起体液免疫或细胞免疫途径进行消除；建立并隔离炎症反应区域以防止细菌的扩散；清除可见的细菌载体和对坏死组织进行初步清理。

炎症反应有四个主要体征，它们很容易与血肿形成或早期感染相混淆。肿胀（肿块）、发红（红肿）、发热（灼热）、疼痛（肿痛）在上述情况下均可见到，难以鉴别。术后水肿可能源于患者对损伤的反应、严重的组织损伤或较大的手术创伤以及患者较差的依从性（图

30.9）。血管通透性的增加使得液体渗入皮下组织细胞外组织间隙。术后早期释放的组胺和组胺样因子的作用可能是血管通透性增加的原因之一。另外，血管通透性的增加也可能由于手术直接损伤血管或血管细胞而引起。内皮细胞的破坏发生在广泛的手术剥离时，修复常常需要 1~2 天的时间，细胞受到的伤害越大，水肿的时间越长。淋巴管在从细胞外间隙清除富含蛋白质的体液过程中起着关键作用，因而淋巴管可在炎症早期迅速扩张到正常管径的数倍。

预防和治疗过度水肿对避免一些并发症的发生非常重要。使用适当的外科无创技术和仔细的解剖分离可以

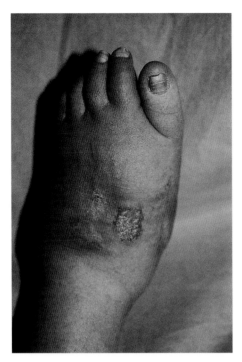

图 30.9　严重的术后水肿

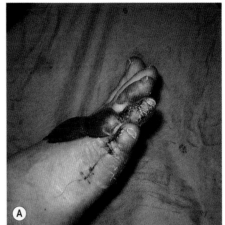

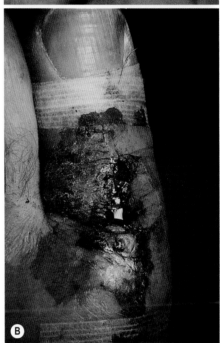

预防术后水肿的发生。在手术时注射短效皮质类固醇和局麻药，有助于限制早期的炎症反应和控制水肿的形成。但是，术后伤口的正常愈合必须依赖一定程度的炎症反应。加压包扎可以作为预防水肿的一种方法，抬高患肢也可以通过促进淋巴回流来减轻术后水肿；另外，冰敷可通过使血管收缩来控制术后的水肿；非甾体抗炎药的使用也可以用来降低炎症反应从而减轻术后的肿胀。其他减轻水肿的治疗方法还包括功能锻炼，合适的功能锻炼可以协助间接泵出淋巴液以促进循环。除此之外，按压疗法和按摩以及治疗性超声波和电流刺激等物理治疗手段均对术后减轻水肿具有一定功效。

　　张力性水疱和术后水疱继发于严重的手术损伤之后，特别是在截骨手术后，通常合并有严重的组织肿胀（图 30.10）。水疱有两种不同的类型：透明水疱和血疱。透明水疱保留了一部分的表皮细胞仍旧贴在真皮层上，而血性水疱不包含有表皮细胞。首选的治疗方法是在无菌条件下抽吸或引流，保留水疱的表面以防止感染。

　　术后常常出现的伤口周围水疱，主要是源于接触性皮炎，从术前皮肤处理到敷料选择，以及使用免缝胶带黏合伤口、局部抗生素的应用都有可能造成水疱形成。许多患者在拆线后认为有必要在伤口上涂抹抗生素软膏或乳膏。患者对抗生素的运用，特别是最常见的非处方药新霉素，具有极高的接触敏感性，此时并发症

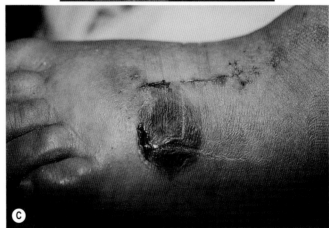

图 30.10　张力性水疱。（A）截骨术后严重水肿。（B，C）由于免缝胶带反应引起的水肿

发生的风险反而增加，因此应该提前阻止患者私自对于局部药物的使用。

术后感染

　　术后感染的出现需要三个主要条件：易感宿主、病原微生物和利于细菌生长的局部伤口环境。据美国疾病控制中心报告，清洁、无污染手术的术后感染率 <3%。皮肤对细菌的入侵提供了强大的屏障，一旦入侵途径建立，细菌就可以侵入抵抗力较弱的深层组织。闭合伤口的感染比开放伤口的表浅感染要更严重（图 30.11）。在手术室中，伤口的污染是由多种原因造成的，包括手套破孔、无菌敷料和器械的污染，或者皮肤消毒失效。手术时间的长短对伤口的污染也具有一定影响，手术时间每增加一小时，感染率几乎翻一番。所以影响伤口感染的因素并非是单一的，相对于伤口的污染，患者基础情况及患者手术切口状态对术后出现感染的影响更加重要。

　　除了患者的一般情况和伤口的污染，术后感染的形成还需要伤口局部可提供促进细菌生长的合适环境，即为细菌的生长提供合适的"培养基"。相较于正常伤口，缺血或坏死的伤口可以为细菌生长提供良好的培养基，这些组织缺乏足够的氧供和营养来促进伤口的愈合和对抗感染。坏死主要是由于伤口的干燥、大面积电灼烧、粗暴的组织处理、长时间的止血带使用、过度水肿或肾上腺素的浓度过高所致。另外，伤口内的异物或植入物也为细菌提供了良好的培养基。缝线、假体和内固定装置均会在局部降低宿主对细菌的抵抗力。

　　伴随伤口感染的出现，局部炎症反应的增强在这时反而对伤口的愈合会起到相反作用。蛋白水解酶从炎性细胞中释放，这些水解酶加快了皮下缝线的降解吸收，从而减少了伤口的支撑，增加了伤口裂开的可能。可以从开放性伤口留取分泌物进行革兰氏染色、细菌培养以及药敏试验。但是由于药敏试验结果往往需要在几天之后才能报告，所以应根据革兰氏染色结果、感染的部位和在该区域最有可能的微生物类型，经验性应用抗生素治疗。通常来说可以选用覆盖金黄色葡萄球菌的抗生素作为首次经验用药，在细菌培养确认感染的微生物和敏感的抗生素后进行更换。

　　要将感染的早期病理过程与术后正常的炎症反应区分开来具有一定的困难。早期感染的症状和体征主要有剧烈疼痛、对强效止痛剂无效、切口周围水肿、红斑和皮温增高。然而，这些表现在血肿形成、急性痛风、

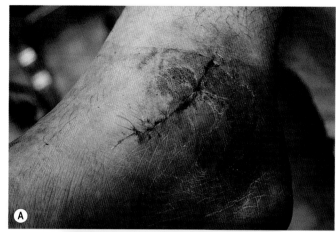

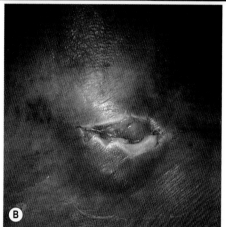

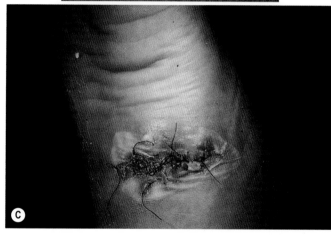

图 30.11　感染。（A）密闭切口的深部感染。切口局部红肿，皮温增高。（B）表浅开放性切口感染。（C）表浅创面感染伴渗出

炎症、敷料过紧和石膏过紧的情况下均可出现。随着感染而出现的其他临床表现将有助于诊断，例如发热、寒战、盗汗、食欲不振、红斑条纹和淋巴结肿大。这些表现通常出现在感染的后期。

　　实验室检测有助于确认是否存在感染以及具体致病菌种类。细菌培养和药敏实验作为感染管理的标准检查

可确定致病菌的种类以及指导抗生素的正确选择。血常规中的中性粒细胞计数和白细胞计数的升高提示组织感染，然而，这些指标的升高也可能仅仅是由于手术的应激。由于皮肤手术出现菌血症或败血症的概率较低，因此很少需要进行血培养。

术后感染伤口可培养出多种细菌，最常见的是金黄色葡萄球菌。其次是表皮葡萄球菌，它过去曾被认为是细菌培养中的一种皮肤正常菌群污染物，但目前认为其毒力增强，而且被认为是内植物手术的常见致病菌。葡萄球菌感染可出现红肿和压痛，伴有局部乳白色脓肿（图 30.12）。另一种常见的细菌是 β-A 组溶血性链球菌。链球菌感染表现为皮肤明显发红，伴有蜂窝织炎和肢体皮温升高，但往往不表现为脓肿，偶可见浆液性渗出（图 30.13）。链球菌因会溶解纤维蛋白凝块而易于迅速扩散，因此若出现诊断延误，具有引发败血症的可能。

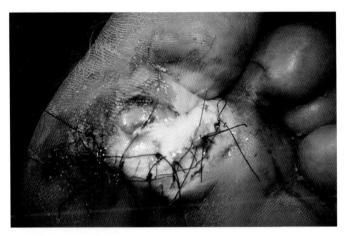

图 30.12 葡萄球菌感染伴有大量的脓性渗出、浸渍和红斑

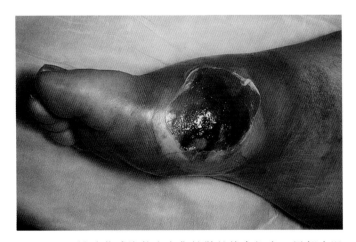

图 30.13 链球菌感染伴有密集扩散的蜂窝织炎，局部皮温升高、肿胀，渗出液极少

革兰氏阴性杆菌也可以存在于手术感染中，但在皮肤手术中较少见。大肠埃希菌、克雷伯菌、变形杆菌、假单胞菌和沙门氏菌是最常见的革兰氏阴性菌。任何细菌都可能导致术后感染，但应根据感染部位和具体情况加以判断，一些微生物如革兰氏阴性杆菌、念珠菌和厌氧菌引起的感染，在皮肤手术中很少见。

对于术后感染最好的治疗是预防其发生。外科医生必须在围手术期严格遵守无菌操作规范，并对术后出现可能与感染相关的潜在症状和体征时刻保持警惕。目前普遍认为预防性使用抗生素是降低术后感染发生的一种方法。目前尚缺乏足够证据支持何时或者在什么情况下预防性抗生素可起到最佳作用，此问题一直存在争议。但是，在考虑使用抗生素时，许多外科医生都遵循着一些目前公认的指南。当手术涉及外来的内植物（如组织移植物、金属螺钉或植入物）时，或者手术涉及广泛的组织切开，以及手术暴露超过 2 小时，往往需要预防性使用抗生素。

目前，一些医院已经制定了抗生素使用方案，作为外科医生"最佳实践指南"的一部分。心脏病或瓣膜缺损、免疫抑制剂或周围血管疾病的患者有发生严重且危及生命的术后感染的风险，使用预防性抗生素可以减少这些并发症的出现。但是在预防性抗生素的使用中，具体该选择何种抗生素制剂和抗生素有效的持续时间如何把握是目前围绕预防性抗生素使用的主要争议点。目前一些具有共识性的观点认为：抗生素必须在伤口切开和暴露之前就能分布于组织内；抗生素应针对最有可能引发感染的致病微生物；使用时间可以从术前的单次给药到术后最长 24 小时的持续给药方案。但是，应用超过 24 小时后，似乎对患者并不会产生更大的获益。最常用的预防性抗生素是头孢唑啉。头孢唑啉是第一代头孢菌素，具有较高的血药浓度、良好的骨穿透性、血药浓度持续时间长、可覆盖葡萄球菌和部分革兰氏阴性菌的良好抗菌谱，同时其价格合理，是一种非常有效的预防性抗菌药物。

如果患者对青霉素或头孢菌素过敏，克林霉素是一个很好的替代选择。其抗菌谱可覆盖葡萄球菌属，具有良好的组织和骨骼穿透性，能够穿透细菌所产生的多糖 - 蛋白质复合物（由表皮葡萄球菌在内植物周围所产生）。万古霉素过去一直很流行，经常用于青霉素过敏患者，但是金黄色葡萄球菌和表皮葡萄球菌对万古霉素的耐药情况目前已经开始引起越来越多人的关注。

在术后感染诊断确立前，外科医生首先须排除其他同感染类似的疾病诊断，包括血肿和严重的炎症反应。

感染的患者通常会出现一些原发性临床表现，如发热、寒战、盗汗、淋巴管炎和淋巴结疾病。一旦感染的临床诊断确立，外科医生必须迅速采取相应措施，并积极地预防相关的后续并发症的出现。X线片常被用于评估骨质情况或组织中积气情况。如果有分泌物排出，则需要进行革兰氏染色、细菌培养和药敏检测。

经验性选择抗生素经常在细菌培养结果报告之前就开始使用，以早期干预和减少感染扩散的概率。如果需进行二次手术，应于无菌条件下在更深的组织中反复留取培养标本以排除表皮菌群的污染并增加细菌培养的准确性。一旦锁定致病菌，便需要将经验性应用抗生素根据药敏结果更换为致病菌敏感且副作用最小的系统治疗性抗生素，通常选择静脉给药，但也可以通过口服给药来强化抗生素作用。在某些感染中，细菌破坏的范围和程度可能无法确定，磁共振成像（MRI）扫描可以显示脓肿形成的范围和确切位置，以及显示骨髓炎的早期骨髓改变。骨扫描也可以用来评估感染的深度。然而，对于术后的待检骨组织，MRI和骨扫描图像中都可能出现假阳性的结果。几乎所有术后感染都需要进行抗生素治疗、伤口脓液的引流以及坏死组织进行冲洗和清创，这些操作通常在手术室中进行，但必要时也可以在床旁完成。

对于感染伤口来说，可以先期选择敞开伤口，随后可通过延迟的一期愈合或二期愈合来关闭创面。在早期阶段，通常建议用无菌敷料或碘伏纱布来填塞伤口（图30.14）。外科医生必须密切观察伤口的变化，以判断干预措施对于感染的作用。如果感染没有好转迹象，则需要考虑以下可能：细菌培养结果不准确，抗生素的抗菌谱未包含致病菌，抗生素剂量不足或者抗生素无法到达感染组织区域，出现耐药菌株，深部感染或脓肿持续存在。外科医生必须考虑到这些可能性，并改变治疗计划以治疗感染。在这一系列治疗过程中，需要和患者进行充分的沟通，同时给予患者精神上的安慰和支持。

皮肤蝇蛆病

蝇蛆病是指双翅目（双翼成虫）内蝇类幼虫（蛆）对活体组织的侵入。幼虫以宿主的坏死组织、身体物质或摄取的食物为食。在伤口蝇蛆病中，幼虫沉积在化脓性伤口或腐烂的伤口上，如溃疡或开放切口。它们很少在术后伤口中存在，多存在于蝇虫产卵、绷带固定或下肢石膏固定之后（图30.15）。幼虫一般不会侵入健康组织，当伤口表面出现幼虫时，诊断较为容易，而

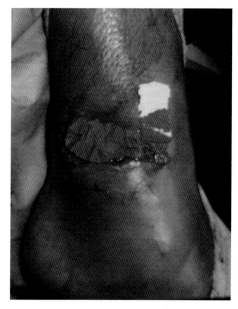

图30.14　术后感染创面用碘伏纱布填塞

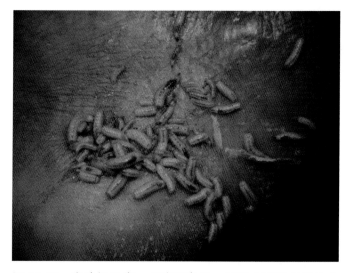

图30.15　皮肤蝇蛆病。去除石膏后，切口上可见多条幼虫（蛆）。可以很容易地从切口上洗掉或冲洗掉

当幼虫钻入伤口后，诊断则较为困难。在大多数下肢蝇蛆病的病例中，幼虫可以通过简单的冲洗从伤口表面去除。它们往往会留下一个比较干净的伤口，因为它们在体内以坏死的组织为食。蝇蛆病是一种自限性感染，发病率极低。对于开放性伤口、术后切口和下肢感染的患者应采取预防措施以避免接触双翅目昆虫，特别是在夏季。

危及生命的并发症

在医生及患者进入手术室的那一刻起，每个患者

都存在着不可预知的风险，令人庆幸的是，这些风险极其罕见。但是这些危及生命的事件一旦发生都是无法挽回的。过敏、心律失常和癫痫等事件随时都可能发生在任何患者身上，手术室团队的成员（包括外科医生在内）必须做好准备随时处理这些可能出现的并发症。由血管迷走神经引起的癫痫发作，应该使用咬合棒和头低足高体位来保护患者免受伤害，以帮助氧气和血液流向大脑。患者在癫痫发作期间有明显的误吸倾向，同时伴有缺氧和脑损伤，因此必须保持气道通畅。

围手术期的任何药物都可能发生过敏反应。这包括术前预防性抗生素、麻醉所用的镇静用药或者全身麻醉药，或是在手术期间注射的局部麻醉剂。对于过敏反应需要立刻做出判断并进行早期干预以防止全身的循环衰竭。这些早期干预包括立即停止使用致过敏药物、补液以及肾上腺素的使用。

尽管外科医生会对具有高危心脏疾病风险的患者保持警惕，但在一些情形中这些风险和疾病的出现是没有任何预警的。心脏风险可能是之前没有诊断出的轻度心律失常，也可能是导致心力衰竭或心搏骤停的恶性心律失常。众所周知，心肌梗死更多发生在糖尿病或肥胖人群中，但它也可能发生在健康人身上，这些患者可能因为手术应激或因药物反应而出现心律失常。手术室团队成员必须获得初级和高级的心脏生命支持的专业认证，以便在出现此类灾难性事件的过程中尽可能使患者获得较好的预后结果。

总结

尽管外科医生接受过大量的培训和相关教育，但是有一点仍需时刻谨记：即便对于最为优秀和技术实力超群的外科医生来说，都无法避免术后并发症的出现（图30.16）。正确、合理、有效的预防和处置并发症是我们

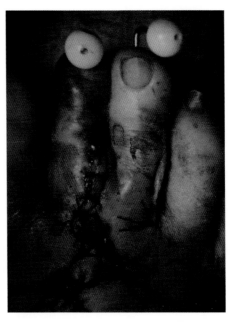

图 30.16　即使在精心设计和缜密执行的围手术期，也可能会出现并发症。外科医生必须积极有效地处理这些并发症

的工作之一，得当的处理可使患者以最小的代价换取到最佳的治疗效果。忽视并发症的存在或者延误并发症的治疗，往往会导致更为严重并发症的发生，同时也会使患者丧失对医生的信任。同患者积极的沟通常可获取其对医生的满意及信任，更加有利于医患双方积极配合，共同应对并发症的处理。

（Mary E. Crawford 著　王欣文 译
梁家宝　梁景棋　曾宪铁　张建中 审校）

延伸阅读

扫描书末二维码获取。

第31章 腿部溃疡的处理

引言

腿部溃疡源于无法愈合的下肢慢性伤口，可引发疼痛，影响正常工作和生活。随着老龄化人口的不断增长，据估计在美国，仅静脉性溃疡（占腿部溃疡的80%）的治疗费用就高达每年10亿美元。患者一生中的平均治疗费用超过 40000 美元[1]。腿部溃疡可由多种原因引起（表 31.1）[2-4]。绝大多数情况下，腿部溃疡由静脉疾病、动脉疾病、神经病变或这三者的组合引起。静脉功能不全是腿部溃疡最常见的原因。

本章将尝试阐明最常见的腿部溃疡，以及如何评估这些溃疡，并提出合适的治疗方法。了解腿部溃疡的治疗原则可以帮助临床医生应用合理的方法治疗更复杂难治的溃疡。

一些静脉溃疡如果在2个月的愈合期后仍未恢复，会变成慢性伤口。"慢性伤口"一词不仅用于定义持续时间较长的不愈合溃疡，还用于定义受许多局部因素损

表 31.1　腿部溃疡的原因 [2-4]

分类	病症
静脉	静脉血栓，静脉功能不全，静脉曲张，静脉淤滞，脂肪性皮肤硬化症，硬化疗法并发症
动脉	动脉阻塞，动脉粥样硬化，闭塞性血栓性血管炎，胆固醇栓塞，动静脉畸形，血管瘤，高血压性溃疡，硬化疗法并发症
微循环	糖尿病性微血管病，血管炎
神经性	糖尿病，汉森氏病，脊髓痨，脊髓空洞症，脊柱裂，截瘫，肌萎缩侧索硬化症，其他神经病变
血液学	镰状细胞病，地中海贫血，遗传性球形红细胞增多症，真性红细胞增多症，白血病，蛋白血症，弥散性血管内凝血，特发性血小板减少症，慢性移植物抗宿主病，获得性高半胱氨酸尿症，华法林坏死，肝素坏死
免疫学	大疱性类天疱疮，瘢痕性类天疱疮，天疱疮，大疱性表皮松解症，线性 IgA 大疱性皮肤病，多形红斑，过敏性接触性皮炎
感染性	红斑硬结 / 结节性血管炎，分枝杆菌，细菌，利什曼原虫，疱疹
代谢性	糖尿病，痛风，胫前黏液水肿，戈谢病，脯氨酸酶缺乏症，迟发性皮肤卟啉症，脂肪性坏死，大疱性糖尿病，糖尿病性皮肤病，药物因素
肾脏	穿通性角化过度症，反应性穿孔性胶原病，钙过敏症
营养性	坏血病，营养不良
基因疾病	大疱性表皮松解症，沃纳综合征，克氏综合征
肿瘤性	基底细胞癌，鳞状细胞癌，角化棘皮瘤，恶性黑色素瘤，卡波西肉瘤，恶性汗腺汗孔瘤，血管肉瘤，皮肤转移性肿瘤，皮肤淋巴瘤
化学 / 物理性	腐蚀剂，褥疮溃疡，热损伤，机械创伤，辐射，冻伤，自伤性，夏科氏畸形，慢性骨髓炎，昆虫叮咬，珊瑚和海洋生物引起的溃疡
淋巴疾病	淋巴水肿，淋巴管瘤
其他	坏疽性脓皮病，脂膜炎，雷诺病

害愈合的溃疡，包括局部异物、组织浸润、局部缺血或微循环中的其他血流动力学改变。此外，细菌量与定植的增加往往会导致明显的感染。其他可能影响伤口愈合的因素包括：营养不良、糖尿病、肾病、血液性或其他系统疾病。近年来，关于伤口愈合的研究已经确定了慢性伤口与某些临床环境的相关性。与急性创伤相比，慢性伤口可能缺乏组织生长因子，如血小板源性生长因子和转化生长因子 β（TGF-β）。蛋白水解酶及其抑制剂之间的不平衡可能是由于基质金属蛋白的过度表达，导致细胞外基质的异常降解。最后，衰老的成纤维细胞对生长因子和其他刺激物的反应性丧失，可能是形成慢性伤口的重要原因 [5]。我们最终目的是恢复伤口的正常生长环境，从而为伤口的正常愈合创造条件。

表 31.2 列出了各种类型的腿部溃疡及其相对发病率 [6, 7]，给特定临床团体提供了每种主要腿部溃疡的数据。关于糖尿病溃疡这一主题的探讨可以在 Levin 和 O'Neal 所著《糖尿病足》一书中找到 [8]。

表 31.2　腿部溃疡的类型 [6-7]

溃疡类型	溃疡发病率（%）
静脉	80
动脉	5
糖尿病 / 神经病	2
压力	5~20[a]
微循环	<2
血液学	<2
传染性	<2
代谢	<2
肿瘤	<2
物理 / 化学	<2
免疫学	<2
其他	<2
[a] 包括所有解剖位置	

发病原因

静脉性溃疡

静脉性溃疡约占所有小腿伤口的 80%[9-11]。尽管慢性静脉功能不全是静脉性溃疡最常见的原因，但溃疡形成的确切机制尚不清楚，尚处于推测阶段。Gay[12] 和 Homan[13] 的研究将深静脉损伤与溃疡联系了起来。在正常活动状态下，小腿肌肉将血液泵回心脏。如果没有充分利用小腿肌肉，聚集在隐静脉系统及其支流中的血液无法迅速流出深静脉，而是被输送到皮肤脉管系统。这一切都会导致慢性静脉高压[14-16]。微循环的改变与慢性溃疡、糖尿病和反复发作的血管损伤相关，进而引发纤维蛋白袖，在组织学上可见纤维蛋白如袖套般围绕在真皮血管周围，造成皮肤营养受损，最终形成溃疡[17]。中性粒细胞黏附在静脉高压损伤的组织上，释放出高活性物质，产生自由基，进而致使组织损伤[18]。

这一系列导致溃疡的确切机制目前尚无定论。"陷阱"假说认为，静脉高压导致纤维蛋白原和其他大分子泄漏到真皮，并诱捕或结合生长因子，使它们无法用于组织修复[19]。最近，活化的白细胞所释放大量的炎性介质被认为起了重要作用[20]。"袖套"假说认为，真皮中泄漏的纤维蛋白原聚合形成毛细血管周围的纤维蛋白袖套，形成氧气和其他营养物质扩散的屏障，导致微血管缺血[21]。另一种理论认为静脉溃疡的真皮成纤维细胞对伤口愈合介质的作用没有反应，从而破坏愈合过程[22]。有可能轻微的创伤也会在溃疡形成过程中发挥作用。高达 50% 的慢性静脉功能不全患者有腿部损伤史[23]。静脉性溃疡渗出大量引流物：溃疡底部可见浅绿色、黄色、纤维蛋白丰富的黏附性渗出物，形状可能会非常不规则。还可能会发生多重感染、疼痛和恶臭引流物（图 31.1）。

慢性下肢肿胀常被误认为是由心脏、肝脏和肾脏疾病引起的静脉曲张而形成的。红细胞在压力下渗入真皮，在皮肤上留下含铁血黄素沉淀物或呈辣椒红色的色素性紫癜。

发炎后通常会出现瘙痒性皮疹，引起皮肤脱落，噬黑色素细胞促使皮层的色素沉着加重。若试图通过局部用药控制却常常会加重这种静脉性炎。进一步的急性炎症会引起脂膜炎，随着时间的推移，脂膜炎会变得更加硬化，从而引发急性脂肪性硬皮病（图 31.2）。如 Browse 和 Burnand[17] 所提出，后者是由于静脉压力高导致纤维蛋白原的内皮泄漏，促使毛细血管周围形成纤

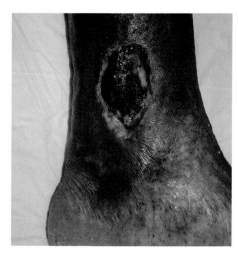

图 31.1　最常见的腿部溃疡。患者内踝上静脉性溃疡，典型表现为分散状静脉曲张与周围皮肤色素过度沉着

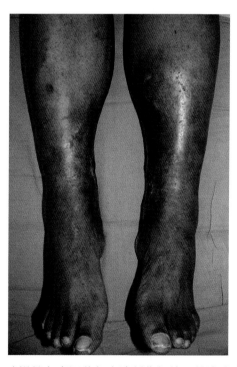

图 31.2　弥漫性色素沉着与皮肤硬化相关，是脂肪皮肤硬化的特征

维蛋白袖，最终形成静脉性溃疡[24]。此外，营养不良性钙化有时也会出现。

动脉性溃疡

动脉疾病是由于胆固醇斑块和其他组织碎片的堆积而导致血管腔变窄，由此造成的阻塞会阻碍侧支循环。动脉硬化闭塞症的危险因素包括糖尿病、吸烟、高脂血症、高血压、肥胖以及年龄因素[25-27]。

动脉硬化性闭塞通常影响整个股-腘动脉走行，包括重要的远端分支（腓骨前支、胫骨前支和胫骨后支），并可能导致严重的远端损伤。它也可能只影响小的分支，使局部皮肤和皮下组织梗死。临床上，患者在行走时会感到小腿疼痛（间歇性跛行），通常在休息后会有缓解。这些疼痛往往严重且使患者体力衰弱。在体格检查时，可能会有毛发脱落、萎缩、周围皮肤温度低、趾甲增厚的表现；外周动脉搏动或能摸到，或不明显，或者摸不到；毛细血管充盈时间通常延长；动脉溃疡常见于受压点表面，如足趾和踝部；溃疡边界清楚，几乎没有肉芽组织；常见"穿孔样（punched out）"外观（图 31.3）；以及伤口床坏死。大面积闭塞需要外科手术，通过使用患者自体静脉或人工血管旁路移植，或通过球囊扩张（经皮腔内血管成形术）等血管内技术进行血管重建，有时结合溶栓术和血管支架置入术。

糖尿病溃疡

在美国，糖尿病导致的截肢占下肢截肢的 50% 以上。在所有与糖尿病相关的下肢截肢中，大约有 85% 的患者在截肢前有足溃疡[28, 29]。糖尿病引起的溃疡可表现为神经性溃疡或缺血性溃疡。虽然可能出现多种类型的混合，但大多数患者的表现会以一种类型为主。患者可能会出现糖尿病的其他皮肤症状：糖尿病脂质体坏死、糖尿病皮肤病或糖尿病大疱。糖尿病足最典型的病变是穿孔性（perforans）溃疡（图 31.4）[30]。神经性溃疡本质上是一种压疮，由于个体失去了感觉造成。它与麻风病、背斑和其他神经综合征中所见的神经营养性溃疡没有区别。溃疡常见于压迫点，如第一、第五跖骨头和姆趾，典型表现为溃疡边界清楚，周围有一圈坚硬的茧状物质；患者足部颜色正常，甚至有强烈的动脉搏动；触觉、压力和本体感觉减弱或丧失；运动神经和自主神经也可能受影响，如肌肉无力引起足趾和足畸形；患者足部出汗减少可能会引起皮肤开裂及形成 Charcot 足（夏科氏足）的可能。

压力性溃疡

压力性溃疡又称压疮，占急症医院疾病的 5%～20%，在家庭环境中约为 8%，在疗养院为 15%，在其他护理机构高达 35%[31]。长期卧床或者坐着不变换体位是压疮发展的必要条件，也是最重要的危险因素。营养不良、低蛋白血症和行动不便，导致水分经表皮流失，潮湿浸润皮肤组织，削弱角质层的屏障作用，使有害物质易于通过，上皮组织更容易受到损伤。此时大便失禁，骨突部位压迫皮肤，如足跟或踝，在这些条件下都能引起足够的损伤，最终形成压力性溃疡（图 31.5）。当然，压力性溃疡的其他原因也需要排除，如静脉淤滞、动脉功能不全、糖尿病、神经病变、血管炎、系统性红斑狼疮、药物过敏、肿瘤、镰状细胞病和其他血液学异常、红细胞增多症、坏疽性脓皮病、细菌和真菌感染以及创伤[32]。

炎症性溃疡

许多疾病会导致腿部溃疡。炎症性溃疡是一个广泛的分类，它不包括静脉性溃疡、动脉性溃疡、糖尿

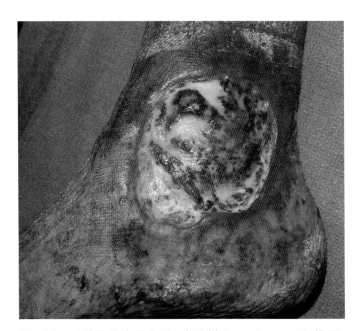

图 31.3 动脉性溃疡的典型"穿孔样（punched out）"外观，伴有大量黄色的纤维蛋白渗出物和不良肉芽组织

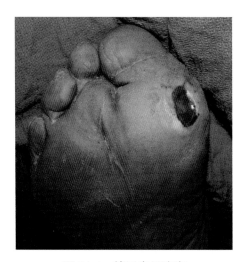

图 31.4 糖尿病足溃疡

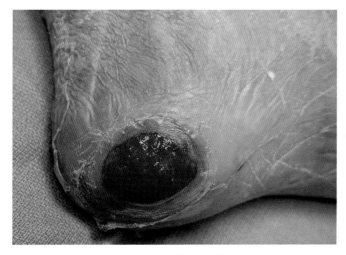

图 31.5　足跟骨突上的压疮

病溃疡以及由肿瘤引起的溃疡。Kerdel[33]、Paquette 和 Falanga[34] 对这个问题进行了很好的讨论。一个主要的亚类是由小血管血栓或栓子引起的血管炎溃疡：开始时是可触及性紫癜，病变可导致囊泡和脓疱的产生。这一过程很像 Arthus 反应，涉及免疫复合物，引发炎症级联反应，最终释放血管活性胺和其他介质。这些介质通过沉积更多免疫复合物来放大该过程，最终导致缺血区域的皮肤坏死和溃疡的最终形成。

在没有血管炎时，另一种原因是真皮血栓。它们包括血栓性血小板减少性紫癜、弥散性血管内凝血、冷球蛋白血症、冷沉纤维蛋白原血症、暴发性紫癜、香豆素坏死和抗磷磷脂综合征（也称狼疮抗凝综合征）。患有这种综合征的个体不一定患有红斑狼疮。这些患者具有抗体（IgG 或 IgM），可干扰凝血酶原转化为凝血酶。在实验室中，它们的部分促凝血酶原激酶时间显著延长，有些凝血酶原的时间也会延长。压力性溃疡病灶产生紫癜，可导致局部缺血和溃疡，同时可见网状青斑；无明显症状的血管炎；病灶处通常有剧痛，并伴有萎缩性瘢痕（萎缩性白斑）[35]。

伤口修复生理过程

正常的伤口愈合过程是可溶性介质、血液成分和血细胞、细胞外基质和实质细胞在内多种成分动态、相互作用的综合过程。这一过程通常发生在三个主要阶段——炎症，增生和组织形成，组织重塑，每个阶段都是复杂的多细胞间相互作用。需要注意的是，这些阶段相互连续且重叠，并非独立的不同事件。

在过去几年中，研究人员已经开始了解在伤口愈合过程中细胞与细胞外基质之间的相互作用，以及创伤愈合生理学对临床应用的潜在深远影响。通过了解该过程，研究者和临床医生都可以应用有针对性的治疗方式，从而促进难治性伤口的愈合。以下部分简要回顾组织修复的正常生理过程，讨论腿部不愈合溃疡和伤口处理的治疗方式，并以此为框架进行详细描述。

阶段 1：炎症

急性损伤后，伤口的第一个正常愈合阶段立即开始，并持续 24~48 小时。这一阶段的特点是血管破裂并在局部释放血细胞和血源成分。组织修复的局部炎症反应阶段的主要细胞成分是血小板，它通过内源性和外源性途径启动急性伤口的凝血过程。血小板释放许多趋化因子，将其他血小板、白细胞、内皮细胞和成纤维细胞吸引到伤口区域。随着中性粒细胞和巨噬细胞的加入，炎症阶段的进展，它们清除崩解的细胞碎片，消灭细菌，对伤口进行加速清创，随后进入愈合的第二阶段（图 31.6）。

阶段 2：增生和组织形成

伤口愈合的第二阶段以增生和组织形成为特征，约始于受伤后 72 小时并可持续几个星期。在这一阶段，角质形成细胞在组织修复过程中起主要作用，它们的形态和功能发生显著变化，在创面迁移增生并覆盖创面[36]。此外，角质形成细胞释放大量趋化因子，刺激细胞迁移和其他关键的细胞功能[37]，最终重建表皮和基底膜。

伤口愈合第二阶段的后期以肉芽组织的形成为特征。成纤维细胞在真皮基质重建中的作用，称为纤维组织增生；而内皮细胞促进新血管的形成，称为血管生成。此外，细胞外基质也发挥积极作用，它与蛋白质、生长因子和酶在共同作用下对角质形成细胞、成纤维细胞和内皮细胞施加影响。

阶段 3：组织重塑修复

伤口愈合的最后阶段，即组织重塑，开始于细胞增生和组织形成。急性损伤后，这个阶段会持续几个月。此阶段是一个逐渐的生理发展过程，包含整个伤口愈合的几个不同阶段，因此，伤口边缘的大分子物理成分可能与伤口中心的大分子物理成分有很大的定量与定性差异。在这个阶段，肉芽组织变成成熟的瘢痕组织，几种酶参与分解基质成分，而成纤维细胞产生诸

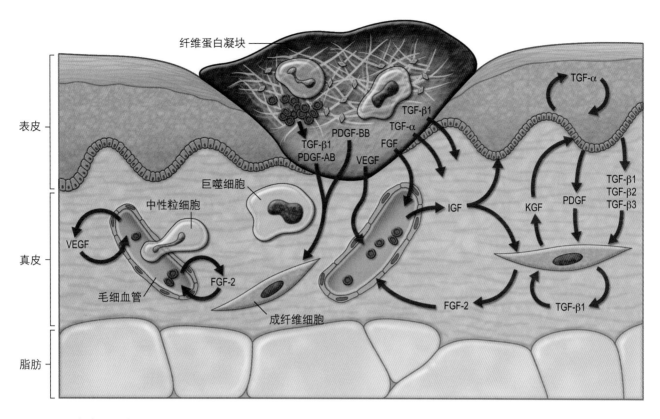

图31.6 在正常伤口愈合的炎症阶段关键事件的图示。FGF 和 FGF-2，成纤维细胞生长因子；IGF，胰岛素样生长因子；KGF，角质形成细胞生长因子；PDGF、PDGF-AB 和 -BB，血小板源性生长因子；TGF-α、-β1、-β2 和 β3，转化生长因子；VEGF，血管内皮生长因子

如纤连蛋白、透明质酸、蛋白多糖和胶原蛋白等物质，最终恢复皮肤的功能屏障，增加瘢痕的抗拉强度。这些成分在伤口愈合过程中充当不同角色：纤连蛋白充当细胞迁移的基质，作为胶原沉积的支架，并作为肌成纤维细胞的连接物帮助伤口收缩；透明质酸通过促进细胞迁移和分裂，帮助伤口成熟；蛋白多糖增加组织强度，改变胶原沉积，并有助于调节细胞功能；最后，胶原蛋白在提供结构支撑和抗拉强度及调节细胞功能方面也至关重要。总之，创面愈合的组织重塑阶段是以合成细胞外基质为特征的一系列细胞事件的演变，促使创面愈合，形成瘢痕。

体弱老年患者研究委员会（FRAIL）

据人口统计显示，美国的人口结构正在急剧转变，年龄在 65 岁以上的人群在不断增加。目前，65 岁以上的美国人将近有 3400 万，到 2030 年，这一数字将超过 6900 万（占人口的 20%）。美国现居住人口的人均预期寿命已经超过 76 岁[38]。随着不断增长的老龄化人口，出现了许多新的患者群体：他们患有慢性创伤，但无法得到有序和及时的治疗。

为了研究这一人群并解决他们的需求，来自美国不同地区的跨学科医疗保健专业人员组成小组，阐明该群体的特征，并开始为这些患者的医疗管理建立指导方针。该组织达成共识并坚持认为：传统的治疗终点，即伤口的完全愈合，可能不适合这类患者。保持患者舒适、无痛、伤口无味且易于管理的姑息治疗可能同样重要，也是一种可接受的治疗策略。

姑息治疗是一种致力于为患者的身体、情感、社交和精神需求提供支持的护理理念。在患者即将死亡或已诊断出绝症之前，该理念的应用意义重大。姑息治疗最好在诊断开始时和整个病程中使用，其目标随着疾病和患者偏好的变化而改变。姑息治疗的重点是管理疾病症状，如疼痛、丧失独立性、行动能力和自我形象退化等。

来自体弱老年患者研究委员会（For Recognition of

the Adult Immobilized Life，FRAIL）的报告讨论了：沟通和信息共享技术，伤口气味预防管理，对抑郁、焦虑、谵妄的检测和治疗。近年来，随着才被了解认识的患者群体人数的增长，对特定药物制剂和医疗设备的需求将会越来越大，同时也需要为公众和卫生专业人员制定和提供继续教育的计划[39]。

在治疗过程中，患者有时会坚决拒绝治疗那些需要积极干预的疾病，这其中可能包括腿部溃疡。如果不及时治疗，它们可能成为慢性感染源，引发败血症，出现致命危险。此时，要确保患者的尊严得到保护，处理这个问题需要展现真正的关心和同情。在理解一个人拒绝治疗的权利的同时，必须仔细平衡对患者的适当医疗管理。患者拒绝治疗可能是基于毫无根据的恐惧和担忧，一旦发现这些恐惧和担忧，就应采取措施消除或使其最小化。通常，这个过程需要患者的合作配合。如果患者坚持拒绝治疗，则可能需要进行精神病学评估。如果以上所有措施都无济于事，则可能需要召集当地的成人保护机构来协调沟通解决。

术前准备

病史

在手术开始前，需要仔细询问患者病史，评估腿部溃疡的情况。首先确认围绕溃疡发展的细节，注意病灶持续的时间和进展，以及是否存在疼痛，在进行某些活动如行走或抬高腿时痛感是否发生改变。虽然疼痛在动脉疾病中更为常见，但它也可能发生在静脉溃疡中，静脉溃疡痛通常为烧灼痛，还可能会伴随踝部肿胀。患者常有创伤史、静脉炎或静脉曲张的家族史或有血栓性静脉炎的家族史[40]。种族也是重要因素之一，例如镰状细胞病、遗传性球形红细胞增多症和地中海贫血。吸烟等习惯可能增加动脉损伤和静脉血栓形成的风险；酗酒会引起营养不良，影响伤口愈合；其他如营养不良、代谢紊乱、糖尿病、高血压、抗磷脂综合征、结节性动脉周围炎、坏疽性脓皮病、动脉粥样硬化性心脏病、甚至怀孕都可能是病症加重的影响因素；既往有胶原血管疾病史可导致血管炎，也可导致溃疡；坏疽性脓皮病溃疡（图 31.7）可能预示或伴随炎症性肠病、胶原血管病或淋巴增生性疾病；在某些地方病（麻风病）流行的地区生活或曾经生活过，可使患者易患足部神经营养性溃疡，这可能是麻风病的晚期表现；前往热带或半干旱地区的旅行史可能会让旅行者接触某些昆虫，这些昆虫的叮咬可能导致蝇蛆病，而沙蝇则可能导致传播利什曼

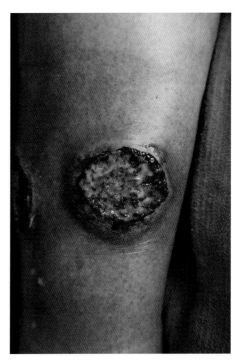

图 31.7 坏疽性脓皮病继发的腿部溃疡，产生边缘青紫色的潜行性延伸伤口

病；其他诱发因素如创伤，也常被认为是导致自伤性溃疡或神经营养性溃疡发展的诱因之一。

对患者进行全面整体评估时，仔细记录用药史至关重要。局部用药通常会导致过敏性或刺激性接触性皮炎，这可能是腿部溃疡形成的最初诱因。抗生素如新霉素，麻醉剂如苯佐卡因，甚至作为防腐剂广泛用于外用制剂的苯甲酸酯，都可能引起急性皮疹[41]。

口服药物，如皮质类固醇、抗凝血剂、抗肿瘤药、环孢素 A、秋水仙碱、非甾体抗炎药、青霉胺和水杨酸盐可能损害伤口愈合并间接导致腿部溃疡。随着公众对替代药物的认识日益加深与草药产品的广泛使用，使得医生有必要询问患者是否在口服或外用这些被他们视为无害的产品[42-44]。

术前体检

初次检查时，在患者脱下衣服或显露出病状之前，气味可能给检查者留下深刻印象。这种气味可能来自伤口污染，也可能是某种特定的溃疡所致，可透露出感染的严重程度。

一般外观检查应包括观察皮肤颜色、是否干燥或肿胀；触诊股动脉、腘动脉、足背和胫后动脉的皮肤；通过轻触踇趾排除神经病变；应注意描述溃疡的大小、形状和边缘；瘢痕可能显示既往的溃疡情况，也是病情

持续性存在的证明；在静脉性皮炎的病例中，可以看到足踝两侧的色素沉着、角化过度以及微静脉曲张；发绀和深色的足趾可以判断出肢体远端严重的动脉血流不畅；皮肤的萎缩变化会导致毛发和汗腺的脱落，导致皮肤进一步干燥；压疮可见于骨突处，而糖尿病患者在足底会有溃疡。

真皮及皮下组织的硬化和纤维化可进展致使小腿呈倒香槟瓶状，质地可从硬面团感到木质感，称为脂肪性皮肤硬化症（表 31.3），这是慢性静脉功能不全的特征 [40, 45, 46]。

诊断评估

尽管静脉疾病是腿部溃疡最常见的病因，但在治疗前必须进行彻底的诊断评估，以确保诊断准确。腿部溃疡的其他常见病因包括动脉和神经病变，但病因通常是多因素的，可能包括感染、炎症、恶性肿瘤和结缔组织疾病。因此，可以采用简单的诊断方法来协助判断（表 31.4）。

严重情况下出现跛行，或休息时仍疼痛不止等症状是动脉供血不足的特征。在这些患者中，踝 - 肱指数（ankle-to-brachial index, ABI）可以帮助检测外周血管疾病（图 31.8）。可以在床边测量下肢收缩压，通过在小腿放置大小匹配的袖带并使其膨胀闭塞足部动脉，血压袖带放气过程中，用多普勒超声探测脉搏声，获得踝关节收缩压。然后将该值与最高肱动脉压力进行比较，以确定 ABI。ABI≥0.97 为正常，而 ABI≤0.5 可能表明严重的动脉疾病 [47, 48]。当该值小于 0.97 时，周围动脉

疾病的敏感性为 96%~97%，特异性为 94%~100% [47]。假阳性结果可能发生在老年人或糖尿病患者，因此经皮氧分压测量可能是评估这些患者的动脉循环的首选。这些评估至关重要，因为压力疗法是静脉溃疡的主要的无创治疗方式，但是有可能会导致一些动脉溃疡恶化，甚至使外周动脉循环明显受损的溃疡坏疽发生恶化 [49]。

传染性微生物对急性或慢性下肢溃疡也可能具有病因学意义，当慢性溃疡不遵循通常的愈合过程时，应加以怀疑。组织培养，特别是鉴定真菌或非典型分枝杆菌感染可能有助于揭示不愈合的原因。患有导致免疫抑制的潜在疾病的患者可能容易出现溃疡 [50]。因此，临床医师应格外注意这类患者是否受到感染。

如果临床上怀疑有骨髓炎，应考虑 X 线摄像、核素骨扫描和骨穿刺活检 [3, 51]。虽然慢性溃疡中骨髓炎的发病率尚不清楚，但一项针对糖尿病足溃疡的前瞻性试验发现，探查窦道和深部溃疡是检测骨感染的一种高度敏感的方法 [49]。若溃疡底部可直接触及到骨，没有软组织介入，可能为骨髓炎，建议进一步诊断。

若与疑似的病因无关，存在 6 周以上的伤口需要进行活检以排除伤口内的恶性肿瘤 [52]。长期溃疡可发生基底细胞癌和鳞状细胞癌。由静脉溃疡引起的基底细胞癌的症状表现为旺盛增生的颗粒状肉芽组织，由创缘向伤口中心移行 [53]。

预防

虽然健康的身体状况有助于预防腿部溃疡，但许多常识问题应予以考虑。营养良好、摄入高蛋白和补

表 31.3 腿部溃疡的表现 [40, 45, 46]					
溃疡种类	疼痛类型	部位	边缘	周围皮肤	触诊
静脉	疼痛、灼热的不适感在腿部最垂时加重，在腿部抬高时减轻	内踝；腿部的侧面和后部，靠近穿孔静脉	表面粗糙，伤口浅且不规则，锯齿状边缘或出血性边缘，颗粒状	含铁血黄素、脂肪皮肤水肿硬化和胫前水肿	有裂缝、间隙
动脉（6P 征）：疼痛（pain）；感觉异常（paresthesia）；苍白（pallor）；麻痹（paralysis）；皮温改变（poikilothermia）；无脉（pulselessness）	严重的抽筋疼痛会因抬高而加重，而悬垂会减轻（跛行）	压迫部位，骨隆突起处，足趾	打孔样改变，边界清晰，肉芽组织形成差	毛发脱落，皮肤萎缩且有光泽，腿冷且苍白，溃疡疼痛时间长，颜色随体位改变	周围无脉，毛细血管再灌注时间长
神经性 / 糖尿病	各种强度的刺痛或灼痛，在夜间加重，在运动时减轻	压力部位，足跟，足趾，足底跖骨区域	打孔样改变，周围厚的胼胝，经常发生感染	非特异性、无痛性溃疡	轻触、振动和针刺感改变

表 31.4 下肢溃疡患者的实验室评估 [3, 51]

项目	原因
红细胞沉降率（血沉）升高	帮助诊断骨髓炎或胶原血管疾病
维生素 A、维生素 C、微量元素、白蛋白、铁和锌	评估营养状况、代谢异常或血液转铁蛋白紊乱
狼疮抗凝剂，VDRL，抗心磷脂抗体	排除抗磷脂综合征
血清冷球蛋白和血浆冷蛋白原	帮助诊断冷球蛋白血症、冷蛋白原血症和白色萎缩症
疼痛评估，确定血管状态的非侵入性试验，收缩压、多普勒血流计、ABI、光容积描记术、光血流图、双功超声	需要确定是否存在动脉疾病
皮肤活检 3 个月内伤口无变化	排除易切除治疗的皮肤恶性肿瘤；也有助于诊断冷球蛋白血症、冷蛋白原血症和白色萎缩症
X 线片、骨扫描、铟标记的白细胞扫描、磁共振成像和骨活检	排除骨髓炎
斑贴试验（致敏物质可能会加重伤口和损害愈合），测试项目应包括：新霉素/沙弗霉素/新霉素、杆菌肽、庆大霉素、喹啉混合物、羊毛脂、甲醛、对羟基苯甲酸酯、乙二胺、木醇、丙二醇、秘鲁香脂、童诺仿，以及绷带中的添加剂，如 MBT，秋兰姆，树脂和任何引起皮炎的可疑物质	识别致敏剂对排除接触性皮炎至关重要；暂停使用致敏剂可缓解瘙痒、疼痛等炎症症状
血管炎的实验室筛查试验	尿蛋白、血尿分析；皮肤活检——苏木精和伊红染色，免疫组织病理学；血沉、全血细胞计数、肝功能测试、肾功能测试、抗核抗体、类风湿因子、补体 C4、循环免疫复合物、副蛋白、免疫球蛋白组分、抗中性粒细胞胞浆抗体，以及潜在感染的血清学检测
凝血障碍的实验室筛查试验	活化部分凝血活酶时间、凝血酶原时间、凝血酶时间、因子 V（Leiden）突变（506RÆ506Q）、凝血酶原突变（20210GÆ20210A）、抗凝血酶Ⅲ、蛋白 C 和蛋白 S、狼疮抗凝剂、抗心磷脂

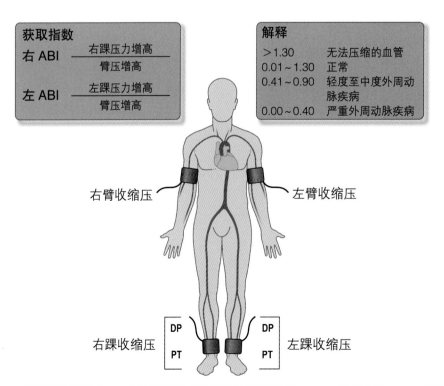

图 31.8 获得踝肱指数（ABI）的重要因素及指数结果的解释。DP：足背动脉；PT：胫后动脉

充维生素有助于预防腿部溃疡，并为适当的愈合奠定了基础；Allman 等 [54] 的研究表明，蛋白质摄取量大于 590 mmol/d 的压疮患者更有可能改善或完全愈合；Taylor 等 [55] 的研究表明，每天服用 1000 mg 维生素 C 可促进压疮愈合；改善卫生情况和控制尿失禁可以防止皮肤破裂，避免压疮的发生；使用减压装置可以帮助减轻对骨突部位（压疮部位）的承重影响；控制感染也非常必要，可以避免皮肤损伤，减少溃疡的扩大，帮助压疮愈合。

对于复发性静脉溃疡的患者，最好的预防方法是穿压力袜，以防止液体在下肢积聚 [56]。通过穿 30~40 mmHg 的压力袜可以达到最佳的压缩效果，有助于减缓积液。在静脉溃疡的患者中，积液使患者常感到疲劳虚弱。为提高患者穿着压力袜的依从性，可以仔细测量和试穿以选择最合适的尺寸，以及遵循具体穿着说明。此外，患有肥胖和关节炎等合并症的患者或老年患者也可以通过穿着压力袜而改善病痛 [57]。患者需要选择合适的鞋，在步行中足可以从足跟到足趾正常舒适地行走，使得小腿肌肉泵发挥作用，帮助消除腿部的液体潴留。

对于动脉溃疡患者，减少可能导致动脉硬化发展的危险因素至关重要。除年龄、性别和种族外，应密切关注可控的危险因素，主要包括高脂血症、高血压、糖尿病和吸烟。

无论是在室内还是室外，糖尿病患者应避免赤脚；患者应每天检查自己的脚，可使用镜子仔细检查趾甲间隙；每天在用手或肘部测试水温后洗脚；不应忽视皮肤干燥，尤其是足部干燥；女性应该避免吊袜带或用松紧带来固定长袜和紧身裤带；患者足部不应该暴露在极端情况下，如温度非常高的沙子、水、加热垫或热水瓶和加热器（包括长途旅行的汽车加热器）；足部护理应由专业人员进行，患者应避免割伤老茧或避免自行使用物理或化学药剂；每年由足科医生或其他专业医生检查足部两次；如果突然出现水疱、疼痛或刺穿应该立即寻求医生的帮助，进行评估。

对于不需要矫正器或其他鞋类装置来处理畸形和术后护理的患者，应始终穿着舒适、合脚的鞋子。穿鞋时一定穿袜子，理想情况下一天应更换几次鞋子；选择有皮质鞋帮的鞋，使鞋子更好地与足型贴合；为了确保最佳的舒适度，新鞋应该在傍晚购买，因为清晨试穿的鞋子可能会随着时间的推移而感到太紧；避免穿凉鞋和露趾鞋；为确保鞋子的完好性，应在穿鞋前对鞋子进行检查，并鼓励患者在开始穿鞋前将新鞋带来医院接受

检查；袜子应选择 100% 棉或混纺棉，羊毛可以穿，但应确保皮肤不被羊毛刺激或对羊毛过敏；袜子应无磨损、撕裂或破洞，并应每天更换。

适当的血糖控制、营养饮食和避免吸烟是所有糖尿病患者必须遵守的三大基本措施。

操作技术

压力疗法

持续压力疗法是下肢静脉溃疡患者的标准治疗方法。接受压力治疗的患者可提高治愈率，愈合后继续使用可防止复发 [58]。虽然大多数患者能忍受压力并无不良反应，但慢性心力衰竭患者必须谨慎使用，因为压迫下肢可导致前负荷容量增加并使病情恶化。

克服静脉高压所需的确切压力尚不完全清楚，但需要在足踝处施加 35~40 mmHg 的外部压力，以防止静脉疾病影响腿部的毛细血管渗出 [59]。常用的压缩绷带有两种：非弹性绷带和弹性绷带。僵硬的非弹性绷带原型是传统的 Unna 靴，由氧化锌浸润的湿润纱布绷带所构成 [60]。这种非弹性绷带在步行或站立期间通过抑制腓肠肌扩张而产生较高的绷带下压力和僵硬度，从而增强腓肠肌泵的功能，促进下肢静脉血液的回流，但在平卧位休息时，对下肢无加压作用。这种压缩方法的主要缺点是，Unna 靴不能适应腿部压缩后及水肿减少带来的腿部体积变化；此外，它对高渗出性伤口的吸收能力有限，导致潜在的伤口周围浸润，因此，Unna 靴需要经常更换。不过像 Unna 靴这样非弹性绷带在与静脉溃疡有关的最初水肿期可能对减轻水肿有帮助 [61]。

另一种是弹性加压绷带，可以随着腿部体积的变化，提供持续压力并贴合腿部。这些弹性加压绷带在行走和休息时都可以保持压迫状态。它们的主要缺点是需要训练掌握一定的技巧缠绕绷带才能达到最佳效果 [62]。弹性加压绷带分为单层或多层绷带系统。文献与综合分析表明多层加压绷带似乎优于单层绷带系统。目前市面上多层加压系统已经开发出来，是治疗下肢静脉溃疡的主要手段 [59]（表 31.5）。

多层压力绷带的标准组成如下：用于吸收渗出物和作为填充物的羊毛和棉层，一个或两个弹力绷带层，和一个自黏性绷带用于固定所有层并保持绷带在腿上的正确位置 [63]。多层压力系统可量身定制，以适应各种踝关节周长，在踝关节处提供 40~45 mmHg 的恒定压力，在膝关节下提供约 17 mmHg 的恒定压力。虽然三层或四层弹性压力绷带比最初的单层绷带更昂贵，但它

表 31.5	腿部溃疡的加压系统	
加压系统	品牌名称	制造商
Unna 靴（非弹力绷带）	Gelocast	Beiersdorf (Wilton, CT)
	Unna Flex	ConvaTec (Princeton, NJ)
	Viscopaste PB7	Smith & Nephew (Largo, FL)
	Primer Flexible Unna	Glenwood Inc (Tenafly, NJ)
	Unna Boot Bandage	Dynarex Corp (Brewster, NY)
	Tenderwrap	Kendall (Mansfield, MA)
弹力绷带	SurePress	ConvaTec (Princeton, NJ)
	SetoPress	Seton Healthcare Group plc (Oldham, UK)
多层绷带	Profore (four-layer)	Smith & Nephew (Largo, FL)
	Dynaflex (three-layer)	Johnson & Johnson (New Brunswick, NJ)
管状绷带和压力袜	Jobst Stockings	Beiersdorf (Wilton, CT)
	TubiGrip	ConvaTec (Princeton, NJ)

们具有成本效益，能更快地促进愈合[64]。

对于合并心力衰竭和动脉供血功能不全的患者，必须谨慎使用压力疗法，因为下肢压迫可能会加重病症。

静脉溃疡的压力治疗应持续到溃疡愈合。在完全愈合后，患者应使用分级加压袜以防止溃疡复发[56]。遵守加压袜使用的具体说明有助于提高患者的依从性。此外，压力袜助穿器也被开发出来，这些设备极大地帮助穿脱压力袜有困难的老年人、关节炎患者或肥胖患者。

静脉溃疡的药物治疗

一些药物直接影响静脉溃疡的愈合率，如研究发现阿司匹林可改善静脉溃疡的愈合速度。阿司匹林的主要作用机制是抗炎和对止血机制的作用[55]。在一项研究中，20 名患有慢性静脉性腿部溃疡的受试者被随机分配到每天服用肠溶阿司匹林（300 mg）组或安慰剂组，两组均采用标准化的加压绷带[66]。治疗 4 个月后，38% 服用阿司匹林的患者痊愈，而服用安慰剂的患者为 0%（$P<0.007$）。此外，52% 阿司匹林治疗组患者的溃疡面积明显减小，而安慰剂组的比例为 26%（$P<0.007$）；在 2 个月（$P<0.01$）和 4 个月（$P<0.002$）时，阿司匹林治疗组溃疡面积的减少明显优于安慰剂组。虽然这些

发现令人鼓舞，但必须研究更大的样本量才能得出明确的结论。

此外，己酮可可碱是一种甲基黄嘌呤衍生物，用作治疗静脉溃疡的药理学辅助剂。它的作用机制可能部分归因于纤溶特性，它能减少白细胞与内皮细胞的黏附能力，以及它的抗血栓作用[67, 68]。Cochrane 协作网系统回顾了己酮可可碱对于下肢静脉溃疡的治疗，并得出结论：己酮可可碱（800 mg，每日 3 次）似乎是一种压力治疗的有效辅助治疗[69]。其最常见的副作用包括消化不良、恶心和腹泻。

在静脉溃疡的局部治疗方面，对于生长因子的研究已证明了其初步的疗效。角质形成细胞生长因子 -2（KGF-2）是皮肤中成纤维细胞生长因子家族的一员，它可以刺激正常的角质形成细胞增生。在动物模型中，慢性伤口局部应用 KGF-2 可增加创面再上皮化并促进肉芽组织的形成[70]。目前正在进行 IIb 期试验，以确定 KGF-2 促进人类伤口愈合的有效性和安全性，且最近完成的 IIa 期试验的初步结果令人鼓舞[71]。许多研究证实了局部和周围注射粒细胞巨噬细胞集落刺激因子（GM-CSF）促进腿部溃疡愈合的安全性[72, 73]。最后，一项随机试验报道了降钙素基因相关肽联合血管活性肠肽治疗静脉溃疡的效果[74]。

局部应用高效皮质类固醇通常用于治疗相关的静脉性皮炎，其特征是伴有发红、结垢和瘙痒的湿疹性改变。然而，在治疗这些症状时必须谨慎行事，因为局部药物致敏可引起或加重湿疹性皮炎。此外，应避免长期使用高效的局部类固醇药物[41]。

腿部溃疡的抗菌药物与细菌平衡

背景

微生物在腿部溃疡中的作用以及这些微生物对愈合过程的影响尚不完全清楚。急性伤口的正常愈合过程中，伤后 48~72 小时内感染的风险最大。因此，在有其他证据出现前，可以认为在此时间范围内检测到的微生物具有临床意义。另外，慢性腿部伤口感染的风险通常较低，但糖尿病患者或免疫力低下患者除外。从这些伤口中检测出的微生物通常是定植而非感染。

诊断

损伤性伤口和侵袭性感染伤口之间的区别往往不是很清楚，因为这两种生理过程都可以明显地表现为炎症。此外，可以在损伤性伤口中发现定植微生物。然而，从腿部溃疡中简单地分离定植微生物与愈合率的降

低并没有确定性关系[75]。在感染性伤口中，微生物侵入健康组织，并且可以在组织学上证明有多形核白细胞反应[76]。虽然每克生物体组织超过105个菌落与急性创面的感染相关，但这种定量分析的特异性和预测价值较差[77,78]。

诊断感染必须进行微生物学研究，如拭子培养或组织活检，结合患者感染的临床症状，包括水肿、红斑、疼痛、脓性渗出物、淋巴结炎或全身体征（发热或白细胞增多），以判断是否为活动性感染。来自腿部溃疡培养样本中的微生物鉴定不足以证明可能存在阻碍愈合的活动性感染[79]。需要进一步研究来加强伤口培养作为伤口感染预测因子的有效性。

许多因素使伤口容易诱发感染并影响感染伤口的反应方式，如患者年龄增长、糖尿病、免疫功能低下、肥胖、循环受损、营养不良和远端感染[80-88]。急性伤口比慢性伤口更容易感染。此外，未清除坏死组织或血痂的伤口更容易感染，说明了伤口清创和彻底清洗的重要性[89]。

抗生素和抗菌剂

使用局部抗生素治疗腿部溃疡存在争议，因为尚无证据证明抗生素与愈合率增加的关系；其使用可能出现耐药菌，以及使用的必要性仍是一个问题[90,91]。此外，局部消毒剂已证明其细胞毒性超过杀菌作用，并损害伤口上皮化[92]。然而研究表明，卡地姆碘制剂作为局部用药安全有效，其具有抗菌特性，可用于伤口清创，刺激肉芽组织生长和整体伤口的愈合[93]。

用于治疗腿部溃疡感染的全身性抗生素可分为五大类：青霉素类、头孢菌素类、氨基糖苷类、氟喹诺酮类和磺胺类[79]。在腿部溃疡较少使用的其他抗生素包括克林霉素、甲硝唑和甲氧苄啶。

当考虑对患有腿部溃疡的患者进行全身抗生素治疗时，应考虑许多重要因素。首先，医生必须对患者进行全面评估，以确定是否存在伤口感染。如前所述，必须评估腿部溃疡感染的临床症状和患者的整体身体状况；同时也应考虑到所提供抗生素能覆盖微生物种类的范围；了解患者自体特殊情况，如已知的药物过敏和代谢障碍，以及抗生素特异性参数，如组织渗透能力和药物代谢方式。最后，在实施抗生素治疗时必须考虑抗生素耐药性。耐甲氧西林金黄色葡萄球菌（MRSA）、耐青霉素肺炎链球菌、耐万古霉素肠球菌和耐多药革兰氏阴性杆菌是常见的广泛关注的生物菌体。因此，必须注意抗生素的耐药性，对于伤口分泌物的实验室细菌培养及其敏感性的结果要格外重视。

腿部溃疡敷料（湿性伤口愈合）

密闭性是指敷料能够减少水汽从伤口表面散发到空气中的能力[94]。达到这一目标的敷料通常被称为"密闭性"敷料。研究表明，潮湿的创面环境比暴露在空气中的创面诱导急性创面再生上皮的速度快40%[95]，并且有效作用可延伸至真皮，与在空气中暴露的伤口真皮相比，可减轻炎症浸润反应[96]。这些敷料对慢性伤口湿性愈合的生理益处还不太清楚，但人们相信其可以减轻伤口本身及伤口清创时的疼痛，并形成健康的肉芽溃疡床[97]。此外，在减少更换的频率后可使这些敷料功效最大化[98]。

常规的伤口敷料，例如纱布敷料，除非被不可渗透的二级敷料覆盖，否则不能保留伤口水分。初级敷料直接接触创面，二级敷料起固定作用覆盖在初级敷料上。表31.6描述了一些用于腿部溃疡的伤口敷料。

外科手术技巧

伤口创面准备和清创

治疗慢性伤口的方法相对简单，主要包括控制感染和使用纱布敷料进行覆盖和保护。过去几年中，由于一些治疗慢性伤口的创新型技术出现，伤口护理有了显著的发展，如局部应用的生长因子和生物工程皮肤产品，是目前创面修复的最前沿技术。然而，能否将先进的伤口护理产品的效果发挥到最大，取决于伤口创面的准备。理想的伤口创面具有良好的血管化肉芽组织，极少或甚至没有伤口渗出物[99]。此外，要处理可能阻碍伤口修复的因素，如坏死和干燥的组织、阻碍氧合的血管化受损、细胞因子水平降低以及衰老或非迁移细胞的存在，这直接影响慢性伤口能否成功愈合。清除以上所有影响因素的治疗方法是：伤口清创（图31.9）。

清创通常被定义为从伤口处清除伤口坏死、失活组织和异物的过程。坏死组织可导致慢性炎症，延缓肉芽组织的形成和上皮化，从而对伤口愈合造成不利影响[100]。伤口清创可以通过手术、机械、自溶、酶和生物外科等多种方法完成。

清除细菌

慢性伤口内的坏死组织促使细菌微生物生长。尽管慢性伤口不可避免地会出现微生物，也不一定对愈合过

表 31.6　用于腿部溃疡的伤口敷料

种类（示例）	优点	缺点	适应证
水凝胶 IntraSite Gel (Smith & Nephew, Largo, FL) Nu-Gel (Johnson & Johnson, New Brunswick, NJ) Vigilon (Bard Medical, Covington, GA)	半透明，舒缓，不粘伤口，吸水性强	需要辅助敷料，频繁换药，价格昂贵	疼痛、激光清创后和部分厚度伤口；皮肤磨削术或化学剥离术后
藻酸盐 AlgiDerm (Bard Medical, Covington, GA) Kaltostat (ConvaTec, Princeton, NJ) Sorbsan (Bertek Pharmaceuticals, Morgantown, WV)	吸水性强，止血，不粘伤口，换药次数少	需要辅助敷料，凝胶有异味	高度渗出性创面，部分或全层伤口；手术后
亲水胶体 Comfeel (Coloplast, Marietta, GA) DuoDerm (ConvaTec, Princeton, NJ) Restore (Hollister, Libertyville, IL)	纤溶，增强血管生成、吸收剂、创建细菌和物理屏障	不透明，凝胶有异味，价格昂贵	局部或全层伤口，1~4 级压疮
泡沫 Allevyn (Smith & Nephew, Largo, FL) Curafoam (Kendall, Mansfield, MA) Lyofoam (Seton Healthcare Group, Oldham UK)	吸收性好，贴合身体轮廓	不透明，需要辅助敷料，可能与伤口粘连，价格昂贵	部分厚度渗出性伤口，用于减压
薄膜 OpSite (Smith & Nephew, Largo, FL) Polyskin II (Kendall, Mansfield, MA) Tegaderm (3M, St Paul, MN)	透明，形成细菌屏障，无须辅助敷料	可能与伤口粘连，会导致渗出液积聚	供体区域，烧烫伤，有少量渗出液的表浅性伤口

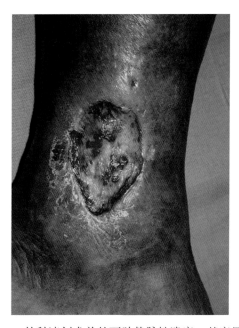

图 31.9　外科清创术前的下肢静脉性溃疡，基底呈黄色

程有害，但研究表明，伤口中大量的细菌可能会阻碍愈合[101]。众所周知，大多数慢性伤口会在多菌环境下愈合。然而，当细菌数量增加或具有致病性增强的表型时，伤口愈合可能会延迟。伤口延迟愈合所需确切的细菌数量目前仍有争议，通常，与细菌较少的伤口相比，每克组织中超过 105 个菌落会导致愈合率降低[102]。但目前尚不清楚伤口内的细菌数量是伤口愈合受损的原因还是后果。

细菌大量定植的慢性伤口，有易碎的和出血性肉芽组织且抗拉强度降低[101]。除了细菌的数量，伤口上存在的细菌类型也可能是延迟愈合的重要原因。特定的细菌种类，如 β- 溶血性链球菌，或某些种类的组合，无论数量多少，都可能对伤口愈合过程有害[103]。另外，最近的研究已阐述了细菌生物膜在延迟伤口愈合过程中的潜在作用。生物膜是指附着于胞外多糖基质中的细菌和其他生物体的聚集体[104]。这些结构内的微生物会发生表型变化，不断附着在伤口床，增加对抗菌剂及对宿主免疫系统防御机制的抵抗力[105]。清创即从伤口床剥离和去除生物膜。

目前确认的细菌延缓伤口愈合的机制有很多种。长期存在于慢性伤口内的细菌会导致炎症反应的延长。氧自由基和各种溶解酶的释放可导致组织损伤[106]。组织缺氧也可能发生在炎症反应期间，这可能使细菌加速繁殖。细菌还可能通过释放蛋白酶，使生长因子和其他对愈合过程很重要的细胞因子失活，从而直接破坏愈合过程[107]。再者，由于细菌数量增加使渗出物增多，可能会因生长因子和基质蛋白的降解而损害愈合，从而导致细胞增生减少[108]。总之，伤口创面清创可以有效减少细菌数量，从而减少一些阻碍愈合的关键因素，对慢性伤口的治疗产生重要影响。

清除衰老细胞

慢性伤口中充满了大量的衰老（或老化）细胞，这些细胞的增生和蛋白质的产生明显减少。研究表明，与急性或正在愈合的伤口相比，慢性伤口的特点是成纤维细胞对生长因子刺激的反应较弱。对来自不愈合性静脉溃疡边缘的成纤维细胞进行的体外研究发现，该细胞群对 TGF-β 的作用无反应，并且这种迟钝的反应可能导致细胞外基质的异常沉积，而这些细胞外基质是再上皮化和伤口愈合的必需物质[22]。此外，已经在许多不同的慢性创伤模型中发现存在成纤维细胞的衰老[109, 110]。这些发现与研究一致表明，慢性伤口很难通过标准的护理干预进行治愈[111]。创面清创术有助于清除衰老的成纤维细胞，从而促进细胞新生，帮助创口治愈。

刺激生长因子的效果

研究表明，慢性创面可能缺乏关键生长因子，如成纤维细胞生长因子（FGF）、血小板源性生长因子（PDGF）、表皮生长因子（EGF）和 TGF-β[112]。尽管生长因子可能存在，但它们的可用性和有效性可能会因与基质蛋白（如金属蛋白酶）的异常结合而受到阻碍[113]。正常数量的生长因子如果没有接触到具有适当受体的功能正常的细胞，则可能无效。因此，慢性伤口中，死亡或坏死的组织可以作为物理屏障阻碍生长因子与其受体之间的联结[113]。

清创术可以暴露生长因子使其与相应受体结合互相作用，加速伤口愈合。清创常导致创面组织出血，从而刺激血源性生长因子的趋化性和促有丝分裂作用，其中最重要的是血小板相关生长因子，包括 PDGF、TGF-β和纤连蛋白[114]。在临床局部应用生长因子时，通常先进行清创。尽管尚未完全证实，但这种情况下的清创术可能有助于优化伤口床，有利于生长因子发挥作用。事实上，一项临床试验表明，与单独应用重组人血小板衍生生长因子（rhPDGF）相比，糖尿病足溃疡手术清创的患者联合应用 rhPDGF 后愈合率更高[107]。

切除非迁移性组织

慢性伤口通常会形成非迁移性且过度增生的伤口边缘。该边缘虽然增厚和过度增生，但由于上皮细胞增生和迁移是两种截然不同的生物学现象，伤口并无愈合特性[115]。事实上，增生的上皮常常会阻碍愈合。

清创类型

目前已有几种创面清创的方法。在选择治疗特定伤口的最佳方法时，许多因素都很重要。虽然一些清创方式，如外科手术，可以快速清除所有不需要的坏死碎片，但通常需要更保守和选择性的清创方式，如自溶或酶解清创术。

外科 / 锐性清创

外科清创术是用锋利的器械从伤口床上去除坏死或失活的组织。最常使用的是手术刀、剪刀、刮匙或镊子（图 31.10），慢性烧伤创面中也会使用激光进行锐性清创[116]。

有大量坏死碎片的大伤口尤其适合手术清创。在暴发性感染的情况下，如继发于感染的坏死组织导致的脓毒症或蜂窝织炎，手术清创也是治疗的选择之一。虽然手术清创快速，但也是非选择性的，与坏死组织相邻的活组织也常被切除[117]。在手术过程中应控制患者的

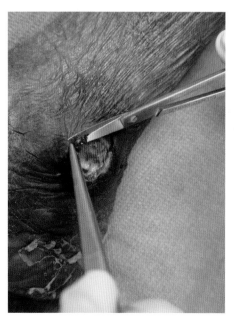

图 31.10　用剪刀和镊子清除伤口周围非迁移性组织的外科清创

疼痛，最常用的是局部麻醉，如在伤口床上涂抹 2% 利多卡因软膏。止痛药是术后疼痛最常见的治疗方法。只有出色的无创手术技术才能避免损伤创面内的健康组织，所以手术清创只能由训练有素的专业人员进行[118]。根据需清创的范围，手术清创可以在床边或手术室进行。更多情况下，手术室清创会更明智，且能减少继发感染的风险。

机械清创

机械清创可通过多种方法进行，包括应用湿到干敷料、漩涡浴（图 31.11）和高压冲洗[119]。湿到干敷料清创被许多伤口护理从业人员广泛采用，通过用盐水浸湿的敷料覆盖伤口并使敷料逐渐完全干燥，随后将敷料去除时带走附着的坏死组织。这种清创方法是非选择性的，在实施过程中会引起患者强烈的不适感，因为它也会将伤口内的活组织剥离。湿到干敷料清创可能是最常用的技术，但这种清创方法已经过时，只能作为最后的手段使用。高压冲洗和漩涡水浴都能有效地用水清洗伤口，但过度的清创会导致伤口周围浸润。而且理论上，经水传播的病原体可能会侵入污染伤口创面。

自溶清创

自溶清创术是利用人体自身的酶来分解伤口内的坏死组织。密闭和半密闭敷料可用于保持潮湿的环境，以加速自溶过程，并增强坏死碎片与伤口中的溶酶体酶之间的接触[120]。有几种湿性交互敷料可用于自溶性清创术，包括水胶体、水凝胶、藻酸盐和透明薄膜。自溶清创术有许多优点，因为它是有选择性的，因此只清

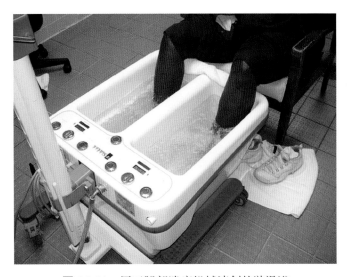

图 31.11 用于腿部溃疡机械清创的漩涡浴

除坏死的碎片，并且几乎不会引起疼痛。然而，这种清创过程十分缓慢。

生物外科清创

生物清创是将蛆虫应用于伤口创面，以消毒和清除坏死的组织。最适合生物清创的伤口是包括有大量坏死组织的慢性伤口，这些伤口对其他形式的化学清创术均效果不佳，尤其像糖尿病足和压疮这样的惰性伤口[121]。在手术闭合前或者作为手术清创的替代方案，常使用蛆虫疗法。将无菌蛆虫直接放置在伤口上，并用敷料覆盖 1~3 天。蛆虫的作用是溶解细菌，并吃掉阻碍伤口复原的坏死组织[122]。除此之外，蛆还能吞噬伤口细菌，包括耐抗生素菌株，降低患者发生感染的风险[123]。蛆虫会分泌一种被称为"愈合分泌物"的物质[124]。这些幼虫分泌物在体外促进人成纤维细胞的生长，并可能增强清创对肉芽组织的刺激作用[125]。患者在使用蛆虫疗法时若感到任何不适都可以使用止痛剂来缓解。此外，患者还必须从心理上接受在伤口创面上使用活生物体这一疗法（目前，蛆可以通过各欧洲制造商购买，在美国有蛆治疗项目的 Ronald A. Sherman 实验室：http://www.ucihs.uci.edu/com/pathology/sherman/home_pg.htm）。应用蛆虫治疗的生物外科手段清理慢性伤口是一个无须手术且有效的选择。

酶促和化学清创

酶促清创比自溶清创更快，比外科手术方法保守，且有更高的特异性。几种不同的酶制剂都有自己独特的化学性质，且容易获得。目前最常用的两种是胶原酶的局部制剂（如胶原酶 Santyl 软膏；Smith & Nephew, Largo, FL）和木瓜蛋白酶 - 尿素（如 Accuzyme；Healthpoint, Fort Worth, TX）。胶原酶制剂由从细菌中提取的部分纯化的胶原酶组成，它具有降解胶原蛋白以及伤口床内其他底物的能力，在 pH 值 6~8 范围内具有最佳活性[126]。体外研究已经证明了其在降解弹性蛋白、热变性猪皮和纤维蛋白方面的功效[127]。木瓜蛋白酶是以木瓜为原料提取出的一种蛋白酶（一种从木瓜果实中纯化的蛋白水解酶）并与化学物质尿素混合而成，尿素充当保湿剂，使坏死组织内的无活性蛋白更容易受到木瓜蛋白酶的水解作用。

研究已经证明了木瓜蛋白酶 - 尿素组合在热变性降解猪皮中的作用，对纤维蛋白具有相当大的效力，而纤维蛋白是血痂的常见成分。胶原酶和木瓜蛋白酶 - 尿素组合对变性蛋白的作用要比天然状态下的蛋白效果出

色许多，对周围健康组织的不利影响也非常小。

临床上一直在对这两个产品的相对有效性进行研究。在一项为期 4 周的前瞻性、随机、平行组的三中心和非盲临床试验中，28 名患者随机使用胶原酶软膏（ n=12 ）或木瓜酶-尿素软膏（ n=14 ）治疗溃疡。木瓜酶-尿素清创软膏在减少坏死组织数量方面明显优于胶原酶软膏（ P<0.0167 ）。与胶原酶处理的伤口相比，木瓜蛋白酶 - 尿素处理的伤口肉芽组织生长明显增加。

通过视觉评估上皮形成通常与肉芽创面的发展相关，虽然木瓜蛋白酶 - 尿素治疗的伤口上皮组织数量普遍增加，但这两组并不能说明伤口实际的减小率有所不同。这些发现似乎表明木瓜酶 - 尿素组合更有效，但需要进行更大规模的进一步研究才能得出有实质性意义的结论。值得注意的是，两种清创软膏都无任何不良事件。此外，根据笔者的经验，当底物为固体血痂而非松散的纤维蛋白腐肉时，木瓜蛋白酶 - 尿素和胶原酶可能收效甚微（图 31.12 ）[128]。

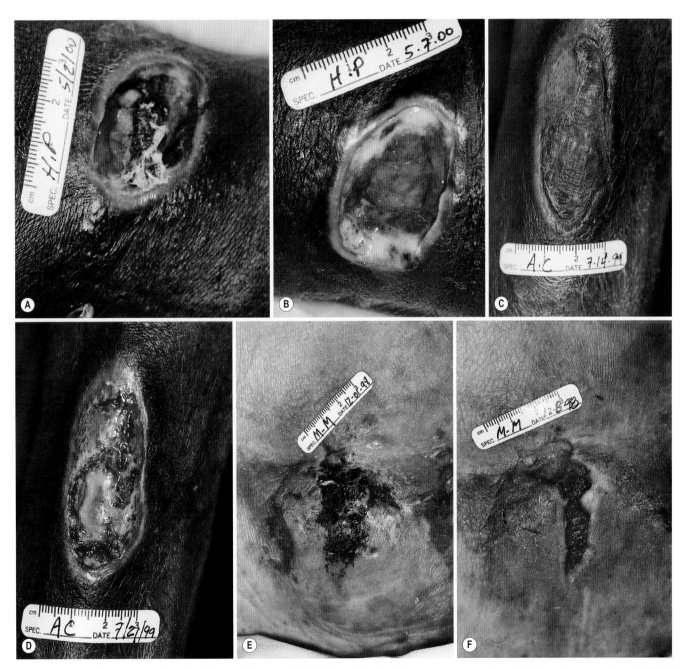

图 31.12 木瓜蛋白酶 - 尿素制剂化学清创术治疗三种不同溃疡的临床疗效。（ A，B ）在第 0 天和第 1 周。（ C，D ）在第 1 周和第 2 周。（ E，F ）在第 0 天和第 1 周

植皮

植皮在伤口护理中有三种主要应用：①加速伤口的愈合过程；②改善外观；③改善愈合伤口的功能。

皮肤移植治疗创口已经使用了几个世纪[129]，虽然没有具体迹象表明应何时进行皮肤移植，但当伤口面积大或久不愈合时可以考虑植皮。对于没有任何潜在病理生理缺陷的患者，下肢大面积溃疡可能需要相当一段时间才能痊愈。等待伤口二期愈合不切实际，在这些伤口进行皮肤移植可能有助于加速愈合过程。另外，皮肤移植在治疗慢性难愈性创面中发挥着重要作用，例如，继发于静脉功能不全的溃疡、糖尿病和血管炎的溃疡。

中厚皮片和全厚皮片移植

中厚皮片移植，也称为部分厚度植皮，包括表皮和不同比例的真皮。全厚植皮包括表皮和真皮以及不同数量的皮下组织。薄移植皮如中厚皮片在愈合过程中几乎不需要血管重建，因此与全层移植物相比，存活机会更高，而全厚移植皮可能会保留供体皮肤的颜色和纹理。因此，以恢复功能为治疗目标时，中厚皮片植皮更适用，若以美容效果为目标，则更适合全厚植皮。

中厚皮片移植根据其厚度可分为三类：薄（0.127~0.305 mm）、中（0.330~0.457 mm）或厚（0.483~0.711 mm）。中厚皮片因其存活率高和耐久性是最佳的移植皮。

术前准备

下肢溃疡的植皮可以在门诊或住院进行，两种场所的成功率不同[130]。患者在医院进行手术，可通过控制其他外部因素（如患者的离床活动和感染监测）使移植效果最佳。术前规定患者严格卧床休息、腿部抬高、进行伤口床清创及抗生素治疗。以上措施准备到位后，溃疡伤口床通常可以在第三个治疗日进行移植。抗生素治疗[79]联合抬高腿部有助于减少创口内的细菌数量，增加移植物的生存率。

在治疗过程中，可以通过适当的术前用药方案使患者尽可能感到舒适。在手术前1小时肌内注射盐酸哌嗪和盐酸羟嗪以及结合口服剂量的地西泮，能够使患者在使用局麻药时相对舒适，同时可以利用地西泮的遗忘作用。

大腿通常作为供体部位，术前需仔细准备。首先，精确测量和标记，然后用聚维酮碘（倍他定）彻底清洁供体区域和需要植皮的溃疡，并用生理盐水冲洗。随后用局部麻醉剂注射麻醉供体部位。如有必要，可对溃疡创面进行手术清创。使用刮匙获得出血性溃疡基底，然后用浸有盐水的纱布覆盖。溃疡创面才可以进行移植。

手术技巧

一种方法是徒手进行，通常称为"夹捏移植"（图31.13）。这种方法是在拇指和示指之间捏住一小块皮肤，然后从供体部位切取皮肤。此方法最早在1869年进行描述[129]，此后，这种方法通过使用各种器械得以改进，包括使用钳子[131]、皮拉钩[132]和针尖[133]或抽吸器[134]，以更高的精度抓住皮肤，然后用手术刀或双刃刀片切取皮肤[135]。

也可以使用另一种方法，通过活检钻孔器来获取组织。Kirsner和Falanga[136]描述该方法：使用一个4mm的活检钻孔刀来获取一个均匀大小的移植皮。然后切取薄的水平组织层后移植到溃疡伤口床上。覆盖溃疡区域的大部分，并保持每个移植物之间留有几毫米的空间，以使渗出液从伤口排出。徒手夹捏采皮法有许多优点：执行流程简单同时也不需要专门的器械或复杂的训练。相反这种移植法也有许多缺点，如移植物大小不一致，供体美容效果相对较差，且移植大面积溃疡需要较长的手术时间。

获取中厚皮片还有一种方法，是使用一种专门的器械——取皮刀。这种器械有两种形式：电动式和手动式。取皮刀的主要优点是可以设置预定深度，从而使移植物之间厚度一致。在切取皮片时可能要进行的另一个步骤是皮片的"网格化"。网状植皮用网状轧皮机把皮片压轧出许多精确的裂缝，使移植的组织片呈网状，从而将其扩张覆盖更大的面积。使用可调节的皮片并切割成网状，可以控制移植物厚度，能够快速有效地覆盖大面积溃疡区域，并能使血液和渗出物从伤口流出而不影响移植物的存活能力（图31.14）。徒手夹捏采皮通常通过敷料固定，而较大的裂缝皮片通常需要用钉皮器固定。

术后处理

目前，尚未建立移植部位的术后护理常规。通常可以用浸润凡士林的纱布、超级海绵和纱布绷带覆盖伤口创面，以保持湿润的环境，同时吸收多余的渗出物，帮助保持移植物固定于正确位置上。静脉溃疡患者也可以加入非弹性加压法。供体部位可采用与移植区相同类型的敷料处理，或者也可以使用聚氨酯密闭敷料。植皮

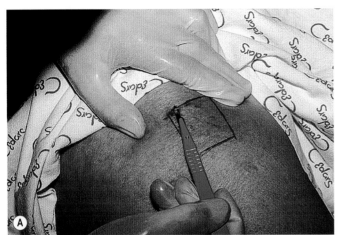

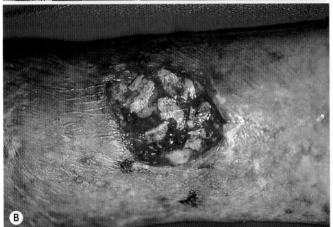

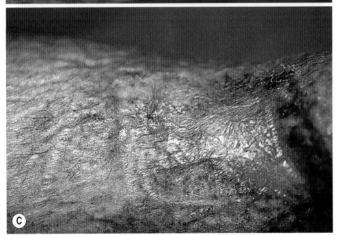

图 31.13 （A）应用手术刀从患者大腿上夹捏切取的移植皮，用于治疗动脉供血不足的慢性溃疡。（B）夹捏移植术后溃疡床的外观。（C）夹捏移植术后约 2 个月溃疡再上皮化（*With permission from J Dermatol Surg Oncol 1992; 18(4): 272–283. Blackwell Publishing Ltd.*）

术后的前 3 天应卧床休息和抬高腿部，术后维持全身性抗生素可实现感染控制，还可以根据患者需要给予止痛药。术后 2~3 天后进行初次换药，此后每天换药。在术后第 5 天将皮肤缝合钉拆除后，患者可以开始下床行

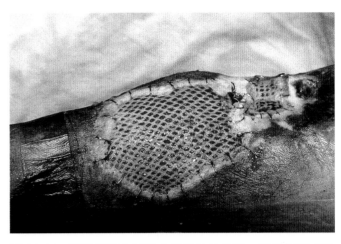

图 31.14 慢性溃疡上网状中厚皮片的外观。网状物形成的窗孔使液体从下面的溃疡创面中流出（*With permission from J Dermatol Surg Oncol 1992; 18(4): 272–283. Blackwell Publishing Ltd.*）

走，并持续抬高腿部。理想情况下，患者的术后护理也应住院进行管理，但是所有这些护理操作在门诊也可以轻松完成。

易出现问题及其处理

移植失败最常见的原因是溃疡伤口床的感染。术前和围手术期使用抗生素和小腿抬高是两项关键的预防措施。由于移植皮与伤口床的分离，过多的渗出液也可能导致移植皮失效，术后细致恰当的换药对这一因素可以进行控制。术后在移植部位使用密闭性敷料可导致渗出物过度沉积，从而使移植失败[136]，但在供体部位使用密闭性敷料却可以减少感染的可能性。选取薄和中厚皮片也可使移植达到最好效果。

在中厚皮片的移植物受体部位有时可见原因不明的大疱[137]。虽然这些大疱的成因尚不清楚，但研究结果表明，病程局限于植皮受体部位，具有超微结构和抗原特征，且与隐性营养不良或免疫荧光阴性获得性大疱性表皮松解症有着相同的表现（专栏 31.1）[138]。

专栏 31.1　易出现问题及其处理

- 慢性伤口可能发展成恶性肿瘤，如果不加以怀疑和活检，就无法做出诊断
- 区分静脉性、动脉性、糖尿病性、压力性和免疫调节性溃疡是至关重要的，能避免错误和无效的治疗
- 手术清创必须由训练有素的专业操作人员进行，以免对健康组织产生不必要的破坏
- 为避免皮肤移植失败，细致的术前和术后计划非常重要

生物工程皮肤等效物

自 20 世纪 80 年代以来，组织工程或通过组织工程皮肤促进伤口愈合，取得了很大进展。培养组织来取代或刺激人体皮肤再生曾经只是理论上的概念；对于不同病因的慢性和急性伤口，皮肤再生的唯一方法是中厚或全厚皮片移植，或其他游离组织（组织瓣）等手术干预。美国食品和药物管理局（FDA）批准了使用多种组织工程产品，目前正在通过完善的临床试验进行测试。

与自体皮肤移植相比，使用组织工程产品的优点很多，包括不使用供体部位提供组织，改善美容效果，且具有愈合能力更快的潜力[139]。1987 年，美国国家科学基金会生物工程小组首次将组织工程的概念定义为"组织工程是生命科学和工程学相结合的产物，其目标是开发具有正常生理结构与功能的各种病损组织的替代物"。尽管尚未完全了解组织工程化皮肤产品帮助急性和慢性伤口治愈的确切机制，但它们似乎通过提供所需的基质材料、细胞或细胞产物（例如生长因子）以刺激愈合过程[140]。针对移植细胞的遗传修饰和新型系统基因传递机制的其他临床研究正在拓宽组织工程领域。对生物工程皮肤等效物的全面回顾不在本章讨论范围。下面简要介绍称为 Graftskin 的同种异体皮（Apligraf, Organogenesis Inc, Canton, MA）在伤口愈合中的作用，表 31.7 概述了由细胞、细胞外基质材料或其组合产生的多种产品。

Graftskin 同种异体皮

Graftskin 是一种人体活皮肤物替代物，由 1 型牛胶原凝胶和活性新生同种异体成纤维细胞，与覆盖在新生表皮角质形成层细胞结合而成。Graftskin 在组织学上与人类皮肤非常相似，是目前市面上最复杂的皮肤组织工程产品。在体内，Graftskin 生成基质蛋白和生长因子；如果受伤，它有自愈的能力[142]。Graftskin 的确切作用机制尚不完全清楚，但目前研究认为它可以刺激伤口边缘或附件结构的愈合。在一项用聚合酶链反应分析来确定静脉性腿部溃疡移植皮肤异体成纤维细胞和角质形成细胞寿命的研究中，研究人员发现在初次移植后 1 个月的 8 个样本中，有 2 个样本存在同种异体排斥 DNA，然而，在初次移植后 2 个月 2 名患者均未发现同种异体 DNA 的持续存在[143]。此外，急性新生儿大疱型表皮松解症伤口在 4 个月后没有显示出存活的同种异体基因 DNA[144]。这些结果表明，Graftskin 的同种异体细胞在移植后不会永久存活，移植皮肤有效性可能受其他作

表 31.7	生物工程皮肤等效物	
移植物种类	组织工程类型	使用范围
表皮移植		
自体培养表皮移植 (Epicel, Genzyme Tissue Repair, Cambridge, MA)	自体活细胞层	烧伤，腿部溃疡，白癜风，先天性色痣，大疱性表皮松解症，慢性耳漏，尿道下裂，角膜置换
培养的表皮移植	同种异体角质形成细胞层	腿部溃疡，大疱性表皮松解症，烧伤，皮肤磨削，伤口
真皮替代物		
人造真皮 (Life Cell Co, Woodlands, TX)	非活同种异体脱细胞细胞外基质	手术伤口，表皮松解症
Integra 皮片 (Integra Life Science Corporation, Plainsboro, NJ)	6- 硫酸软骨素和硅胶基质的非活性细胞外基质	烧伤
Dermagraft 人造皮肤 (Smith and Nephew, Largo, FL)	生长在可降解支架上的活体异体真皮成纤维细胞	糖尿病足溃疡
复合移植		
Apligraf 皮肤 (Organogenesis, Canton, MA)	含角质形成细胞、成纤维细胞和 1 型牛胶原的活体同种异体双层结构	静脉性溃疡，大疱性表皮松解症，供体区域，外科切除伤口，糖尿病足溃疡

用机制的影响，包括细胞因子释放和基质诱导的细胞迁移和激活。

在一项前瞻性、对照、随机、多中心研究中，与单纯压力疗法相比，接受 Graftskin 植皮结合压力疗法的静脉溃疡的患者治愈率明显增加（溃疡愈合率分别为 49% 和 63%）。此外，接受 Graftskin 植皮治疗的患者愈合更快（61 天和 185 天）[145]。Sabolinski 等[146] 在另一项前瞻性随机研究中再次证实了这些积极的结果，该研究也评估了 Graftskin 植皮在治疗静脉溃疡方面的疗效。在这项研究中，组织工程产品在 8 周时就使伤口完全闭合，是单纯压力疗法效率的 3 倍[140]。

一项前瞻性、多中心、开放研究对 107 例部分或全层切除的新鲜伤口患者进行了研究，这些伤口大多是皮肤癌切除后的伤口，结果表明 Graftskin 植皮安全、

有效且耐受性良好[147]。在临床或实验室，研究都未发现排斥反应。Graftskin 植皮也成功地用于治疗大疱性表皮松解症的急性或慢性创面[144, 148]。

目前，Graftskin 皮肤移植物已经获得 FDA 批准用于治疗静脉性溃疡（图 31.15）和糖尿病溃疡，并且可以在市场上买到，它即拆即用，保质期为 5 天。Graftskin 植皮具有许多优点，它使用方便也可用于门诊。其主要缺点是相对成本高以及保质期较短（5 天）。

经内镜筋膜下交通支静脉离断术（SEPS）

近年来，慢性静脉功能不全（chronic venous insufficiency, CVI）和下肢静脉溃疡的外科治疗取得了进展。Linton 和 Dodd 在 20 世纪 40 年代中期首次提出了下肢静脉结扎的手术方法[149]，这项技术被称为林通式手术（Linton procedure），采用一个横跨腿部全长的切口来结扎下肢不全的交通支静脉。这项技术的主要缺点是术后伤口愈合并发症的发生率很高，对于静脉功能不全的患者，护理费用增加，且住院时间延长[150]。尽管大量的证据支持功能不全的交通支静脉在有症状的慢性静脉功能不全（CVI）中起很大作用，同时对开放手术进行了许多改良，但是术后患者的并发症使穿通静脉结扎术无法继续施行[151]。

近来穿支静脉结扎技术得到了扩展。20 世纪 80 年代，德国首次介绍了内镜下手术入路的发展[152]。在 1990 年代，这些内镜技术应用于 CVI 的治疗，这种技术被称为经内镜筋膜下交通支静脉结扎术（subfascial endoscopic perforator surgery, SEPS），其侵入性明显低于林通式手术的操作，并且降低了伤口愈合并发症的风险。SEPS 手术的目标是绕过 CVI 患者下肢静脉中有缺陷的单向瓣膜，通过在小腿上部作小切口进入小腿下部，从而避免损伤小腿下部可能受到皮脂硬化的组织——该组织当进行林通式手术时，术后伤口愈合并发症最为明显。

20 世纪 90 年代末，血管外科学会下属委员会和国际心血管外科学会开发了一种静脉疾病的临床分类系统[153]。它根据临床症状（Clinical picture）、病因（Etiology, ）、解剖分布（Anatomic distribution）和病理生理学（Pathophysiology）描述静脉溃疡，被称为 CEAP 分类系统。该分类体系基于 CVI 的客观临床体征（表 31.8）。符合 4~6 类标准的患者是使用 SEPS 的合适人选。该手术旨在促进已有溃疡的愈合、逆转被脂肪硬化的皮肤、减少含铁血黄素染色、并防止因穿支静脉功能不全引起的静脉溃疡复发。

利用 SEPS 预防下肢静脉性溃疡的复发已显示出一些有希望的结果。在最近的一项研究中，Murray 等证实 67 例经 CEAP 分类为第 6 级的静脉疾病患者在术后 8 周内的愈合率为 85%[154]。随访 55 个月，6 级患者肢体溃疡 89% 出现愈合，38 例溃疡患者中有 4 例在 3 个月内未能愈合。24 个月内，23% 有深静脉血栓形成史的患者中存在溃疡复发情况。

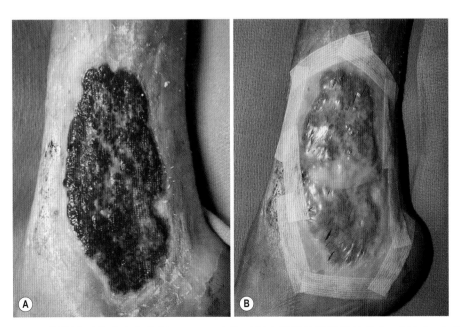

图 31.15 静脉性下肢溃疡在使用 Apligraf 生物工程皮肤等效物治疗的前（A）后（B）表现

表 31.8	CEAP 分类系统的客观临床体征
临床阶段	临床表现
0 级	无可见静脉疾病迹象
1 级	毛细血管扩张
2 级	静脉曲张
3 级	出现水肿
4 级	皮肤或皮下组织改变,包括皮下脂肪硬化和色素沉着
5 级	包括第 4 类皮肤变化以及愈合期溃疡
6 级	活动性溃疡

静脉溃疡刮除疗法

继发于慢性静脉功能不全的溃疡通常被急性或慢性脂皮硬化的硬结或色素沉着的皮肤所包围。组织学上,该区域皮肤的特征是有内皮细胞凸起且血管壁增厚的小血管群,同时被一些基底膜、纤维蛋白原、层粘连蛋白和Ⅳ型胶原所包围[155],并伴有微血栓。经多普勒检查微循环的研究显示,在这些病变区域静脉血流量增加,经皮和皮内氧张力降低[155, 156]。此外,研究发现形态学和功能异常的程度与脂肪皮肤硬化的范围相关[157]。脂肪皮肤硬化症导致静脉溃疡的潜在机制尚未明确,但有报告表明脂肪皮肤硬化症是干扰愈合的预后因素[158]。因此,研究已确定这一病变皮肤区域为慢性静脉性腿部溃疡患者潜在干预治疗部位。

由于切除脂肪皮肤硬化症的局部区域和静脉性溃疡已被证明对难治性静脉溃疡的治疗有益,一种称为刮除疗法的外科手术已广泛用于治疗脂肪皮肤硬化症和不愈合溃疡患者。简而言之,该手术使用刀片来去除溃疡周围和下面的所有硬结区域。操作时,以水平方向切除浅表筋膜的皮肤层;在去除皮肤层的过程中,要仔细评估硬化区出血方式和硬化范围;在相同的手术中,放置网状的中厚皮片以覆盖创面。在隐静脉切除术中,需剥脱

结扎功能不全的交通支静脉时,也可结合刮除疗法。

一项研究报告了刮除术治疗后患者的短期和长期效果。在刮除术治疗植皮后 3 个月,皮肤愈合率为 79%[159]。此外,在本研究中接受治疗的患者,1 年的长期愈合率为 88%。在试验开始时,仅报告了轻微的手术不良反应,其中包括 4 名患者术后体温短暂升高和术后需要输血。

总之,对于顽固性静脉溃疡和显著的脂肪皮肤硬化症患者,刮除术治疗似乎是一种安全有效的外科治疗选择。虽然仍需要更多的试验来证实疗效,但迄今为止的研究显示了该疗法短期和长期的有益结果。

总结

腿部溃疡通常由静脉功能不全引起,最常见于老年人,对患者健康有不利影响,因此是人口老龄化的主要健康问题。了解伤口愈合的最新进展有助于解释慢性腿部溃疡的成因,并推动治疗的发展。压力疗法仍然是最主要的治疗方法,常使用阿司匹林或己酮可可碱作为辅助治疗以加速创口愈合。然而,慢性伤口可能需要更多的干预。若使用先进的伤口护理产品,必要时可进行手术清创作为准备步骤。此外可根据需要进行其他干预,如植皮、SEPS 和刮除术疗法。最后,局部抗生素的使用仍有争议,在细菌定植的溃疡创口愈合中通常不需要抗生素治疗。

随着对炎症过程和伤口愈合理解的加深,我们期待腿部溃疡治疗的未来能够得到进一步的发展。

（Carlos A. Charles, Anna F. Falabella, Adolfo C. Fernández-Obregón 著
赵宏谋 译　曾宪铁　徐军奎　张建中　审校）

参考文献

扫描书末二维码获取。

敷料

引言

　　敷料通常定义为应用于病变部位的覆盖物。这一较为简单的定义常常掩盖了敷料在创面愈合中的重要性和在特殊创面处理中选择合适敷料的复杂性。目前，敷料有多种分类和亚分类，且具有不同的功能、结构组成以及物理和化学特征，不同类型的敷料存在一些共性，同时也具有一些特性。

历史与展望

　　回顾历史，古埃及人已经对创面愈合有着深刻的研究。他们通过自制的皮棉、油脂和蜂蜜混合物对创面进行局部治疗，或将绷带材料浸泡在油和树脂中，作为敷料使用。甚至推荐伤后第一天使用新鲜生肉覆盖在创面以促进愈合[1]。

Lister 在 1867 年发明了一种防腐敷料，将棉布和纱布浸泡苯酚后涂抹于创面。在 20 世纪之前，人们认为 Pasteur 所提倡的裸露创面（允许皮肤呼吸）和保持干燥（保持"无菌"）时最利于愈合[2]。1958 年，由 Odland 观察到水疱在未破裂时能获得更快的愈合速度而出现一些概念转变[3]。Winter 在 1962 年对猪的一项里程碑式的研究结果进一步支持了该观点[4]，该研究表明，浅表创面使用一层薄膜保持湿润时愈合速度是将其暴露于空气中的 2 倍。Hinman 和 Maibach 对人类重复了 Winter 的研究[5]，得到了相似的结果，封闭创面后上皮细胞增生率加快。

这些研究表明了湿性创面愈合的重要性，这彻底改变了创面护理的方法。在此以后，多种由新型材料和药物试剂制成的封闭型敷料被进行研究、报道和商业化生产。

敷料的功能

敷料有很多基础功能（表 32.1）。

表 32.1　创面敷料的基本功能

功能	作用
覆盖创面	保护创面免受外伤和细菌及异物的污染
	尽量减少渗出和热量损失
吸收创面渗出	保持创面湿润，但不要潮湿
	尽量减少浸泡
加压	促进止血
	减少水肿和血肿形成
	防止开裂
保持湿性环境	促进急性创面愈合
	减轻慢性创面疼痛

急性创面与慢性创面

急性创面

急性创面是指没有潜在愈合障碍的创面，通过明确的炎症反应、肉芽组织形成和重塑阶段，以有序和及时的方式进行愈合。在急性创面中，敷料的功能是保持湿性环境，这对于促进创面愈合至关重要[6]。事实上，急性创面在湿性环境中比暴露在空气中愈合快 40%[7]。湿性封闭的环境对创面愈合的特异性影响在这种创面类型中已得到充分证实。

增强上皮细胞迁移

Rovee 等[8]证实在急性的湿性创面愈合过程中，创面表面生长速度更快是因为角质形成细胞的开始时间更早，而非有丝分裂率更高。

血管生成刺激

湿性创面愈合加快了血管化的速度。血管生成因子如肿瘤坏死因子、肝素等在敷料下的积聚，在一定程度上解释了这一点。此外，由于缺氧环境通常会刺激血管生成，敷料则可以建立一个明显的氧压差环境，从而刺激毛细血管向缺氧较多的中心生长[9]。

保留生长因子

封闭敷料下的急性创面渗液可刺激成纤维细胞、角质形成细胞和内皮细胞的增殖[10]。与此相关的生长因子有：血小板衍生生长因子（PDGF）；碱性成纤维细胞生长因子（bFGF）；转化生长因子（TGF）-β；表皮生长因子（EGF）；白介素（IL）-1[3]。PDGF 是一种强大的具有促进有丝分裂、趋化和血管生成的因子。表皮生长因子在表皮细胞生长、存活和分化中起重要作用。TGF-β 诱导血管生成、纤维化、分化和增殖[11]。

促进自溶性清创

保留的渗出液和蛋白水解酶相互作用，实现坏死组织无痛创面清创。

阻止外来细菌侵袭

虽然封闭敷料的细菌数量高于非封闭敷料，但这并不容易引起感染[12]。封闭性敷料的总体感染率为 2.6%，而非封闭性敷料的总体感染率为 7.1%[13]。同时其也可以起到物理屏障的作用，封闭性敷料在使用中可以更好地使中性粒细胞进行渗透，功能更活跃。封闭敷料还与较高水平的溶菌酶和球蛋白的存在有关[3]。最后，封闭敷料能够维持一个轻度的酸性 pH 环境，可以抑制一些细菌生长，特别是假单胞菌和葡萄球菌。

维持电压梯度

湿性创面愈合有助于维持电场，这是角质形成细胞迁移的必要条件。此外，在体外电刺激过程中，人成纤维细胞合成生长因子的能力会得到增加[7]。

慢性创面

慢性创面是指在止血、炎症、增殖和重塑的一个或多个阶段，正常愈合过程被破坏的创面[6]。在这种创面类型中，通常存在一种潜在的病理现象可能会导致愈合过程的延迟[15]。由于缺乏针对慢性创面的随机对照试验数据，这些创面类型中封闭敷料的疗效尚不明确。

与急性创面渗液相比，慢性创面渗液对上皮化有抑制作用，并含有抑制角质形成细胞迁移的纤连蛋白和降解产物[16]。此外，与急性创面渗液的 DNA 合成能力相比，当慢性创面渗液被添加到角质形成细胞、成纤维细胞或内皮细胞的培养物中时，它不能刺激 DNA 直接合成[17, 18]。慢性创面的另一个重要生化差异是相对于急性创面可以表现出更高的蛋白酶活性[19]。

一项关于封闭性和非封闭性静脉溃疡的研究表明，在 12 周时创面的愈合数量差异不具有统计学意义；但是，封闭敷料组的创面愈合速度更快[20]。对于慢性创面患者，保湿敷料确实具有缓解疼痛、无痛性创面清创、控制创面渗出物、减少并发症发生率以及提高生活质量的优势[3]。

敷料的类型

敷料可以按照功能、外观及成分进行分类（专栏 32.1）。

非粘连型敷料

非粘连型敷料由纤维网状纱布和薄纱网混合而成，通常使用化学物质浸润后可以增强敷料的封闭性或非黏附性、促进愈合的能力或其抗菌性能[21]。并可以进一步细分为疏水型和亲水型。疏水型具有更强的封闭能力，但会阻碍渗出液排出。其中包括凡士林纱布（肯德尔公司，曼斯菲尔德，马萨诸塞州）、Xeroform（肯德尔公司）和 Telfa（肯德尔公司）。相比之下，亲水型敷料的封闭性较差，但能够促进渗出液的排出并渗出至敷料当中。例如：Xeroflo（肯德尔公司）、Mepitel（瑞典哥登堡曼利斯医疗服务公司）、Adaptic（德克萨斯州阿灵顿市强生医疗公司）和 N-Terface（德克萨斯州达拉斯市温菲尔德实验室）。

吸收型敷料

纱布作为最常用的吸收型敷料之一，可以很好地吸收渗出液并使其远离创口表面，但在吸收饱和后失去

专栏 32.1　敷料的类型

- 非粘连型敷料
- 吸收型敷料
  - 纱布
  - 泡沫敷料
  - 藻酸盐
- 封闭性 / 保湿性敷料
- 非生物 - 传统敷料
  - 泡沫敷料
  - 薄膜敷料
  - 亲水胶体
  - 水凝胶敷料
  - 藻酸盐敷料
- 非生物 - 新型敷料
  - 亲水性纤维敷料
  - 胶原敷料
  - 透明质酸敷料
- 生物移植
  - 中厚皮片移植（STSG）
  - 全厚皮片移植（FTSG）
  - 复合移植
- 生物 / 生物合成 - 皮肤替代品
  - 培养表皮移植物
  - 真皮替代物
  - 复合皮肤替代品
- 抗菌敷料

效力。通常用于覆盖非封闭、无黏附的织物敷料，并吸收通过它们排出的渗液。同时，也可以作为二层敷料用在封闭敷料的上方，来保持固定它们的位置。宽网纱布敷料因可能与创面粘连而导致取下时疼痛，通常不与创面直接接触。只是在需要机械清创时才有必要使用该方法[21]。

泡沫敷料和藻酸盐敷料常分为吸收型敷料和封闭性 / 保湿性敷料。

封闭性 / 保湿性

湿润的创面环境常由敷料进行维持，敷料以低于创面失水的速率而保持湿润。当敷料放置 24 小时后，可以进行敷料的透湿率（moisture vapor transmission rate，MVTR）测量。正常皮肤的 MVTR 约为每天 200 g/m²，而受伤皮肤的 MVTR 则高出 40 倍。MVTR 小于每小时 35 g/m² 的敷料被定义为封闭性或保湿性敷料[22]。

非生物型封闭敷料

传统的封闭敷料被分为 5 种基本类型（表 32.2）。

表 32.2　封闭 / 保湿创面敷料的类型和特性

分类	优势	缺点	适应证	举例
泡沫敷料	吸水性好，贴合体表轮廓	非透明，需要二次修整	部分皮层创面，中度至重度渗出性创面，减压	Allevyn Flexzan Hydrasorb Lyofoam Vigifoam
薄膜敷料	透明，形成细菌屏障，无须二次敷料即可黏合	可能黏附在创面上，导致积液	供区，浅表烧伤和溃疡，有少量渗出的部分皮层创面	Tegaderm Bioclusive Blisterfilm Omniderm Transeal
亲水胶体（+）	自溶性清创，刺激血管化，吸收，创造细菌和物理屏障	非透明，凝胶有难闻气味，价格昂贵	部分或全层创面，轻度至中度渗出性创面，压疮，静脉溃疡，供区，急性手术创面	Duoderm NuDerm Comfeel Cutinova Replicare
水凝胶	半透明，舒缓，不粘创面，补水	需要二次换药，频繁换药	疼痛性创面、部分皮层创面、激光、祛疤或化学剥皮后创面、供区	Vigilon Tegagel Curagel ClearSite Curafil Elasto-Gel SoloSite wound gel 2nd Skin
藻酸盐	高吸水性，止血，不粘创面，换药次数少	需要再次更换敷料，有难闻气味	术后高度渗出性创面，部分或全层创面	Algiderm AlgiSite Algisorb Kaltostat Curasorb Polymen SeaSorb Sorbsan

泡沫敷料

泡沫敷料由疏水聚氨酯泡沫板组成，具有柔软、高吸水性和不透明的特点（图 32.1）。具有粘连型的或非黏性、薄厚可选等多种形式。具有独特的膨胀性，可根据创面大小、形状进行扩张塑形。

一些商业化可用的泡沫敷料有 Allevyn（施乐辉），Biopatch（强生医疗公司），Curafoom（肯德尔公司），Flexzan（陶氏希卡姆公司，德克萨斯糖城），Hydrasorb（泰科医疗保健 / 肯德尔公司），Lyofoom（康维德，新泽西州普林斯顿），Mepilex（曼利斯医疗服务公司），Polymen（费里斯公司，伊利诺伊州伯尔里奇）和 Vigifoam（巴德，新泽西州默里山）。

泡沫敷料的主要优点是可用于特殊形状的创面，并且具有较高的吸收能力。同时也具有不黏附创面表面的优点，因此可以较为轻松地取下并进行清理，可用于减压，例如减少骨突出物的压迫[23]。

因为是非透明敷料，所以不利于创面的检查。其使创面干燥的高吸收特性也可能是缺点。泡沫敷料通常需要二次处理。

泡沫敷料常用于中度到重度的渗出性创面与感染性创面。当需要大量的吸收渗出时，泡沫本身可以用作

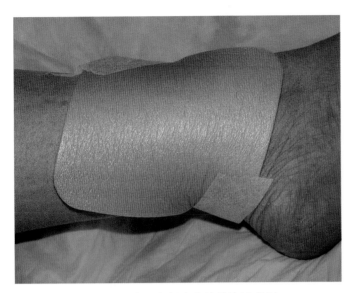

图 32.1 小腿内侧病变处的泡沫敷料

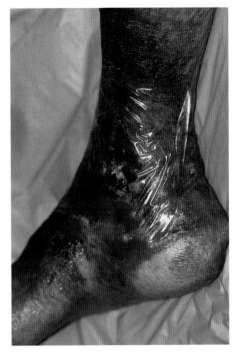

图 32.2 内踝溃疡薄膜敷料

二层敷料。但由于较强的吸收能力，常不用于干燥性创面。

技术

在使用过程中，需要在创面边缘保留 2 cm 间隙。用胶带或纱布将非黏性泡沫固定在原位。泡沫敷料相对容易去除。如果敷料已经干涸，在取出前必须先用盐水浸泡，以防止损伤表皮[23]。

薄膜敷料

薄膜敷料通常由透明聚氨酯膜制成，一面带有丙烯酸黏合剂以便于黏附。该敷料为较为透明的薄片形态，能渗透氧气、二氧化碳和水，而对液体和细菌有阻隔作用。产品的具体类型决定了渗透能力。例如：Tegaderm（3M 医疗服务公司，明尼苏达州圣保罗市），Bioclusive（强生医疗公司），Blisterfilm（肯德尔公司），Omniderm（以色列雷诺沃特欧米克科技公司），Polyskin Ⅱ（肯德尔医疗服务公司），Proclude（康维德），Mefilm（蒙利西医疗服务公司），Carrafilm（德克萨斯州欧文市卡林顿实验室），Transal（田纳西州鲍威尔市德罗亚尔）。

因为这种类型的敷料相对透明，最大的优点便是可以直接观察和监测敷料下方的创面情况（图 32.2）。而且由于这种敷料轻薄且有自粘能力，常无须二层敷料，以减少对患者正常功能的干扰。该类型敷料可以维持数天以减少反复更换而带来的疼痛。

薄膜敷料最大的缺点是不具有吸收性，敷料下方的渗液聚集可能最终引起外渗。这可能会破坏敷料黏合所起的封闭抗菌效果，并需要频繁更换敷料。因为该敷料可能黏附在创面上，所以使用中需要创面周围皮肤的完整性，以便敷料的黏附。其他的一些小缺点是容易起皱，且处理困难，偶尔也会因黏合剂而导致接触性皮炎。

薄膜敷料是治疗少量渗出性创面的理想敷料，包括撕裂伤、外科浅表创面和烧伤创面、供区、浅表溃疡以及动静脉导管部位。同时也可以用作藻酸盐、泡沫敷料和水凝胶的二层敷料。对于中度到重度渗出或感染创面、窦道创面，常不作为主要敷料使用。对于皮肤弹性较差的老年患者同样也不推荐使用。

技术

创面周围应保持清洁干燥。建议敷料边缘与创面距离为 3~4 cm[23]。薄层敷料使用的最佳方法是逐渐揭开覆盖，并同时将敷料压在皮肤上。对于经验不足的医生，应提前告知薄膜边缘很容易粘在乳胶手套上。

在去除敷料过程中应细心剥离。轻压下方的同时拉伸薄膜会破坏黏合剂的连续性，使其更容易去除。当渗出液在敷料中积聚隆起时表明该进行敷料更换了[23]。

水胶体敷料

水胶体敷料是由明胶、果胶和羧甲基纤维素等材料组成的一类含有亲水胶体基质的敷料（图 32.3）。主

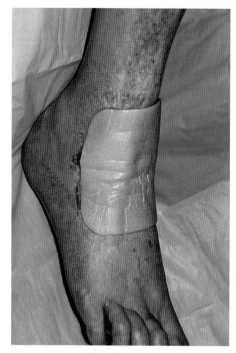

图 32.3 覆盖踝关节前方病变的亲水胶体敷料

要为非透明、吸水性、有黏性的防水贴片，在疏水聚合物中含有亲水胶体颗粒。当与创面渗出液接触时，亲水性微粒吸收水分，膨胀并液化，在创面上形成凝胶，从而增强自溶性清创。水蒸气、氧气和二氧化碳对于水胶体是非可渗性的。该敷料有不同厚度的制剂，甚至可制成粉末和糊状物。

水胶体敷料的产品有 Duoderm（康维德）、NuDerm（强生医疗公司）、Comfeel（美国佐治亚州马里埃塔市康乐保斯温公司）、Hydrocol（德克萨斯州糖城陶氏希卡姆）、Cutinova（施乐辉）、Tegasorb（纽约 3M）、Replicare（施乐辉联合公司）和 Restore（伊利诺伊州利伯特维尔市霍利斯特）。

水胶体敷料的优势在于自溶性清创可促进血管生成、肉芽组织形成和愈合。该敷料比其他敷料（如薄膜敷料）稍大，可为创面提供更多的物理保护[23]。在实际生活当中，该敷料的不透水性使患者可以自由地洗澡、游泳。

水胶体缺点之一是由于其清创能力强，初期使用可能导致创面扩大。有时，创面周围的皮肤会出现浸渍[24]。水胶体与黄色凝胶的形成有关，这种黄色凝胶有一种特殊的难闻气味，容易与创面感染混淆。

水胶体的适应证：擦伤、术后创面、压迫性和静脉性溃疡、烧伤创面和供区。不可用于三度烧伤或活动性感染的溃疡。

技术

对创面周围的区域进行清洁和干燥，以获得最大程度的黏附性。理想情况下，敷料应超出创面边缘 2cm。使用剪刀将四角修剪为圆弧形可以减少水胶体敷料边角的卷曲翘起。仔细揭开保护膜后轻轻地将敷料按压在皮肤上。同时，手部温度可以用来帮助敷料边缘的密封。在治疗初期，敷料需要频繁更换，有时需要每天更换。然而，随着创面渗出物的减少换药频率也逐渐减少，最终可以 3~7 天更换一次。使用氧化锌涂抹在创面边缘可最大限度地减少创面周围的浸渍、刺激或炎症反应[23]。

当去除敷料时，逐渐剥离覆盖的创伤最小。矿物油可以轻易地将残留在皮肤上的水胶体去除干净。最后使用生理盐水进行创面清洗，以确保创面及周围没有水胶体残留。患者和护理人员应注意，过早去除敷料可能会损伤新形成的表皮组织。

水凝胶敷料

水凝胶敷料由亲水性聚合物组成，通常为聚氧化乙烯和高达 80% 的水组成的淀粉聚合物[21]。水凝胶敷料可制作成凝胶、薄片或浸渍纱布，具有吸水性、非黏附性、半透明性以及对水蒸气和气体的半透性。水凝胶的高含水量使其能够对干燥的创面进行水分补充，从而起到舒缓和降温的作用[25]。通过自溶清创作用于坏死组织，从而促进肉芽组织的形成[23]。

商标名称有：Vigilon（巴德），Nu gel（强生医疗），Tegagel（3M 公司），FlexiGel（施乐辉），Curagel（肯德尔公司），Flexderm（陶氏希卡姆公司），Clearstite（纽约尤蒂卡康美公司），Curafil（肯德尔公司），Curasol（肯德尔公司），Carrasyn（卡灵顿实验室），Elasto-Gel（密苏里州堪萨斯城北部西南技术公司），Hypergel（斯科特医疗保健公司，宾夕法尼亚州费城），Normalgel（SCA 卫生产品，宾夕法尼亚州埃迪斯通），SoloSite 创面凝胶（施乐辉），2nd Skin（斯宾科医疗有限公司，德克萨斯州韦科），Transigel（施乐辉）。

因为水凝胶是半透明的，所以可以对创面进行一定程度的观察。冷藏可以增强对创面的降温和镇痛作用。由于水凝胶是非黏附性的，因此需要二层敷料或胶带进行固定。该敷料吸收渗液的能力较差。

干燥、轻度渗出的创面最适合应用水凝胶敷料，如祛疤术后、化学剥脱性创面、浅表烧伤、伴有坏死的水疱和溃疡。大量渗出的创面不宜用水凝胶包扎。

技术

水凝胶片必须首先根据创面的大小和形状修剪成适当的尺寸。该敷料两面都有保护膜。去除一面保护膜后暴露水凝胶（图 32.4），然后将暴露的一面覆盖于创面后使用胶带固定。这种类型敷料的凝胶状物可以挤压进入创面腔内。第二层敷料可使用如薄膜、泡沫或水胶体等作为保护层。

为了防止水凝胶黏附在创面上，敷料层不应干燥。坏死性创面通常每 3 天更换一次，肉芽性创面则每 7 天更换一次[23]。必须仔细轻巧地去除以避免损害新形成的肉芽组织。凝胶状物可以使用生理盐水冲洗以便于去除。

藻酸盐敷料

藻酸盐敷料是从海藻的钙盐中提取的纤维素样多糖制成的柔软的无纺布纤维敷料。是一种可生物降解、亲水、不黏附和高吸水性材料[26]。当这种敷料的不溶性藻酸盐钙与创面渗出液接触时会产生可溶性钠盐，并在该过程中形成亲水性凝胶。藻酸盐敷料如衬垫（图 32.5）及条索状、带状等类型可在市面上买到。

例如：Algiderm（巴德），Algisite（施乐辉），Algisorb（密苏里州圣路易斯市维斯塔尔卡尔贡），Algosteril（强生医疗公司），Kaltostat（康瓦泰克），Curasorb（肯德尔公司），Carrasorb（卡林顿实验室），Dermacea（密苏里州圣路易斯舍伍德医疗公司），Melgisorb（蒙利西医疗服务公司），SeaSorb（丹麦霍尔泰丹康乐保），Kalginate（德诺），Sorbsan（陶氏希卡姆公司）。

由于其特殊的吸收特性，藻酸盐主要用于大量渗出的创面[21]，也可用于深部创面、窦道和死腔。条索状

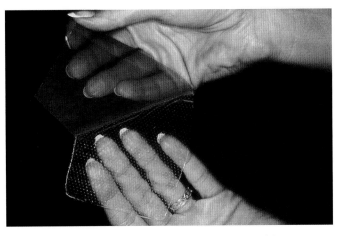

图 32.4 将水凝胶敷料从背衬上仔细剥离

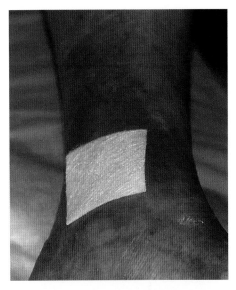

图 32.5 内踝病变处的藻酸盐敷料

和带状的藻酸盐敷料可以用来填塞狭窄的创面和窦道。在干燥或轻度渗出的创面应避免使用，因为它们可能会使这些类型的创面变得更加干燥。对于深部狭窄的窦道可能出现取出困难，也作为使用的禁忌[27]。

除了较强的吸收能力，藻酸盐还具有止血特性。可以有效减少换药次数。缺点则是形成的凝胶可能有异味或被误认为感染，并且因为它们是非黏附性的，所以需要二层敷料覆盖。

技术

在使用藻酸盐敷料之前，使用生理盐水清洗创面并保持湿润，同时要求创面周围的皮肤保持干燥。在干燥的条件下，将藻酸盐敷料用在创面表面，创面边缘周围至少留有 2 mm 的边缘[23]。当使用带状或条索状的藻盐敷料时，应将其以松散的螺旋方式旋转进入创面中，直至覆盖整个创面。第二层敷料则覆盖在藻酸盐上方。

去除藻酸盐形成的凝胶只需从创面表面仔细揭开即可。使用生理盐水冲洗并在湿润后使用镊子去除表面敷料残留。

亲水性纤维敷料

亲水性纤维敷料是由柔软、吸水性强的羧甲基纤维素纤维组成，与创面渗出液相互作用形成一种软凝胶。常以无纺布衬垫或带状的形式进行销售，商品名为 Aquacel。

该敷料尤其适用于中度到重度渗出的创面（图 32.6）以及易出血的创面，因为这种敷料的吸收能力是

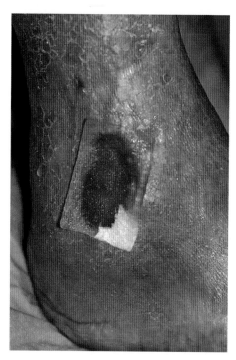

图 32.6 外踝中度渗出性病变上的亲水性纤维敷料

藻酸盐敷料的 3 倍[23]。适应证包括：擦伤、撕裂伤、手术后切口、压力性溃疡或腿部溃疡、烧伤以及供区。亲水性纤维带状敷料也可用于填充死腔创面。

技术

在创面处使用亲水性纤维敷料，并用二层敷料加固。在去除敷料时，可能需要使用生理盐水冲洗创面，以去除凝胶并防止肉芽组织剥离。

胶原敷料

胶原敷料是从牛皮中提取的，含有 1 型牛胶原蛋白。可制成颗粒、薄片或凝胶，用于中度渗出性创面和顽固性溃疡。通过为细胞迁移提供胶原基质发挥作用。例如：Fibracol（新泽西州斯基尔曼强生公司），Medifil（马里兰州银泉生物核心医疗技术公司），Nugel 胶原蛋白创面凝胶（强生医疗）。在初次使用时偶尔会引起创面刺激或渗出增多。

技术

进行创面清洁后直接敷上胶原敷料，再用二层敷料覆盖。需要去除时，先仔细去除二层敷料，然后用生理盐水湿润后进行去除。

透明质酸敷料

透明质酸敷料是一种可生物降解的吸收性生物聚合物，与创面的血清或渗出液形成亲水性凝胶。局部应用可以加速肉芽组织形成和再上皮化。例如：Hyalofil（ConvaTec）。

生物 / 生物合成敷料

植皮

植皮是指完全脱离其局部血液供应并转移到其他位置的皮肤，并完全依赖于从受区产生新的血液供应[28]。可以根据供体组织的来源对其进行分类。异种移植是在不同物种之间移植物的移植[21]。在人类中，最常见的异种移植物是从猪皮中进行提取。因为该类敷料最终会被排斥并被宿主上皮细胞所取代，所以一般作为临时敷料使用[29]。

自体移植是指从患者自身取下的皮肤移植到另一个部位。同种异体移植物取自同一物种的供体，这可能意味一般会使用尸体皮肤或其他活人的皮肤。随着技术的进步，体外培养的真皮和表皮成分已被单独或组合用作生物创面敷料，通常称为皮肤替代品。

皮肤移植可根据其厚度或成分进行分类。部分或中厚皮片（split-thickness skin grafts，STSG）包含表皮和部分真皮，而全厚皮片（full-thickness skin grafts，FTSG）则包含表皮、真皮和各种皮下组织的全部厚度[30]。表 32.3 比较了 STSG 和 FTSG。复合移植物至少由两种不同类型的组织组成，最常见的是皮肤和软骨。

皮肤替代物

对于开发一种应用广泛而且结构和功能性能尽可能接近自然皮肤的产品需求仍在持续。目前，有多种皮肤替代品可供临床使用，还有更多的皮肤替代品正在进行测试或等待 FDA 批准。

皮肤替代物作为体内组织再生的支架，或作为组织替代物，在体外培养时提供基质材料和细胞。可以是暂时的或永久的；合成的、生物合成的或生物性的。

根据其成分，皮肤替代物可分为三类：表皮移植物、真皮替代物或由表皮成分和真皮成分组成的复合移植物。

体外培养的表皮移植物

体外培养的自体表皮移植物

自体表皮移植是由患者自己的皮肤培养而成的。目

表 32.3　中厚皮片与全厚皮片

	中厚皮片	全厚皮片
组成	表皮和部分真皮	表皮加真皮加上脂肪组织
存活	可能性更大，因为移植后需要较少的血运重建	较难
抗外伤性	较差	较强
美观度	由于颜色和质地不匹配而导致不美观；不能防止收缩	外观美观，较厚，防止创面收缩或变形
指征	具有很高复发率的皮肤癌切除后的暂时或永久覆盖。血供受限，不能应用皮瓣的部位	当外观比较重要（如面部缺损）
一般应用	慢性小腿溃疡（例如静脉、辐照组织；暴露的骨膜、软骨或肌腱）手术引起的大缺陷（例如胎记、痣）	面部缺陷 - 鼻尖、鼻背部、鼻翼或侧壁、下眼睑、耳朵
供区组织	前内侧大腿，其他：臀部、腹部、手臂内侧或外侧、前臂内侧	邻近部位，与缺损周围皮肤颜色或质地相似（例如耳前和耳后、锁骨上、锁骨、颈部、鼻唇沟、内臂）
缺点	外观不佳（例如颜色和质地不匹配，变形或收缩的可能性更大）	更大的失败风险；如果没有一期愈合，供体创面愈合时间延长，变形和增生性瘢痕形成的风险更大

Adapted from Valencia, I.C., Falabella, A.F., Eaglestein, W.H., 2000. Skin grafting. Dermatol Clin 18 521–532.

前用于表皮移植物培养的技术是由 Rheinwald 和 Green 在 1975 年提出的 [31]。通过对人角质形成细胞的连续传代培养，能够在体外从小标本培养出大面积的表皮片。

理想情况下，表皮培养的自体移植物需要缝合或固定在受体组织上，以防止与创面分离，而且需要至少另外两层敷料来保护自体移植。二层敷料，通常使用网状纱布用于覆盖移植物，并在原位放置 7~10 天。再使用一种外层敷料覆盖在该层敷料上 [32]，这层敷料的主要作用是吸收创面渗出物，并根据创面的渗出量每天或隔天更换。

20 世纪 80 年代，经培养的自体角质形成细胞移植最初用于治疗严重烧伤患者 [33]。目前，广泛用于烧伤、慢性腿部溃疡、大疱性表皮松解伤、瘢痕修复、先天性巨大痣切除后的创面和白癜风 [34]。

培养自体移植物的主要缺点是需要 2~3 周的时间来生长足够数量的上皮细胞。其他缺点包括脆弱的角质形成细胞层处理困难，缺少真皮成分，以及移植物的短期稳定性。

体外培养的同种异体表皮移植

对于体外培养的同种异体表皮移植，皮肤常由异体组织中获得，如新生儿包皮。尸体皮肤最初被用作移植的来源，但是由于使用尸体皮肤存在许多问题，例如潜在的疾病传播、供应有限和质量不稳定等缺陷，作为供体组织的使用已经减少 [35-37]。由于新生儿皮肤对合

并有丝分裂原的敏感性和反应性增加，以及其自身释放的生长刺激因子和介质，如表皮源性胸腺细胞激活因子、白细胞介素、纤连蛋白和 TGF-β，新生儿皮肤现在是体外培养的同种异体表皮移植的首选组织来源 [38]。

体外培养的同种异体移植物最初被认为可以直接作为皮肤替代物。然而，最近的研究表明，同种异体移植物逐渐被患者自身的皮肤所取代。一些研究认为，体外培养的同种异体表皮细胞是通过刺激受体角质形成细胞的迁移和增殖来发挥作用 [39]，这可能是通过生长因子而非永久性移植物本身来实现的 [40]。其他研究认为，同种异体移植物仅仅提供潜在刺激创面愈合的作用，提供生物型敷料的作用以防止创面脱水 [41]。虽然不能在创面上永久存活，但体外培养的同种异体移植物除了具有保护功能外，在移植后数小时内可有效缓解疼痛。

体外培养的同种异体表皮移植已用于治疗供体部位、局部烧伤、慢性腿部溃疡、大疱性表皮松解症和因去除文身而造成的创面 [28]。许多研究者报道，中厚皮片移植（STSG）供体部位和一定深度的烧伤愈合加快，可在 4~7 天内再上皮化 [42]。

体外培养的同种异体表皮移植具有避免供体创面形成的显著优势。此外，获取简单，不需要 2~3 周的培育生长间隔。

体外培养的同种异体表皮移植在美国还没有商业化，只在一些中心提供，其价格昂贵，且需要组织培养设施。

真皮替代物

目前，多种产品可作为真皮替代物。如人工合成、生物合成或与真皮功能或结构相似的生物材料。真皮由细胞（成纤维细胞）和细胞外成分（胶原、基质蛋白）组成，通过影响上皮细胞的迁移和分化、真皮 - 表皮连接的形成、创面收缩和瘢痕的形成，在皮肤的愈合过程中起着至关重要的作用。

作为真皮替代品的皮肤替代品包括：尸体同种异体皮肤、生物膜（陶氏希卡姆公司），EZ Derm（明尼苏达州圣保罗布伦南医疗公司），Oasis（美国印第安纳州布鲁明顿库克公司），Transcyte（施乐辉公司），Dermagraft（加利福尼亚州拉乔亚高级组织科学公司）。

在尸体皮肤替代品中，人尸体皮肤经过化学处理以去除其抗原成分（这些抗原成分通常为细胞成分），便可产生一种免疫惰性复合物，由无细胞胶原真皮基质和完整的基底膜组成，使其可以单独使用或与其他移植物或皮肤替代物联合使用。AlloDerm（德克萨斯州伍德兰生命细胞公司）是一种冷冻保存、无细胞的去表皮化真皮，已成功地与中厚皮片移植（STSG）结合用于治疗烧伤创面和皮肤缺损、牙周、整形和重建手术[34]。

生物合成敷料最初用于烧伤和供区部位的覆盖。生物膜由一种硅树脂膜和尼龙织物组成的双胺生物合成材料构成，其中含有猪胶原蛋白肽作为生物成分[34]。当用于供体部位时，生物膜在止痛、愈合时间和分泌物吸收方面优于 Scarlet Red 敷料（肯德尔公司）[43]。

另一种生物合成的猪源性真皮替代物是 EZ-Derm，其中猪胶原蛋白使用醛类进行化学交联。分为有孔和无孔两种类型，一般附着在纱布衬垫上，移植前需要进行分离拆卸。常用于暂时覆盖中厚皮片的皮肤缺如，包括烧伤和溃疡。此类替代物具有立即可用、保质期长和无人类传染病的优点[33]。已经进行了有限的临床研究。

Oasis 是从猪小肠黏膜下层提取的生物敷料，经过加工去除浆膜、平滑肌和黏膜层，产生富含细胞因子和细胞黏附分子的胶原、无细胞基质。因为其使用干燥包装，使用时再水化的特点，Oasis 的存活期比其他猪异种移植物更长[34]。主要缺点是厚度较薄，易损伤，所以常需要二层敷料来进行额外的保护。

Integra（新泽西州普莱恩斯伯罗市安桥生命科学公司）是一种生物合成、临时的、双层的皮肤替代品，由牛胶原蛋白和软骨素 -6- 硫酸酯组成，由合成硅橡胶（硅橡胶）覆盖，被 FDA 批准可用于烧伤创面的治疗。在一项为期 2 年的研究中，Integra 被成功地用于上肢

烧伤瘢痕的重建，且被证明当没有足够的皮肤进行全厚植皮时，Integra 是治疗严重烧伤的良好替代品[44]。在硅树脂层去除并且覆盖自体皮肤时，真皮成分的设计使其可以缓慢地进行生物降解。与传统的自体表皮移植相比，该产品可以获得更薄的自体表皮移植。较薄的自体移植使供区愈合更快，允许可以早期进行再次取皮和减少供区增生性瘢痕[34]。FDA 要求临床医生在使用 Integra 之前完成公司赞助的培训课程，其应用程序复杂，与自体移植相比，感染发生率也随之增加[34]。

基质概念的改进促使了 TransCyte（以前称为皮肤移植物 TC）的发展。这是一种有活力的、代谢动态变化的、免疫惰性的人体真皮，由同种异体新生儿成纤维细胞在尼龙生物可吸收网和外层硅聚合物层上增殖合成的基质组成。成纤维细胞能够进行细胞分裂和分泌生长因子。TransCyte 可以提供一个临时覆盖物，帮助保持创面湿润及预防感染，已成功地用于局部烧伤的临时创面覆盖。结果表明，它比磺胺嘧啶银在局部烧伤中能实现更快速的再上皮化[45]。

真皮移植是一种经过修饰的跨细胞移植，由种植在三维聚乳酸生物可吸收网状物上的新生儿成纤维细胞组成，由于没有外部硅胶膜，因此可以一步完成操作（图 32.7、图 32.8）。此类皮肤替代物刺激肉芽组织的形成、再上皮化和血管生成[34]。成纤维细胞产生纤维结合蛋白、糖胺聚糖、胶原和生长因子。真皮移植常设计成

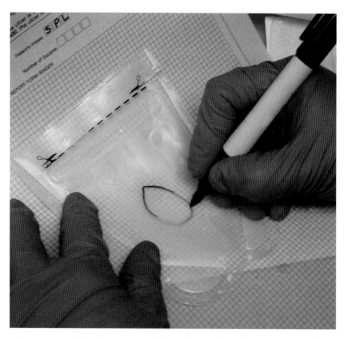

图 32.7　用于皮肤移植的准备。溃疡的形态可以在移植皮的透明保护层上观察到

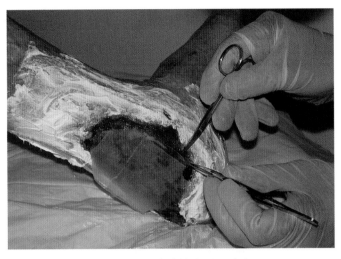

图 32.8　皮肤移植应用于溃疡

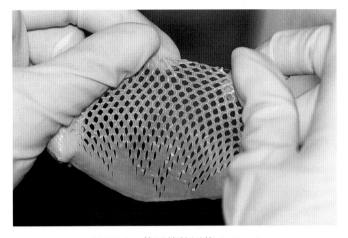

图 32.9　使用前的网状 Apligraf

全层皮肤损伤的皮肤替代品。优点是避免了使用非人体组织、随时能够获得、减少创面挛缩和瘢痕形成以及网片在 60~90 天内即可被吸收。

　　在慢性糖尿病溃疡的治疗中，与传统疗法相比，真皮移植术在 12 周内实现创面闭合具有显著的临床优势（30% vs 18.3%，P=0.023）[46]，性价比更高[47]，并且目前已获得美国 FDA 的批准。目前正在进行临床试验，以评估其治疗静脉性溃疡的疗效。

复合皮肤替代品

　　复合皮肤替代品含有表皮和真皮成分。FDA 批准使用的第一种真正的复合皮肤替代物是 Apligraf（马萨诸塞州器官再生公司；也称为 Graftskin）。这是一种生物合成的双层生物结构，由培养的人类新生儿包皮角质形成细胞覆盖在 1 型牛胶原真皮基质上的成纤维细胞构成（图 32.9、图 32.10）。并在代谢、形态和生化上都与人类皮肤相似[28]，但缺少附件、神经和血管，并具有免疫惰性。由于缺乏巨噬细胞、淋巴细胞和朗格汉斯细胞[21]，似乎没有宿主抗体或细胞介导的反应或临床排斥反应。

　　Apligraf 是溃疡治疗的有效制品，适用于静脉性腿部溃疡或神经性糖尿病足溃疡患者，这些患者对常规溃疡治疗无效[48, 49]，且这些适应证已获得 FDA 批准。在一项对 293 例非愈合性静脉溃疡患者进行的多中心研究中，Apligraf 联合标准加压治疗在 6 个月内达到创面闭合的效果比单纯的压迫疗法更有效（63% vs 49%；P=0.02），并且可以治愈面积更大（大于 1000 mm²，P=0.02）和深度更深的溃疡（P=0.003），以及溃疡形成持续 6 个月以上（P=0.001）。Apligraf 治疗

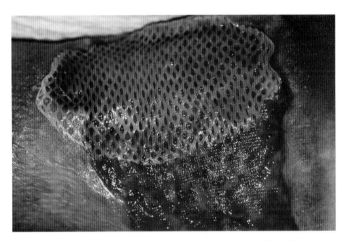

图 32.10　覆盖在溃疡上的网状 Apligraf 的特写镜头

组完成创面闭合的中位时间也显著缩短（61 天 vs 181 天；P=0.003）[50]。在一项多中心研究中，对 208 例糖尿病足溃疡患者进行了 Apligraf 治疗与盐水湿纱布（两者均采用标准辅助疗法，包括清创和足部非负重）进行比较，12 周后，Apligraf 可使 56% 的患者创面完全闭合，而对照组为 38%（P=0.0042）。闭合时间的中位数也较短（65 天 vs 90 天；P=0.0026）[51]。

　　当用自体拉网植皮治疗切开的烧伤创面时，Apligraf 是临床一种较为理想的有效治疗方法。此外，在外观和功能方面较标准治疗更具优势[52]。

　　双层细胞基质（BCM）或 OrCel（纽约 Ortec 国际公司）由多孔胶原海绵组成，其中含有体外培养的角质形成细胞和从新生儿包皮的同种异体细胞中提取的成纤维细胞，且已经被 FDA 批准用于治疗烧伤患者和隐性营养不良大疱性表皮松解症患者的中厚皮片供区。对于治疗烧伤、糖尿病溃疡和静脉溃疡的临床试验也正在进行中。

抗菌敷料

浸银敷料作为一种抗菌敷料，在临床中较为流行。该敷料可以在不使用抗生素的情况下进行杀菌，同时保持潮湿的环境以促进创面愈合。银具有广谱抗菌作用，包括对万古霉素耐药的肠球菌和耐甲氧西林金黄色葡萄球菌[53]。其作用于细菌细胞壁合成、核糖体活性和转录，同时还表现出具有抗真菌和酵母菌的活性。商用含银敷料包括，Aquacel Ag（康维德），Contreet（康乐保斯温公司），Arglaes（伊利诺伊州蒙得林市 Medline 工业公司），Acticoat（施乐辉），Silveron（伊利诺伊州蒙得林市 Silveron 消费品公司），AcryDerm silver（俄勒冈州波特兰市 AcryMed 公司）。在一项对烧伤治疗的随机配对研究中显示，与硝酸银相比，镀银活性涂层敷料可以有效减轻疼痛，降低败血症的发生率[54]。

Cadexmer 碘是一种碘的缓释制剂，由醚桥交联的淀粉微球和碘组成，可以在缓慢进行渗液吸收的同时释放低浓度的碘，具有抗菌作用，但不具有细胞毒性。Cadexmer 碘可以提供广谱抗生素覆盖，并能显著降低创面表面的细菌数量[3]。在静脉性溃疡的随机对照试验中，对于金黄色葡萄球菌（$P<0.001$）、β-溶血性链球菌、变形杆菌和克雷伯菌均具有显著抗菌作用[55]。已二醇碘软膏具有抗菌作用，是治疗压力性溃疡、静脉性溃疡和糖尿病溃疡的有效清创剂[56]。

术后处理和创面护理

急性创面

术后创面管理包括从手术结束（可能需要几个小时）到手术部位的早期重塑阶段（可能需要数周到数月）的护理[53]。术后管理对患者满意度的影响至关重要。

最理想的愈后是在最短的时间内获得最美观的、可接受的愈合创面[52]。这涉及到无瘢、无感染和局部用药引起的接触性皮炎；并且可以通过良好的术后护理技术（包括正确的敷料选择）来实现。

开放性手术是下肢外科医生最常见的手术种类之一。在切开皮肤后，创面可以通过一期或二期愈合。在一期愈合中，创面边缘通过缝合直接连接。相反，在二期愈合中，手术后创面保持开放，允许从边缘上皮化[28]。

术后创面一期愈合

在大多数情况下，开放性手术后缝合的创面不需

要特殊的敷料，因为对吞噬细胞的正常免疫力和杀灭细菌的免疫力通常足以防止感染[57]。用胶带或半透膜固定的简单的轻度粘连或不粘连的纱布敷料通常就足够。但对于开放手术后仍有大量出血的部位，常需要使用更厚、更吸水的敷料。尽管感染率很低，一些临床医生仍然选择在接触层使用抗生素或凡士林软膏，进而增加患者的舒适度。

一期愈合的创面很少需要清洗[58]。事实上，应尽量减少敷料的干扰，以防止细菌污染以及去除再生的上皮。当有需要时，通常使用生理盐水进行清洁。根据需要也可进行换药。

缝合创面后重新上皮化大约需要 1 周。合适的拆线时间取决于几个因素，因此医生只能遵循一般指导原则：头部和颈部 4~6 天；上肢 7 天；躯干和腹部 10 天；下肢 14 天[58]。缝合创面可能会遇到开裂、血肿形成以及缝线反应[59]。

术后创面二期愈合

皮肤科医生通常采用切削皮肤的方法进行活检、对痣等病变或莫氏（Mohs）手术层的横向切除[53]。这样会形成开放性创面，需要更长的愈合时间。这种在二次手术缝合后才能达到的愈合一般称为二期愈合。

传统治疗这种创面的方法是先敷上一层软膏，然后再敷两层或更多层敷料。许多皮肤科医生更喜欢使用多孔蛋白（纽约 Pfizer 公司）或杆菌肽（纽约 Bacitracin 公司）软膏，避免使用含有新霉素的软膏，此类软膏会增加引起接触性皮炎的可能[60]。然而，一项随机对照试验表明，白矿脂与杆菌肽一样安全和有效，诱发过敏的风险较小[61]。

在药膏层之后，可以覆盖直接接触创面的接触层。通常由不黏附衬垫组成，如 Telfa 和 Adaptic，它们不会干扰肉芽组织的形成。由纱布垫组成的吸收层可用于创面引流。

最后一层是包扎层或固定层，它将包扎物固定在适当的位置，如果需要还可以起到压缩和固定作用。胶带是常用物品，但是可以使用管状纱布、弹性绷带和纱布卷。为了提高胶带的固定性能，尤其是在易滑动或皮脂腺区域时，可以用丙酮或乙醇对该区域进行脱脂，并用液体黏合剂（密歇根州马斯蒂尔弗恩代尔实验室）进行预处理[62]。应剃掉要贴胶带部位的毛发以增强黏合强度。

术后敷料应保持 48~72 小时不受干扰，主要是为了减少意外创伤和新鲜创面污染的风险[59]。同时可以

避免患者术后在最疼痛不适的时间进行操作而引起身心压力。但是如果在此之前敷料被血液或创面渗出物浸湿，则必须换药。

在家里，每天使用肥皂和清水、生理盐水或中等浓度过氧化氢进行 1~2 次轻柔清洗。关于过氧化氢的使用有一些争议[63]，因为它已经被证明对成纤维细胞和微循环有抑制作用，因此可能导致延迟愈合。然而，它的泡腾作用在去除创面上干燥的碎片和干痂方面非常有效，与其缺点相比，短时间接触可能更有利[59]。生理盐水是最常用的冲洗液，用于清除创面表面的炎症物质[56]。

在取下内层敷料时，要求患者首先清洗或湿润敷料，以减轻疼痛并防止对创面肉芽组织床造成损害。使用 8 磅 / 英寸 ^{2} 的生理盐水（35 ml 注射器和 19 号导管）清洁创面通常足以清除创面周围的碎屑[23]，也可以使用无菌棉签仔细清除较浅创面上的碎屑。对于较深的创面，清洗液可以倒在表面后用无菌纱布擦拭。然后重新使用分层敷料包扎，一直持续到完全再上皮化（开放性创面需要数周或更长时间）。一般情况下，因为创面部位逐渐重新上皮化，渗出液体也会更少，如果没有并发症发生，换药频率则逐渐减少。

开放手术后创面的另一种选择是使用封闭敷料，有或没有二层敷料均可以。此种方法可以充分保护创面免受创伤、干燥、污染物和细菌的伤害，同时提供一个湿润的环境，更有助于创面再上皮化[21]。对于渗出物较少的浅表创面，可使用薄膜敷料。对于较深的创面，可以使用水凝胶或水胶体。如果创面渗出多，泡沫和藻酸盐则是首选敷料。对于敷料在创面上停留的时间没有硬性规定，但建议在发生渗漏之前进行更换。

对于腿部的浅表创面，更实用的方法之一就是简单地敷上抗菌药膏。其主要优点是可以一次性处理，对功能和外观的干扰最小[21]。主要缺点则是软膏很容易被无意中擦掉，因此需要局部保护和吸收。

简单的中厚和全厚皮肤缺损创面

保湿封闭敷料适用于中厚和全厚皮肤缺损创面，湿润的环境可以为促进愈合和减轻疼痛提供最佳条件。敷料的选择取决于创面的类型和特点。

部分和全层皮肤烧伤的治疗选择一般为生物和生物合成皮肤移植和皮肤替代物，如 STSGs、FTSGs、体外培养的自体表皮移植物[33]、Alloderm[34]、Integra[44]、Transcyte[45] 和 Apligraf[52]。

慢性创面

对于慢性创面，必须明确和治疗潜在的病因。首先需要考虑最常见的病因，如静脉功能不全、动脉功能不全、糖尿病神经病变和压力性坏死[53]。当以上这些均被排除或不太可能时，应考虑不太常见的病因，如脉管炎、坏疽性脓皮病、恶性肿瘤和感染。确定创面的病因是决定创面处理方案以及了解潜在病变状况的关键因素。下面简要讨论常见慢性创面的治疗。

静脉性溃疡

静脉性溃疡是腿部溃疡最常见的形式[58]。基础治疗包括压迫、减轻水肿和改善静脉回流。可以通过卧床休息、抬高肢体和使用加压装置来实现，如弹力袜、弹力绷带、非弹力绷带（如 Unna 靴）和气动压缩泵。

为改善异常静脉回流，建议患者白天和夜间将患肢抬高且高于心脏 18 cm 或"脚趾高于鼻子"水平 2~4 小时。在对肢体实施压迫之前，应排除动脉闭塞性疾病，溃疡基底应清洁且未受感染[67]。加压应该在下床后进行，并在上床就寝时移除。腿部静脉性溃疡患者的踝关节压力建议为 30~40 mmHg[67]。目前，对于各类加压方式仍存在争议，不同压缩系统的优缺点见表 32.4。

弹力袜

部分患者报告弹力袜穿戴困难，特别是那些老年患者和关节炎患者。一些类型的丝质里衬使得更易穿戴，而另一些有拉链的类型更易于穿脱。

压力绷带
弹力绷带

目前有多种类型的弹性绷带可供选择。其中常用的是 ACE 类型，其优点是可重复使用；主要缺点是因为是非自粘型，常出现穿戴后松弛，如果患者使用不当，则不能达到正确的加压程度。

压力绷带

压力绷带应均匀地从足趾上方缠绕到膝关节下方。指导护理人员如何对压力绷带施加适当张力的实用指南是使用画有矩形的绷带：Setoppress 或 Surepress（康维德）。当绷带拉伸到正确的张力时，这个矩形变成正方形。它应该缠绕成一个螺旋形，50% 的重叠，以产生双层包扎效果，并提供持续的压力[67]。

表 32.4　压迫疗法的类型

分类	优势	缺点
弹力包扎	价格便宜，可重复使用	患者经常错误使用，容易散开，不能保持持续的压迫，清洗后失去弹性
自黏性包扎	自粘，维持压力	价格昂贵，不能重复使用
Unna 靴	舒适，防止创伤，完全维持门诊包扎后状态，对常规活动的干扰最小，可替代故障泵	压力随时间变化，需要由经验丰富的医生或护士操作，不适用于大量渗出的创面
四层绷带	舒适，可放置 7 天，防止外伤，由于绷带的重叠和弹性保持 7 天的恒定压力，可用于高度渗出的创面	需要由经验丰富的医生或护士操作
分级压缩袜	降低动态静脉压，增加静脉再灌注时间，改善小腿泵功能，不同类型的袜子可适应不同腿型，下层敷料可频繁更换	不能经常监测患者的依从性，佩戴困难
矫正器	可调压缩，持续压力，易于穿脱，舒适	昂贵，外观较为笨重
压缩泵	增加静脉回流，改善血流动力学和微血管功能，增强纤溶活性，预防高危患者术后血栓栓塞并发症	价格昂贵，需要每天维持数小时

Adapted with permission from Blackwell Publishing Ltd, from Phillips, T.J., 2001. Current approaches to venous ulcers and compression. Dermatol Surg 27, 611–621.

Unna 靴

　　Unna 靴是一种半刚性的粘贴型绷带，由医生或护士粘贴于足部并固定于 90°（图 32.11），每周应更换一次，如果肿胀严重则应增加更换次数。一些医生认为刚性压迫是有益的，因为可使小腿肌肉在行走时紧贴绷带，从而确保小腿肌肉的泵吸效应。另一些医生认为强度过高的支具是不利的，因为绷带不能适应小腿肌肉容积变化期间的水肿。压力靴也会引起一种难闻的气味，这种气味是由创面渗出液产生的，有可能出现接触性皮炎。

四层绷带

　　四层压缩绷带常被认为是实现压缩的最佳装置。它比压力靴具有更好的弹性和吸水性，且能够长时间保持患肢压力的均匀分布。从最里层向外层依次由骨科羊毛层、皱纹层、8 字形的弹性层和螺旋图案的弹性层组成。

矫形器

　　带尼龙搭扣带的绑腿矫形器是一种可调节的装置，可根据腿围的变化进行调节（图 32.12）。对于不能忍受其他加压方式或需要频繁换药的患者，矫形器是一个不错的选择。

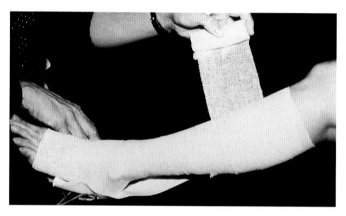

图 32.11　Unna 靴的使用。靴子与足呈 90° 角，从足趾上方开始，以 8 字形环绕脚踝，直到膝关节，呈螺旋形，重叠 50%。一层自黏弹性绷带经常被包裹在它周围

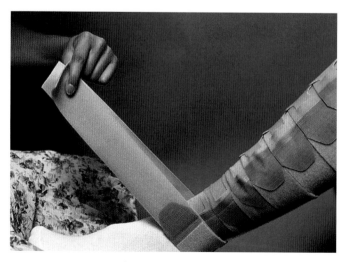

图 32.12　使用尼龙搭扣带的腿部矫形器

充气式加压

对于使用传统压力绷带或弹力袜无效的患者，可以使用家用压缩泵。该装置设计初期就是为了预防深静脉血栓的形成，当静脉溃疡对标准压迫疗法无效时，应考虑使用，且使用面较为广泛，可用于门诊患者，出租或购买。其禁忌证是不受控制的充血性心力衰竭患者、炎症性静脉炎发作期间、静脉或淋巴回流增多时。

创面敷料

保湿敷料结合压迫疗法最初可能会产生更快的愈合速度，但长期随访并未在统计学上显示出显著优势。然而这些敷料有益于减轻疼痛，降低感染率，促进自溶性清创和肉芽组织形成[68]。

较大的静脉溃疡可能需要植皮或皮肤替代物。中厚皮片移植的网状结构有助于静脉性溃疡的治疗，其可以在不干扰移植物与创面床黏附的情况下排出创面渗出液。另一种治疗持续性静脉溃疡的方法是切除疗法，包括切除溃疡和周围的脂肪性皮肤硬化组织，并使用网状表皮移植物覆盖创面。59 例患者中 79% 在治疗 3 个月后痊愈，18 例患者在切除治疗后平均 2 年的治愈率为 88%[69]。

Apligraf 是 FDA 批准用于治疗静脉性溃疡的材料，与单纯压迫疗法相比，联合应用压迫疗法治疗静脉功能不全引起的溃疡明显疗效更好，对治疗病程超过 6 个月的静脉性溃疡同样也取得较好的效果[49]。

动脉性溃疡

动脉性溃疡的治疗常需要手术重建足够的血液供应。糖尿病、吸烟、高血压及高脂血症应积极控制。适度运动可促进侧支循环的建立，床头抬高 10~15cm 可改善重力依赖性动脉血流[70]。患者四肢应持续保暖，并进行良好的足部护理。对动脉性溃疡的观察包括进行适当的创面护理和合适的敷料选择。

糖尿病足溃疡

良好的糖尿病足溃疡护理首先要对溃疡进行全面评估，包括确定是否存在神经病变或周围血管病变。良好的创面护理原则包括使用合适的鞋子和正确使用抗生素、避免负重、使用减压辅助器具，必要时进行清创、积极的血管重建和控制血糖水平[71]。

对于糖尿病足溃疡的敷料选择，目前还缺乏共识[72]。湿性愈合的原则仍然适用，但这一理念是否适用于所有糖尿病创面目前尚不明确[73]。理想的敷料应保护创面免受二次污染，保持湿润的环境，充分引流、易于去除且不会对创面造成损伤以及能够承受行走和站立时的压力。

局部抗生素保持表面低细菌菌落数，同时提供一个湿润的环境，为愈合提供机会。生理盐水湿纱布也能提供湿润的创面环境。封闭性敷料，如水凝胶、亲水胶体和聚合物在糖尿病溃疡的治疗中起着重要作用[71]。除了传统的封闭敷料外，最新的生物合成敷料 Dermagraft[46] 和 Apligraf[49] 同样被证明对这些溃疡的治疗是有效的，并且已经被 FDA 批准使用。双层细胞基质敷料（BCM；Ortec 国际公司）在治疗糖尿病溃疡方面也是一种新的选择，但尚未获得 FDA 批准[74]。

在美国，全接触石膏被广泛使用，但需要熟练的应用和密切的随访[72]。

压力性溃疡

压力性溃疡（压疮）治疗最重要的方面是组织压力管理[75]。这是指降低组织压力、摩擦力和剪切力而设计的特殊干预措施。其目标是创造一个环境，提高软组织的生存能力，促进溃疡愈合。无论患者是躺在床上还是坐在椅子上，都需要通过谨慎使用适当的定位技术和改变支撑受力面来实现[75]。

压疮管理还包括营养支持、制动和合并症等因素，以及防止粪便或尿液污染[76]。营养支持对于预防和治愈压疮非常重要，尤其是饮食中摄入充足的蛋白质。二便失禁是导致压力性溃疡的重要原因，因为皮肤不断暴露在尿液和粪便中会导致皮肤浸渍，组织变弱，最终破裂。封闭装置和皮肤保护屏障在对抗二便失禁的污渍方面很有用。

压力性溃疡的创面护理包括对失活组织进行清创、创面清洁、敷贴敷料，以及可能对Ⅲ期和Ⅳ期无反应性溃疡进行电刺激的辅助治疗。这些全层溃疡可延伸至皮下组织（Ⅲ期）或肌肉和骨骼（Ⅳ期）[75]。生理盐水是首选的冲洗液，在选择敷料时，首要原则是选择一种能保持溃疡组织湿润和周围皮肤完整干燥的敷料[75]。一项比较不同类型保湿敷料治疗压力性溃疡愈合的研究表明其结果没有统计学差异；然而，与单独使用亲水胶体相比，藻酸盐和亲水胶体类敷料治疗Ⅲ期和Ⅳ期溃疡的愈合速度明显更快（$P<0.001$）[77]。同时可以辅助使用泡沫或创面填充物来消除深部溃疡中的死腔[76]。因为足底敷贴敷料很难保持完整，需要特别注意。敷料周围加固或胶带粘贴敷料边缘可以解决该问题[75]。

常见问题及处理方法

获得理想结果

获得理想创面护理效果的方法

- 避免泄漏：在创面边缘保留足够宽度的敷料（图 32.13）；根据需要改变换药频率；增加吸收层的厚度；选择合适的敷料（如严重渗出的创面使用藻酸盐敷料和泡沫敷料）

- 镇痛：避免对创面造成损伤；使用保湿敷料（尤其是水凝胶）；口服镇痛药（如对乙酰氨基酚）；在清创前 30~45 分钟应用 EMLA（阿斯利康制药公司，威尔明顿，德国）（译者注：EMLA，Eutectic Mixture of Local Anesthesia，局部麻醉共晶混合物，涂抹于皮肤表面，达到止痛目的）。

- 防止创面浸泡：在创面周围涂抹氧化锌膏（图 32.14）；不要将敷料在创面上放置时间过长。

- 尽量减少气味：使用 Metrogel（高德美实验室公司）；使用气味吸收敷料，如 Actisorb Plus（强生医疗公司）、Lyofoom C（康维德）、Carboflex（康维德）。

- 去除坏死组织：机械刮除（图 32.15）、自溶、酶促或生物制剂进行清创；给予一定压力的灌注冲洗。

- 确保患者依从性：指导患者和护理人员定期随访。

- 检查内在因素：处理任何潜在的全身疾病（如静脉或动脉疾病、高血压、心理压力、虚弱、免疫功能低下状态）；确保适当营养（尤其是蛋白质摄入量）。

- 保持创面湿润，但不要潮湿：使用具有一定吸收性的敷料（例如，对于大量渗出的创面使用藻酸盐敷料）。

  避免并发症比治疗并发症更为容易。

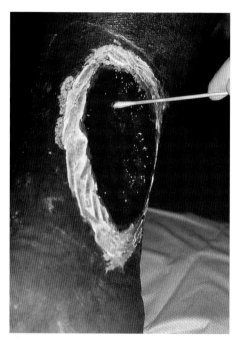

图 32.14　氧化锌糊剂涂在创面周围，起到保护作用，并尽量减少浸泡

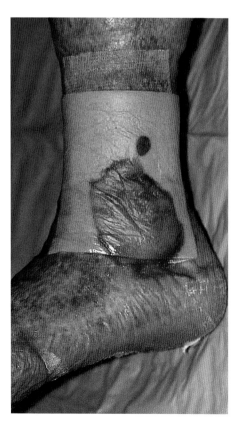

图 32.13　踝部泡沫敷料渗漏原因是敷料下缘覆盖不充分

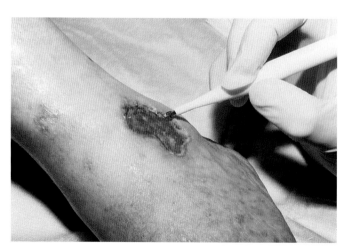

图 32.15　使用刮匙清除溃疡床上坏死组织和碎屑的外科清创术

术后处理和敷料使用中的问题及其处理方法

- 感染：根据需要使用局部和全身抗生素；使用清洁或无菌技术包扎创面；加压冲洗或清创以去除坏死组织（图 32.16）。
- 接触性皮炎（图 32.17）：改用其他类型的敷料、粘连型敷料或外用软膏或抗生素；在创面周围涂抹氧化锌或其他润滑保护剂；局部使用低效皮质类固醇。
- 血肿形成：使用大口径针头抽吸或刀片穿刺。
- 敷料压力过大：减小敷料压力。
- 肉芽组织过多：加压；改变敷料类型；刮匙刮除；硝酸银烧灼。

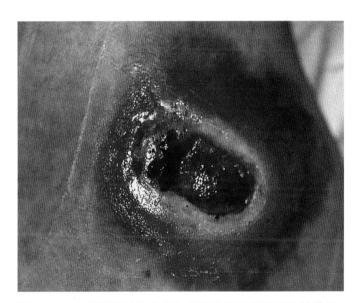

图 32.16　坏死组织（如焦痂）是微生物生长的最佳培养基，可能导致局部和全身感染

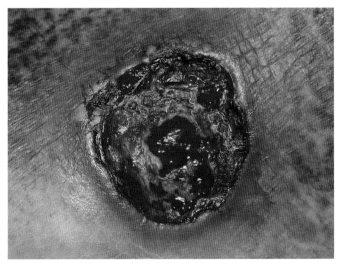

图 32.17　创面周围接触性皮炎的典型表现。注意红斑

- 色素沉着：常无须处理（随着时间的推移而改善）。
- 粟粒疹或缝线肉芽肿：通常自行消退，常不予特殊处理。

实际应用

一般来说，一旦解决了产生创面的潜在原因和各种可能影响愈合的情况，创面护理就相对简单。具体处理方法可由创面的物理特性决定，包括创面的大小、形状、位置、深度、愈合阶段、组织类型和数量、周围皮肤状况以及细菌和渗出量。需要考虑的敷料功能包括吸收能力、水合能力、黏合质量、清创能力、舒适性和气味控制能力（表 32.5）[78]。

没有任何一种敷料适用于所有创面，主要因为大多数的创面处理有不同的需求。这使得临床医生要权衡可选择敷料的利弊，并做出最合适的处理方案。随着创面治疗的进展，在创面愈合过程中可能需要几种不同种类的敷料来处理不断变化的创面。

成本与成本 – 效益

一个普遍的误解是，与纱布等传统材料相比，封闭型敷料价格昂贵。然而创面护理的成本不仅仅是敷料的成本，还包括劳动力成本（尤其是如果需要医疗专业人员）、辅助用品（如手套、生物危险废物处理）的间接费用，以及护理的持续时间[78]。一些研究表明，价格更昂贵的敷料（需要较少的更换）实际上比更便宜的、需要更频繁更换的敷料最终花费更少[78]。封闭型敷料不仅更换频次更少，且缩短了愈合时间并提供了更好的保护，因此，缩短疾病治疗的总时间，可以更多地减少因感染等并发症而产生的其他费用。

总结

本章全面讨论了目前可用的不同类型敷料，包括其优缺点和适应证。从简单的纱布敷料，到技术进步而催生的复杂生物合成敷料，这种敷料与天然皮肤的结构和功能非常接近。过去认为伤口保持干燥并暴露在空气中时，伤口愈合最好。但有一点可以确认，急性创面无疑在湿润的环境中可以获得更好的愈合。

本章还回顾了一些不同类型的敷料以及用于静脉性溃疡的特殊敷料的使用方法。术后护理的重要性是不言而喻的，它可能导致患者和医生的满意或不满意。手术完成后仔细选择敷料，密切监测愈合的各个阶段，及时

表 32.5　敷料及相关性能

敷料	吸收能力	黏合质量	舒适性	水合 / 清创	气味控制能力	临床应用
薄膜敷料	没有	完全黏合	符合表面解剖	缓慢水合	没有	浅表型，轻微渗出的创面，用作二层敷料
水凝胶敷料	低	非黏合或黏合边界	符合表面解剖	适度水合	没有	浅表型，轻到中度渗出的创面，疼痛的创面
水胶体敷料	低到中等	完全黏合表面	符合表面解剖	会根据含水量适度或快速水合	可能加剧气味（无不良影响）	浅表至中度渗出性创面
泡沫敷料	高	非黏合，完全黏合表面，黏合边界	一些类型适用于空腔	不能保湿	轻微，由于只是吸收，一些类型具有活性炭效应	浅表至深部，中度至重度渗出性创面
藻酸盐敷料	高	无黏性	与空腔相适应	不保湿	小的影响，有活性炭效应	浅表至深部，中度至大量渗出的创面
接触层敷料	没有	无黏性	符合体表解剖	轻微保湿，取决于覆盖敷料	没有	任何渗出程度的浅表创面

Adapted from Ovington, L.G., 2001. Wound dressings: their evolution and use. In: Falanga, V. (Ed.), Cutaneous wound healing. Martin Dunitz Ltd, London.

和正确地处理并发症都是十分重要的。尤其强调的是，避免术后并发症的发生往往比治疗并发症更为容易。

（May Leveriza-Oh, Tania J. Phillips 著
赵宏谋 译　曾宪铁　张　言　张建中 审校）

参考文献

扫描书末二维码获取。

扫描二维码获取参考文献